Pharmazeutische Analytik

Thieme
Taschenlehrbuch
Pharmazie

Pharmazeutische Analytik

Hermann J. Roth · Gottfried Blaschke
Pharmazeutische Analytik

In Anlehnung an den Gegenstandskatalog

74 Abbildungen, 25 Tabellen

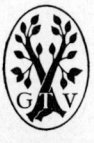

Georg Thieme Verlag Stuttgart 1978

Prof. Dr. *Hermann J. Roth*
Prof. Dr. *Gottfried Blaschke*
Pharmazeutisches Institut
der Universität Bonn

CIP-Kurztitelaufnahme der Deutschen Bibliothek

Roth, Hermann J.
Pharmazeutische Analytik : in Anlehnung an d. Gegenstandskatalog / Hermann J. Roth ; Gottfried Blaschke. – 1. Aufl. – Stuttgart : Thieme, 1978.
 (Thieme Taschenlehrbuch Pharmazie)
 ISBN 3-13-548001-1

NE: Blaschke, Gottfried:

Geschützte Warennamen (Warenzeichen) werden *nicht* besonders kenntlich gemacht. Aus dem Fehlen eines solchen Hinweises kann also nicht geschlossen werden, daß es sich um einen freien Warennamen handele.

Alle Rechte, insbesondere das Recht der Vervielfältigung und Verbreitung sowie der Übersetzung, vorbehalten. Kein Teil des Werkes darf in irgendeiner Form (durch Photokopie, Mikrofilm oder ein anderes Verfahren) ohne schriftliche Genehmigung des Verlages reproduziert oder unter Verwendung elektronischer Systeme verarbeitet, vervielfältigt oder verbreitet werden.

© 1978 Georg Thieme Verlag, Herdweg 63, Postfach 732, D-7000 Stuttgart 1
Printed in Germany – Druck: Druckhaus Dörr, Inh. Adam Götz, Ludwigsburg

ISBN 3 13 548001 1   5 4 3 2 1 0

Vorwort

Ein Lehrbuch der Pharmazeutischen Analytik, das dem Studenten der Pharmazie aktuelles Wissen vermitteln und die theoretischen Kenntnisse des berufstätigen Apothekers auf den neuesten Stand anheben soll, muß alle analytischen Methoden behandeln, die bei einer pharmazeutischen Tätigkeit notwendig werden können. Ein solches Buch ginge an den Realitäten vorbei, wenn es nicht drei Aspekte berücksichtigen würde, nämlich die derzeitige Arzneibuchsituation, den Gegenstandskatalog des Instituts für medizinische und pharmazeutische Prüfungsfragen und die Einführung des SI-Systems.
Das Arzneibuch der Bundesrepublik Deutschland setzt sich aus verschiedenen Teilen zusammen:
Europäisches Arzneibuch Bd. I,
Europäisches Arzneibuch Bd. II,

1., 2. und 3. Nachtrag zum Deutschen Arzneibuch, 7. Ausgabe, und nicht „europäisierter" Teil des Deutschen Arzneibuches, 7. Ausgabe.
Da der 1. und 3. Nachtrag zum DAB 7 keine wesentlichen Bemerkungen zur Pharmazeutischen Analytik enthalten, sind insgesamt vier Bücher zu berücksichtigen. Zahlreiche Monographien des DAB 7 sind durch die Monographien des Europäischen Arzneibuches und die des 2. Nachtrages ersetzt worden. Für die verbliebenen Monographien gelten die analytischen Vorschriften des DAB 7, die von denen des 2. Nachtrages oft nur verbal oder geringfügig abweichen. Kleinere und größere Änderungen treten beim Vergleich mit den analytischen Vorschriften des Europäischen Arzneibuches zutage. Es ist also oft notwendig, besonders im Kapitel 7 (Analytische Methoden des Deutschen und des Europäischen Arzneibuches), die Verfahren von drei verschiedenen Büchern nebeneinander abzuhandeln oder sie vergleichend darzustellen.
Der Gegenstandskatalog für den 1. Abschnitt der Pharmazeutischen Prüfung (GKP 1) zählt für das Prüfungsfach „Pharmazeutische Analytik" die Fakten auf, die der Pharmaziestudent — bedingt durch den derzeitigen Prüfungsmodus — sozusagen abrufbar bereit halten muß. Er wird es als Leser und Benutzer des vorliegenden Buches daher begrüßen, wenn man sich weitgehend an die Gliederung des GKP 1 hält. Lehrbücher werden aber nicht nur

dafür geschrieben, dem Studenten lediglich zu helfen, eine Prüfung zu bestehen. Sie sollen in optimaler Weise Wissen vermitteln und das Verständnis für einen wissenschaftlichen Bereich wecken. Es ist daher wohl einzusehen, wenn das vorliegende Buch in gewissem Umfang, nach oben oder nach unten, aus dem Rahmen des Gegenstandskataloges ausbricht. Eine genaue Übereinstimmung mit der Gliederung dieses Kataloges ist weder beabsichtigt noch aus didaktischen Gründen möglich. Es sollen auch dort keine künstlichen Grenzen gezogen werden, wo keine natürlichen gewachsen sind. In diesem Zusammenhang sind beispielsweise knappe Ausführungen über die Hochdruck-Flüssig-Chromatographie, die Affinitätschromatographie, die NMR-Spektroskopie, die Massenspektrometrie oder die Atomabsorptionsspektrometrie zu finden. Es betrifft Methoden, die durch Approbationsordnung und Gegenstandskatalog zwar noch nicht wissensverbindlich vorgeschrieben sind, jedoch zum modernen Rüstzeug eines chemisch orientierten Analytikers gehören und schon morgen z. B. bei der Einführung von Band III der Europäischen Pharmakopöe verbindlich werden können.

Da ab 1. 1. 1978 in der Bundesrepublik Deutschland die gesetzlichen Einheiten im Meßwesen ausschließlich nach dem SI-System zu verwenden sind, wird in diesem Buch behutsam versucht, die älteren und nicht mehr zulässigen Begriffe durch die noch ungewohnten neuen Einheiten zu ersetzen, ein Problem, mit dem sich auch die Arzneibuchkommission beschäftigen muß.

Dem von studentischer Seite immer wieder beklagten Mangel an einer besseren Koordinierung von Theorie und Praxis wird dadurch begegnet, daß Vorschriften der Arzneibücher, wenn es sich um sehr kurze Abschnitte handelt, wörtlich oder bei längeren Abhandlungen gekürzt aufgenommen und den theoretischen Grundlagen gegenübergestellt sind. Gekennzeichnet werden solche Abschnitte durch einen seitlichen Balken.

Definitionen, Gesetze, hervorzuhebende Partialstrukturen in Formeln und besonders wichtig erscheinende Passagen sind mit Raster unterlegt.

Die mitunter zahlreichen Arzneibuch-Beispiele, etwa im Rahmen der Ausführungen über Titrationen, sollen nicht das Gedächtnis des Benutzers belasten, sondern ihm ermöglichen, konkrete Vorschriften in den Arzneibüchern zu finden.

Grundlegende Begriffe, die im GKP 1 bereits im Abschnitt „Allgemeine, Anorganische und Organische Chemie" aufgeführt sind, werden nicht noch einmal erläutert. In diesem Fall wird auf die Taschenbücher Ross/Hänssgen „Allgemeine und Anorganische Chemie für Pharmazeuten" sowie Büyük „Organische Chemie für Pharmazeuten" verwiesen.

Die Stöchiometrie, die in die Kapitel „Gewichtsanalyse" und „Maßanalyse" einzuordnen wäre, kann hier nur am Rande behandelt werden. Geplant ist ein Taschenbuch „Mathematik für Pharmazeuten", das u. a. auch diese Lücke schließt.

Auf ein Kapitel „Statistik" wird verzichtet, da sich ein entsprechender Abschnitt bereits im Taschenbuch Hellenthal „Physik für Pharmazeuten" befindet und die Statistik auch im Taschenbuch Beissenhirtz/Süverkrüp „Pharmazeutische Technologie" zur Sprache kommen wird.

Eine sachliche, noch besser eine konstruktive Kritik ist uns jederzeit willkommen, auf eine Polemik der Polemik wegen können wir verzichten.

Für wertvolle Anregungen und zahlreiche Diskussionen, die zu einer „Generalisierung" des Textes geführt haben, danken wir Frau Dr. J. Troschütz, den Herren Dr. K. Eger, Dr. K. Ergenzinger, Dr. R. Troschütz und Dr. K. H. Surborg. Herrn Dr. K. Eger und Herrn Dr. R. Troschütz sei ferner für die Hilfe beim Lesen der Korrekturen gedankt.

Bonn, im Januar 1978
H. J. Roth
G. Blaschke

Inhaltsverzeichnis

1. Kapitel: Qualitative Analyse 1

1. Nachweis wichtiger Elemente 1
2. Nachweis von Anionen 3
2.1. Halogenide und Pseudohalogenide 3
2.2. Sauerstoffhaltige Anionen mit oxidierenden Eigenschaften . . 9
2.2.1. Halogenhaltige Anionen 9
2.2.2. Metallhaltige Anionen 11
2.2.3. Stickstoffhaltige Anionen 12
2.2.4. Schwefelhaltige Anionen 16
2.2.5. Phosphat und Arsenat 19
2.2.6. Carbonat und Hydrogencarbonat 21
2.2.7. Silikat 21
2.2.8. Borat und Tetraborat 22
2.3. Komplexe, eisenhaltige Anionen 23
3. Nachweis von Kationen 26
3.1. Alkalimetall-Ionen 26
3.2. Ammonium-Ionen 27
3.3. Erdalkalimetall-Ionen 28
3.4. Leichtmetall-Ionen 30
3.5. Schwermetall-Ionen 31
3.6. Halbedelmetall- und Edelmetall-Ionen 42
4. Prinzip eines Kationentrennungsganges 46
5. Aufschlußmethoden für schwer lösliche anorganische Substanzen 49
6. Nachweis der Elemente in organischen Verbindungen . . . 50
7. Nachweis von organischen Anionen 55
8. Nachweis funktioneller Gruppen in organischen Verbindungen 60

2. Kapitel: Gewichtsanalyse (Gravimetrie) 86

1. Gravimetrische Grundoperationen 87
2. Löslichkeit 93
3. Komplexbildung 98
4. Niederschlagsbildung 100
5. Berechnung gravimetrischer Analysen 103
6. Anorganische Fällungsreagenzien 105
7. Organische Fällungsreagenzien 108
8. Gravimetrische Bestimmungen der gültigen Arzneibücher . . 110

3. Kapitel: Maßanalyse (Volumetrie) 112

1. Grundlagen 113
1.1. Volumenmeßgeräte 113

1.2.	Gehalt und Konzentration in der Mischphase	115
1.3.	Maßlösungen	120
1.4.	Urtitersubstanzen	128
1.5.	Indikatoren	130
2.	**Maßanalytische Methoden**	144
2.1.	Protolyse-Titrationen	145
2.1.1.	Titrationen von Säuren und Basen in wäßrigen Lösungen	145 153
2.1.2.	Titrationen von Säuren und Basen in nicht-wäßrigen Lösungen	178
2.2.	Fällungstitration	191
2.3.	Komplexbildungstitration	198
2.4.	Redoxtitration	207

4. Kapitel: Elektrometrie 226

1.	**Potentiometrie**	227
1.1.	Meßelektroden (Indikatorelektroden)	228
1.2.	Bezugselektroden	230
1.3.	Pharmazeutische Anwendungsbeispiele	231
2.	**Elektrogravimetrie**	234
3.	**Coulometrie**	237
4.	**Polarographie**	240
5.	**Konduktometrie**	244
6.	**Amperometrie, Voltametrie**	248
6.1.	Amperometrie	248
6.2.	Voltametrie	250
6.3.	Dead-stop-Verfahren	252

5. Kapitel: Optische und spektroskopische Analysenmethoden 255

1.	**Refraktometrie**	256
2.	**Polarimetrie**	258
3.	**Grundlagen der Kolorimetrie, Photometrie und Spektroskopie (Spektrophotometrie)**	262
3.1.	Das elektromagnetische Spektrum	262
3.2.	Lichtemission	264
3.3.	Lichtabsorption	267
3.4.	Gesetz der Lichtabsorption	269
4.	**Kolorimetrie**	273
5.	**Photometrie**	274
6.	**Absorptionsspektroskopie im ultravioletten und sichtbaren Bereich**	278
6.1.	Molekülanregung	278
6.2.	Molekülstruktur und absorbiertes Licht	280
6.3.	Spektralphotometer	282
6.4.	Anwendungen	283
6.5.	Atomabsorptionsspektrometrie	287
7.	**Infrarot-Absorptionsspektroskopie**	288
7.1.	Molekülanregung	288
7.2.	Absorptionsbereiche	291
7.3.	Infrarotspektrometer	293
7.4.	Anwendungen	295

8. Weitere spektroskopische Methoden ... 296
8.1. Kernresonanzspektroskopie ... 296
8.2. Massenspektrometrie ... 301

6. Kapitel: Chromatographie ... 304

1. Papierchromatographie ... 313
2. Dünnschichtschromatographie ... 317
3. Säulenchromatographie ... 321
4. Gaschromatographie ... 324
5. Hochdruck-Flüssig-Chromatographie ... 327
6. Ionenaustausch-Chromatographie ... 328
7. Affinitätschromatographie ... 334
8. Gelchromatographie ... 335

7. Kapitel: Analytische Methoden des Deutschen und Europäischen Arzneibuchs ... 337

1. **Physikalische Kennzahlen** ... 338
1.1. Temperaturmessungen mit Thermometern ... 340
1.2. Dichte ... 352
1.3. Viskosität ... 357
1.4. Äthanolgehalt ... 360
1.5. Trocknungsverlust und Trockenrückstand ... 363
1.6. Wassergehalt ... 365
1.7. Füllvolumen ... 366
2. **Chemische Kennzahlen** ... 367
2.1. Bestimmung der Asche ... 368
2.2. Säurezahl ... 369
2.3. Buchner-Zahl ... 370
2.4. Verseifungszahl ... 371
2.5. Esterzahl ... 372
2.6. Verhältniszahl ... 372
2.7. Jodzahl ... 372
2.8. Peroxidzahl ... 374
2.9. Unverseifbare Anteile ... 377
2.10. Hydroxylzahl ... 377
3. **Nachweisreaktionen, Identitätsprüfungen, Grenzprüfungen, Prüfungen auf Verunreinigungen und Verfälschungen** ... 379
3.1. Nachweisreaktionen ... 379
3.2. Identitätsprüfungen ... 381
3.3. Grenzprüfungen ... 384
3.4. Prüfung auf Verunreinigungen und Verfälschungen ... 392
4. **Quantitative Bestimmungsverfahren** ... 398
4.1. Bestimmung von Elementen ... 398
4.2. Bestimmung von Kationen ... 403
4.3. Bestimmung funktioneller Gruppen ... 404
4.4. Bestimmung von Verbindungen ... 405

Weiterführende Literatur ... 410

Sachverzeichnis ... 413

1. Kapitel: Qualitative Analyse

Im Rahmen der Pharmazeutischen Analytik ist nur der Nachweis solcher **Elementarsubstanzen** von Interesse, die als Arznei- und Hilfsstoffe gebraucht werden. Ihre Zahl ist klein.

Zahlreich sind dagegen die **Anionen** und **Kationen,** die als Bestandteile von Arzneistoffen, Arzneiformen und Hilfsstoffen zu identifizieren sind oder deren Nachweis zu erbringen ist, wenn sie als Verunreinigungen enthalten sind.

1. Nachweis wichtiger Elemente

Von pharmazeutischem Interesse sind folgende Elemente:

Elemente:	Arzneibuchmonographien:	
Kohlenstoff	Medizinische Kohle	2. Nachtr.
Sauerstoff	Oxygenium	Ph.Eur.II
Schwefel	Schwefel	2. Nachtr.
	Feinverteilter Schwefel	2. Nachtr.
Eisen	Eisenpulver	DAB 7

Kohlenstoff

Von den verschiedenen Modifikationen

reguläre Kristalle:	Diamant
hexagonale Kristalle:	Graphit
„amorphe" Formen:	Kohle

soll hier nur die Kohle behandelt werden, zu der die **Aktivkohle** und die **medizinische Kohle** zu rechnen sind.

Als Vorprobe wertet man Aussehen und Löslichkeit. **Medizinische Kohle** ist ein schwarzes, in Wasser und organischen Lösungsmitteln unlösliches Pulver.

Der Nachweis wird durch vollständiges Verbrennen zu Kohlendioxid erbracht. Das entstandene Kohlendioxid charakterisiert man durch Einleiten in Bariumhydroxidlösung, wobei Bariumcarbonat als weiße Trübung erscheint oder, bei höherer Konzentration, als weißer Niederschlag ausfällt.

$$C + O_2 \rightarrow CO_2$$
$$CO_2 + Ba(OH)_2 \rightarrow \underset{\text{weiß}}{\underline{BaCO_3}} + H_2O$$

Der gebildete Niederschlag muß sich unter Kohlendioxid-Entwicklung in verdünnter Essigsäure wieder auflösen:

$BaCO_3 + 2 H^\oplus \rightarrow Ba^{2\oplus} + H_2O + CO_2$

Sauerstoff

Sauerstoff ist ein farb-, geruch- und geschmackloses Gas. Zwei leicht auszuführende und geläufige Nachweisreaktionen sind in der Ph.Eur.II beschrieben.

a) Ein glühender Holzspan flammt in Gegenwart des Gases auf (Ph.Eur.II).

Bringt man einen glühenden oder glimmenden Holzspan, der aus der ihn umgebenden Luft den zu etwa 20% enthaltenen Sauerstoff langsam verbraucht, in eine reine Sauerstoffatmosphäre, so tritt eine lebhafte Verbrennung ein, die sich in einem spontanen Aufflammen äußert.

b) Das Gas wird beim Schütteln mit einer alkalischen Pyrogallol-Lösung absorbiert; die Lösung färbt sich dunkelbraun (Ph.Eur.II).

Bei 760 Torr und 20 °C löst sich 1 Volumenteil Sauerstoff in 32 Volumenteilen Wasser. Pyrogallol besitzt, besonders im alkalischen Milieu, stark reduzierende Eigenschaften. Es wird unter Verbrauch des Sauerstoffs zum o-Chinon und Folgeprodukten oxidiert. Ein definiertes Oxidationsprodukt ist das Purpurogallin.

Purpurogallin

Schwefel

Der Nachweis des **Schwefels** wird am einfachsten durch Oxidation zu Schwefeldioxid bzw. Sulfat geführt.

Entsprechende Reaktionen sind im 2. Nachtr. beschrieben.

a) Die Substanz verbrennt beim Erhitzen an der Luft mit schwach blauer Flamme unter Entwicklung von Schwefeldioxid, das angefeuchtetes Lackmuspapier rot färbt (2. Nachtr.).

$S_8 + 8 O_2 \rightarrow 8 SO_2$
$SO_2 + H_2O \rightleftharpoons H_2SO_3$
$H_2SO_3 \rightleftharpoons H^\oplus + HSO_3^\ominus$

b) Man erhitzt die Substanz mit Bromwasser bis zur Farblosigkeit. Das Filtrat gibt dann einen positiven Sulfatnachweis.

In neutraler, wäßriger Lösung disproportioniert Brom teilweise zu Hypobromit und Bromid. Der Schwefel wird durch Hypobromit im wäßrigen Milieu zu Sulfat oxidiert, wobei das Hypobromit zu Bromid reduziert wird. Den Sulfatnachweis führt man mit einem löslichen Bariumsalz, wobei schwerlösliches Bariumsulfat ausfällt:

$$Br_2 + H_2O \rightleftharpoons HOBr + HBr$$
$$S_8 + 24\ HOBr + 8\ H_2O \rightarrow 8\ H_2SO_4 + 24\ HBr$$
$$SO_4^{2\ominus} + Ba^{2\oplus} \rightarrow \underline{BaSO_4}$$
$$\text{weiß}$$

Eisen

Der Nachweis unedler Metalle gelingt im allgemeinen dadurch, daß man das Metall in einer geeigneten Mineralsäure löst und das entstandene Metall-Ion durch eine Farbreaktion oder eine Niederschlagsbildung charakterisiert. So verfährt auch das DAB 7.

Die Substanz wird unter Wasserstoffentwicklung in 3 N-Schwefelsäure gelöst. Die Lösung gibt nach dem Verdünnen mit Kaliumhexacyanoferrat(III)-Lösung einen tiefblauen Niederschlag (DAB 7):

$$Fe + H_2SO_4 \rightarrow FeSO_4 + H_2\uparrow$$

$$FeSO_4 + K_3[Fe(CN)_6] \rightarrow K[\overset{II\quad III}{FeFe(CN)_6}] + K_2SO_4$$
$$\text{blaue Lösung}$$

$$2\ K[FeFe(CN)_6] + FeSO_4 \rightarrow \overset{II\quad II\quad III}{Fe[FeFe(CN)_6]_2} + K_2SO_4$$
$$\text{blauer Niederschlag}$$

2. Nachweis von Anionen

2.1. Halogenide und Pseudohalogenide

Fluorid

Üblich sind zwei Nachweisreaktionen, die beide auf der Umsetzung von Fluorwasserstoff mit Siliciumdioxid beruhen:

a) Erwärmt man ein **Fluorid** in einem Bleitiegel mit etwas Siliciumdioxid (z. B. Seesand) und konzentrierter Schwefelsäure und bedeckt den Tiegel mit einem Uhrglas, an dessen Unterseite sich ein Wassertropfen befindet, so trübt sich dieser nach kurzer Zeit (ÖAB 9). Wird der Tiegel mit einem durchbohrten Bleideckel bedeckt, auf den man ein angefeuchtetes, schwar-

1. Qualitative Analyse

zes Papier gelegt hat, so bildet sich im Bereich der Bohrung auf dem Papier ein weißer Fleck, der beim Verkohlen des Papiers in der Bunsenflamme nicht verschwinden darf.

Die beiden Erscheinungen beruhen darauf, daß der mit Schwefelsäure freigesetzte Fluorwasserstoff mit Siliciumdioxid zu gasförmigem Siliciumtetrafluorid reagiert, das durch Wasser wieder zu Kieselsäure bzw. Polykieselsäure hydrolysiert wird. Am Beispiel des Natriumfluorids sei die Reaktion formuliert:

$$2\,NaF + H_2SO_4 \rightarrow H_2F_2 + Na_2SO_4$$
$$SiO_2 + 2\,H_2F_2 \rightarrow SiF_4\uparrow + 2\,H_2O$$
$$SiF_4 + 2\,H_2O \rightarrow \underline{SiO_2}_{\text{weiß}} + 2\,H_2F_2$$

oder:
$$SiF_4 + 4\,H_2O \rightarrow H_4SiO_4 + 2\,H_2F_2$$
$$n\,H_4SiO_4 \rightarrow \underline{H(H_2SiO_3)_n OH}_{\text{weiß}} + (n-1)\,H_2O$$
$$H(H_2SiO_3)_n OH \overset{\triangledown}{\rightarrow} n\,SiO_2 + (n+1)\,H_2O$$

Bei einem Überschuß an Fluorid bildet sich die Hexafluorokieselsäure, die löslich ist und so den Nachweis stört:

$$SiF_4 + H_2F_2 \rightarrow H_2SiF_6$$

b) Erwärmt man ein **Fluorid** im Reagenzglas mit konzentrierter Schwefelsäure, so entsteht Flußsäure, die das Glas angreift und dadurch eine so glatte Oberfläche verleiht, daß es nicht mehr benetzbar wird.

Die Reaktion mit dem Glas beruht ebenfalls auf der Bildung gasförmigen Siliciumtetrafluorids aus dem im Glas vorhandenen Siliciumdioxid und dem freigesetzten Fluorwasserstoff.

In der deutschen und der europäischen Pharmakopöe sind bisher keine Beispiele vorhanden. Das ÖAB 9 bedient sich des Nachweises a).

Chlorid

a) Wird die verdünnte Lösung eines **Chlorids** mit Silbernitratlösung versetzt, so entsteht ein weißer, sich zusammenballender Niederschlag, der in verdünnter Salpetersäure unlöslich, in Ammoniaklösung leicht löslich ist. Beim Ansäuern der ammoniakalischen Lösung mit verdünnter Salpetersäure tritt erneut ein Niederschlag auf (Ph.Eur.I).

Der weiße Niederschlag besteht aus Silberchlorid, das sich in Salpetersäure nicht wieder löst. Bei Zusatz von Ammoniak entsteht

2. Nachweis von Anionen

der lösliche Silberdiamminkomplex. Säuert man die Chlorid-Ionen enthaltende Lösung an, so bildet sich Silberchlorid zurück, das erneut ausfällt (Ph.Eur.I).

$$Cl^{\ominus} + Ag^{\oplus} \rightarrow \underset{\text{weiß}}{AgCl}$$
$$\underline{AgCl} + 2\,NH_3 \rightarrow [Ag(NH_3)_2]Cl$$
$$[Ag(NH_3)_2]Cl + 2\,H^{\oplus} \rightarrow \underline{AgCl} + 2\,NH_4^{\oplus}$$

b) Wird ein **Chlorid** mit verdünnter Schwefelsäure und Kaliumpermanganat oder Mangandioxid erhitzt, entstehen Dämpfe, die höchstens blaßgrün gefärbt sind und Kaliumjodid-Stärkepapier blau färben (Ph.Eur.I).

Durch Oxidation mit Kaliumpermanganat oder Mangandioxid entsteht Chlor, das das im Kaliumjodid-Stärkepapier vorhandene Jodid teilweise zu Jod oxidiert, das seinerseits mit der Stärke eine blaue Einschlußverbindung liefert:

$$10\,Cl^{\ominus} + 2\,MnO_4^{\ominus} + 16\,H^{\oplus} \rightarrow 5\,Cl_2 + 2\,Mn^{2\oplus} + 8\,H_2O$$
$$2\,Cl^{\ominus} + MnO_2 + 4\,H^{\oplus} \rightarrow Cl_2 + Mn^{2\oplus} + 2\,H_2O$$
$$2\,J^{\ominus} + Cl_2 \rightarrow J_2 + 2\,Cl^{\ominus}$$
$$J_2 + \text{Stärke} \rightarrow \text{Jodstärke (blau)}$$

Zur Struktur der Jodstärke s. S. 140.

Bromid

a) Wird die Lösung eines **Bromides** mit Silbernitrat-Lösung versetzt, entsteht ein gelblicher, sich zusammenballender Niederschlag, der in verdünnter Salpetersäure unlöslich, in Ammoniaklösung schwer löslich ist (Ph.Eur.I).

Die ablaufenden Reaktionen erfolgen in Analogie zum Chloridnachweis:

$$Br^{\ominus} + Ag^{\oplus} \rightarrow \underset{\text{gelblich}}{AgBr}$$
$$AgBr + 2\,NH_3 \rightarrow [Ag(NH_3)_2]Br$$

b) Wird ein **Bromid** mit Schwefelsäure und Kaliumdichromat erhitzt, entstehen Dämpfe, die ein mit Fluorescein-Natrium-Lösung und 1 Tropfen verdünnter Ammoniaklösung befeuchtetes Filtrierpapier rosa färben (Ph.Eur.I).

Bromid entwickelt beim Erwärmen mit Kaliumdichromat und Schwefelsäure Brom, das (in Anwesenheit von Ammoniak) Fluorescein-Natrium zu Eosin bromiert:

$$6\,Br^{\ominus} + Cr_2O_7^{2\ominus} + 14\,H^{\oplus} \longrightarrow 3\,Br_2 + 2\,Cr^{3\oplus} + 7\,H_2O$$

$$\left[\text{Fluorescein}\right] 3\,Na^{\oplus} \xrightarrow[-4\,HBr]{4\,Br_2} \left[\text{Eosin}\right] 3\,Na^{\oplus}$$

c) Wird die salzsaure Lösung eines **Bromids** tropfenweise mit stark verdünnter Chloramin T-Lösung versetzt und mit Chloroform geschüttelt, so färbt sich die Chloroformschicht gelblichbraun (DAB 7, Beispiel: Kaliumbromid).

Chloramin T, das man als „organisches Hypochlorit" auffassen kann, oxidiert das Bromid zu elementarem Brom, das sich in Chloroform mit gelblichbrauner Farbe löst:

$$\left[H_3C\text{-}\langle\rangle\text{-}SO_2\text{-}\overset{\ominus}{N}\text{-}Cl\right] Na^{\oplus} + H^{\oplus} + H_2O$$

$$\xrightarrow{-Na^{\oplus}} H_3C\text{-}\langle\rangle\text{-}SO_2\text{-}NH_2 + HOCl$$

$$2\,Br^{\ominus} + HOCl + 2\,H^{\oplus} \longrightarrow Br_2 + HCl + H_2O$$

Jodid

a) Wird die Lösung eines **Jodides** mit Silbernitrat-Lösung versetzt, entsteht ein blaßgelber Niederschlag, der in verdünnter Salpetersäure und Ammoniaklösung unlöslich ist (Ph.Eur.I)

Im Unterschied zu Silberchlorid und Silberbromid bildet Silberjodid mit Ammoniak keinen löslichen Silberdiamminkomplex:

$$J^{\ominus} + Ag^{\oplus} \rightarrow \underset{\text{gelb}}{AgJ}$$

b) Wird ein **Jodid** mit verdünnter Säure und Kaliumdichromat versetzt, entsteht Jod, das sich in Chloroform mit rötlichvioletter Farbe löst (Ph.Eur.I).

In saurer Lösung werden Jodide zu Jod oxidiert, das sich in Kohlenwasserstoffen und halogenierten Kohlenwasserstoffen mit rötlichvioletter Farbe (Farbe des Jodmoleküls) löst:

$$6\,J^{\ominus} + Cr_2O_7^{2\ominus} + 14\,H^{\oplus} \rightarrow 3\,J_2 + 2\,Cr^{3\oplus} + 7\,H_2O$$

2. Nachweis von Anionen

c) Wird die salzsaure Lösung eines **Jodides** tropfenweise mit stark verdünnter Chloramin T-Lösung und nach dem Umschütteln mit Stärkelösung versetzt, so färbt sich die Lösung blau (DAB 7, Beispiel: Natriumjodid).

Chloramin T oxidiert das Jodid zu elementarem Jod, das mit der Amylose der Stärke eine blaue Einschlußverbindung eingeht (vgl. S. 140!).

$$\left[H_3C-\text{\textlangle}\bigcirc\text{\textrangle}-SO_2-\overset{\ominus}{N}-Cl\right] + 2\,H^{\oplus} + 2\,J^{\ominus}$$
$$\xrightarrow[-Cl^{\ominus}]{} H_3C-\text{\textlangle}\bigcirc\text{\textrangle}-SO_2-NH_2 + J_2$$

Bei Verwendung von überschüssigem Chloramin T kann Jodid bis zum Jodat oxidiert werden. Außerdem besteht die Möglichkeit der Bildung gemischter Halogenide. Durch beide Prozesse wird die Erkennung des Jodids als elementares Jod gestört.

Cyanid

a) Mit Silbernitrat entsteht ein weißer Niederschlag, der sich in Säuren schwer löst, dagegen gut löslich ist in Ammoniak, Thiosulfat oder einem Überschuß an Cyanid:

$$Ag^{\oplus} + CN^{\ominus} \rightarrow \underset{\text{weiß}}{AgCN}$$
$$AgCN + 2\,NH_3 \rightarrow [Ag(NH_3)_2]CN$$
$$AgCN + 2\,S_2O_3^{2\ominus} \rightarrow [Ag(S_2O_3)_2]^{3\ominus} + CN^{\ominus}$$

Aus der Löslichkeit von AgCN in überschüssigem Cyanid muß gefolgert werden, daß AgCN erst oder nur ausfällt, wenn ein Überschuß an Silberionen vorhanden ist:

$$Ag(CN) + CN^{\ominus} \rightarrow [Ag(CN)_2]^{\ominus}$$

b) Versetzt man eine alkalische **Cyanidlösung** mit wenig Eisen(II)-salz und erwärmt, so entsteht bei ausreichender $CN^{\ominus}$-Konzentration das komplexe Hexacyanoferrat(II). Durch nachfolgenden Zusatz von Eisen(III)-salz und Ansäuern bildet sich Berliner Blau:

$$Fe^{2\oplus} + 6\,CN^{\ominus} \xrightarrow{OH^{\ominus}} [Fe(CN)_6]^{4\ominus}$$
$$Fe^{3\oplus} + [Fe(CN)_6]^{4\ominus} \xrightarrow{H^{\oplus}} \underset{\text{„lösliches Berliner Blau"}}{[\overset{3\oplus\;-\;2\oplus}{FeFe(CN)_6}]^{1\ominus}}$$
$$Fe^{3\oplus} + 3\,[FeFe(CN)_6]^{\ominus} \rightarrow \underset{\text{„unlösliches Berliner Blau"}}{\overset{III\;\;II\;\;III}{Fe[FeFe(CN)_6]_3}}$$

Thiocyanat (Rhodanid)

> Die angesäuerte Lösung wird mit Eisen(III)-chlorid-Lösung im Überschuß versetzt, wobei eine rote Färbung entsteht, die beim Schütteln mit Äther in die organische Phase übergeht.

Je nach Konzentrationsverhältnissen und Versuchsbedingungen entstehen Eisen(III)-thiocyanat oder das komplexe Hexa-isothiocyanato-ferrat(III)*:

$$Fe^{3\oplus} + 3\ SCN^{\ominus} \rightleftharpoons Fe(SCN)_3$$
$$F^{3\oplus} + 6\ SCN^{\ominus} \rightleftharpoons [Fe(NCS)_6]^{3\ominus}$$

Trennung der Halogenide

Fluorid kann von **Chlorid, Bromid** und **Jodid** leicht dadurch unterschieden und abgetrennt werden, daß es in salpetersaurer Lösung mit Silbernitrat schwerlösliches Silberfluorid bildet.

Die **Silberhalogenide** unterscheiden sich in Farbe und Löslichkeit

AgCl – weiß
AgBr – leicht gelblich
AgJ – gelblich.

Silberchlorid ist in Ammoniumkarbonat-Lösung löslich; **Silberbromid** und **-jodid** sind es nicht.

In Ammoniaklösung löst sich Silberchlorid gut, Silberbromid merklich und Silberjodid nicht mehr.

Oxidiert man ein Gemisch der drei Halogenide in essigsaurer Lösung mit Kaliumpermanganat, so werden, in Abhängigkeit vom Redoxpotential und vom pH-Wert, Bromid und Jodid zu den entsprechenden Elementen oxidiert, während das Chlorid unverändert bleibt. Setzt man dann Silbernitratlösung zu, so fällt weißes Silberchlorid aus.

Zur Unterscheidung von **Bromid** und **Jodid** verwendet man stark verdünnte Chloramin-T-Lösung. Nachdem die Substanz in salzsaure Lösung gebracht und mit Chloroform versetzt ist, gibt man tropfenweise und vorsichtig Chloramin-T-Lösung zu. Bei Anwesenheit von Jodid wird Jod gebildet, das sich beim Umschütteln mit violetter Farbe in Chloroform löst. Bei weiterer Zugabe von Chloramin-T-Lösung wird das Jod teilweise zum Jodat oxidiert und geht teilweise in Jodtrichlorid über. Beide Verbindungen sind farblos, so daß Lösung und Chloroformschicht entfärbt werden.

---

* Die Umlagerung des Thiocyanat-Ions in das Isothiocyanat-Ion ist IR-spektroskopisch gesichert.

Bei weiterem Zusatz des Reagenzes entsteht dann aus Bromid Brom, das dem Chloroform eine gelblichbraune Farbe verleiht. Schließlich bildet sich zum Schluß weißgelbes Bromchlorid.

Trennung von Halogeniden und Pseudohalogeniden

Versetzt man die schwach alkalische Lösung mit Calciumnitratlösung, so fällt schwer lösliches **Calciumfluorid** aus. Versetzt man das Filtrat anschließend mit Zinknitratlösung, so erhält man als schwer löslichen Niederschlag das **Zinkcyanid**. In der verbliebenen Lösung können dann das **Thiocyanat** mit Hilfe von Eisen(III)-chlorid, die Halogenide **Chlorid, Bromid** und **Jodid**, wie oben beschrieben, nachgewiesen werden.

2.2. Sauerstoffhaltige Anionen mit oxidierenden Eigenschaften

2.2.1. Halogenhaltige Anionen

Chlorat

a) Wird die Lösung eines **Chlorates** mit Silbernitratlösung versetzt, so entsteht kein Niederschlag. Nach Zusatz von schwefliger Säure bildet sich ein weißer, in verdünnter Salpetersäure unlöslicher, in Ammoniak löslicher Niederschlag (USP XIX).

Zunächst entsteht kein Niederschlag, da Silberchlorat löslich ist. Bei Zusatz von schwefliger Säure wird das Chlorat zum Chlorid reduziert, das dann mit dem anwesenden Silbernitrat Silberchlorid liefert:

$$ClO_3^\ominus + 3\,H_2SO_3 \rightarrow Cl^\ominus + 3\,H_2SO_4$$
$$Cl^\ominus + Ag^\oplus \rightarrow \underline{AgCl}_{\text{weiß}}$$

b) Bei der Veraschung von **Chloraten** entsteht Chlorid, das an seinen charakteristischen Reaktionen erkannt werden kann (USP XIX).

c) Befeuchtet man trockene **Chlorate** mit konzentrierter Schwefelsäure, so tritt Verpuffung ein und es entwickelt sich ein gelbgrünes Gas (USP XIX). **Vorsicht!**

Die freigesetzte Chlorsäure disproportioniert in Chlordioxid und Perchlorsäure. Chlordioxid zerfällt explosionsartig in Chlor und Sauerstoff:

$$2\,NaClO_3 + H_2SO_4 \rightarrow 2\,HClO_3 + Na_2SO_4$$
$$3\,HClO_3 \rightarrow 2\,ClO_2 + HClO_4 + H_2O$$
$$2\,ClO_2 \rightarrow \underline{Cl_2}_{\text{gelbgrün}} \uparrow + 2\,O_2 \uparrow$$

Bromat

a) Die salpetersaure Lösung gibt mit Sibernitrat einen weißen, ammoniaklöslichen Niederschlag:

$$Ag^{\oplus} + BrO_3 \rightarrow \underset{\text{weiß}}{AgBrO_3}$$

$$AgBrO_3 + 2 NH_3 \rightarrow [Ag(NH_3)_2]BrO_3$$

b) Die salzsaure Lösung wird auf Zusatz von Kaliumjodid und Stärkelösung blau.

$$BrO_3^{\ominus} + 6 J^{\ominus} + 7 H^{\oplus} \rightarrow 3 J_2 + HBr + 3 H_2O$$

Vgl. S. 140!

c) Die schwefelsaure Lösung wird mit SO$_2$-Wasser versetzt und durch Verkochen vom überschüssigen Schwefeldioxid befreit. Nach dem Abkühlen unterschichtet man mit Chloroform und setzt tropfenweise verdünnte Chloramin-T-Lösung zu. Die Chloroformschicht wird braungelb.

Die Reaktionen a) und b) sind für sich alleine nicht spezifisch. a) fällt auch bei Chlorid, Cyanid, Thiocyanat oder Jodat, b) bei Jodat und vielen anderen Oxidationsmitteln positiv aus. Bei c) entsteht durch Reduktion zunächst Bromid, das durch Chloramin T zu elementarem Brom oxidiert wird. Dieses löst sich mit braungelber Farbe im Chloroform.

Zwischen Schwefeldioxid als Anhydrid der schwefligen Säure und Wasser liegt in wäßriger Lösung das folgende Gleichgewicht vor, welches durch Erwärmen noch weiter nach links verschoben wird:

$$SO_2 + H_2O \rightleftharpoons H_2SO_3$$

Die Reduktion des Bromates zum Bromid und dessen Oxidation zu molekularem Brom erfolgen nach den Gleichungen:

$$BrO_3^{\ominus} + 3 SO_3^{2\ominus} \rightleftharpoons Br^{\ominus} + 3 SO_4^{2\ominus}$$

$$\left[H_3C-\!\!\!\left\langle\!\!\!\bigcirc\!\!\!\right\rangle\!\!\!-SO_2-\overset{\ominus}{N}-Cl\right] Na^{\oplus} + H_2O + H^{\oplus}$$

$$\xrightarrow{-Na^{\oplus}} H_3C-\!\!\!\left\langle\!\!\!\bigcirc\!\!\!\right\rangle\!\!\!-SO_2-NH_2 + HOCl$$

$$2 Br^{\ominus} + HOCl + 2 H^{\oplus} \longrightarrow Br_2 + HCl + H_2O$$

Jodat

Die Reaktionen

a) und

b) verlaufen in Analogie zu den unter **Bromat** genannten Reaktionen.

Im Unterschied zu Silberbromat fällt Silberjodat schon aus verdünnten Jodat-Lösungen aus und färbt sich außerden rasch dunkel.

$$Ag^\oplus + JO_3^\ominus \rightarrow \underline{AgJO_3}_{\text{weiß}}$$
$$AgJO_3 + 2\,NH_3 \rightarrow [Ag(NH_3)_2]JO_3$$
$$JO_3^\ominus + 5\,J^\ominus + 6\,H^\oplus \rightarrow 3\,J_2 + 3\,H_2O$$

c) Durch Zugabe von Hypophosphit zu einer schwefelsauren Jodatlösung entsteht Jod, das sich beim Schütteln mit violetter Farbe in Chloroform löst:

$$2\,JO_3^\ominus + 3\,[H_2PO_2]^\ominus \rightarrow 2\,J^\ominus + 3\,H_2[PO_4]^\ominus$$
$$2\,JO_3^\ominus + 5\,J^\ominus + 6\,H^\oplus \rightarrow 3\,J_2 + 3\,H_2O$$

2.2.2. Metallhaltige Anionen

Chromat/Dichromat

Abhängig von der Wasserstoffionenkonzentration und der Verdünnung, besteht zwischen **Chromat** und **Dichromat** das folgende Gleichgewicht:

$$2\,CrO_4^{2\ominus} + 2\,H^\oplus \rightleftharpoons Cr_2O_7^{2\ominus} + H_2O$$

Dichromate sind im allgemeinen wasserlöslich. Das Chromat-Ion bildet mit einigen Metall-Ionen schwerlösliche Salze.

a) Versetzt man eine **Chromatlösung** mit einem löslichen Bariumsalz, so fällt gelbes Bariumchromat aus. Auch aus neutralen Dichromatlösungen erhält man — wegen des in wäßriger Lösung bestehenden Gleichgewichtes — mit Bariumsalzlösungen das gelbe Bariumchromat:

$$Ba^{2\oplus} + CrO_4^{2\ominus} \rightarrow \underline{BaCrO_4}_{\text{gelb}}$$

b) Schwefelsaure **Chromat-/Dichromatlösungen** werden beim Versetzen mit Wasserstoffperoxidlösung in der Kälte blau. Die blaue Komponente läßt sich mit Diäthyläther oder Amylalkohol (Pentanol) ausschütteln.

Es entsteht blau gefärbtes Chromperoxid:

$$Cr_2O_7^{2\ominus} + 4\,H_2O_2 + H_2SO_4 \rightarrow 2\,CrO(O_2)_2 + SO_4^{2\ominus} + 5\,H_2O$$

Permanganat

Permanganate lösen sich mit intensiv violetter Farbe.

a) Die schwefelsaure Lösung eines **Permanganates** wird durch Zugabe von Oxalsäure beim Erhitzen entfärbt.

b) Die schwefelsaure Lösung eines **Permanganates** wird durch Zugabe von Wasserstoffperoxidlösung entfärbt.

Permanganate sind starke Oxidationsmittel, die durch verschiedene Reduktionsmittel im sauren Milieu zu Mangan(II)-Salzen reduziert werden:

$$2\ MnO_4^{\ominus} + 5\ C_2O_4^{2\ominus} + 16\ H^{\oplus} \rightarrow 2\ Mn^{2\oplus} + 10\ CO_2 \uparrow + 8\ H_2O$$
$$2\ MnO_4^{\ominus} + 5\ H_2O_2 + 6\ H^{\oplus} \rightarrow 2\ Mn^{2\oplus} + 5\ O_2 \uparrow + 8\ H_2O$$

Das gebildete Mangan(II)-Ion katalysiert dabei die Oxidation der Oxalsäure zu Kohlendioxid.

2.2.3. Stickstoffhaltige Ionen

Nitrat

a) Wird ein Nitrat mit Schwefelsäure und Kupferspänen erhitzt, entstehen rötlichbraune Dämpfe.

Beim Erhitzen eines **Nitrates** mit metallischem Kupfer und Schwefelsäure bilden sich nitrose Gase:

$$NO_3^{\ominus} + Cu + 2\ H^{\oplus} \rightarrow Cu^{\oplus} + NO_2 \uparrow + H_2O$$
$$2\ NO_3^{\ominus} + Cu + 4\ H^{\oplus} \rightarrow Cu^{2\oplus} + 2\ NO_2 \uparrow + 2\ H_2O$$
$$NO_3^{\ominus} + 3\ Cu + 4\ H^{\oplus} \rightarrow 3\ Cu^{\oplus} + NO \uparrow + 2\ H_2O$$
$$2\ NO_3^{\ominus} + 3\ Cu + 8\ H^{\oplus} \rightarrow 3\ Cu^{2\oplus} + 2\ NO \uparrow + 4\ H_2O$$
$$2\ NO + O_2 \rightarrow 2\ NO_2$$

b) Wird die Lösung eines **Nitrates** mit einem Überschuß an Eisen(II)-sulfat versetzt und sorgfältig, ohne Mischen mit Schwefelsäure unterschichtet, bildet sich an der Grenzschicht der beiden Flüssigkeiten eine braune Färbung.

Das Nitrat wird durch Eisen(II)-sulfat zum Stickstoffoxid reduziert. Dieses bildet mit noch unverbrauchtem Eisen(II)-sulfat in Anwesenheit von Wasser und Schwefelsäure einen braunen bis amethystfarbenen Komplex *.

$$3\ Fe^{2\oplus} + NO_3^{\ominus} + 4\ H^{\oplus} \rightarrow 3\ Fe^{3\oplus} + NO + 2\ H_2O$$
$$FeSO_4 + NO + 5\ H_2O \rightarrow [Fe(H_2O)_5NO]SO_4$$
$$\text{braun/amethystfarben}$$

Diese Nachweisreaktion wird durch Nitrit im falsch-positiven Sinne gestört. Gegebenenfalls ist das Nitrit vor der Ausführung der Reaktion zu zerstören. Vgl. hierzu S. 15 Nachweis von Nitrat und Nitrit nebeneinander.

c) Ein spezifischer Nachweis, der auf einer mikropräparativen Umsetzung und einer organoleptischen Prüfung beruht, besteht im Erwärmen der Substanz mit konzentrierter Schwefel-

---

* Im $[Fe(H_2O)_5NO]^{2\oplus}$ hat Fe die Oxidationsstufe I und die Koordinationszahl 6. NO ist dann als positiv geladenes Nitrosium-Ion enthalten.

2. Nachweis von Anionen

säure und Benzol. Enthält die Substanz **Nitrat,** so bildet sich **Nitrobenzol.** Man saugt die überstehende, benzolische Schicht mit einem schmalen Filtrierpapierstreifen auf, verwedelt das Benzol und kann das entstandene Nitrobenzol an seinem bittermandelartigen Geruch, selbst in geringster Konzentration, wahrnehmen:

$$NO_3^{\ominus} + H_2SO_4 \longrightarrow HNO_3 + HSO_4^{\ominus}$$

$$HO-NO_2 + H^{\oplus} \rightleftharpoons H-\overset{\oplus}{\underset{H}{O}}-NO_2 \rightleftharpoons H_2O + NO_2^{\oplus}$$

$$NO_2^{\oplus} + C_6H_6 \longrightarrow H_5C_6-NO_2 + H^{\oplus}$$

d) Eine häufig verwandte, unspezifische Farbreaktion zum Nitratnachweis, die auch bei Anwesenheit von Nitrit positiv ausfällt, ist die Einwirkung auf Diphenylamin.

Die mit verdünnter Schwefelsäure angesäuerte Probelösung wird mit einer 0,5%igen, mit konzentrierter Schwefelsäure bereiteten, Diphenylaminlösung unterschichtet. An der Berührungsfläche der beiden Schichten entsteht ein blauer Ring.

Das farblose Diphenylamin wird zuerst oxidativ zu Tetraphenylhydrazin gekuppelt. Unter dem Einfluß der Schwefelsäure tritt Benzidinumlagerung zum immer noch farblosen N,N'-Diphenylbenzidin ein. Dieses Zwischenprodukt wird dann zum blauen N,N'-Diphenyl-diphenochinon-diimin dehydriert, einem System, das 2 benzoide und 2 chinoide Ringe in Konjugation enthält:

Nitrit

a) Nitrite lösen sich in verdünnter Schwefelsäure mit grünlicher bis bläulicher Farbe unter Entwicklung brauner, charakteristisch riechender Dämpfe. Gibt man einige Tropfen dieser Lösung zu einer Kaliumjodidlösung, so färbt sich diese braun (nach ÖAB 9, Beispiel: Natrium nitrosum).

Beim Lösen von Nitriten in verdünnten Mineralsäuren entwickeln sich nitrose Gase, die der Lösung eine grünlich bis bläuliche Farbe verleihen und als braune, charakteristisch riechende Dämpfe entweichen.

Bei Zusatz von Kaliumjodid wird dieses zu Jod oxidiert, wodurch sich die Lösung braun färbt:

$$NO_2^{\ominus} + H^{\oplus} \rightleftharpoons HNO_2$$

$$2\,HNO_2 \xrightarrow{H^{\oplus}} H_2O + N_2O_3$$

$$N_2O_3 \rightleftharpoons NO + NO_2$$

$$2\,J^{\ominus} + 2\,NO_2^{\ominus} + 4\,H^{\oplus} \rightarrow J_2 + 2\,NO + 2\,H_2O$$

b) Die Lösung eines **Nitrites** färbt sich auf Zusatz von Eisen(II)-sulfat und verdünnter Schwefelsäure tiefbraun (nach ÖAB 9).

Leichter als Nitrat läßt sich Nitrit zu Stickstoffoxid reduzieren, das — wie oben geschildert — eine braune Additionsverbindung eingeht:

$$Fe^{2\oplus} + NO_2^{\ominus} + 2\,H^{\oplus} \rightarrow Fe^{3\oplus} + NO + H_2O$$

c) Man versetzt die mineral- oder essigsaure Lösung eines **Nitrits** in der Kälte mit Sulfanilsäurelösung und 1-Naphthylamin-Lösung; es entsteht eine intensive Rotfärbung.

Diese Diazotierungsreaktion läuft immer dann ab, wenn ein primäres, aromatisches Amin in saurer Lösung mit einem Nitrit versetzt wird, d. h. also bei Einwirkung von salpetriger Säure. Es bildet sich ein in der Kälte haltbares Diazoniumsalz*, das bei Zugabe eines geeigneten aromatischen Amins im Sauren oder bei Zugabe eines geeigneten Phenols im Alkalischen zu einer farbigen Azoverbindung kuppelt. Gut geeignet als aromatisches Amin ist die Sulfanilsäure. Bei Verwendung von 1-Naphthylamin kann die Lösung sauer bleiben:

HO₃S—⟨⟩—NH₂ + HNO₂ + HX $\xrightarrow{-2\,H_2O}$ [HO₃S—⟨⟩—N≡N]⊕ X⊖

Sulfanilsäure   Diazoniumsalz

[HO₃S—⟨⟩—N≡NI]⊕ X⊖ + (Naphthyl-NH₂) $\xrightarrow{-HX}$ HO₃S—⟨⟩—N=N—(Naphthyl-NH₂)

* Zum Mechanismus der Diazotierung vgl. S. 75.   Azoverbindung (rot)

2. Nachweis von Anionen

Als Reagens verwendbar sind hier auch die in der Harnanalytik für den Nachweis nitritbildender Keime verwandten Teststäbchen (Nitur-Test®, Microstix®). Sie enthalten in ihrer Reaktionszone sowohl ein diazotierbares, aromatisches Amin als auch eine Kupplungskomponente in geeignetem Puffer.

d) Interessant ist für den Pharmazeuten auch der Nitritnachweis mit Hilfe eines Arzneistoffes.

> Beim Versetzen einer sauren, **nitrithaltigen** Probelösung mit Antipyrinlösung entsteht eine Grünfärbung.

Es bildet sich das grüne 4-Nitrosoantipyrin:

$$NO_2^{\ominus} + HX \rightleftharpoons HNO_2 + X^{\ominus}$$

$$HO-NO + H^{\oplus} \rightleftharpoons H-\overset{\oplus}{\underset{H}{O}}-NO \rightleftharpoons H_2O + NO^{\oplus}$$

Trennung von Nitrat und Nitrit

Nitrite entwickeln in Gegenwart von Luft bereits beim Erwärmen mit verdünnter Schwefelsäure braunes Stickstoffoxid. **Nitrate** tun dies erst in geringerem Umfang mit konzentrierter Schwefelsäure. Dieses Verhalten kann man als Vorprobe nutzen.

Das **Nitrit** läßt sich auch bei Anwesenheit von **Nitrat,** wie auf S. 14 beschrieben, nach Methode c) mit Sulfanilsäure und 1-Naphthylamin nachweisen.

Will man das **Nitrat,** wie bei den Einzelnachweisen der anorganischen Anionen formuliert, nach Methode b) nachweisen, so muß vorher das **Nitrit** zerstört werden, da es mit Eisen(II)-sulfat bereits unter milden Bedingungen eine braune Additionsverbindung liefert. Die Entfernung des Nitrits kann durch Erwärmen mit Harnstoff oder Amidosulfonsäure erfolgen. Dabei entstehen über instabile Diazoniumsalze Stickstoff, Kohlendioxid und Wasser bzw. Stickstoff und Schwefelsäure; also Reaktanden, die den nach-

1. Qualitative Analyse

folgenden Nitratnachweis nicht stören:

$$2\ HNO_2 + H_2N-CO-NH_2 \longrightarrow 2\ N_2\uparrow + CO_2\uparrow + 3\ H_2O$$

bzw.

$$HNO_2 + H_2N-SO_2-OH \longrightarrow N_2\uparrow + H_2SO_4 + H_2O$$

Versetzt man eine angesäuerte Kaliumpermanganatlösung mit einem Nitrat, so wird sie nicht entfärbt. Versetzt man sie dagegen mit einem Nitrit, so tritt Entfärbung ein (USP XIX).

Zwischen einer sauren Permanganatlösung und einer Nitratlösung besteht praktisch kein Unterschied im Oxidationspotential. Nitrite sind gegenüber Permanganaten Reduktionsmittel:

$$5\ NO_2^\ominus + 2\ MnO_4^\ominus + 6\ H^\oplus \rightarrow 5\ NO_3^\ominus + 2\ Mn^{2\oplus} + 3\ H_2O$$

2.2.4. Schwefelhaltige Anionen

Sulfat

a) Wird die Lösung eines **Sulfates** mit Bariumchlorid-Lösung versetzt, so entsteht ein weißer, in Salzsäure unlöslicher Niederschlag (Ph.Eur.I).

Es bildet sich unlösliches Bariumsulfat:

$$Ba^{2\oplus} + SO_4^{2\ominus} \rightarrow \underset{\text{weiß}}{BaSO_4}$$

Man achte darauf, daß die Probelösung nicht alkalisch reagiert, wobei Bariumhydroxid ausfallen und einen positiven Sulfatnachweis vortäuschen kann. Allerdings ist der dann entstehende weiße Niederschlag in Salzsäure löslich.

b) Wird die Lösung eines **Sulfates** mit Bleiacetatlösung versetzt, so entsteht ein weißer Niederschlag, der in Ammoniumacetatlösung löslich ist (USP XIX).

Es bildet sich das schwer lösliche Bleisulfat, das sowohl in ammoniakalischer Tartratlösung als auch in konzentrierter Ammoniumacetatlösung unter Komplexbildung löslich ist *:

$$SO_4^{2\ominus} + Pb(CH_3COO)_2 \rightarrow \underset{\text{weiß}}{PbSO_4} + 2\ CH_3COO^\ominus$$

$$PbSO_4 + 4\ NH_4(CH_3COO) \rightarrow [Pb(CH_3COO)_4]^{2\ominus} + 4\ NH_4^\oplus + SO_4^{2\ominus}$$

---

* Der mit Ammoniumacetat entstehende Komplex wird hier in Analogie zum bekannten Hydroxoplumbat(II) ($[Pb(OH)_4]^{2\ominus}$) formuliert, obwohl seine Zusammensetzung nicht genau bekannt ist.

Sulfit

a) Beim Ansäuern von **Sulfit**-Lösungen mit verdünnter Schwefelsäure tritt der stechende Geruch nach Schwefeldioxid auf:

$$SO_3^{2\ominus} + H_2SO_4 \rightarrow SO_4^{2\ominus} + H_2O + SO_2 \uparrow$$

Das entstandene Schwefeldioxid kann am Schwärzen eines mit Quecksilber(I)-nitrat-Lösung getränkten Filtrierpapiers erkannt werden (USP XIX).

Es tritt Reduktion zu metallischem Quecksilber ein, das die Schwarzfärbung verursacht:

$$Hg_2(NO_3)_2 + SO_2 + H_2O \rightarrow 2\ \underline{Hg} + SO_3 + 2\ NO_3^{\ominus} + 2\ H^{\oplus}$$

b) Versetzt man eine saure oder neutrale **Sulfit**lösung tropfenweise mit Jodlösung, so wird diese entfärbt, so lange noch Sulfit vorhanden ist.

Das Sulfit wird zu Sulfat oxidiert, das Jod zum Jodid reduziert:

$$J_2 + H_2O + SO_3^{2\ominus} \rightarrow 2\ J^{\ominus} + 2\ H^{\oplus} + SO_4^{2\ominus}$$

c) Neutrale und saure **Sulfit**lösungen entfärben Fuchsinlösung.

Die chinoide Partialstruktur von Triphenylmethanfarbstoffen wie Fuchsin oder Malachitgrün wird durch Addition von schwefliger Säure in eine aromatische Funktion umgewandelt, wobei das vorher vorhandene, durchkonjugierte Chromophor unterbrochen und dadurch der Farbstoff entfärbt wird:

Fuchsin
(rotviolett)

C-Sulfonsäure
des Fuchsins
(farblos)

d) Versetzt man genau neutralisierte **Sulfit**lösungen mit Phenolphthaleinlösung und Formaldehydlösung, so tritt eine tiefrote Färbung auf.

Aldehyde reagieren mit Sulfiten unter Bildung von Additionsverbindungen. Dabei entstehen Hydroxid-Ionen, die durch Phenolphthalein angezeigt werden (vgl. S. 134).

Am Beispiel des Natriumsulfites mit Formaldehyd formuliert, läuft folgende Reaktion ab:

$$HCHO + HSO_3^{\ominus} \longrightarrow HO-CH_2-SO_3^{\ominus}$$

Thiosulfat

a) Thiosulfatlösungen entfärben Jod.

Jod wird durch Einwirkung von Thiosulfat zum Jodid reduziert, wobei das Thiosulfat in Tetrathionat übergeht:

$$J_2 + 2\,S_2O_3^{2\ominus} \rightarrow 2\,J^{\ominus} + S_4O_6^{2\ominus}$$

b) Beim Ansäuern mit Mineralsäuren fällt aus einer **Thiosulfat**lösung allmählich Schwefel aus.

Zunächst entsteht die instabile, freie Thioschwefelsäure, die konzentrationsabhängig in Schwefel, Schwefeldioxid und Wasser zerfällt:

$$[H_2S_2O_3] \rightarrow \underset{\text{gelblich}}{\underline{S}} \downarrow + SO_2 \uparrow + H_2O$$

Sulfid

a) Lösliche **Sulfide** versetzt man mit verdünnten Mineralsäuren und weist den freiwerdenden Schwefelwasserstoff mit Bleiacetat durch Schwarzfärbung nach:

$$S^{2\ominus} + 2\,H^{\oplus} \rightarrow H_2S$$
$$H_2S + Pb^{2\oplus} \rightarrow \underset{\text{schwarz}}{\underline{PbS}} + 2\,H^{\oplus}$$

b) Lösliche **Sulfide** reagieren in sodaalkalischer Lösung mit Dinatriumnitrosyl-pentacyanoferrat(II) unter Violettfärbung.

Das Sulfidion wird in den Komplex eingebaut:

$$[Fe(CN)_5NO]^{2\ominus} + S^{2\ominus} \rightarrow [Fe(CN)_5NOS]^{4\ominus}$$

Trennung von schwefelhaltigen Anionen

Enthält eine Lösung **Sulfid-, Sulfat-, Sulfit-** und **Thiosulfat**-Ionen nebeneinander, so läßt sich das **Sulfid** direkt nachweisen, indem man einen Teil der Lösung mit verdünnter Salzsäure versetzt und den entweichenden Schwefelwasserstoff mit Hilfe eines Bleiacetatpapiers nachweist. Aus der Lösung muß dann das **Sulfid** entfernt werden, weil es die weiteren Nachweise stören kann. Man macht die Lösung mit Natriumkarbonat alkalisch und versetzt sukzessive mit Cadmiumacetatlösung, wobei zuerst gelbes Cadmiumsulfid quantitativ ausfällt. Bei weiterem Zusatz von Cadmiumacetat erscheint weißes Cadmiumcarbonat, wodurch die Beendigung der Sulfidtrennung angezeigt ist.

Nach Abtrennung des **Sulfids** werden **Sulfat** und **Sulfit** in Gegenwart von Ammoniak mit Strontiumnitratlösung als Strontiumsalze gefällt. Im Filtrat der **Sulfat-Sulfit**-Fällung erkennt man das **Thiosulfat** durch Reduktion von Jod zum farblosen Jodid oder durch

Ausscheidung von Schwefel nach Zugabe von Mineralsäuren. Der Nachweis von **Sulfit** erfolgt aus dem erhaltenen Niederschlag. Beim Ansäuern mit verdünnter Schwefelsäure entweicht Schwefeldioxid, das am Geruch erkannt oder in Wasser aufgefangen werden kann, woran sich dann ein Nachweis, z. B. mit Fuchsin, anschließt.

Zum **Sulfat**nachweis verwendet man eine separate Probe der ursprünglichen Lösung. Diese versetzt man zunächst mit Salzsäure und filtriert von evtl. ausgeschiedenem Schwefel ab. Dann gibt man Bariumchloridlösung zu und erhält Bariumsulfat als weißen, unlöslichen Niederschlag. Gebildetes Bariumsulfit fällt in mineralsaurer Lösung nicht aus.

Die Unterscheidung eines **Sulfates** und eines **Thiosulfates** kann durch Zusatz von Salzsäure zur wäßrigen Lösung getroffen werden (USP XIX). Liegt ein Sulfat vor, so tritt keine Veränderung ein. Ein Thiosulfat wird unter Abscheidung von Schwefel zersetzt:

$$S_2O_3^{2\ominus} + 2\,H^{\oplus} \rightarrow S\downarrow + SO_2 + H_2O$$

2.2.5. Phosphat und Arsenat

Phosphat

a) Wird die Lösung eines **Phosphates** mit Silbernitrat-Lösung versetzt, entsteht ein gelber Niederschlag, der in Ammoniak und Salpetersäure löslich ist.

Mit löslichen Silbersalzen bildet sich das schwer lösliche, gelbe Silberphosphat, das mit Ammoniak den wasserlöslichen Diamminkomplex liefert und in bereits schwach saurem Milieu wieder löslich ist:

$$H_2PO_4^{\ominus} + 3\,Ag^{\oplus} \rightarrow \underset{\text{gelb}}{Ag_3PO_4} + 2\,H^{\oplus}$$
$$HPO_4^{2\ominus} + 3\,Ag^{\oplus} \rightarrow Ag_3PO_4 + H^{\oplus}$$
$$PO_4^{3\ominus} + 3\,Ag^{\oplus} \rightarrow Ag_3PO_4$$
$$Ag_3PO_4 + 6\,NH_3 \rightarrow [Ag(NH_3)_2]_3PO_4$$
$$Ag_3PO_4 + H^{\oplus} \rightarrow 3\,Ag^{\oplus} + HPO_4^{2\ominus}$$

b) Wird die salpetersaure Lösung eines **Phosphates** mit dem gleichen Volumen Ammoniummolybdat-Lösung versetzt, entsteht beim Erwärmen ein gelber Niederschlag, der in Ammoniak-Lösung löslich ist (Ph.Eur.I).

In salpetersaurer Lösung bilden Phosphate mit Ammoniummolybdat das komplexe Ammoniumdodecamolybdato-phosphat, das als gelber, schwer löslicher Niederschlag erscheint. In überschüssigem Ammoniak ist die Reaktion rückläufig, wodurch sich der Niederschlag wieder auflöst:

$$HPO_4^{2\ominus} + 12\,[MoO_4]^{2\ominus} + 23\,H^{\oplus} + 3\,NH_4^{\oplus} \rightleftharpoons \underline{(NH_4)_3[P(Mo_3O_{10})_4]} \cdot aq_n$$
$$+ (12-n)H_2O \qquad\qquad\qquad\qquad\qquad\text{gelb}$$

Ein falsch positives Ergebnis resultiert bei Anwesenheit von Arsenat, das in der Hitze ein analog zusammengesetztes, gelbes Ammoniumdodecamolybdato-arsenat liefert.

c) Wird die Lösung eines **Phosphates** mit der Lösung eines Magnesiumsalzes und genügend Ammoniaklösung versetzt (pH 7,5 bis 10), so entsteht ein weißer Niederschlag.

In ammoniakalischer Lösung wird Phosphat mit Magnesiumionen als schwer lösliches Magnesiumammoniumphosphat gefällt:

$$Mg^{2\oplus} + NH_4^{\oplus} + HPO_4^{2\ominus} + OH^{\ominus} + 5\,H_2O \rightarrow \underline{MgNH_4PO_4, 6\,H_2O}$$
$$\text{weiß}$$

Arsenat

a) Versetzt man die mit konzentrierter Salzsäure angesäuerte Lösung eines **Arsenates** mit Kaliumjodid, so wird Jod ausgeschieden.

$$AsO_4^{3\ominus} + 2\,J^{\ominus} + 2\,H^{\oplus} \rightleftharpoons AsO_3^{3\ominus} + J_2 + H_2O$$

b) Analog Reaktion b) bei Phosphat:

$$HAsO_4^{2\ominus} + 12\,[MoO_4]^{2\ominus} + 23\,H^{\oplus} + 3\,NH_4^{\oplus}$$
$$\rightleftharpoons \underline{(NH_3)_3[As(Mo_3O_{10})_4]} \cdot aq_n + (12-n)H_2O$$
$$\text{gelb}$$

c) Analog Reaktion c) bei Phosphat:

$$Mg^{2\oplus} + NH_4^{\oplus} + HAsO_4^{2\ominus} + OH^{\ominus} + 5\,H_2O \rightarrow \underline{MgNH_4AsO_4, 6\,H_2O}$$
$$\text{weiß}$$

Trennung von Arsenat und Phosphat

Man versetzt die salpetersaure Probelösung mit Ammoniummolybdatlösung. Entsteht ein gelber Niederschlag, so liegt entweder **Arsenat** oder **Phosphat** oder es liegen beide vor (vgl. Einzelnachweis auf S. 19 u. 20). Man wiederholt die Reaktion nach Einleiten von Schwefelwasserstoff in die salzsaure Probelösung, Abfiltrieren und Versetzen mit Salpetersäure. Fällt dann wieder ein gelber Niederschlag aus, so ist Phosphat nachgewiesen. **Arsenat** würde bei der Schwefelwasserstoffeinleitung als Arsen(V)-sulfid oder Arsen(III)-sulfid in Form eines gelben Niederschlages ausfallen, womit auch Arsenat nachgewiesen wäre, sofern man die Anwesenheit von Arsen(III)- oder anderen Arsen(V)-Verbindungen ausschließen kann.

Arsenat neben **Phosphat** ist nach Ansäuern mit konzentrierter Salzsäure und Zugabe von Kaliumjodid durch Jodausscheidung zu erkennen, d. h. der auf S. 20 angegebene Einzelnachweis a) des Arsenats wird durch Phosphat nicht gestört.

2.2.6. Carbonat und Hydrogencarbonat

Wird ein **Carbonat** oder **Hydrogencarbonat** mit verdünnten Säuren versetzt, entwickelt sich Kohlendioxid, das beim Einleiten in eine Lösung von Bariumhydroxid oder Calciumhydroxid einen weißen Niederschlag gibt. Der Niederschlag löst sich im Falle des Calciumhydroxids in einem großen Überschuß von Kohlendioxid wieder auf (Ph.Eur.I).

Sowohl mit Mineralsäuren als auch mit schwachen Säuren wie etwa Essigsäure wird die noch schwächere Kohlensäure aus Carbonaten und Hydrogencarbonaten freigesetzt. Sie zerfällt dann in Wasser und Kohlendioxid, das beim Einleiten in Erdalkalihydroxid-Lösungen die entsprechenden, schwer löslichen Carbonate bildet. Calciumcarbonat geht bei Anwesenheit von viel Kohlendioxid in wäßriger Lösung in das lösliche Calciumhydrogencarbonat über:

$$CO_3^{2\ominus} + 2\,H^{\oplus} \rightarrow (H_2CO_3) \rightleftharpoons H_2O + CO_2 \uparrow$$
$$HCO_3^{\ominus} + H^{\oplus} \rightarrow (H_2CO_3) \rightleftharpoons H_2O + CO_2 \uparrow$$
$$CO_2 + Ba(OH)_2 \rightarrow \underline{BaCO_3} + H_2O$$
$$\text{weiß}$$
$$CO_2 + Ca(OH)_2 \rightarrow \underline{CaCO_3} + H_2O$$
$$\text{weiß}$$
$$\underline{CaCO_3} + CO_2 + H_2O \rightarrow Ca(HCO_3)_2$$

Trennung von Carbonat und Hydrogencarbonat

Lösliche **Carbonate** kann man von löslichen **Hydrogencarbonaten** mit Hilfe von Phenolphthalein unterscheiden. Bei Zusatz zur gesättigten **Carbonat**lösung entsteht sofort eine kräftige Rotfärbung. Versetzt man dagegen eine gesättigte **Hydrogencarbonat**lösung mit Phenolphthaleinlösung, so bleibt sie farblos oder wird höchstens schwach rötlich (USP XIX).

Der Unterschied beruht auf dem unterschiedlichen Hydrolyseverlauf:

$$HCO_3^{\ominus} + H_2O \rightleftharpoons H_3O^{\oplus} + CO_3^{2\ominus}$$
$$Na_2CO_3 + H_2O \rightleftharpoons Na^{\oplus} + NaHCO_3 + OH^{\ominus}$$

2.2.7. Silikat

a) Wird die konzentrierte Lösung eines **Silikates** mit anorganischen Säuren versetzt, entsteht ein weißer, gallertartiger Niederschlag.

Aus konzentrierten Silikatlösungen werden durch Mineralsäuren polymere Kieselsäuren ausgeschieden:

$$x\,[H_2SiO_4]^{2\ominus} + (2\,H^\oplus)_x \longrightarrow (H_2SiO_3)_x + x\,H_2O$$

bzw.

$$n\;HO-\underset{\underset{OH}{|}}{\overset{\overset{OH}{|}}{Si}}-OH \xrightarrow{H^\oplus} HO-\underset{\underset{OH}{|}}{\overset{\overset{OH}{|}}{Si}}-\left[O-\underset{\underset{OH}{|}}{\overset{\overset{OH}{|}}{Si}}-\right]_{n-2}O-\underset{\underset{OH}{|}}{\overset{\overset{OH}{|}}{Si}}-OH + n-1\;H_2O$$

b) Wird in einem Bleitiegel eine Mischung von **Silikat,** Calciumfluorid und Schwefelsäure erhitzt, entsteht ein Gas, das durch Wasser unter Bildung eines weißen Niederschlages zersetzt wird (Ph.Eur.I).

Beim Erhitzen von Silikaten mit Calciumfluorid und Schwefelsäure im Bleitiegel entsteht Fluorwasserstoff, der das Silikat unter Bildung von Siliciumtetrafluorid angreift. Siliciumtetrafluorid wird durch Wasser zu Kieselsäure und Fluorwasserstoff hydrolysiert. Vgl. Fluoridnachweis S. 3.

$$H_2SiO_4^{2\ominus} + 2\,CaF_2 + 2\,H_2SO_4 + 2\,H^\oplus \rightarrow SiF_4\uparrow + 2\,CaSO_4 + 4\,H_2O$$
$$SiF_4 + 3\,H_2O \rightarrow \underset{\text{weiß}}{\underline{H_2SiO_3}} + 2\,H_2F_2$$

2.2.8. Borat und Tetraborat

Ob ein **Tetraborat** oder freie **Borsäure** vorliegt, kann man leicht an der Reaktion der wäßrigen Lösungen ermitteln. Tetraboratlösungen reagieren gegen Phenolphthalein alkalisch. Borsäurelösungen reagieren praktisch neutral.

a) Erwärmt man die Substanz, die entweder ein **Tetraborat** oder **Borsäure** enthält, mit Methanol und Schwefelsäure und zündet die entweichenden Dämpfe an, so verbrennen sie mit grün gesäumter Flamme (nach Ph.Eur.I, Beispiel: Acidum boricum).

Es entsteht Borsäuremethylester, der wie andere flüchtige Borsäureester mit grün gesäumter Flamme verbrennt:

$$B_4O_7^{2\ominus} + 12\,CH_3OH + 2\,H^\oplus \rightarrow 4\,B(OCH_3)_3\uparrow + 7\,H_2O$$
$$H_3BO_3 + 3\,CH_3OH \xrightarrow{H^\oplus} B(OCH_3)_3\uparrow + 3\,H_2O$$

b) Wird die salzsaure Lösung der Substanz auf Curcumapapier getropft, so entsteht nach dem Verdunsten eine braunrote Färbung, die nach dem Befeuchten mit Ammoniak in Grünschwarz übergeht (nach DAB 7, Beispiel: Borsäure).

In Anwesenheit einer starken Säure wird die Borsäure durch das Curcumin zu einem karmesinroten Farbstoff, dem Rosocyanin chelatisiert:

H_3BO_3 + 2 [Curcumin] $\xrightarrow{(HCl)}$

Curcumin

[Rosocyanin-Struktur] $Cl^{\ominus}$ · 3 H_2O

Rosocyanin

Beim Versetzen mit Ammoniak entstehen tiefer gefärbte, mesomeriestabilisierte Anionen.

2.3. Komplexe, eisenhaltige Anionen

Hexacyanoferrat(II)

a) Mit Silbernitrat geben **Hexacyanoferrat(II)**-Lösungen einen weißen Niederschlag, der in Salpetersäure und Ammoniak schwer bzw. unlöslich ist:

$$4\,Ag^{\oplus} + [Fe(CN)_6]^{4\ominus} \rightarrow \underline{Ag_4[Fe(CN)_6]}_{\text{weiß}}$$

b) Mit Kupfersulfat entsteht ein rotbrauner Niederschlag:

$$2\,Cu^{2\oplus} + [Fe(CN)_6]^{4\ominus} \rightarrow \underline{Cu_2[Fe(CN)_6]}_{\text{rotbraun}}$$

Hexacyanoferrat(III)

a) Mit Silbernitrat geben **Hexacyanoferrat(III)**-Lösungen einen rot-orangefarbenen bis braunen Niederschlag, der in Salpetersäure schwer, in Ammoniak löslich ist:

$$3\,Ag^{\oplus} + [Fe(CN)_6]^{3\ominus} \rightarrow \underline{Ag_3[Fe(CN)_6]}_{\text{rot-orange-braun}}$$

$$\underline{Ag_3[Fe(CN)_6]} + 6\,NH_3 \rightarrow 3\,[Ag(NH_3)_2]^{\oplus} + [Fe(CN)_6]^{3\ominus}$$

b) Mit Kupfersulfat entsteht ein grüner Niederschlag:

$$3\,Cu^{2\oplus} + 2\,[Fe(CN)_6]^{3\ominus} \rightarrow \underline{Cu_3[Fe(CN)_6]}_{\text{grün}}$$

1. Qualitative Analyse

Nachzuweisendes Ion:		Reagenz:
Arsenat	$AsO_4^{2\ominus}$	$KJ/H^{\oplus}$ Ammoniummolybdat $NH_4^{\oplus}/Mg^{2\oplus}$
Tetraborat/ Borsäure	$B_4O_7^{2\ominus}$ H_3BO_3	CH_3OH/H_2SO_4 Curcumapapier
Bromat	$BrO_3^{\ominus}$	$AgNO_3$ $KJ/H^{\oplus}$ / Stärkelösung SO_2 / Chloramin T/$H^{\oplus}$ / Chloroform
Bromid	$Br^{\ominus}$	$AgNO_3$ $K_2Cr_2O_7/H_2SO_4$ / Fluorescein Chloramin T/$H^{\oplus}$ / Chloroform
Carbonat/ Hydrogen- carbonat	$CO_3^{2\ominus}/HCO_3^{\ominus}$	$H^{\oplus}/Ba(OH)_2$ bzw. $Ca(OH)_2$
Chlorat	$ClO_3^{\ominus}$	$AgNO_3/H_2SO_3$ Veraschen/$AgNO_3$ H_2SO_4
Chlorid	$Cl^{\ominus}$	$AgNO_3$ $KMnO_4/H_2SO_4$/KJ-Stärkepapier od. MnO_2/H_2SO_4/KJ-Stärkepapier
Chromat/ Dichromat	$CrO^{2\oplus}/Cr_2O_7^{\ominus}$	$Ba^{2\oplus}$ $H_2O_2/H^{\oplus}$ / Äther oder Amylalkohol
Cyanid	$CN^{\ominus}$	$AgNO_3$ $Fe^{2\oplus}$, $OH^{\ominus}$; $Fe^{3\oplus}$, $H^{\oplus}$
Fluorid	$F^{\ominus}$	SiO_2/H_2SO_4, H_2O H_2SO_4/Glas
Hexacyano- ferrat(II)	$[Fe(CN)_6]^{4\ominus}$	$AgNO_3$ $Cu^{2\oplus}$
Hexacyano- ferrat(III)	$[Fe(CN)_6]^{3\ominus}$	$AgNO_3$ $Cu^{2\oplus}$
Jodat	$JO_3^{\ominus}$	$AgNO_3$ $KJ/H^{\oplus}$ / Stärkelösung SO_2 / Chloramin T/$H^{\oplus}$ / Chloroform

Tabelle 1 (Fortsetzung)

Nachzuweisendes Ion:		Reagenz:
Jodid	$J^{\ominus}$	$AgNO_3$ $K_2Cr_2O_7/H^{\oplus}$ / Chloroform Chloramin T/$H^{\oplus}$ / Stärke
Nitrat	$NO_3^{\ominus}$	Cu $Fe^{2\oplus}/H_2SO_4$ Benzol/H_2SO_4 Diphenylamin/H_2SO_4
Nitrit	$NO_2^{\ominus}$	H_2SO_4, verdünnte KJ $Fe^{2\oplus}/H^{\oplus}$ Sulfanilsäure, 1-Naphthylamin Antipyrin
Permanganat	$MnO_4^{\ominus}$	Oxalsäure H_2O_2
Phosphat	$PO_4^{3\ominus}$	$AgNO_3$ $(NH_4)_2[MoO_4]$ $NH_4^{\oplus}/Mg^{2\oplus}$
Silikat	$H_2SiO_4^{2\ominus}$	Mineralsäuren $CaF_2/H_2SO_4/H_2O$
Sulfat	$SO_4^{2\ominus}$	$Ba^{2\oplus}$ $Pb(OAc)_2$
Sulfid	$S^{2\ominus}$	$Pb(OAc)_2$ $[Fe(CN)_5NO]^{2\ominus}$
Sulfit	$SO_3^{2\ominus}$	H_2SO_4, verdünnte/$Hg_2(NO_3)_2$ Jodlösung Fuchsin HCHO/Phenolphthalein
Thiocyanat	$SCN^{\ominus}$	$FeCl_3$
Thiosulfat	$S_2O_3^{2\ominus}$	J_2 Mineralsäuren

Im Teil „Analysenmethoden" der Ph.Eur.I sind Identitätsreaktionen für folgende anorganische Anionen beschrieben:
Bromid
Chlorid
Jodid
Nitrat
Phosphat
Silikat
Sulfat.

Über die zum Nachweis anorganischer Anionen erforderlichen Reagenzien informiert Tab. 1.

3. Nachweis von Kationen

3.1. Alkalimetall-Ionen

Lithium

a) Die mit Salzsäure befeuchtete Substanz gibt eine intensive, karminrote Flammenfärbung (nach USP XIX, Beispiel: Lithium carbonate).

Lithiumsalze färben die Bunsenflamme karminrot. Spektralanalytisch auswertbar sind die Linien bei 679,8 nm (rot) und bei 610,3 nm (gelborange).

b) Die in Salzsäure gelöste Substanz gibt nach Zusatz von Natronlauge und Dinatrium-hydrogenphosphatlösung beim Erhitzen einen weißen Niederschlag (nach BP 73, Beispiel Lithium carbonate).

Lithium ähnelt in seinen chemischen Eigenschaften dem Magnesium (Schrägbeziehungen im Perioden-System!). Es bildet daher auch ein schwer lösliches Phosphat:

$$3\,LiCl + Na_2HPO_4 + NaOH \rightarrow \underset{weiß}{Li_3PO_4} + 3\,NaCl + H_2O$$

Natrium

a) **Natrium**verbindungen färben nach Befeuchten mit Salzsäure die nichtleuchtende Flamme gelb (Ph.Eur.I).

Im Spektroskop erscheint die Natriumlinie bei 589 nm (gelb).

b) Wird die konzentrierte oder mindestens fünfprozentige **Natrium**salzlösung mit dem gleichen Volumen Kaliumhexahydroxoantimonat(V)-Lösung versetzt, entsteht ein weißer, kristalliner Niederschlag (Ph.Eur.I).

Bei ausreichender Ionenkonzentration bildet sich das schwer lösliche Natriumsalz des Hexahydroxoantimonats(V):

$$Na^\oplus + K[Sb(OH)_6] \rightarrow \underline{Na[Sb(OH)_6]}_{\text{weiß}} + K^\oplus$$

c) Wird die Lösung eines **Natrium**salzes, falls erforderlich nach Ansäuern mit Essigsäure und anschließendem Filtrieren, mit Magnesiumuranylacetat-Lösung versetzt, entsteht ein gelber, kristalliner Niederschlag (Ph.Eur.I).

In essigsaurer Lösung entsteht bei ausreichender Ionenkonzentration das gelbe, schwer lösliche Natriummagnesium-uranylacetat

$$Na^\oplus + 3\ UO_2(CH_3COO)_2 + Mg(CH_3COO)_2 + CH_3COOH + 9\ H_2O$$
$$\rightarrow \underline{NaMg(UO_2)_3(CH_3COO)_9, 9\ H_2O}_{\text{gelb}} + H^\oplus$$

Kalium

a) **Kalium**salze färben nach dem Befeuchten mit Salzsäure die nichtleuchtende Flamme violett (Ph.Eur.I).

Die Spektrallinien des Kaliums sind bei 768,2 nm (rot) und bei 404,4 nm (violett) zu finden.

b) Wird eine gesättigte oder mindestens fünfprozentige **Kaliumsalz**lösung mit gesättigter Weinsäurelösung versetzt, entsteht sofort ein weißer, kristalliner Niederschlag (Ph.Eur.I).

Bei ausreichender Ionenkonzentration bildet sich mit Weinsäure Weinstein (Kaliumhydrogentartrat):

$$K^\oplus + \begin{matrix} COOH \\ | \\ (CH-OH)_2 \\ | \\ COOH \end{matrix} \xrightarrow{-H^\oplus} \left[\begin{matrix} COO^\ominus \\ | \\ (CH-OH)_2 \\ | \\ COOH \end{matrix} \right] K^\oplus$$

weiß

c) Wird die Lösung eines **Kalium**salzes mit Essigsäure und Natriumhexanitrocobaltat(III)-Lösung versetzt, entsteht ein orangegelber Niederschlag (Ph.Eur.I).

Es bildet sich das schwer lösliche Natrium-Kalium-Doppelsalz:

$$2\ K^\oplus + Na_3[Co(NO_2)_6] \rightarrow \underline{K_2Na[Co(NO_2)_6]}_{\text{orangegelb}} + 2\ Na^\oplus$$

3.2. Ammonium-Ionen

a) Wird ein **Ammonium**salz mit Alkalihydroxiden versetzt, entsteht Ammoniak, das durch seinen Geruch und durch die Blaufärbung von rotem Lackmuspapier nachzuweisen ist (Ph.Eur.I):

$$NH_4X + NaOH \rightarrow NH_4OH + NaX$$
$$NH_4OH \rightleftharpoons NH_3 \uparrow + H_2O$$

b) Versetzt man eine **Ammoniumsalz**lösung mit Natronlauge und Neßlers Reagens, so tritt eine orangebraune Färbung auf.

Neßlers Reagens ist eine alkalische Lösung von Kalium-tetrajodomercurat(II). Bei Zusatz bereits geringster Ammoniakmengen entsteht das Jodid der Millonschen Base, die hochmolekular vorliegt und der Probelösung eine orange bis rotbraune Färbung verleiht:

$$2\ K_2[HgJ_4] + 3\ NaOH + NH_3$$
$$\rightarrow \underline{[HgNHg]J}, 2\ H_2O + 4\ KJ + 3\ NaJ + H_2O$$
Jodid der Millonsche Base

3.3. Erdalkalimetall-Ionen

Magnesium

a) Wird die Lösung eines **Magnesium**salzes, falls erforderlich durch Zusatz von verdünnter Salpetersäure hergestellt, mit Ammoniumchlorid-Lösung und einem Überschuß an Ammoniaklösung versetzt, bleibt die Lösung klar. Wird die ammoniakalische Lösung mit Dinatriumhydrogenphosphat-Lösung versetzt, entsteht ein weißer, kristalliner Niederschlag (Ph.Eur.I).

Zunächst fällt kein Magnesiumhydroxid aus, und zwar aus folgenden Gründen:

Ammoniumchlorid wirkt als Puffer. Die Konzentration der Hydroxid-Ionen wird laut Massenwirkungsgesetz durch Erhöhung der Ammonium-Ionen-Konzentration zurückgedrängt.

In ammoniumsalzhaltigen Lösungen bilden sich lösliche Komplexe, wodurch die Konzentration an Magnesium(II)-Ionen erniedrigt wird:

$$[Mg(H_2O)_6]^{2\oplus} + NH_4^\oplus \rightleftharpoons [Mg(H_2O)_5(NH_3)]^{2\oplus} + H_2O + H^\oplus$$

Durch Herabsetzung sowohl der Hydroxid-Ionen- als auch der Magnesium(II)-Konzentration wird das Löslichkeitsprodukt für Magnesiumhydroxid nicht mehr erreicht.

Bei Zusatz von Monohydrogenphosphat fällt das schwer lösliche Magnesium-Ammonium-Doppelsalz aus (vgl. Phosphatnachweis, S. 20):

$$Mg^{2\oplus} + NH_4^\oplus + OH^\ominus + HPO_4^{2\ominus} + 5\ H_2O \rightarrow \underset{\text{weiß}}{\underline{Mg(NH_4)PO_4 \cdot 6\ H_2O}}$$

b) Versetzt man **Magnesium**salzlösungen mit Titangelblösung und Natronlauge, so entsteht eine Rotfärbung oder ein roter Niederschlag.

Diese, vom DAB 7 zur Grenzwertermittlung von Magnesium-Ionen vorgeschriebene Reaktion beruht auf der Bildung eines roten

Farblackes, der sich im alkalischen Medium mit frisch gefälltem Magnesiumhydroxid bildet. Die Reaktion beruht also nicht auf einer Komplexbildung mit dem Magnesium(II)-Ion, an die man wegen der zahlreichen funktionellen Gruppen des Diazoaminothiazolfarbstoffes Titangelb denken könnte.

$$\left[H_3C\underset{SO_3^{\ominus}}{\overset{N}{\underset{S}{\bigvee}}}{-}\!\!\left\langle\right\rangle\!\!-N=N-NH-\!\!\left\langle\right\rangle\!\!-\underset{SO_3^{\ominus}}{\overset{N}{\underset{S}{\bigvee}}}CH_3 \right]\ 2\,Na^{\oplus}$$

Titangelb

Calcium

a) Die mit Salzsäure befeuchtete Substanz gibt eine ziegelrote Flammenfärbung.

Mehrere Spektrallinien des **Calciums** liegen bei 622,0 nm (rot) und 533,3 nm (grün).

b) Wird die Lösung eines **Calcium**salzes mit Ammoniumcarbonat-Lösung versetzt, entsteht ein weißer Niederschlag, der nach dem Aufkochen und Abkühlen in Ammoniumchlorid-Lösung unlöslich ist (Ph.Eur.I).

Calciumsalze werden als Carbonat gefällt:

$$Ca^{2\oplus} + CO_3^{2\ominus} \rightarrow \underset{\text{weiß}}{\underline{CaCO_3}}$$

Im Unterschied zu Magnesiumcarbonat, das unter gleichen Reaktionsbedingungen auch als Carbonat gefällt wird, bleibt Calciumcarbonat in Ammoniumchlorid-Lösung als Niederschlag erhalten, während Magnesiumcarbonat aus den beim Magnesiumnachweis dargelegten Gründen wieder in Lösung geht.

c) Wird die Lösung eines **Calcium**salzes mit Ammoniumoxalat-Lösung versetzt, entsteht ein weißer Niederschlag, der in Essigsäure und Ammoniaklösung unlöslich, in verdünnter Salzsäure löslich ist (Ph.Eur.I).

Es entsteht das schwer lösliche Calciumoxalat, das bei Einwirkung von Salzsäure zu löslichem Calciumchlorid umgesetzt wird:

$$Ca^{2\oplus} + (COO)_2^{2\ominus} \rightarrow \underset{\text{weiß}}{\underline{Ca(COO)_2}}$$

$$\underline{Ca(COO)_2} + 2\,HCl \rightarrow CaCl_2 + (COOH)_2$$

Strontium

a) Die mit Salzsäure befeuchtete Substanz färbt die Flamme intensiv rot.

Das Spektrum zeigt mehrere Linien im Bereich von 650 bis 600 nm (rot) und eine im Spektroskop selten erkennbare Linie bei 460,7 nm (blau).

b) Die Lösung eines **Strontium**salzes gibt mit Gipswasser langsam eine weiße Trübung und einen weißen Niederschlag.

Die allmähliche Niederschlagsbildung beim Versetzen mit einer gesättigten Calciumsulfat-Lösung (Gipswasser) beruht darauf, daß das Löslichkeitsprodukt von Strontiumsulfat kleiner ist als das des Calciumsulfates:

$$Sr^{2\oplus} + CaSO_4 \rightarrow \underset{weiß}{SrSO_4} + Ca^{2\oplus}$$

Barium

a) Die mit Salzsäure befeuchtete Substanz färbt die Flamme gelblichgrün (fahlgrün). Die Flammenfärbung erscheint blau, wenn sie durch ein grünes Glas betrachtet wird (nach USP XIX).

Das Spektrum enthält eine Reihe grüner Linien. Davon sind vier, besonders die bei 524,9 und bei 513,9 nm, gut erkennbar.

b) **Barium**salzlösungen geben mit verdünnter Schwefelsäure eine weiße, in Salzsäure und Salpetersäure unlösliche Fällung (USP XIX).

Es entsteht das sehr schwer lösliche Bariumsulfat:

$$Ba^{2\oplus} + SO_4^{2\ominus} \rightarrow \underset{weiß}{BaSO_4}$$

c) In neutraler bis schwach essigsaurer, natriumacetatgepufferter Lösung werden **Barium**salze durch Chromat und Dichromat als gelbes Bariumchromat gefällt, das in starken Säuren löslich ist:

$$Ba^{2\oplus} + CrO_4^{2\ominus} \rightarrow \underset{gelb}{BaCrO_4}$$

$$2\,Ba^{2\oplus} + Cr_2O_7^{2\ominus} + H_2O \rightleftharpoons 2\,\underset{gelb}{BaCrO_4} + 2\,H^{\oplus}$$

$$2\,BaCrO_4 + 4\,HX \rightarrow 2\,BaX_2 + 2\,H^{\oplus} + Cr_2O_7^{2\ominus} + H_2O$$

3.4. Leichtmetall-Ionen

Aluminium

a) Wird die Lösung eines **Aluminium**salzes mit einer Mischung von gleichen Volumenteilen Ammoniumchlorid-Lösung und verdünnter Ammoniaklösung versetzt, entsteht ein weißer, gallertartiger Niederschlag, der in Salzsäure, Essigsäure und verdünnter Natriumhydroxid-Lösung löslich, in Ammoniaklösung unlöslich ist (Ph.Eur.I).

Im Unterschied zu Zinksalzen werden Aluminiumsalze in Gegenwart von Ammonium-Ionen durch Ammoniak als Hydroxid gefällt:

$$Al^{3\oplus} + 3\,NH_4OH \rightarrow \underset{\text{weiß}}{Al(OH)_3} + 3\,NH_4^{\oplus}$$

Als amphotere Verbindung löst sich Aluminiumhydroxid sowohl in Säuren als auch in Laugen unter Bildung entsprechender Aluminiumsalze bzw. Aluminate:

$$\underline{Al(OH)_3 + 3\,H^{\oplus}} \rightarrow Al^{3\oplus} + 3\,H_2O$$
$$\underline{Al(OH)_3 + OH^{\ominus}} \rightarrow [Al(OH)_4]^{\ominus}$$

b) Versetzt man die neutrale bis essigsaure Lösung eines **Alumini**umsalzes mit Morinlösung, so entsteht eine intensiv grün fluoreszierende, kolloidale Lösung bis Suspension.

Morin ist ein aus Gelbholz (Morus tinctoria L.) isoliertes Chromonderivat, das mit Aluminium-Ionen einen Farblack bildet:

Morin

3.5. Schwermetall-Ionen

Kobalt

a) **Kobalt**salzlösungen geben mit Natronlauge einen blauen Niederschlag, der rasch eine olivgrüne Färbung annimmt. Kocht man den Niederschlag unmittelbar nach seiner Bildung auf oder stellt man ihn in der Hitze her, so wird er rosarot (USP XIX).

Der in der Kälte entstehende blaue Niederschlag besteht aus basischen Salzen wechselnder Zusammensetzung.

In der Hitze bildet sich ein einheitliches, rosarotes Kobalt(II)-hydroxid.

b) Sättigt man **Kobalt**salzlösungen mit Kaliumchlorid und Essigsäure, so entsteht ein gelber Niederschlag (USP XIX).

Die Reaktion entspricht dem Kaliumnachweis c) auf S. 27. Dabei wird durch Einwirkung der salpetrigen Säure das Kobalt(II)-salz zu Kobalt(III)-salz oxidiert:

1. Qualitative Analyse

$$Co^{2\oplus} + 7\,NO_2^\ominus + 2\,H^\oplus \rightarrow [Co(NO_2)_6]^{3\ominus} + NO + H_2O$$
$$3\,K^\oplus + [Co(NO_2)_6]^{3\ominus} \rightarrow \underline{K_3[Co(NO_2)_6]}_{\text{gelb}}$$

c) Werden mit Natriumacetat/Essigsäure gepufferte **Kobalt(II)-salz-Lösungen** mit einer Nitroso-R-Salz-Lösung versetzt, so entsteht sofort eine Rotfärbung, die nach dem Ansäuern mit Salzsäure und Erhitzen nicht sofort verschwindet.

Nitroso-R-Salz ist das Dinatriumsalz der 2-Hydroxy-1-nitroso-naphthalin-3,6-disulfonsäure. Es liefert mit Kobalt(II)-, Eisen(II)-, Nickel(II)- und Kupfer(II)-salzen rotgefärbte Komplexe. Beim Kochen in salzsaurer, acetatgepufferter Lösung ist der Kobalt(II)-Komplex beständiger als die Komplexe der anderen Kationen:

Nitroso-R-Salz

Nickel

a) Nickelsalzlösungen geben mit Natronlauge einen im Überschuß des Reagenzes schwer löslichen, grünen Niederschlag.

Es entsteht Nickel(II)-hydroxid, das im Gegensatz zum Zinkhydroxid kaum amphotere Eigenschaften besitzt:

$$Ni^{2\oplus} + 2\,OH^\ominus \rightarrow \underline{Ni(OH)_2}_{\text{grün}}$$

b) In neutraler, essigsaurer oder ammoniakalischer Lösung werden **Nickel**salze durch Zugabe von Diacetyldioximlösung als roter Niederschlag gefällt.

Es bildet sich ein schwer lösliches Chelat, das von einer tautomeren Aminoxidform abgeleitet ist:

Eisen

a) Wird die Lösung eines **Eisen(II)**-salzes mit Kaliumhexacyanoferrat(III)-Lösung versetzt, entsteht ein tiefblauer, in Salzsäure unlöslicher Niederschlag (Ph.Eur.I).

Es entstehen Eisen(II)-hexacyanoferrat(II/III) und ähnliche komplexe Cyanide: Vgl. Nachweis von elementarem Eisen und Nachweis von Cyanid auf S. 3 u. 7.

b) Wird die Lösung eines **Eisen(III)**-salzes nach dem Ansäuern mit Salzsäure mit einer Lösung eines Thiocyanates versetzt, tritt eine blutrote Farbe auf, die mit Äther und Amylalkohol ausschüttelbar ist und die nach Zusatz von Quecksilber(II)-chlorid-Lösung oder Phosphorsäure verblaßt (Ph.Eur.I).

Bei ausreichender Ionenkonzentration entstehen Eisen(III)-rhodanid $[Fe(SCN)_3]$ und $[Fe(NCS)_6]^{3\ominus}$, die sich in Äther und Amylalkohol lösen (vgl. Thiocyanatnachweis; s. S. 8:

$$Fe^{3\oplus} + 3\ SCN^{\ominus} \rightleftharpoons \underset{rot}{Fe(SCN)_3}$$

$$Fe^{3\oplus} + 6\ SCN^{\ominus} \rightleftharpoons \underset{rot}{[Fe(NCS)_6]^{3\ominus}}$$

Bei Verringerung der Konzentration der beteiligten Ionen verblaßt die Farbe, erklärbar durch die formulierten Gleichgewichte und das Massenwirkungsgesetz.

Bei Zusatz eines Quecksilber(II)-salzes entsteht das sehr wenig dissoziierte Quecksilber(II)-thiocyanat, wodurch die Rhodanid-Konzentration sinkt.

Die Eisen(III)-Konzentration wird durch die Bildung praktisch undissoziierten Eisen(III)-phosphates verringert, das bei Zusatz von Phosphorsäure entsteht:

$$Hg^{2\oplus} + 2\ SCN^{\ominus} \rightarrow Hg(SCN)_2$$
$$Fe^{3\oplus} + HPO_4^{2\ominus} \rightarrow FePO_4 + H^{\oplus}$$

c) Wird die Lösung eines **Eisen(III)**-salzes mit Kaliumhexacyanoferrat(II)-lösung versetzt, so entsteht ein blauer, in Salzsäure unlöslicher Niederschlag (Ph.Eur.I).

Es bilden sich über das Eisen(III)-hexacyanoferrat(II) Berliner Blau und ähnliche komplexe Cyanide. (Siehe Nachweis von elementarem Eisen und Nachweis von Cyanid, S. 3 u. 7!)

d) Versetzt man ammoniakalische, mit Zitronensäure gepufferte **Eisen(II)**- oder **Eisen(III)**-salzlösungen mit Thioglykolsäure, so entsteht eine purpurrote Färbung.

1. Qualitative Analyse

Eisen(II)-salze bilden das folgende, komplexe Anion:

$$Fe^{2\oplus} + 2\,HS-CH_2-COOH \rightarrow \underset{\text{purpurrot}}{[Fe(SCH_2COO)_2]^{2\ominus}} + 4\,H^{\oplus}$$

Eisen(III)-salze, die eine ähnliche Färbung hervorrufen, bilden möglicherweise einen analogen Eisen(III)-komplex. Es ist jedoch wahrscheinlicher, daß das Eisen(III)-Ion durch die Thioglykolsäure zum Eisen(II)-Ion reduziert wird, das seinerseits den formulierten Eisen(II)-komplex eingeht:

$$2\,Fe^{3\oplus} + 2\begin{array}{c}CH_2-COOH\\|\\SH\end{array} \xrightarrow[-H^{\oplus}]{} 2\,Fe^{2\oplus} + \begin{array}{c}CH_2-COOH\\|\\S\\|\\S\\|\\CH_2-COOH\end{array}$$

Mangan

a) Mangansalzlösungen geben mit Ammoniumsulfidlösung einen fleischfarbenen, in Essigsäure löslichen Niederschlag (USP XIX).

Es entsteht Mangansulfid, das in Säuren unter Bildung von Mangan(II)-salzen und Freisetzung von Schwefelwasserstoff löslich ist:

$$Mn^{2\oplus} + S^{2\ominus} \rightarrow \underset{\text{fleischfarben}}{MnS}$$

$$\underline{MnS} + 2\,H^{\oplus} \rightarrow Mn^{2\oplus} + H_2S \uparrow$$

b) Erwärmt man **Mangansalz**lösungen mit einer Mischung von Natronlauge und Wasserstoffperoxid, so entsteht ein brauner Niederschlag.

Das auch in Abwesenheit von Wasserstoffperoxid gebildete Mangan(II)-hydroxid wird zum Mangan(IV)-oxid aufoxidiert:

$$Mn^{2\oplus} + 2\,OH^{\ominus} \rightarrow \underset{\text{weiß}}{\underline{Mn(OH)_2}}$$

$$\underline{Mn(OH)_2} + H_2O_2 \rightarrow \underset{\text{braun}}{\underline{MnO(OH)_2}} + H_2O$$

c) Wie beim Magnesiumnachweis (s. S. 28 (Methode a)) bildet sich unter gleichen Versuchsbedingungen ein weißer Niederschlag, der aber bei Zusatz einer alkalischen Wasserstoffperoxid-Lösung eine braune Farbe annimmt.

Der weiße Niederschlag besteht aus Ammoniummanganphosphat: $(NH_4)MnPO_4$. Die Braunfärbung beruht auf der Bildung von $MnO(OH)_2$.

d) Erhitzt man eine saure **Mangan**salzlösung mit Natriummetaperjodat, so tritt eine intensive Violettfärbung auf.

Die Erscheinung beruht auf der Oxidation des Mangan-Ions zu Permanganat:

$$2\ Mn^{2\oplus} + 5\ JO_4^{\ominus} + 3\ H_2O \rightarrow \underline{2\ MnO_4^{\ominus}} + 5\ JO_3^{\ominus} + 6\ H^{\oplus}$$
violett

Chrom

a) Löst man beständige **Chrom(III)-salze** in Wasser, so entstehen violett gefärbte Lösungen; beim Erhitzen werden die Lösungen grün.

Der Farbwechsel beruht auf einer Hydratisomerie. In wäßriger Lösung bilden Chrom(III)-salze Aquokomplexe verschiedener Zusammensetzung. In der Kälte liegen violette Hexaquokomplexe vor:

$$\underline{[Cr(H_2O)_6]^{3\oplus}}$$
violett

In der Hitze bilden sich grüne Tetra- bzw. Pentaquokomplexe:

$\underline{[Cr(H_2O)_4X_2]^{\oplus}}$ z. B. $[Cr(H_2O)_4Cl_2]^{\oplus}$ oder $[Cr(H_2O)_4SO_4]^{\oplus}$
grün

$\underline{[Cr(H_2O)_5X]^{2\oplus}}$ z. B. $[Cr(H_2O)_5Cl]^{2\oplus}$
grün

b) Versetzt man eine **Chrom(III)**-salzlösung mit einer Mischung von Natronlauge und Wasserstoffperoxid, so wird sie gelb.

Das Chrom(III)-salz wird zum Chromat oxidiert:

$$2\ Cr^{3\oplus} + 3\ H_2O_2 + 10\ OH^{\ominus} \rightarrow \underline{2\ CrO_4^{2\ominus}} + 8\ H_2O$$
gelb

(Vgl. Chromatnachweis, S. 11!)

Zink

a) Wird die Lösung eines **Zink**salzes mit Kaliumhexacyanoferrat(II)-Lösung versetzt, entsteht ein weißer oder grünlichweißer Niederschlag, der in verdünnter Salzsäure unlöslich ist (Ph.Eur.I).

Zinksalze bilden schwer lösliches, schmutzigweißes bis grünlichweißes Kalium-Zink-hexacyanoferrat(II):

$$3\ Zn^{2\oplus} + 2\ K^{\oplus} + 2[Fe(CN)_6]^{4\ominus} \rightarrow \underline{K_2Zn_3[Fe(CN)_6]_2}$$
grünlichweiß

b) Wird die Lösung eines **Zink**salzes, falls erforderlich unter Zusatz von Säure hergestellt, mit Alkalihydroxid-Lösung versetzt, entsteht ein weißer Niederschlag, der sich in einem Überschuß von Alkalihydroxid-Lösung wieder löst. Die Lösung bleibt nach Zusatz von Ammoniumchlorid-Lösung klar.

Nach darauffolgendem Zusatz von Natriumsulfid-Lösung entsteht ein weißer, flockiger Niederschlag (Ph.Eur.I).

Versetzt man Zinksalzlösungen mit Alkalilauge, so entsteht zunächst ein Zinkhydroxid-Niederschlag, der sich dann in überschüssiger Lauge als Zinkat auflöst:

$$Zn^{2\oplus} + 2\,OH^{\ominus} \rightarrow \underline{Zn(OH)_2}_{\text{weiß}}$$

$$\underline{Zn(OH)_2} + 2\,OH^{\ominus} \rightarrow [Zn(OH)_4]^{2\ominus}$$

oder $\underline{Zn(OH)_2} + OH^{\ominus} \rightarrow [Zn(OH)_3]^{\ominus}$

Das gebildete Hydroxozinkat ist nur bei einem Überschuß von Hydroxid-Ionen beständig. Bei Zusatz von Ammonium-Ionen tritt Hydrolyse ein, wobei z. T. wieder Zink(II)-Ionen entstehen, zu deren Fällung als Hydroxid die Hydroxid-Ionenkonzentration nicht ausreicht. Durch Sulfid-Ionen werden die Zink-Ionen dann als Zinksulfid gefällt:

$$[Zn(OH)_4]^{2\ominus} + 4\,NH_4^{\oplus} \rightleftharpoons Zn^{2\oplus} + 4\,NH_4OH$$

$$NH_4OH \rightleftharpoons NH_4^{\oplus} + OH^{\ominus}$$

$$Zn^{2\oplus} + S^{2\ominus} \rightarrow \underline{ZnS}_{\text{weiß}}$$

c) Versetzt man ammoniakalische **Zink**salzlösungen mit Diphenylthiocarbazonlösung (Dithizon), so entsteht ein purpurrotes Produkt, das sich mit Tetrachlorkohlenstoff quantitativ ausschütteln läßt.

Dithizon bildet mit einer Reihe von Schwermetall-Ionen intensiv gefärbte Chelate, die in unpolaren Lösungsmitteln löslich sind. Diese Reaktion läßt sich z. B. bei der quantitativen Bestimmung des Zinks im Insulin ausnützen:

purpurrot

Die hier wiedergegebene Strukturformel für das Zink-Dithizonat ist eine der möglichen. Ebenso möglich ist ein Chelat, das sich von der Thiolform des Reagenzes ableitet:

Blei

a) Wird die Lösung eines **Blei**salzes in Essigsäure mit Kaliumchromat-Lösung versetzt, entsteht ein gelber Niederschlag, löslich in Alkalihydroxid-Lösung und heißer Salpetersäure (Ph.Eur.I).

Es bildet sich schwer lösliches Bleichromat, das beim Behandeln mit Alkalilauge in lösliches Hydroxoplumbat und beim Kochen mit Salpetersäure in lösliches Nitrat überführt wird. Das Chromat geht dabei in Dichromat über:

$$Pb^{2\oplus} + CrO_4^{2\ominus} \rightarrow \underset{\text{gelb}}{PbCrO_4}$$

$$PbCrO_4 + 4\,OH^{\ominus} \rightarrow [Pb(OH)_4]^{2\ominus} + CrO_4^{2\ominus}$$

$$PbCrO_4 + 2\,HNO_3 \rightarrow Pb(NO_3)_2 + CrO_4^{2\ominus} + 2\,H^{\oplus}$$

$$2\,CrO_4^{2\ominus} + 2\,H^{\oplus} \rightarrow Cr_2O_7^{2\ominus} + H_2O$$

b) Wird die Lösung eines **Blei**salzes mit Kaliumjodid-Lösung versetzt, entsteht ein gelber Niederschlag. Nach dem Aufkochen und Wiederabkühlen bilden sich glitzernde Blättchen (Ph.Eur.I).

Es entsteht Bleijodid, das zunächst als mikrokristalliner, gelber Niederschlag und nach Aufkochen in Form glitzernder, gelber Blättchen erscheint:

$$Pb^{2\oplus} + 2\,J^{\ominus} \rightarrow \underset{\text{gelb}}{PbJ_2}$$

c) **Blei**salzlösungen geben mit verdünnter Schwefelsäure einen weißen Niederschlag, der sich in verdünnter Salzsäure oder verdünnter Salpetersäure nicht löst, aber löslich ist in warmer Natronlauge und Ammoniumacetat-Lösung (USP XIX).

Es fällt das schwer lösliche Bleisulfat aus, das mit Lauge in das lösliche Hydroxoplumbat(II) und mit Ammoniumacetat wahrscheinlich in einen entsprechenden „Acetato-Komplex" übergeht:

$$Pb^{2\oplus} + SO_4^{2\ominus} \rightarrow \underset{\text{weiß}}{PbSO_4}$$

$$PbSO_4 + 4\,OH^{\ominus} \rightarrow [Pb(OH)_4]^{2\ominus} + SO_4^{2\ominus}$$

$$PbSO_4 + 4\,NH_4CH_3COO \rightarrow [Pb(CH_3COO)_4]^{2\ominus} + 4\,NH_4^{\oplus} + SO_4^{2\ominus}$$

Wismut

a) Wird die Lösung eines **Wismut**salzes, die einen leichten Überschuß von Salzsäure enthält, mit Wasser verdünnt, entsteht ein weißer Niederschlag, der in einer Lösung von Weinsäure unlöslich ist (Ph.Eur.I).

Es bilden sich basische Wismutsalze, die als weißer Niederschlag ausfallen und bei Weinsäurezusatz im Gegensatz zu anderen basischen Salzen oder Hydroxiden nicht mehr in Lösung gehen:

$$BiCl_3 + H_2O \rightarrow \underset{\text{weiß}}{BiOCl} + 2\,HCl$$

b) Wird die Lösung eines **Wismut**salzes, die einen leichten Überschuß von Salpetersäure enthält, mit einer zehnprozentigen Lösung von Thioharnstoff versetzt, entsteht eine tiefgelbe Färbung (Ph.Eur.I).

In salpetersaurer Lösung entsteht mit Thioharnstoff ein gelber Komplex:

$$Bi^{3\oplus} + \underset{S}{\overset{H_2N}{\underset{\diagup}{C}}}-NH_2 \longrightarrow \underset{\text{gelb}}{Bi\left[SC(NH_2)_2\right]_n^{3\oplus}}$$

c) Wird die Lösung eines **Wismut**salzes mit Schwefelwasserstoff bzw. Thioacetamidreagenz versetzt, entsteht ein bräunlichschwarzer Niederschlag, der in Lösungen von Alkalihydroxiden, verdünnter Salzsäure und Ammoniumsulfid-Lösung unlöslich, in warmer Salpetersäure löslich ist (Ph.Eur.I).

Es entsteht das Wismutsulfid, das im Gegensatz zu anderen Sulfiden in den angegebenen Reagenzlösungen nicht löslich ist. Beim Erwärmen mit Salpetersäure bildet sich das lösliche Nitrat:

$$2\,Bi^{3\oplus} + 3\,H_2S \rightarrow \underset{\text{bräunlichschwarz}}{Bi_2S_3} + 6\,H^{\oplus}$$

$$Bi_2S_3 + 6\,HNO_3 \rightarrow 2\,Bi(NO_3)_3 + 3\,H_2S \uparrow$$

Kupfer

a) Beim Eintauchen eines blanken Eisenstückes in die salzsaure Lösung eines **Kupfer**salzes, wird dieses von einem roten Film metallischen Kupfers überzogen (nach USP XIX).

Kupfer ist edler als Eisen; Kupfersalze werden daher von metallischem Eisen reduziert:

$$Fe + Cu^{2\oplus} \rightarrow Fe^{2\oplus} + Cu$$

b) Versetzt man eine **Kupfer**salzlösung mit Ammoniak, entsteht zuerst ein bläulicher Niederschlag, der sich in Ammoniaküberschuß mit tiefblauer Farbe löst (USP XIX).

Es bildet sich zunächst Kupfer(II)-hydroxid, das sich dann zum tiefblauen Kupfertetramminkomplex löst:

$$Cu^{2\oplus} + 2\,NH_4OH \rightarrow \underset{\text{bläulich}}{Cu(OH)_2} + 2\,NH_4^{\oplus}$$

$NH_4OH \rightleftharpoons NH_3 + H_2O$

$Cu(OH)_2 + 4\,NH_3 \rightarrow \underbrace{[Cu(NH_3)_4]^{2\oplus}}_{\text{tiefblau}} + 2\,OH^{\ominus}$

c) Wird die Lösung eines **Kupfer**salzes mit Kaliumhexacyanoferrat(II)-Lösung versetzt, entsteht ein rötlichbrauner, in verdünnten Säuren unlöslicher Niederschlag (USP XIX).

Es bildet sich Kupferhexacyanoferrat(II):

$2\,Cu^{2\oplus} + K_4[Fe(CN)_6] \rightarrow \underbrace{Cu_2[Fe(CN)_6]}_{\text{rotbraun}} + 4\,K^{\oplus}$

Cadmium

a) Beim Einleiten von Schwefelwasserstoff bzw. Zusatz von Thioacetamidreagenz in schwach mineralsaure **Cadmium**salz-Lösungen fällt ein gelber bis braungelber Niederschlag aus, der sich in halbkonzentrierten Säuren löst, dagegen in Alkali- und Ammoniumsulfidlösungen schwer löslich ist.

Es entsteht Cadmiumsulfid, das von Mineralsäuren unter Freisetzung von Schwefelwasserstoff gelöst wird:

$Cd^{2\oplus} + H_2S \rightarrow \underbrace{CdS}_{\text{weiß}} + 2\,H^{\oplus}$

$\underline{CdS} + 2\,HX \rightarrow CdX_2 + 2\,H_2S \uparrow$

b) Werden **Cadmium**salzlösungen mit Alkalilauge versetzt, entsteht ein weißer Niederschlag, der im Laugenüberschuß schwer löslich ist.

Es bildet sich Cadmiumhydroxid, das im Gegensatz zu Zinkhydroxid in überschüssiger Alkalilauge praktisch ungelöst bleibt:

$Cd^{2\oplus} + 2\,OH^{\ominus} \rightarrow \underbrace{Cd(OH)_2}_{\text{weiß}}$

c) Versetzt man **Cadmium**salzlösungen mit Ammoniak, entsteht zunächst ein weißer Niederschlag, der sich in überschüssigem Reagenz löst.

Zunächst wird Cadmiumhydroxid gefällt, das dann als Hexamminkomplex in Lösung geht:

$Cd^{2\oplus} + 2\,NH_4OH \rightarrow \underbrace{Cd(OH)_2}_{\text{weiß}} + 2\,NH_4^{\oplus}$

$NH_4OH \rightleftharpoons NH_3 + H_2O$

$\underline{Cd(OH)_2} + 6\,NH_3 \rightarrow [Cd(NH_3)_6]^{2\oplus} + 2\,OH^{\ominus}$

Arsen

a) Wird die Lösung einer **Arsen**verbindung, eines Arsenites oder eines Arsenates mit Hypophosphit-Reagenz im Wasserbad erhitzt, entsteht ein brauner Niederschlag (Ph.Eur.I).

Hypophosphit bzw. unterphosphorige Säure reduzieren **Arsen(III)-, Arsen(V)**-Verbindungen, Arsenite und Arsenate zu elementarem Arsen, das als brauner Niederschlag erscheint:

$2\,As^{3\oplus} + 3\,H_3PO_2 + 3\,H_2O \rightarrow 2\,As + 3\,H_3PO_3 + 6\,H^{\oplus}$

$2\,As^{5\oplus} + 5\,H_3PO_2 + 5\,H_2O \rightarrow 2\,As + 5\,H_3PO_3 + 10\,H^{\oplus}$

$2\,AsO_3^{3\ominus} + 3\,H_3PO_2 + 6\,H^{\oplus} \rightarrow 2\,As + 3\,H_3PO_3 + 3\,H_2O$

$2\,AsO_4^{3\ominus} + 5\,H_3PO_2 + 6\,H^{\oplus} \rightarrow \underline{2\,As} + 5\,H_3PO_3 + 3\,H_2O$
$\phantom{2\,AsO_4^{3\ominus} + 5\,H_3PO_2 + 6\,H^{\oplus} \rightarrow }$braun

b) Die **arsenhaltige** Substanz wird mit aktiviertem Zink und verdünnter Salzsäure versetzt. Die entstehenden Gase leitet man über Quecksilber(II)-bromid-Papier, das dabei gelb bis braun wird (Ph.Eur.I, Grenzprüfungen).

Bei dieser nach Beck und Merres modifizierten Gutzeit-Reaktion wird die Arsenverbindung zum Arsenwasserstoff (Arsin) reduziert, das mit Quecksilberbromid folgende Reaktionen eingeht:

$As_2O_3 + 6\,Zn + 12\,H^{\oplus} \rightarrow 2\,AsH_3 \uparrow + 6\,Zn^{2\oplus} + 3\,H_2O$

$4\,AsH_3 + 6\,HgBr_2 \rightarrow AsH(HgBr)_2 + AsH_2(HgBr) + As_2Hg_3 + 9\,HBr$
gelb bis braun

c) Die **arsenhaltige** Probe wird mit Zinn(II)-chlorid-Lösung, einigen Tropfen Kupfersulfatlösung, Zink und Salzsäure versetzt. Die entstehenden Gase leitet man in eine Silberdiäthyldithiocarbamat-Lösung ein, die sich dabei violett färbt (DAB 7, Grenzprüfungen).

Die enthaltenen Arsenverbindungen werden zu Arsenwasserstoff reduziert. Das zugesetzte Zinn(II)-chlorid erleichtert die Reduktion von Arsen(V)-Verbindungen. Der Kupfersulfatzusatz dient der Zinkaktivierung bei der Entwicklung naszierenden Wasserstoffs.

Es handelt sich ebenfalls um eine modifizierte Gutzeit-Reaktion, bei der als Reagenz anstelle von Silbernitrat das von Vašák und Šedivec vorgeschlagene Silber-N,N-diäthyldithio-carbaminat verwendet wird. Arsenwasserstoff reduziert dieses Silbersalz zu metallischem Silber, das in Pyridin – dem Lösungsmittel des Reagenzes – kolloidal verteilt eine violette Färbung hervorruft (Absorptionsmaximum bei 530 nm!).

$2\,As^{5\oplus} + 5\,Sn^{2\oplus} \rightarrow 2\,As + 5\,Sn^{4\oplus}$

$2\,As^{3\oplus} + 3\,Sn^{2\oplus} \rightarrow 2\,As + 3\,Sn^{4\oplus}$

$Zn + 2\,H^{\oplus} \rightarrow Zn^{2\oplus} + H_2$

$2\,As + 3\,H_2 \rightarrow 2\,AsH_3 \uparrow$

$AsH_3 + 6\,Ag(DDTC) \rightarrow 6\,Ag + 3\,HDDTC + As(DDTC)_3$

$$DDTC = \begin{array}{c} H_5C_2 \\ \\ H_5C_2 \end{array}\!\!\!\!N\!-\!\!\!C\!\!\begin{array}{c} S^{\ominus} \\ \\ S \end{array}$$

Antimon

> Wird die Lösung eines **Antimon**salzes nach dem Ansäuern mit verdünnter Salzsäure mit Schwefelwasserstoff, Natriumsulfidlösung oder Thioacetamidreagenz versetzt, entsteht ein orangefarbener Niederschlag, der in warmer Salzsäure unter Entwicklung von Schwefelwasserstoff und in verdünnter Natriumhydroxid-Lösung löslich, in Ammoniumcarbonat-Lösung unlöslich ist (Ph.Eur.I).

Je nach Wertigkeit der vorliegenden Antimonverbindung fällt Antimon(III)- oder Antimon(V)-sulfid aus. Beim Lösen in Salzsäure entstehen die entsprechenden Chloride, beim Lösen in Natronlauge Thioantimonate(III), Thiooxoantimonate(III), Thioantimonate(V) und Thiooxoantimonate(V).

$$2\,Sb^{3\oplus} + 3\,S^{2\ominus} \rightarrow \underline{Sb_2S_3}$$
gelborange

$$2[SbCl_6]^{\ominus} + 5\,S^{2\ominus} + 12\,H^{\oplus} \rightarrow \underline{Sb_2S_5} + 12\,HCl$$
gelborange

$$\underline{Sb_2S_3} + 6\,HCl \rightarrow 2\,SbCl_3 + 3\,H_2S \uparrow$$
$$\underline{Sb_2S_5} + 10\,HCl \rightarrow 2\,SbCl_5 + 5\,H_2S \uparrow$$
$$\underline{Sb_2S_3} + 2\,OH^{\ominus} \rightarrow SbOS^{\ominus} + SbS_2^{\ominus} + H_2O$$
$$\underline{Sb_2S_5} + 12\,OH^{\ominus} \rightarrow 3\,SbO_2S_2^{3\ominus} + SbS_4^{3\ominus} + 6\,H_2O$$

Zinn

> a) **Zinn(II)**- und **Zinn(IV)**-salze scheiden auf Zusatz von Zink metallisches Zinn als schwammigen Niederschlag oder als Belag auf dem Zink ab.

Entsprechend ihrer Stellung in der Spannungsreihe werden Zinnverbindungen durch Zink reduziert:

$$Sn^{2\oplus} + Zn \rightarrow \underline{Sn} \downarrow + Zn^{2\oplus}$$
$$Sn^{4\oplus} + 2\,Zn \rightarrow \underline{Sn} \downarrow + 2\,Zn^{2\oplus}$$

> b) Werden **Zinn(II)**-salzlösungen mit Natronlauge versetzt, entsteht zuerst ein weißer Niederschlag, der sich im Überschuß des Fällungsmittels löst. Beim anschließenden Aufkochen tritt eine schwarze Fällung auf.

Der zunächst entstehende weiße Niederschlag von Zinn(II)-hydroxid, geht als Hydroxostannat(II) in Lösung. Beim Erhitzen in stark alkalischer Lösung tritt Disproportionierung zu Hydroxostannat(IV) und metallischem Zinn ein:

$$Sn^{2\oplus} + 2\,OH^{\ominus} \rightarrow \underline{Sn(OH)_2}$$
weiß

$$Sn(OH)_2 + OH^{\ominus} \rightarrow [Sn(OH)_3]^{\ominus}$$
$$2[Sn(OH)_3]^{\ominus} \rightleftharpoons \underline{Sn} \downarrow + [Sn(OH)_6]^{2\ominus}$$

c) Beim Einleiten von Schwefelwasserstoff in mineralsaure **Zinn-(IV)-salzlösungen** bzw. Versetzen mit Thioacetamidreagenz, entsteht ein gelber Niederschlag, der sich in konzentrierter Salzsäure, Ammoniumsulfid- oder Alkalisulfid-Lösungen löst. Bei Gegenwart von Oxalsäure tritt keine Fällung ein.

Es fällt Zinn(IV)-sulfid aus, das in Salzsäure als Chlorid, in Ammonium- oder Alkalisulfiden als Thiostannat(IV) löslich ist:

$$Sn^{4\oplus} + 2\,S^{2\ominus} \rightarrow \underline{SnS_2}_{\text{gelb}}$$

$$\underline{SnS_2} + S^{\ominus} \rightarrow [SnS_3]^{2\ominus}$$
$$\text{oder}\quad \underline{SnS_2} + 2\,S^{\ominus} \rightarrow [SnS_4]^{4\ominus}$$

In Gegenwart von Oxalsäure bilden Zinn(IV)-salze einen stabilen Oxalatokomplex, so daß beim Einleiten von Schwefelwasserstoff das Löslichkeitsprodukt des Zinn(IV)-sulfids nicht überschritten wird:

$$Sn^{4\oplus} + 4(COOH)_2 \rightarrow [Sn(C_2O_4)_4]^{4\ominus} + 8\,H^{\oplus}$$

3.6. Halbedelmetall- und Edelmetall-Ionen

Quecksilber

a) Wird ein Tropfen einer **Quecksilber**salzlösung auf eine blanke Kupferfolie gebracht, entsteht ein grauer Fleck, der beim Reiben silberglänzend wird (Ph.Eur.I).

Gemäß der Spannungsreihe der Metalle entsteht bei Kontakt von Quecksilber(II)-salzen oder Quecksilber(I)-salzen mit metallischem Kupfer elementares Quecksilber und Kupfer(I)- bzw. Kupfer(II)-salz. Das metallische Quecksilber geht mit dem verbliebenen Kupfer eine Legierung (Amalgam) ein, die beim Reiben silberglänzend erscheint:

$$Hg^{2\oplus} + Cu \rightarrow Hg + Cu^{2\oplus}$$
$$Hg^{2\oplus} + 2\,Cu \rightarrow Hg + 2\,Cu^{1\oplus}$$
$$Hg_2^{2\oplus} + 2\,Cu \rightarrow 2\,Hg + 2\,Cu^{1\oplus}$$
$$Hg_2^{2\oplus} + Cu \rightarrow 2\,Hg + Cu^{2\oplus}$$

b) Wird ein **Quecksilber(I)-salz** mit verdünnter Natriumhydroxid-Lösung versetzt, so färbt sich dieses schwarz (Ph.Eur.I).

Quecksilber(I)-salze disproportionieren in stark alkalischer Lösung. Die Schwarzfärbung beruht auf der Entstehung fein verteilten, elementaren Quecksilbers:

$$Hg_2^{2\oplus} + 2\,OH^{\ominus} \rightarrow \underline{Hg} + \underline{HgO} + H_2O$$

c) Wird die Lösung eines **Quecksilber(I)**-salzes mit Salzsäure versetzt, entsteht ein weißer Niederschlag, der sich auf Zusatz von Ammoniaklösung schwarz färbt.

Es entsteht ein weißer Niederschlag von Quecksilber(I)-chlorid (Kalomel). Beim Versetzen mit Ammoniak tritt Disproportionierung zu metallischem Quecksilber und Quecksilber(II)-amidochlorid ein (Kalomel-Reaktion):

$$Hg_2^{2\oplus} + 2\,Cl^{\ominus} \rightarrow \underline{Hg_2Cl_2}_{\text{weiß}}$$

$$\underline{Hg_2Cl_2} + NH_3 \rightarrow \underline{Hg} + \underline{Hg(NH_2)Cl} + HCl$$

d) Wird die Lösung eines **Quecksilber(II)**-salzes mit Alkalihydroxid-Lösung versetzt, entsteht ein gelber Niederschlag (Ph.Eur.I).

Es bildet sich gelbes, schwer lösliches Quecksilber(II)-oxid:

$$Hg^{2\oplus} + 2\,OH^{\ominus} \rightarrow \underline{HgO}_{\text{gelb}} + H_2O$$

e) Wird die Lösung eines **Quecksilber(II)**-salzes mit Zinn(II)-chlorid-Lösung versetzt, entsteht ein weißer und mit einem Reagenzüberschuß ein tiefgrauer Niederschlag (Ph.Eur.I).

Quecksilber(II)-salze werden durch Einwirkung von Zinn(II)-chlorid zu Quecksilber(I)-chlorid und metallischem Quecksilber reduziert:

$$2\,Hg^{2\oplus} + SnCl_2 \rightarrow \underline{Hg_2Cl_2}_{\text{weiß}} + Sn^{4\oplus}$$

$$\underline{Hg_2Cl_2} + SnCl_2 \rightarrow \underline{2\,Hg}_{\text{grau}} + SnCl_4$$

f) Wird die Lösung eines **Quecksilber(II)**-salzes mit Kaliumjodid-Lösung versetzt, entsteht ein roter Niederschlag, der sich im Überschuß des Reagenzes wieder löst (Ph.Eur.I).

Quecksilber(II)-salze geben mit Kaliumjodid zunächst rotes Quecksilber(II)-jodid, das sich im Überschuß von Kaliumjodid zu Tetrajodomerkurat(II) löst:

$$Hg^{2\oplus} + 2\,J^{\ominus} \rightarrow \underline{HgJ_2}_{\text{rot}}$$

$$\underline{HgJ_2} + 2\,J^{\ominus} \rightarrow [HgJ_4]^{2\ominus}$$

Silber

a) Wird die Lösung eines **Silber**salzes mit verdünnter Salzsäure oder löslichen Chloriden versetzt, entsteht ein weißer, sich zusammenballender Niederschlag, der in verdünnter Salpetersäure unlöslich, in Ammoniaklösung leicht löslich ist.

1. Qualitative Analyse

Tabelle 2

Nachzuweisendes Ion		Reagenz:
Aluminium	$Al^{3\oplus}$	Ammoniak Morin
Ammonium	$NH_4^{\oplus}$	Alkalilauge/rotes Lackmuspapier Neßlers Reagenz
Antimon	$Sb^{3\oplus}$ $Sb^{5\oplus}$	Schwefelwasserstoff bzw. Thio- acetamid
Arsen	$As^{3\oplus}$ $As^{5\oplus}$	Hypophosphit Zink/Säure/Quecksilber(II)-bromid Zink/Säure/Silber-N,N-diäthyldithio- carbamat
Barium	$Ba^{2\oplus}$	Flammenfärbung Schwefelsäure Kaliumchromat
Blei	$Pb^{2\oplus}$	Kaliumchromat Kaliumjodid Schwefelsäure
Cadmium	$Cd^{2\oplus}$	Schwefelwasserstoff bzw. Thio- acetamid Alkalilauge Ammoniak
Calcium	$Ca^{2\oplus}$	Flammenfärbung Ammoniumcarbonat Ammoniumoxalat
Chrom	$Cr^{3\oplus}$	Wasser (Erhitzen) Alkalilauge/Wasserstoffperoxid
Eisen	$Fe^{2\oplus}/Fe^{3\oplus}$ $Fe^{2\oplus}$ $Fe^{3\oplus}$	Thioglykolsäure Kaliumhexacyanoferrat(II) 2,2'-Dipyridyl Kaliumhexacyanoferrat(II) Ammoniumthiocyanat
Kalium	$K^{\oplus}$	Flammenfärbung Weinsäure Natriumhexanitrokobaltat(III)
Kobalt	$Co^{2\oplus}$	Alkalilauge Kaliumchlorid/Kaliumnitrit Nitroso-R-Salz

3. Nachweis von Kationen

Tabelle 2 (Fortsetzung)

Nachzuweisendes Ion		Reagenz:
Kupfer	$Cu^{2\oplus}$	Metallisches Eisen Ammoniak Kaliumhexacyanoferrat(II)
Lithium	$Li^{\oplus}$	Flammenfärbung Dinatriumhydrogenphosphat
Magnesium	$Mg^{2\oplus}$	Dinatriumhydrogenphosphat/Ammoniumchlorid/Ammoniak Titangelb
Mangan	$Mn^{2\oplus}$	Ammoniumsulfid Alkalilauge/Wasserstoffperoxid Natriummetaperjodat
Natrium	$Na^{\oplus}$	Flammenfärbung Kaliumhexahydroxoantimonat(V) Magnesiumuranylacetat
Nickel	$Ni^{2\oplus}$	Alkalilauge Diacetyldioxim
Quecksilber	$Hg^{1\oplus}/Hg^{2\oplus}$ $Hg^{1\oplus}$ $Hg^{2\oplus}$	Metallisches Kupfer Alkalilauge Salzsäure/Ammoniak Alkalilauge Zinn(II)-chlorid Kaliumjodid
Silber	$Ag^{\oplus}$	Salzsäure bzw. lösliches Chlorid Formaldehyd
Strontium	$Sr^{2\oplus}$	Flammenfärbung Gipswasser
Wismut	$Bi^{3\oplus}$	Wasser Schwefelwasserstoff bzw. Thioacetamid Thioharnstoff
Zink	$Zn^{2\oplus}$	Kaliumhexacyanoferrat(II) Alkalilauge/Ammoniumchlorid/Natriumsulfid Dithizon
Zinn	$Sn^{2\oplus}/Sn^{4\oplus}$ $Sn^{2\oplus}$ $Sn^{4\oplus}$	Metallisches Zink Alkalilauge Schwefelwasserstoff bzw. Thioacetamid/Oxalsäure

Beim Ansäuern der ammoniakalischen Lösung mit verdünnter Salpetersäure tritt erneut ein Niederschlag auf (Ph.Eur.I). Es handelt sich um die Umkehrung des Chloridnachweises (s. Chloridnachweis a), S. 4).

b) Wird eine **Silber**salzlösung ammoniakalisch gemacht, erwärmt und tropfenweise mit Formaldehydlösung versetzt, so scheidet sich an der Gefäßwandung ein Silberspiegel ab (USP XIX).

Formaldehyd reduziert das Silber-Ion zu metallischem Silber und wird selbst zur Ameisensäure oxidiert:

$$2[Ag(NH_3)_2]^{\oplus} + HCHO + H_2O \rightarrow \underline{2\ Ag} + HCOOH + 2\ NH_3 + 2\ NH_4^{\oplus}$$

Im Teil „Analysenmethoden" der Ph.Eur.I sind Identitätsreaktionen für folgende Kationen beschrieben:

Aluminium	Kalium
Ammonium	Magnesium
Antimon	Natrium
Arsen	Quecksilber
Blei	Silber
Calcium	Wismut
Eisen	Zink

Über die zum Nachweis von Kationen erforderlichen Reagenzien informiert Tab. 2.

4. Prinzip eines Kationentrennungsganges

Im Rahmen der Arzneibuchanalytik ist es nicht notwendig, einen **Kationentrennungsgang** durchzuführen. Das immer wiederkehrende Trennungsproblem ist der Nachweis einiger weniger Kationen und Anionen, die als Verunreinigungen in anorganischen und organischen Substanzen anzutreffen sind. Sie können aus den Ausgangsmaterialien, aus dem Herstellungsprozeß oder aus den Transport- und Standgefäßen stammen. Ihr Nachweis wird in der Regel nach Art einer **Grenzwertbestimmung** mit Hilfe einer Vergleichsprobe bekannten Gehaltes geführt (s. Grenzprüfungen, S. 384 ff.).

Bei toxikologischen Untersuchungen kann dagegen ein Kationentrennungsgang notwendig werden. Er besteht im Prinzip darin, daß man die zu prüfende Substanz in Lösung bringt und nacheinander mit bestimmten Reagenzien versetzt, die eine Gruppe von Kationen als schwer lösliche Salze oder Hydroxide ausfällen. Die Reagenzien müssen so beschaffen sein, daß sie die Fällung nach-

4. Prinzip eines Kationen-Trennungsganges

folgender Gruppen nicht stören oder vorher aus der Analysenlösung leicht wieder zu entfernen sind. Im einfachsten Falle ist die gesamte Analysensubstanz in Wasser löslich.

Setzt man nacheinander folgende Reagenzien zu, so fallen die rechtsstehenden Reaktionsprodukte aus:

HCl	AgCl, weiß Hg_2Cl_2, weiß ($PbCl_2$), weiß
H_2S	HgS, schwarz PbS, schwarz Bi_2S_3, braun CuS, schwarz CdS, gelb As_2S_3 bzw. As_2S_5, gelb Sb_2S_3 bzw. Sb_2S_5, orange SnS bzw. SnS_2, braun, gelb
NH_4Cl / NH_4OH / $(NH_4)_2S$	NiS, schwarz CoS, schwarz FeS, schwarz MnS, rosa ZnS, weiß $Al(OH)_3$, weiß $Cr(OH)_3$, grün
Nach Ansäuern, Entfernen von H_2S und überschüssigen Ammonsalzen: NH_4OH / $(NH_4)_2CO_3$	$BaCO_3$, weiß $SrCO_3$, weiß $CaCO_3$, weiß
Nach Entfernen von Ammonsalzen: NH_4OH / Na_2HPO_4	$Mg(NH_4)PO_4$, 6 H_2O, weiß
Es verbleiben in Lösung:	$Li^\oplus$ $Na^\oplus$ $K^\oplus$

Anschließend werden auf ähnliche Weise die gefällten Gruppen weiter getrennt, indem man die mehrere Komponenten enthaltenden Niederschläge ganz oder teilweise wieder in Lösung bringt und erneut mit geeigneten Reagenzien fällt. Die Reagenzien werden auch hier nacheinander zugesetzt und ergeben im Idealfall jeweils nur mit einem der anwesenden Ionen einen Niederschlag. Oft ist es auch möglich, die in einer gemeinsam gefällten Gruppe enthaltenen Ionen ohne weitere Auftrennung nebeneinander nachzuweisen.

1. Qualitative Analyse

Vor Ausführung des Kationentrennungsganges müssen **störende Anionen** nachgewiesen und entfernt werden, so z. B. Phosphat, Oxalat, Borat, Cyanid, Fluorid.

Schwer lösliche Verbindungen müssen durch ein geeignetes Aufschlußverfahren in Lösung gebracht werden (s. S. 49 f.).

Gelegentlich ist es im Rahmen der Arzneimittelanalytik notwendig, verschiedenwertige Kationen des gleichen Elementes nebeneinander nachzuweisen. Als Beispiel sei der Nachweis von **Eisen(II)- und Eisen(III)-salzen** nebeneinander angeführt.

Eisen(II)-salze werden aus ihren Lösungen durch Zugabe von Alkalilauge als rein weißer Niederschlag von Eisen(II)-hydroxid gefällt. Eine grünliche Färbung des Niederschlages deutet auf Verunreinigung mit **Eisen(III)-salzen** hin:

$$Fe^{2\oplus} + 2\,OH^{\ominus} \rightarrow \underline{Fe(OH)_2}$$
$$\text{weiß}$$

In saurer Lösung entsteht aus **Eisen(II)-salz** mit 2,2'-Dipyridyl ein rot gefärbter Komplex. **Eisen(III)-salze** reagieren unter diesen Bedingungen nicht:

$$Fe^{2\oplus} + 3\,\text{(Dipyridyl)} \longrightarrow [Fe(Dipy)_3]^{2\oplus}$$
$$\text{rot}$$

Eisen(II)-salze verbrauchen Oxidationsmittel wie Permanganat oder Jod und können an der Entfärbung entsprechend verdünnter Lösung erkannt werden.

$$5\,Fe^{2\oplus} + MnO_4^{\ominus} + 8\,H^{\oplus} \rightarrow 5\,Fe^{3\oplus} + Mn^{2\oplus} + 4\,H_2O$$
$$2\,Fe^{2\oplus} + J_2 \rightleftharpoons 2\,Fe^{3\oplus} + 2\,J^{\ominus}$$

Eisen(III)-salzlösungen werden bei Zusatz von Ammoniumthiocyanat rot (s. Nachweis von Thiocyanat, S. 8). Die Reaktion wird durch Eisen(II)-salze nicht gestört.

Mit Alkalilauge geben **Eisen(III)-salzlösungen** einen rotbraunen Niederschlag von Eisen(III)-hydroxid:

$$Fe^{3\oplus} + 3\,OH^{\ominus} \rightarrow \underline{Fe(OH)_3}$$
$$\text{rotbraun}$$

Versetzt man Kaliumjodidlösung mit einer sauren **Eisen(III)-salzlösung**, wird Jod ausgeschieden:

$$2\,Fe^{3\oplus} + 2\,HJ \rightleftharpoons 2\,Fe^{2\oplus} + \underline{J_2} + 2\,H^{\oplus}$$

5. Aufschlußmethoden für schwer lösliche, anorganische Substanzen

Voraussetzung für die Nachweisreaktionen einer anorganischen Verbindung ist im allgemeinen ihre Löslichkeit in einem wäßrigen System. Ist die Verbindung nicht löslich in Wasser, Säuren oder Laugen, muß ein **Aufschlußverfahren** durchgeführt werden. Die Art des Aufschlusses richtet sich nach der vorliegenden Substanz, deren Zusammensetzung mit Hilfe von Vorproben abgeschätzt wird.

Das Prinzip der Aufschlußverfahren besteht im Schmelzen des Gemisches der schwer löslichen Substanz mit einem großen Überschuß eines geeigneten Reagenzes. Dadurch wird das Gleichgewicht der eintretenden Reaktion fast vollständig auf die Seite der Reaktionsprodukte verschoben. Der aufzuschließende Rückstand muß dabei grundsätzlich gut ausgewaschen, sorgfältig getrocknet und fein gepulvert sein.

Vier oft gebrauchte Verfahren werden anschließend beschrieben. Daneben existieren viele spezielle Aufschlüsse für bestimmte Einzelverbindungen.

Soda-Pottasche-Aufschluß

Durch Schmelzen mit einem Gemisch von Natrium- und Kaliumkarbonat können Erdalkalisulfate, hochgeglühte Oxide, Silikate und Silberhalogenide aufgeschlossen werden. Das Gemisch der beiden Karbonate bildet ein Eutektikum und schmilzt niedriger als jedes der beiden Salze. Für den Aufschluß von Aluminiumoxiden und Silikaten verwendet man einen Platintiegel.

In der Schmelze treten die folgenden Umsetzungen ein (der Einfachheit halber formuliert mit Natriumcarbonat):

Erdalkalisulfate. Beispiel: Bariumsulfat.

$$BaSO_4 + Na_2CO_3 \rightleftharpoons BaCO_3 + Na_2SO_4$$

Hochgeglühte Oxide. Beispiel: Aluminiumoxid

$$Al_2O_3 + Na_2CO_3 \rightarrow 2\ NaAlO_2 + CO_2 \uparrow$$

Silikate. Beispiel: Bolus alba (hauptsächlich Aluminiumsilikat)

$$[Al_2(OH)_2][Si_4O_{10}] + 5\ Na_2CO_3 \rightarrow 4\ Na_2SiO_3 \\ + 2\ NaAlO_2 + 5\ CO_2 \uparrow + H_2O \uparrow$$

Beispiel: Talcum (Magnesiumsilikat)

$$[Mg_3(OH)_2][Si_4O_{10}] + 4\ Na_2CO_3 \rightarrow \\ 4\ Na_2SiO_3 + 3\ MgCO_3 + CO_2 \uparrow + H_2O \uparrow$$

Silberhalogenide. Beispiel: Silberchlorid

$2\ AgCl + Na_2CO_3 \rightleftharpoons Ag_2CO_3 + 2\ NaCl$
$2\ Ag_2CO_3 \rightarrow 4\ Ag + 2\ CO_2 \uparrow + O_2 \uparrow$

Oxidationsschmelze

Der Aufschluß von oxidierbaren, schwer löslichen Verbindungen wie Cr_2O_3 oder $FeCr_2O_4$ wird durch Schmelzen mit einem Gemisch von Natriumcarbonat und Kaliumnitrat erreicht.

Beispiel: Chrom(III)-oxid

$Cr_2O_3 + 2\ Na_2CO_3 + 3\ KNO_3 \rightarrow 2\ Na_2CrO_4 + 3\ KNO_2 + 2\ CO_2 \uparrow$

Pyrosulfat-Aufschluß

Man erhitzt die Substanz mit überschüssigem Kaliumhydrogensulfat ("saurer Aufschluß") oder Kaliumpyrosulfat. Aus dem Hydrogensulfat entweicht zunächst Wasser unter Bildung von Pyrosulfat. Mit diesem Verfahren lassen sich geglühte Oxide wie Fe_2O_3, TiO_2 oder MgO aufschließen.

Beispiel: Eisen(III)-oxid

$Fe_2O_3 + 6\ KHSO_4 \rightarrow Fe_2(SO_4)_3 + 3\ K_2SO_4 + 3\ H_2O \uparrow$
bzw.
$Fe_2O_3 + 3\ K_2S_2O_7 \rightarrow Fe_2(SO_4)_3 + 3\ K_2SO_4$

Freiberger Aufschluß

Durch Schmelzen mit einem Gemisch von Natriumcarbonat und Schwefel können schwerlösliche Oxide von Elementen aufgeschlossen werden, die Thiosalze bilden, beispielsweise SnO_2 oder Sb_2O_4.

Beispiel: Zinndioxid

$2\ SnO_2 + 2\ Na_2CO_3 + 9\ S \rightarrow 2\ NaSnS_3 + 3\ SO_2 \uparrow + 2\ CO_2 \uparrow$

6. Nachweis der Elemente in organischen Verbindungen

Kohlenstoff

Die Frage, ob eine Substanz organischer Natur ist und damit auch **Kohlenstoff** enthält, läßt sich oft mit einem einfachen Verbrennungsversuch beantworten. Man erhitzt eine Probe auf der Magnesiarinne oder auf dem Plattenblech in freier Flamme; es tritt Verbrennung oder Verkohlung ein.

6. Nachweis von Elementen in organischen Verbindungen

Der exakte Beweis wird durch Überleiten der Kohlendioxid enthaltenden Verbrennungsgase in Bariumhydroxidlösung und die Beobachtung einer entstehenden Trübung bzw. Fällung erbracht.

$$\boxed{C} + O_2 \rightarrow CO_2$$
in organ. Bindung

$$CO_2 + Ba(OH)_2 \rightarrow \underset{\text{weiß}}{BaCO_3} + H_2O$$

Vergleiche Carbonatnachweis; S. 21.

Wasserstoff

Da die Zahl der wasserstofffreien organischen Verbindungen sehr klein ist, besitzt der **Wasserstoff**nachweis in organischen Verbindungen nur geringe Bedeutung. Man isoliert das bei der Verbrennung entstehende Wasser und weist es nach (Karl Fischer Reagenz, Grignard-Reagenz, Calciumcarbid, Magnesiumnitrid, IR-Spektroskopie).

$$\boxed{C, H} + O_2 \rightarrow H_2O$$
in organ. Bindung

Sauerstoff

Der **Sauerstoff**nachweis in einer organischen Verbindung erfordert einen erheblichen apparativen Aufwand. Die mit Kohle vermischte Substanz wird im Stickstoffstrom vercrackt und die entstehenden Dämpfe werden über einen auf 1000° erhitzten Kohlekontakt geleitet. Dabei wird der Sauerstoff der organischen Verbindung quantitativ in Kohlenmonoxid übergeführt, das man mit Hilfe von Jodpentoxid nachweisen kann:

$$\boxed{C, O}_n + C_n \rightarrow n\, CO$$
in organ. Bindung

$$J_2O_5 + 5\, CO \rightarrow 5\, CO_2 + J_2$$

Vergleiche Grenzprüfung „Kohlenmonoxid in medizinischen Gasen" nach Ph.Eur.II; S. 391.

Stickstoff

Man führt die Lassaignesche Probe durch, die in einem reduktiven Aufschluß der Substanz durch Erhitzen mit metallischem Natrium besteht.

Organisch gebundener **Stickstoff** wird dabei in Natriumcyanid überführt:

$$\boxed{C, N} + Na \rightarrow NaCN$$

in organ. Bindung

Das gebildete Cyanid wird durch Umsetzung mit einem Eisen(II)-salz im alkalischen Bereich und einem Eisen(III)-salz im sauren Bereich als Berliner Blau nachgewiesen:

$$6\ CN^{\ominus} + Fe^{2\oplus} \xrightarrow{OH^{\ominus}} [Fe(CN)_6]^{4\ominus}$$
$$Fe^{3\oplus} + [Fe(CN)_6]^{4\ominus} \rightarrow [FeFe(CN)_6]^{1\ominus}$$

Vergleiche Cyanidnachweis; S. 7.

Schwefel

Enthält die Organische Substanz **Schwefel**, entsteht beim **Lassaigne-Aufschluß** Natriumsulfid:

$$\boxed{C, S} + Na \rightarrow Na_2S$$

in organ. Bindung

Das gebildete Sulfid wird entweder in essigsaurer Lösung mit Bleiacetat (Schwarzfärbung) oder in alkalischer Lösung mit Natriumpentacyanoferrat(II)-Lösung (Violettfärbung) nachgewiesen:

$$S^{2\ominus} + Pb^{2\oplus} \rightarrow \underline{PbS}$$
schwarz

$$[Fe(CN)_5NO]^{2\ominus} + S^{2\ominus} \rightarrow \underline{[Fe(CN)_5NOS]^{4\ominus}}$$
violett

Vergleiche Sulfidnachweis; S. 18.

Stickstoff und Schwefel

Sind in einer organischen Verbindung **Stickstoff** und **Schwefel** nebeneinander enthalten, entsteht beim **Lassaigne-Aufschluß** Natriumthiocyanat. Je nach Mengenverhältnis Stickstoff : Schwefel wird daneben Natriumcyanid oder Natriumsulfid gebildet.

$$\boxed{C, N, S} + Na \rightarrow NaSCN$$

in organ. Bindung

Der Nachweis des Thiocyanates erfolgt mit Eisen(III)-chlorid. Vergleiche Thiocyanatnachweis; S. 8.

Halogene

Niedermolekulare organische **Halogen**verbindungen, die sich verbrennen lassen, können erkannt werden, indem man einen mit

6. Nachweis von Elementen in organischen Verbindungen

Ammoniak befeuchteten Glasstab in die Verbrennungsgase hält. Es bilden sich dann Ammoniumhalogenidnebel:

$$\boxed{C, H, X} + O_2 \rightarrow HX + CO_2 \quad \text{etc.}$$

in organ. Bindung

$$HX + NH_3 \rightarrow \underline{NH_4X}$$
$$X = Cl, Br, J$$

Weniger oder nicht flüchtige Halogenverbindungen werden mit Hilfe der **Beilstein-Probe** erkannt. Dazu erhitzt man eine kleine Substanzprobe am Kupferdraht. Im positiven Falle tritt eine grüne bis blaugrüne Flammenfärbung auf, die auf der Bildung von Kupferhalogenid beruht. Vergleiche Flammenphotometrie; S. 277.

Mit der Beilstein-Probe ist wie bei der vorangehenden Methode Fluorid nicht erfaßbar:

$$\boxed{C, X} + Cu \rightarrow CuX_2$$

in organ. Bindung

Bei der **Lassaigne-Methode** liefern halogenhaltige Verbindungen die entsprechenden Natriumhalogenide einschließlich Natriumfluorid. Sie können dann, wie beim Nachweis der anorganischen Anionen beschrieben (s. S. 4 ff.), charakterisiert werden:

$$\boxed{C, X} + Na \rightarrow NaX$$

in organ. Bindung

$$X = F, Cl, Br, J$$

Phosphor

In den meisten **phosphor**haltigen pharmazeutischen oder therapeutisch interessanten, organischen Verbindungen ist der Phosphor als Derivat der Phosphorsäure enthalten und kann nach Hydrolyse als Phosphat (s. S. 19) nachgewiesen werden. Ist das nicht der Fall, wird die phosphor-organische Substanz entweder durch Erhitzen mit Salpetersäure oder in der **Wurzschmitt-Bombe** (verschraubbarer Nickeltiegel) mit Natriumperoxid oxidativ aufgeschlossen. Es entsteht dann ebenfalls Phosphat, das in bekannter Weise z. B. mit Ammoniummolybdat identifiziert werden kann:

$$\boxed{C, P} + Na_2O_2 \rightarrow Na_3PO_4$$

in organ. Bindung

$$\boxed{C, P} + HNO_3 \rightarrow H_3PO_4$$

in organ. Bindung

Vergleiche Phosphatnachweis; S. 19.

Das Wurzschmitt-Verfahren ist auch zum Nachweis und zur quantitativen Bestimmung anderer Elemente anwendbar, z. B. für Schwefel, der dabei in Sulfat übergeht.

Arsen und Antimon

Durch oxidativen Abbau mit Salpetersäure oder durch Oxidationsschmelze mit Natriumcarbonat und Kaliumnitrat erhält man **Arsenat** bzw. **Antimonat**. Zur Identifizierung benutzt man die **Marshsche Probe:**

$$\boxed{C, As} \rightarrow AsO_4^{3\ominus}$$

in organ. Bindung

$$\boxed{C, Sb} \rightarrow SbO_4^{3\ominus}$$

in organ. Bindung

Die **Marshsche Probe,** die auch in der Gerichtsmedizin zum Nachweis von Arsenspuren in Leichenteilen herangezogen wird, besteht in der Reduktion der Arsenverbindung zu Arsin und dessen thermisch-oxidative Zersetzung zu metallischem Arsen und Wasser. Das Arsen scheidet sich dabei als Arsen-Spiegel in einer Kapillare ab.

Bei Antimonverbindungen verläuft die Reaktion analog. Zum Unterschied von Arsen löst sich der Antimonspiegel nicht oder nur sehr langsam in ammoniakalischer Wasserstoffperoxid-Lösung.

$$AsO_4^{3\ominus} + 4 Zn + 11 H^\oplus \rightarrow AsH_3 \uparrow + 4 Zn^{2\oplus} + 4 H_2O$$
bzw. $SbO_4^{3\ominus} + 4 Zn + 11 H^\oplus \rightarrow SbH_3 \uparrow + 4 Zn^{2\oplus} + 4 H_2O$
$4 AsH_3 + 3 O_2 \rightarrow 4 As + 6 H_2O$
bzw. $4 SbH_3 + 3 O_2 \rightarrow 4 Sb + 6 H_2O$

Quecksilber

Die Substanz wird durch Erhitzen mit konzentrierter Schwefelsäure oder durch Soda-Salpeter-Schmelze zerstört, wobei das **Quecksilber** in ein Quecksilber(II)-salz übergeht. Man muß dabei berücksichtigen, daß Quecksilber(II)-salze flüchtig sind.

Der Nachweis wird in bekannter Weise (s. S. 43) z. B. mit Kaliumjodidlösung geführt:

$$\boxed{C, Hg} \xrightarrow{Ox.} Hg^{2\oplus}$$

in organ. Bindung

$$Hg^{2\oplus} + 2 J^\ominus \rightarrow \underset{\text{rot}}{\underline{HgJ_2}}$$

$$\underline{HgJ_2} + 2 J^\ominus \rightarrow [HgJ_4]^{2\ominus}$$

7. Nachweis von organischen Anionen

Acetat

a) Wird ein **Acetat** mit Oxalsäure erhitzt, so entsteht Essigsäure, die durch die saure Reaktion der Dämpfe und deren charakteristischen, stechenden Geruch nachzuweisen ist (Ph.Eur.I).

Durch Erhitzen mit Oxalsäure wird die schwächere und flüchtige Essigsäure frei.

$$2\ H_3CCOOMe + (COOH)_2 \rightarrow 2\ H_3CCOOH \uparrow + (COOMe)_2$$

b) Das nachzuweisende **Acetat** wird in Wasser gelöst und nacheinander mit Lanthannitrat-Lösung, Jod-Lösung ($c_{J_2} = 0,1$ mol/l) und verdünnter Ammoniaklösung versetzt. Die Mischung wird vorsichtig zum Sieden erhitzt. Nach einigen Minuten entsteht ein blauer Niederschlag oder eine tiefblaue Färbung (nach Ph.Eur.I).

Das Gelingen dieses Acetatnachweises ist stark von den Versuchsbedingungen abhängig. Die Konzentrationsangaben der Reagenzien müssen daher genau eingehalten werden.

Mit Lanthannitrat-Lösung entsteht z. T. Lanthanacetat, das bei Zusatz von Ammoniak in ein Sol oder Gel aus basischem Lanthanacetat übergeht. Dieses bildet mit Jod eine blaue Einschlußverbindung, ähnlich der Jodstärke.

$$2\ CH_3COO^\ominus + La(NO_3)_3 + NH_3 + H_2O$$
$$\rightarrow La(OH)(CH_3COO)_2 + NH_4^\oplus + 3\ NO_3^\ominus$$

c) Versetzt man neutrale **Acetat**-Lösungen mit Eisen(III)-chlorid-Lösung, entsteht eine tiefrote Färbung, die durch Mineralsäurezusatz verschwindet (USP XIX).

Es wird Trieisen(III)-hexaacetato-dihydroxo-monoacetat gebildet, ein rot gefärbter Komplex, der durch Einwirkung von Mineralsäure zerstörbar ist:

$$3\ FeCl_3 + 7\ CH_3COOH + 3\ H_2O \rightleftharpoons$$
$$\underline{[Fe_3(CH_3COO)_6(OH)_2]CH_3COO \cdot H_2O + 9\ HCl}_{\text{rot}}$$

$$[Fe(CH_3COO)_6(OH)_2]CH_3COO \cdot H_2O + 9\ HX \rightleftharpoons 3\ FeX_3$$
$$+ 7\ CH_3COOH + 3\ H_2O$$

Oxalat

a) Die Lösung eines **Oxalates** ergibt bei Zusatz einer Calciumchloridlösung einen weißen, in verdünnter Essigsäure schwer löslichen, in Salzsäure löslichen Niederschlag.

Es fällt Calciumoxalat aus, das in starken Säuren löslich ist:

$$(COO^{\ominus})_2 + Ca^{2\oplus} \longrightarrow \underline{(COO)_2Ca}$$
weiß

$$\underline{(COO)_2Ca} + 2\,HCl \longrightarrow CaCl_2 + (COOH)_2$$

b) Versetzt man saure **Oxalat**lösungen mit verdünnter Kaliumpermanganatlösung, wird diese entfärbt.

Kaliumpermanganat oxidiert in saurer Lösung Oxalate zu Kohlendioxid und wird selbst zum Mangan(II)-salz reduziert:

$$5\,(COO)_2^{2\ominus} + 2\,MnO_4^{\ominus} + 16\,H^{\oplus} \rightarrow 2\,Mn^{2\oplus} + 10\,CO_2 \uparrow + 8\,H_2O$$

Vgl. Nachweis des Permanganats auf S.12.

Tartrat

a) Wird eine wäßrige **Tartrat**lösung bestimmter Konzentration mit wenig Eisen(II)-sulfat-Lösung und Wasserstoffperoxid-Lösung versetzt, tritt eine vorübergehende Gelbfärbung auf. Setzt man anschließend tropfenweise verdünnte Natronlauge zu, so entsteht eine intensiv blaue Färbung (Ph.Eur.I).

Es handelt sich um den Tartratnachweis, nach Fenton. Durch das System $H_2O_2/Fe^{2\oplus}$ (Fentons Reagenz) wird die Weinsäure radikalisch zur Dihydroxyfumarsäure dehydriert, die mit Eisen(II)-Ionen in alkalischem Milieu eine Violettfärbung ergibt:

$$H_2O_2 + Fe^{2\oplus} \rightarrow Fe^{3\oplus} + OH^{\ominus} + HO\cdot$$

```
   COOH                    COOH
    |                        |
H—C—OH      + HO·          ·C—OH       + HO·         HOOC     OH
    |       ——————→          |         ——————→           \\  /
HO—C—H       − H₂O       HO—C—H         − H₂O            C
    |                        |                           ‖
   COOH                    COOH                          C
                                                        /  \\
                                                     HO    COOH
Weinsäure
                                                   Dihydroxy-
                                                   fumarsäure
```

b) Wird eine **Tartrat**lösung mit Lösungen von Kaliumbromid, Resorcin und Schwefelsäure unter bestimmten Bedingungen erhitzt, entsteht eine tiefblaue Färbung, die nach Abkühlen und Eingießen der Lösung in Wasser nach Rot umschlägt (Ph.Eur.I).

Unter den in der Ph.Eur.I angegebenen Bedingungen wird die Weinsäure decarboxyliert, decarbonyliert und dehydriert. Es entsteht Glykolaldehyd, der in Anwesenheit von Kaliumbromid und konzentrierter Schwefelsäure zur Glyoxylsäure weiteroxidiert wird. Als Aldehyd kondensiert die Glyoxylsäure mit 2 Mol Resorcin zu einem Diphenylmethan-Derivat, wobei gleichzeitig Ringschluß zum Lacton stattfindet. Weiter tritt Bromierung und Dehydrierung zu einem chinoid-benzoiden System ein, das in konzentrierter Schwefelsäure als blaues Oxoniumsalz vorliegt.

Benzoat

a) Wird ein **Benzoat** mit Schwefelsäure im Reagenzglas erhitzt, entsteht ein weißes Sublimat, das sich an der Wand des Reagenzglases niederschlägt (Ph.Eur.I).

Es wird Benzoesäure frei, die leicht sublimiert:

$$2\ H_5C_6-COOMe + H_2SO_4 \rightarrow 2\ H_5C_6-COOH \uparrow + Me_2SO_4$$

b) Wird die Lösung eines **Benzoates** mit verdünnter Salzsäure versetzt, entsteht ein weißer, kristalliner Niederschlag, der nach dem Umkristallisieren aus warmem Wasser und Trocknen zwischen 120 und 124° schmilzt (Ph.Eur.I).

Es wird Benzoesäure ausgeschieden, die den angegebenen Schmelzpunkt besitzt:

$$H_5C_6-COOMe + H^\oplus \rightarrow \underset{Fp\ 120-124°}{H_5C_6-COOH} + Me^\oplus$$

c) Wird die neutrale Lösung eines **Benzoates** mit Eisen(III)-chlorid-Lösung versetzt, entsteht ein beigefarbener, in Äther löslicher Niederschlag (Ph.Eur.I).

Viele aromatisch substituierte Carbonsäuren geben mit Eisen(III)-Ionen gelbe bis braune Komplexsalze, die z. T. ätherlöslich sind.

Citrat

a) Wird die neutrale Lösung eines **Citrates** in der Kälte mit Calciumchlorid-Lösung versetzt, entsteht kein Niederschlag. Beim Aufkochen entsteht ein weißer, in Essigsäure löslicher Niederschlag (Ph.Eur.I).

Hier handelt es sich um den Nachweis des Calciumcitrates, das ausnahmsweise in kaltem Wasser gut, in heißem schwer löslich ist:

$$C_6H_6O_7^{2\ominus} + Ca^{2\oplus} \rightarrow Ca(C_6H_6O_7)$$

b) Die Lösung eines **Citrates** wird mit einem Überschuß von Quecksilber(II)-sulfat-Lösung versetzt, zum Sieden erhitzt und – falls erforderlich – filtriert. Der zum Sieden erhitzten Lösung werden einige Tropfen Kaliumpermanganatlösung bestimmter Konzentration hinzugefügt. Die Lösung wird entfärbt; es entsteht ein weißer Niederschlag (Ph.Eur.I).

Durch Decarboxylierung und Oxidation mit Kaliumpermanganat entsteht Acetondicarbonsäure, die mit Quecksilber(II)-Ionen das schwerlösliche Quecksilber(II)-salz bildet.

$$\begin{array}{c}CH_2-COOH\\|\\HO-C-COOH\\|\\CH_2-COOH\end{array} \xrightarrow[-CO_2]{\Delta} \begin{array}{c}CH_2-COOH\\|\\HO-C-H\\|\\CH_2-COOH\end{array}$$

$$5 \begin{array}{c}CH_2-COOH\\|\\HO-C-H\\|\\CH_2-COOH\end{array} + 2\,MnO_4^\ominus \xrightarrow[\substack{-2\,Mn^{2\oplus}\\-8\,H_2O}]{6\,H^\oplus} 5 \begin{array}{c}CH_2-COOH\\|\\C=O\\|\\CH_2-COOH\end{array}$$

$$\begin{array}{c}CH_2-COOH\\|\\C=O\\|\\CH_2-COOH\end{array} + Hg^{2\oplus} \xrightarrow{-2\,H^\oplus} \left[\begin{array}{c}CH_2-COO^\ominus\\|\\C=O\\|\\CH_2-COO^\ominus\end{array}\right]Hg^{2\oplus}$$

weiß

Lactat

a) Wird die Lösung eines **Lactates** mit verdünnter Schwefelsäure und Kaliumpermanganat-Lösung versetzt und erhitzt, entsteht Acetaldehyd, der am Geruch erkennbar ist (Ph.Eur.I, USP XIX).

$$5\,H_3C-\underset{\underset{OH}{|}}{CH}-COOH + 2\,MnO_4^\ominus + 6\,H^\oplus \xrightarrow[\substack{-2\,Mn^{2\oplus}\\-8\,H_2O}]{} 5\,H_3C-C\underset{COOH}{\overset{O}{\diagup\!\!\!\diagdown}}$$

$$H_3C-C\underset{COOH}{\overset{O}{\diagup\!\!\!\diagdown}} \xrightarrow{\Delta} H_3C-C\underset{H}{\overset{O}{\diagup\!\!\!\diagdown}} + CO_2$$

7. Nachweis von organischen Anionen

b) Wird ein **Lactat** mit Jodlösung und einem geringen Überschuß von verdünnter Natronlauge versetzt, entsteht ein gelber Niederschlag von Jodoform, der nach Ausschütteln mit Äther und Verdunsten des Lösungsmittels durch seine Kristallform, seinen Geruch und durch den Schmelzpunkt von 118 bis 124° C charakterisiert ist (Ph.Eur.I).

Als sekundäres, d. h. zu einem Methylketon oxidierbares Methylcarbinol gibt die Milchsäure bzw. geben Lactate eine positive Jodoformreaktion:

$$J_2 + 2\ OH^\ominus \longrightarrow JO^\ominus + J^\ominus + H_2O$$

$$H_3C-\underset{OH}{CH}-COO^\ominus + JO^\ominus \longrightarrow H_3C-\underset{COO^\ominus}{\overset{O}{C}} + J^\ominus + H_2O$$

$$H_3C-\underset{COO^\ominus}{\overset{O}{C}} + 3\ JO^\ominus \longrightarrow J_3C-\underset{COO^\ominus}{\overset{O}{C}} + 3\ OH^\ominus$$

$$J_3C-\underset{COO^\ominus}{\overset{O}{C}} + OH^\ominus \longrightarrow J_3CH + {}^\ominus O-\underset{COO^\ominus}{\overset{O}{C}}$$

$$H_3C-\underset{COOH}{\overset{O}{C}} \xrightarrow[-CO_2]{\Delta} H_3C-\underset{H}{\overset{O}{C}}$$

$$H_3C-\underset{H}{\overset{O}{C}} + 3\ JO^\ominus \longrightarrow J_3C-\underset{H}{\overset{O}{C}} + 3\ OH^\ominus$$

$$J_3C-\underset{H}{\overset{O}{C}} + OH^\ominus \longrightarrow J_3CH + HC\underset{O^\ominus}{\overset{O}{\diagup}}$$

c) Wird ein **Lactat** mit wenigen Tropfen Wasser, Schwefelsäure und Guajacol-Lösung geschüttelt, tritt allmählich eine Rotfärbung auf (Ph.Eur.I).

Die Rotfärbung dürfte auf der partiellen Oxidation und Decarboxylierung zu Acetaldehyd und dessen Kondensation mit Guajacol zu einem Diphenylmethanfarbstoff beruhen, der in saurer Lösung als mesomeriestabilisiertes Oxonium-Ion vorliegt.

$$H_3C-\underset{OH}{CH}-COOH \xrightarrow[-H_2]{-CO_2} H_3C-\underset{H}{\overset{O}{C}}$$

Salicylat

a) Wird die Lösung eines **Salicylates** mit Salzsäure versetzt, entsteht ein weißer, kristalliner Niederschlag, der nach dem Umkristallisieren aus heißem Wasser und Trocknen zwischen 156 und 161° C schmilzt (Ph.Eur.I).

Es wird Salicylsäure ausgeschieden, die den angegebenen Schmelzpunkt zeigt:

b) Wird die neutrale Lösung eines **Salicylates** mit Eisen(III)-chlorid-Lösung versetzt, entsteht eine Violettfärbung, die nach Zusatz einer geringen Menge Essigsäure bestehen bleibt (Ph.Eur.I).

Es tritt eine positive Phenolreaktion ein.

8. Nachweis funktioneller Gruppen in organischen Verbindungen

Alkene

Von den zahlreichen Anlagerungsreaktionen additionsfähiger Reagenzien an die **olefinische Doppelbindung** werden einige analytisch genutzt.

Die Addition von Halogenen ist erkennbar an der Entfärbung der Reagenzlösung:

Eine quantitative Anwendung findet diese Reaktion bei der Ausführung der „Jodzahl"; vgl. Chemische Kennzahlen, S. 372.

8. Nachweis funktioneller Gruppen in organischen Verbindungen

Von den gesättigten Kohlenwasserstoffen unterscheiden sich die Olefine auch durch ihre Löslichkeit in konzentrierter **Schwefelsäure,** wobei saure Schwefelsäureester entstehen:

$$\mathrm{>C=C<} + H_2SO_4 \longrightarrow \mathrm{-\underset{H}{\overset{O-SO_2-OH}{C}}-C-}$$

Nitrosylchlorid bildet in Abhängigkeit von der Substitution der beiden an der Doppelbindung beteiligten Kohlenstoffatome blaue Nitrosoalkylchloride oder farblose Isonitro-alkylchloride:

$$\mathrm{\underset{R}{\overset{R}{>}}C=C\underset{R}{\overset{R}{<}}} + NOCl \longrightarrow R-\underset{Cl}{\overset{R}{C}}-\underset{R}{\overset{NO}{C}}-R$$

blau

$$\mathrm{\underset{R}{\overset{R}{>}}C=C\underset{R}{\overset{H}{<}}} + NOCl \longrightarrow \left[R-\underset{Cl}{\overset{R}{C}}-\underset{R}{\overset{NO}{C}}-H\right] \longrightarrow R-\underset{Cl}{\overset{R}{C}}-\underset{R}{C}=N-OH$$

farblos

Die **Baeyersche Probe,** d.h. die Entfärbung einer wäßrigen, schwach alkalischen Permanganatlösung ist wenig spezifisch, da sie auch bei Enolen, Phenolen, aromatischen Aminen, Aldehyden u.a. positiv verläuft:

$$\mathrm{>\underset{C}{\overset{C}{\|}}<} + MnO_4^\ominus \longrightarrow \left[\begin{array}{c}O\\ \diagup\diagdown\\O\end{array}MnO_2^\ominus\right] \xrightarrow[-MnO_2^\ominus]{H_2O} \mathrm{\underset{-C-OH}{-C-OH}}$$

cis-Glykol

Die durch **Epoxidierung** mit organischen Persäuren zuglänglichen Oxirane (Epoxide) lassen sich katalytisch oder thermisch leicht in Aldehyde bzw. Ketone umlagern, die dann als solche charakterisiert werden:

$$\mathrm{\underset{R^1}{\overset{H}{>}}C=C\underset{R^2}{\overset{H}{<}}} + R-\underset{O}{\overset{\|}{C}}-OOH \xrightarrow{-RCOOH} \underset{O}{R^1\diagdown\diagup R^2} \xrightarrow{BF_3, \Delta} R^1-CH-\underset{O}{\overset{R^2}{\overset{|}{C}}}^H$$

Die **Ozonisierung** von Alkenen wird weniger zur Identifizierung, eher zur Konstitutionsermittlung eingesetzt:

$$\mathrm{\underset{R^1}{\overset{H}{>}}C=C\underset{R^2}{\overset{H}{<}}} \xrightarrow{O_3} R^1\underset{O}{\overset{O-O}{\diagdown\diagup}}R^2 \xrightarrow[-H_2O_2]{H_2O} R^1-\underset{O}{\overset{\|}{C}}^H + R^2-\underset{O}{\overset{\|}{C}}^H$$

Durch Einwirkung von **Ozon** in wasserfreien Lösungsmitteln entsteht ein Ozonid (1,2,4-Trioxolan), in dem die beiden ursprünglich an der olefinischen Partialstruktur beteiligten Kohlenstoffatome über eine Peroxid- und eine Sauerstoffbrücke miteinander verbunden sind. Die Hydrolyse führt zu Aldehyden bzw. Ketonen und Wasserstoffperoxid, das entstandene Aldehyde weiteroxidieren kann.

Alkine

Acetylen und **Alkine** mit endständiger Acetylengruppe, d. h. Alkine mit einem Wasserstoffatom an der Alkingruppierung, besitzen eine deutliche CH-Acidität und bilden Salze. Mit alkalischer Silbersalz-Lösung erhält man einen farblosen, mit alkalischer Kupfer(I)-salz-Lösung einen rotbraunen Niederschlag. Beide Acetylide polymerisieren und können beim Trocknen heftig explodieren:

$$R-C\equiv CH + Ag^{\oplus} \rightarrow \underbrace{R-C\equiv C^{\ominus}Ag^{\oplus}}_{\text{weiß}} + H^{\oplus}$$

$$R-C\equiv CH + Cu^{\oplus} \rightarrow \underbrace{R-C\equiv C^{\ominus}Cu^{\oplus}}_{\text{rotbraun}} + H^{\oplus}$$

Wie die Olefine addieren Acetylene Brom und entfärben Permanganatlösung.

Zur Charakterisierung kann auch die in saurer Lösung durch Quecksilber(II)-salze katalysierte Wasseranlagerung zu Carbonylverbindungen herangezogen werden:

$$R^1-C\equiv C-R^2 + H_2O \xrightarrow{Hg^{2\oplus}/H_2SO_4} R^1-CH=C\begin{smallmatrix}R^2\\ \\OH\end{smallmatrix} \rightleftharpoons R^1-CH_2-C\begin{smallmatrix}R^2\\ \\O\end{smallmatrix}$$

Aromatische Kohlenwasserstoffe

Zum Nachweis von **Aromaten** eignen sich die elektrophilen Substitutionsreaktionen.

Die Einwirkung von Nitriergemischen führt zu **Nitroaromaten,** die mehr oder weniger gelb gefärbt sind und nach Reduktion zu Anilin-Derivaten, über Diazotieren und Kuppeln zu Azoverbindungen oder über die Isonitrilreaktion (s. S. 73 u. 74) leicht nachgewiesen werden können:

$$HNO_3 + H_2SO_4 \rightleftharpoons H_2NO_3^{\oplus} + HSO_4^{\ominus}$$

Nitriergemisch

$$H_2NO_3^{\oplus} \rightleftharpoons H_2O + NO_2^{\oplus}$$

8. Nachweis funktioneller Gruppen in organischen Verbindungen

Durch Erhitzen mit konzentrierter Schwefelsäure sind **Sulfonsäuren** zugänglich, die sich direkt in Wasser lösen oder als Alkalisalze von anderen Kohlenwasserstoffen abgetrennt werden können:

$$2\ H_2SO_4 \rightleftharpoons SO_3 + H_3O^{\oplus} + HSO_4^{\ominus}$$

$$R\text{-}C_6H_5 \xrightarrow{+SO_3} [R\text{-}C_6H_5\text{-}SO_3^{\ominus}] \xrightarrow[-H^{\oplus}]{+H^{\oplus}} R\text{-}C_6H_4\text{-}SO_3H$$

Die Sulfochlorierung führt zu **Sulfonsäurechloriden,** die sich anschließend mit Ammoniak oder Aminen zu Sulfonsäureamiden (Sulfonamide) umsetzen lassen:

$$R\text{-}C_6H_5 + 2\ HOSO_2Cl \xrightarrow{-HCl} R\text{-}C_6H_4\text{-}SO_2Cl + H_2SO_4$$

$$R\text{-}C_6H_4\text{-}SO_2Cl + HN\begin{smallmatrix}R^2\\R^1\end{smallmatrix} \xrightarrow{-HCl} R\text{-}C_6H_4\text{-}SO_2\text{-}N\begin{smallmatrix}R^2\\R^1\end{smallmatrix}$$

Durch **Friedel-Crafts-Acylierung** mit Phthalsäureanhydrid entstehen Aroylbenzoesäuren, womit nicht nur der Nachweis aromatischer Kohlenwasserstoffe erbracht werden kann, sondern auch die Abtrennung von aliphatischen und hydroaliphatischen Kohlenwasserstoffen sowie eine Äquivalenzgewichtsbestimmung durch Titration mit Lauge und die Charakterisierung einzelner Aromaten durch die meist scharfen Schmelzpunkte möglich sind.

$$R\text{-}C_6H_5 + \text{Phthalsäureanhydrid} \xrightarrow{AlCl_3} R\text{-}C_6H_4\text{-}CO\text{-}C_6H_4\text{-}COOH$$

Mehrkernige Aromaten lassen sich meist leicht zu **Chinonen** oxidieren. So erhält man z. B. mit Chrom(VI)-oxid in Essigsäure aus **Phenanthren** ein *o*-Chinon und aus **Anthracen** ein *p*-Chinon:

$$\text{Phenanthren} \xrightarrow{CrO_3} \text{Phenanthrenchinon}$$

$$\text{Anthracen} \xrightarrow{CrO_3} \text{Anthrachinon}$$

Mehrkernige Aromaten bilden oft schwer lösliche Addukte, wenn man sie mit gesättigten Lösungen bestimmter **Polynitroverbindungen** umsetzt oder mit ihnen zusammenschmilzt.

Geeignet sind z. B. **Trinitrobenzol, Pikrinsäure** und **Styphninsäure:**

Trinitrobenzol — Pikrinsäure — Styphninsäure

Alkylhalogenide

Auf den S. 52 u. 53 wurden bereits zwei Reaktionen beschrieben, die man zum Nachweis von Alkylhalogeniden heranziehen kann: Verbrennen und **Salmiaknebelbildung** mit Ammoniak oder **Beilsteinprobe.**

Primäre und sekundäre Alkylhalogenide spalten beim Kochen mit Alkalilauge Halogen als **Halogenid** ab, das dann nach Ansäuern mit Salpetersäure durch Silbernitrat nachgewiesen werden kann:

$$X^\ominus + Ag^\oplus \rightarrow \underline{AgX}$$
$$\text{weiß bis gelb}$$

Entsteht beim Schütteln einer organischen Verbindung mit wäßriger Silbernitratlösung bei Raumtemperatur bereits Silberhalogenid, so können vorliegen:

Säurehalogenide, α-Halogencarbonylverbindungen, geminale aliphatische Dibromide, α-Halogenäther oder Alkyljodide.

Fällt die **Beilsteinprobe** positiv aus, liefert die alkalische Verseifung dagegen kein Halogenid, so können Arylhalogenide oder Vinylhalogenide vorliegen, in denen das Halogen aus mesomeren Gründen besonders fest gebunden ist. Solche Verbindungen müssen zur Erfassung des Halogens oxidativ abgebaut werden.

Zur Charakterisierung bestimmter Alkylhalogenide eignet sich die Darstellung von **S-Alkyl-isothiuronium-pikraten** oder die von **Alkoxybenzoesäuren** (Farbigkeit, Schmelzpunkt etc.).

Im einen Falle setzt man in alkoholischer Lösung mit **Thioharnstoff** und anschließend mit Pikrinsäure um:

8. Nachweis funktioneller Gruppen in organischen Verbindungen

$$R-CH_2-X + \underset{H_2N}{\overset{H_2N}{>}}C=S \longrightarrow \left[\underset{H_2N}{\overset{H_2N}{>}}\overset{\oplus}{C}-S-CH_2-R\right] X^{\ominus}$$

$$\xrightarrow{\text{Pikrinsäure}} \left[\underset{H_2N}{\overset{H_2N}{>}}\overset{\oplus}{C}-S-CH_2-R\right] \text{ O}_2N\text{-}C_6H_2(O^{\ominus})(NO_2)_2$$

Im zweiten Falle verwendet man **4-Hydroxybenzoesäure-äthylester** und Natriumalkoholat als Reagenzien:

$$R^1-CH_2-X + H_5C_2O-\overset{O}{\overset{\|}{C}}-C_6H_4-OH + R^2ONa$$

$$\longrightarrow H_5C_2O-\overset{O}{\overset{\|}{C}}-C_6H_4-O-CH_2-R^1 + NaX + R^2OH$$

X = Halogen

Der entstandene **4-Alkoxybenzoesäure-äthylester** kann direkt (Schmelzpunkt) oder nach Verseifen zur Identifizierung dienen.

Alkohole

Alkohole entwickeln beim Eintragen von **metallischem Natrium** Wasserstoff:

$$2 R - CH_2 - OH + 2 Na \rightarrow 2 R - CH_2 - O^{\ominus}Na^{\oplus} + H_2 \uparrow$$

Zur Charakterisierung verestert man mit geeigneten **Säurechloriden** in Gegenwart von Alkalihydroxiden oder Pyridin (Reaktion nach Schotten-Baumann oder Einhorn).

4-Nitrobenzoylchlorid oder **3,5-Dinitrobenzoylchlorid** haben gegenüber Acetylchlorid oder auch Benzoylchlorid den Vorteil, daß damit Ester entstehen, die fest sind und meist wohldefinierte Schmelzpunkte aufweisen:

$$R-CH_2-OH + \underset{O}{\overset{Cl}{\underset{\|}{C}}}-C_6H_3(NO_2)_2 \xrightarrow[-Cl^{\ominus}]{OH^{\ominus}, -H_2O} R-CH_2-O-\overset{O}{\underset{\|}{C}}-C_6H_3(NO_2)_2$$

Primäre und sekundäre Alkohole lassen sich mit **Isocyanaten** in **Urethane** (Carbamin-säureester) mit definierten Schmelzpunkten überführen. Als Reagenz dient meist **Phenyl- oder 1-Naphthylisocyanat**:

$$R^1-CH_2-OH \;+\; O=C=N-R^2 \;\longrightarrow\; R^1-CH_2-O-\underset{\underset{O}{\|}}{C}-NH-R^2$$

R^2 = Phenyl oder Naphthyl

Diese Umsetzung verläuft bei primären und sekundären Alkoholen spontan bis leicht, bei tertiären träge bis überhaupt nicht.

Primäre und sekundäre Alkohole reagieren mit **Kohlenstoffdisulfid** und Alkalihydroxid zu **Xanthogenaten**. Mit Molybdänsalzen entstehen daraus farbige Komplexe, die sich aus saurer Lösung in Chloroform schütteln lassen.

$$R-OH \;+\; CS_2 \;+\; NaOH \;\longrightarrow\; \left[R-O-C\begin{smallmatrix}S^\ominus\\ \diagdown\\ S\end{smallmatrix} \right] Na^\oplus \;+\; H_2O$$

Xanthogenat

Die Unterscheidung von primären, sekundären und tertiären Alkoholen kann mit Hilfe von **Phthalsäure-** oder **3-Nitrophthalsäureanhydrid** getroffen werden. Es entstehen die sauren Halbester, die sich von Neutralstoffen durch Ausschütteln mit Natriumcarbonatlösung abtrennen lassen:

Phthalsäureanhydrid + HO–CH$_2$–R ⟶ 2-(R-CH$_2$-O-CO)-benzoesäure

Primäre Alkohole reagieren im Sinne der obigen Gleichung bei Raumtemperatur in Benzol. Sekundäre Alkohole setzen sich erst beim Erhitzen um. Tertiäre Alkohole reagieren nicht.

Von mehr theoretischem und von präparativem Interesse ist die Tatsache, daß primäre Alkohole zu Aldehyden, sekundäre zu Ketonen und tertiäre nur unter oxidativem Abbau an der Carbinol-Gruppe oxidierbar sind:

$$R-CH_2-OH \;\xrightarrow{Ox.}\; R-C\begin{smallmatrix}O\\ \diagdown\\ H\end{smallmatrix} \;+\; H_2O$$

$$\underset{R^2}{R^1-CH-OH} \;\xrightarrow{Ox.}\; R^1-C\begin{smallmatrix}O\\ \diagdown\\ R^2\end{smallmatrix} \;+\; H_2O$$

Enole

Aldehyde und Ketone liegen in einem tautomeren Gleichgewicht vor (Keto-Enol-Tautomerie). Je nach Konstitution, Lösungsmittel und pH-Verhältnissen überwiegt die Ketoform oder die Enolform, wobei das Gleichgewicht nur in Ausnahmefällen völlig auf der Seite des Enols liegt:

$$\underset{\text{Carbonylverbindung}}{\overset{R^1}{\underset{O}{C}}-CH_2-R^2} \rightleftharpoons \underset{\text{Enol}}{\overset{R^1}{\underset{HO}{C}}=CH-R^2}$$

Enole können daran erkannt werden, daß sie einerseits die für Carbonylverbindungen typischen Reaktionen eingehen, andererseits als Olefine und acide Hydroxylverbindungen charakterisierbar sind.

Die Carbonylreaktionen werden weiter unten besprochen.

Die Kohlenstoff-Kohlenstoff-Doppelbindung erkennt man an der sofortigen Entfärbung von Brom und Permanganat. Die acidifizierte Hydroxyl-Gruppe ist durch die sofortige Löslichkeit in wäßrigen Alkalihydroxid- oder Alkalicarbonatlösungen, durch Verätherung mit **Diazomethan** oder durch Acylierung zum **Enolacetat** nachweisbar:

Phenole

Im Gegensatz zu aliphatischen Alkoholen reagieren **Phenole** sauer. Sie bilden mit Alkalihydroxiden und Alkalikarbonaten Salze. Mit Eisen(III)-chlorid geben fast alle Phenole in wäßriger oder alkoholisch-wäßriger Lösung Farbreaktionen, die auf der Bildung

1. Qualitative Analyse

von Komplexen noch unbekannter Struktur beruhen. Grundsätzlich lassen sich Phenole verestern, was aber keine Unterscheidung gegenüber Alkoholen zuläßt.

Wertvoller ist die selektive Verätherung mit bestimmten Reagenzien, z. B. **4-Nitrobenzylbromid** oder **Chloressigsäure**. Die Umsetzung mit 4-Nitrobenzylbromid kann sogar in alkoholischer Lösung vorgenommen werden. In Gegenwart von Hydrogencarbonat wirkt das Reagenz selektiv:

$$\text{R-C}_6\text{H}_4\text{-OH} + \text{Br-CH}_2\text{-C}_6\text{H}_4\text{-NO}_2 \xrightarrow[-\text{NaBr}]{\text{NaHCO}_3} \text{R-C}_6\text{H}_4\text{-O-CH}_2\text{-C}_6\text{H}_4\text{-NO}_2$$

Die Umsetzung mit Chloressigsäure in alkalischer Lösung ist ebenfalls selektiv:

$$\text{R-C}_6\text{H}_4\text{-OH} + \text{Cl-CH}_2\text{-COOH} \xrightarrow[-\text{H}_2\text{O},\ -\text{HCl}]{\text{OH}^\ominus} \text{R-C}_6\text{H}_4\text{-O-CH}_2\text{-COO}^\ominus$$

Als OH-acide Verbindungen werden Phenole beim Behandeln mit **Diazoalkanen** veräthert:

$$\text{R-C}_6\text{H}_4\text{-OH} + \left[\begin{array}{c} \text{R-CH}=\overset{\oplus}{\text{N}}=\overset{\ominus}{\underline{\text{N}}} \\ \updownarrow \\ \text{R-}\overset{\ominus}{\text{CH}}-\overset{\oplus}{\text{N}}\equiv\text{N}| \end{array}\right] \longrightarrow \text{R-C}_6\text{H}_4\text{-O-CH}_2\text{-R} + \text{N}_2\uparrow$$

Ein geeignetes Reagenz auf Phenole ist das **2,6-Dichlorchinonchlorimid** der Ph.Eur.I bzw. des DAB 7. Es kondensiert in p-Stellung zur OH-Gruppe, wobei blaue Indophenolfarbstoffe entstehen:

$$\text{R-C}_6\text{H}_4\text{-OH} + \text{Cl-N=C}_6\text{H}_2\text{Cl}_2\text{=O} \xrightarrow[-\text{H}_2\text{O},\ -\text{HCl}]{\text{OH}^\ominus} {}^\ominus\text{O-C}_6\text{H}_3\text{R-N=C}_6\text{H}_2\text{Cl}_2\text{=O}$$

blau (mesomere Grenzformen)

Äther

Äther verhalten sich gegenüber den meisten Reagenzien, ähnlich wie die Paraffine, chemisch indifferent. Es gelingt nur mit einigen aggressiven Verbindungen, eine Spaltung herbeizuführen. Am

8. Nachweis funktioneller Gruppen in organischen Verbindungen

längsten bekannt ist die Spaltung von aliphatischen Äthern mit konzentrierter **Jodwasserstoffsäure**:

$$-\overset{|}{\underset{|}{C}}-O-\overset{|}{\underset{|}{C}}- + HJ \longrightarrow -\overset{|}{\underset{|}{C}}-OH + -\overset{|}{\underset{|}{C}}-J$$

Wenn einer der beiden Reste eine Methyl-Gruppe ist, so entsteht stets Methyljodid und die Hydroxylverbindung (Alkohol) des größeren Restes. Hierauf gründet sich die quantitative **Methoxylbestimmung nach Zeisel**. Bei einem Überschuß von Jodwasserstoff können auch zwei Mol Alkyljodid gebildet werden:

$$-\overset{|}{\underset{|}{C}}-O-\overset{|}{\underset{|}{C}}- + 2\,HJ \longrightarrow 2\,-\overset{|}{\underset{|}{C}}-J + H_2O$$

Aromatische Äther lassen sich ebenfalls durch Jodwasserstoff spalten, wobei jeweils das Phenol und ein Alkyljodid resultieren:

Diaryläther werden nicht gespalten. Man charakterisiert sie durch elektrophile Substitution am Aromaten. Symmetrische aliphatische Äther können auch durch Erhitzen mit **3,5-Dinitrobenzoylchlorid** in Gegenwart von Zinkchlorid gespalten werden:

Peroxide

Organische **Peroxide** und **Hydroperoxide** oxidieren Jodid in saurer Lösung zu Jod. Auf dieser Reaktion beruht auch die Bestimmung der **Peroxidzahl** (s. S. 374 f.) bei der Untersuchung von Fetten und fetten Ölen:

$$R^1-O-O-R^2 + 2\,HJ \to R^1-OH + R^2-OH + J_2$$
$$R^5-O-OH + 2\,HJ \to R-OH + H_2O + J_2$$

Ein brauchbares Reagenz zum Nachweis von Peroxiden ist **Titansulfat** in schwefelsaurer Lösung. Die organischen Peroxide spalten in saurer Lösung Wasserstoffperoxid ab, das in Reaktion tritt. Es erfolgt eine Gelb- bis Gelborangefärbung, die auf der Bildung des Peroxotitan-Kations beruht:

$$R-O-OH + H_2O \xrightarrow{H^\oplus} R-OH + HOOH$$
$$R^1-O-O-R^2 + 2\,H_2O \xrightarrow{H^\oplus} R^1-OH + R^2-OH + HOOH$$
$$Ti(SO_4)_2 + HOOH \to \underset{\text{gelborange}}{[TiO_2 \cdot aq]^{2\oplus}} + H_2SO_4 + SO_4^{2\ominus}$$

Carbonylverbindungen

Von den zahlreichen Anlagerungs- und Kondensationsreaktionen an und mit **Aldehyden** und **Ketonen** eignen sich besonders die letzteren zum Nachweis der Carbonylverbindungen. Als Reagenzien werden durchweg Ammoniakderivate benutzt. Die wichtigsten sind:

H_2N-R^1

$R^1 = -OH$: **Hydroxylamin**

$-NH-C(=O)-NH_2$: **Semicarbazid**

$-NH-C_6H_4-NO_2$: **4-Nitrophenylhydrazin**

$-NH-C_6H_3(NO_2)_2$: **2,4-Dinitrophenylhydrazin**

Die Kondensation mit Carbonylverbindungen, die meist zu substituierten Azomethinen führt, verläuft über ein primäres Additionsprodukt, das sich zwar unter intramolekularer Protonenübertragung stabilisiert, jedoch spontan Wasser abspaltet:

$$\underset{R^2}{\overset{R^3}{C}}=\underline{\overline{O}} + H_2\bar{N}-R^1 \longrightarrow R^2-\underset{|\underline{O}|^\ominus}{\overset{R^3}{\underset{|}{C}}}-\overset{\oplus}{N}H_2-R^1$$

$$\xrightarrow{-H^\oplus} R^2-\underset{OH}{\overset{R^3}{\underset{|}{C}}}-NH-R^1 \xrightarrow{-H_2O} \underset{R^2}{\overset{R^3}{C}}=N-R^1$$

$R^1 = -OH$: **Oxime**

$-NH-C(=O)-NH_2$: **Semicarbazone**

$-NH-C_6H_4-NO_2$: **4-Nitrophenylhydrazone**

$-NH-C_6H_3(NO_2)_2$: **2,4-Dinitrophenylhydrazone**

8. Nachweis funktioneller Gruppen in organischen Verbindungen

Abgesehen davon, daß man sie an ihrem Reduktionsvermögen z. B. gegenüber Fehlingscher Lösung oder Tollens-Reagenz erkennen kann, gibt es für den Nachweis von Aldehyden einige Reagenzien, die sich mit Ketonen nicht umsetzen. Hier seien zwei genannt: **Dimedon** und **N,N'-Diphenyläthylendiamin**.

Dimedon ist der Trivialname für 5,5-Dimethylcyclohexan-1,3-dion, das unter milden Bedingungen im Verhältnis 2 : 1 mit Aldehyden kondensiert:

Die Dimedon-Derivate können – sauer katalysiert – unter weiterer Wasserabspaltung in gut kristallisierende **Oxo-xanthen-Derivate** überführt werden. Beide weisen definierte Schmelzpunkte auf:

Die Umsetzung mit *N,N'*-Diphenyläthylendiamin, die ebenfalls sehr leicht eintritt, führt zu kristallinen **Tetrahydroimidazol**-Derivaten:

Chinone zeigen als Oxidationsmittel gegenüber den üblichen Carbonylreagenzien, denen ein mehr oder weniger reduktives Verhalten eigen ist, ein anomales Verhalten. Lediglich **4-Nitrophenyl-** und **2,4-Dinitrophenylhydrazin** werden nicht dehydriert, so daß sie als Kondensationsreagenzien geeignet sind. Es resultieren jedoch nur Monohydrazone, die sich spontan in Hydroxyphenylazo-verbindungen umlagern, womit eine weitere Umsetzung mit Carbonylreagenzien verhindert ist:

Amine

Eine generelle Eigenschaft aller **Amine** ist die Fähigkeit, mit Säuren Salze zu bilden. Man nutzt die Löslichkeit in Säuren zur Erkennung. Primäre und sekundäre Amine lassen sich acylieren, an **Isocyanate** addieren und mit **2,4-Dinitrophenylhalogeniden** kondensieren.

Bei der Acylierung entstehen Carbonsäureamide. Als Beispiele seien die Benzoylierung eines primären und die Acetylierung eines sekundären Amins aufgeführt:

Die Addition an **Isocyanate** führt zu beiderseitig substituierten **Harnstoffen**. Die Umsetzung von Methylamin mit Phenylisocyanat liefert beispielsweise N-Methyl-N'-phenylharnstoff:

$$H_3C-NH_2 \ + \ O=C=N-C_6H_5 \ \longrightarrow \ H_3C-NH-\underset{\underset{O}{\|}}{C}-NH-C_6H_5$$

Mit **2,4-Dinitrophenylhalogeniden** werden aus primären Aminen sekundäre, aus sekundären Aminen tertiäre, arylsubstituierte Amine erhalten:

(R^2 = H: primäres Amin)

8. Nachweis funktioneller Gruppen in organischen Verbindungen

Spezielle Nachweisreaktionen für die primäre Aminogruppe sind die Senfölreaktion, die Isonitrilreaktion und die Farbreaktion mit **1,2-Naphthochinon-4-sulfonsaurem Natrium**. Setzt man primäre oder sekundäre Amine mit **Schwefelkohlenstoff** um, so erhält man zunächst Salze der alkylierten bzw. dialkylierten **Dithiocarbaminsäure**:

$$2\ R-NH_2 + CS_2 \longrightarrow \left[R-NH-C\underset{S}{\overset{S}{\diagup\!\!\!\diagdown}} \right]^{\ominus} \left[R-NH_3 \right]^{\oplus}$$

$$\underset{R}{\overset{R}{\diagdown}}NH + CS_2 \longrightarrow \left[\underset{R}{\overset{R}{\diagdown}}N-C\underset{S}{\overset{S}{\diagup\!\!\!\diagdown}} \right]^{\ominus} \left[\underset{R}{\overset{R}{\diagdown}}NH_2 \right]^{\oplus}$$

Läßt man anschließend entschwefelnde Reagenzien wie Quecksilber(II)-chlorid oder Eisen(III)-chlorid einwirken, so liefern nur die aus primären Aminen erhaltenen Dithiocarbaminate stechend und charakteristisch riechende hochgiftige **Senföle**:

$$\left[R-NH-C\underset{S}{\overset{S}{\diagup\!\!\!\diagdown}} \right]^{\ominus} \overset{\oplus}{R}NH_3 + HgCl_2 \xrightarrow[-2\ HCl]{-HgS} R-N=C=S + RNH_2$$

Senföl

Werden primäre Amine in alkoholischer Lösung mit Chloroform und Alkalihydroxid erwärmt, so bilden sich unangenehm-charakteristisch riechende **Isonitrile**.

Dieser Nachweis ist ein Beispiel für eine **Carben**-Reaktion. Aus Chloroform und Kaliumhydroxid entsteht das Dichlorcarben, das mit dem primären Amin zu einem Addukt führt. Durch intramolekulare Protonenwanderung bildet sich ein Amino-dichlormethan. Anschließend wird zweimal Chlorwasserstoff abgespalten; einmal nach Art einer β-Eliminierung, was zu einem Azomethin führt; dann nach Art einer α-Eliminierung, wobei das Isonitril resultiert:

$$HCCl_3 + KOH \rightarrow |CCl_2 + KCl + H_2O$$

$$R-NH_2 - |CCl_2 \rightarrow R-\underset{H}{\overset{H}{N^{\oplus}}} - \overset{\ominus}{C}Cl_2 \rightarrow R-NH-CHCl_2$$

$$R-\underset{H}{\overset{}{N}}-\underset{Cl}{\overset{}{C}}H-Cl \xrightarrow[-HCl]{(OH^{\ominus})\ \beta\text{-Eliminierung}} R-N=CH-Cl \xrightarrow[-HCl]{(OH^{\ominus})\ \alpha\text{-Eliminierung}} R-\bar{N}=Cl$$

1. Qualitative Analyse

Isonitrile hochsiedender Amine mit geringem Dampfdruck sind schwer organoleptisch wahrnehmbar.

Mit dem Natriumsalz der **1,2-Naphthochinon-4-sulfonsäure**, einem Reagenz des DAB 7 und der Ph.Eur.I, reagieren primäre Amine unter Eliminierung der Sulfonsäure-Gruppe und Bildung farbiger **Chinonimine**:

Primäre aromatische Amine werden durch **Diazotierung** und nachfolgende **Kupplung** zu farbigen **Azoverbindungen** charakterisiert:

Neben dieser Reaktion ist in der Ph.Eur.I auch die Kondensation mit **4-Dimethylaminobenzaldehyd** in saurer Lösung angegeben, die zu gelben bis orangefarbenen Azomethinen führt:

gelb bis orange

Diazoniumsalze aus aliphatischen, primären Aminen zerfallen bei Raumtemperatur:

$$[R - CH_2 - \overset{\oplus}{N} \equiv N\,|]X^{\ominus} + H_2O \rightarrow R - CH_2 - OH + N_2 \uparrow + HX$$

Spezielle Farbreaktionen für sekundäre Amine sind weniger geläufig.

8. Nachweis funktioneller Gruppen in organischen Verbindungen

Tertiäre Amine weist man durch Umwandlung in **quartäre Ammoniumsalze** nach, z. B. durch Erhitzen mit Methyljodid:

$$R-NR_2R + CH_3J \longrightarrow [R-N^{\oplus}R_2(CH_3)R]\ J^{\ominus}$$

Zur **Trennung** und Unterscheidung von **primären, sekundären und tertiären Aminen** sind die Reaktionen mit salpetriger Säure und mit Benzol- bzw. Toluolsulfonsäurechlorid geeignet.

Aliphatische primäre Amine werden zwar in der Kälte durch Einwirkung von **salpetriger Säure** diazotiert, erleiden aber unter gleichen Bedingungen bereits eine Stickstoffabspaltung und gehen dabei, oft unter Umlagerung, in Alkohole über:

$$R-CH_2-NH_2 + HNO_2 + HX \xrightarrow[-2H_2O]{} [R-CH_2-N^{\oplus} \equiv N\,|]X^{\ominus}$$

$$[R-CH_2-N \equiv N\,|]X^{\ominus} + H_2O \xrightarrow[-HX]{} R-CH_2-OH + N_2 \uparrow$$

Der Mechanismus der Diazotierungsreaktion verläuft über den elektrophilen Angriff des Nitrosium-Ions ($NO^{\oplus}$), das aber nicht frei, sondern meist in der allgemein formulierten Form $O=N-X$ vorliegt.

X kann beispielsweise bedeuten: Cl, SO_4H, NO_2. Die zugehörigen Verbindungen, die man als $NO^{\oplus}$-Träger auffassen kann, entstehen auf folgende Weise:

$$HO-\bar{N}=O + H_3O^{\oplus} \rightleftharpoons H-\overset{H}{\underset{\oplus}{O}}-\bar{N}=O + H_2O$$

$$H-\overset{H}{\underset{\oplus}{O}}-\bar{N}=O + Cl^{\ominus} \rightleftharpoons O=\bar{N}-Cl + H_2O$$

$$H-\overset{H}{\underset{\oplus}{O}}-\bar{N}=O + HSO_4^{\ominus} \rightleftharpoons O=\bar{N}-O-SO_3H + H_2O$$

$$H-\overset{H}{\underset{\oplus}{O}}-\bar{N}=O + NO_2^{\ominus} \rightleftharpoons O=\bar{N}-O-\bar{N}=O + H_2O$$

Die Diazotierung kann dann, wie folgt, formuliert werden:

$$[X-\bar{N}=\bar{O} \rightleftharpoons X^{\ominus} + \overset{\oplus}{N}=\bar{O}] \xrightarrow[-X^{\ominus}]{+R-\bar{N}H_2} R-\overset{H}{\underset{H}{N}}{}^{\oplus}-\bar{N}=\bar{O}$$

$$R-\overset{H}{\underset{H}{\overset{|}{N}}}{}^{\oplus}-\bar{N}=O| \rightleftharpoons R-\bar{N}=\bar{N}-\overset{H}{\underset{}{O}}{}^{\oplus}-H$$

$$R-\bar{N}=\bar{N}-\overset{H}{\underset{}{O}}{}^{\oplus}-H \longrightarrow R-\bar{N}\equiv N| + H_2O$$

Das Verhalten **aromatischer, primärer Amine** wurde oben geschildert.

Sekundäre aliphatische und aromatische sowie araliphatische Amine bilden bei der Einwirkung von salpetriger Säure **Nitrosoamine**, die im allgemeinen durch Wasserdampfdestillation abzutrennen sind und durch Abspaltung von Stickoxid charakterisiert werden können:

$$\underset{R^2}{\overset{R^1}{\diagdown}}\text{NH} + \overset{\oplus}{\text{N}}=\overline{\underline{\text{O}}} \longrightarrow \left[R^2-\underset{H}{\overset{R^1}{\underset{|}{\overset{|}{\text{N}}}}}-\overset{\oplus}{\text{N}}=\overline{\underline{\text{O}}} \right] \xrightarrow{-H^\oplus} \underset{R^2}{\overset{R^1}{\diagdown}}\text{N}-\overline{\text{N}}=\overline{\underline{\text{O}}}$$

$$\underset{R^2}{\overset{R^1}{\diagdown}}\text{N}-\text{NO} + \text{HCl} + \text{FeCl}_2 \longrightarrow \underset{R^2}{\overset{R^1}{\diagdown}}\text{NH} + \text{FeCl}_3 + \text{NO}\uparrow$$

Tertiäre Amine reagieren in wäßriger Lösung bei Raumtemperatur mit salpetriger Säure nur in geringem Umfang unter Fragmentierung, abhängig von den Partialstrukturen und können meist unverändert zurückgewonnen werden.

Die Umsetzung eines Amingemisches mit **Benzol- oder Toluolsulfonylchlorid** und Natronlauge **(Hinsberg-Trennung)** liefert mit primären Aminen neben **Monosulfonamiden** auch **Disulfonamide**. Aus sekundären Aminen entstehen nur **Monosulfonamide**. Tertiäre Amine reagieren nicht und können zurückgewonnen werden:

$$2\ \text{R}-\text{NH}_2 + 3\ \text{H}_5\text{C}_6-\text{SO}_2\text{Cl} \xrightarrow{-3\ \text{HCl}} \text{H}_5\text{C}_6-\text{SO}_2-\text{NH}-\text{R}$$

$$+\ \text{H}_5\text{C}_6-\text{SO}_2-\underset{R}{\overset{|}{\text{N}}}-\text{SO}_2-\text{C}_6\text{H}_5$$

$$\underset{R^2}{\overset{R^1}{\diagdown}}\text{NH} + \text{H}_5\text{C}_6-\text{SO}_2\text{Cl} \xrightarrow{-\text{HCl}} \text{H}_5\text{C}_6-\text{SO}_2-\underset{R^2}{\overset{R^1}{\diagup}}\text{N}$$

Erhitzt man das erhaltene Produkt mit Natriumäthylat, so wird das Disulfonamid gespalten:

$$\left[\text{H}_5\text{C}_6-\text{SO}_2-\right]_2 \underset{R}{\overset{|}{\overline{\text{N}}}} \xrightarrow{\text{NaOR}} \left[\text{H}_5\text{C}_6-\text{SO}_2-\underset{R}{\overset{|}{\overset{\ominus}{\text{N}}|}}\right]\text{Na}^\oplus + \left[\text{H}_5\text{C}_6-\text{SO}_3^\ominus\right]\text{Na}^\oplus$$

Aus alkalischer Lösung läßt sich das Sulfonamid des sekundären Amins als Neutralkörper ausschütteln oder abfiltrieren, während das Sulfonamid des primären Amins als NH-acide Verbindung – bedingt durch die benachbarte, stark elektronenanziehende SO_2-Gruppe – als Natriumsalz in Lösung bleibt. Säuert man anschließend an, so fällt es aus oder kann ausgeschüttelt werden:

8. Nachweis funktioneller Gruppen in organischen Verbindungen

$$\left[H_5C_6-SO_2-\overset{\ominus}{\underset{R}{N}}I \right] Na^{\oplus} \xrightarrow{H^{\oplus}} H_5C_6-SO_2-\underset{R}{NH} + Na^{\oplus}$$

Carbonsäuren und Derivate

Carbonsäuren. Allgemeine zur Identifizierung verwertbare Eigenschaften der **Carbonsäuren** sind die Acidität und die dadurch bedingte Löslichkeit in wäßrigen Alkalihydroxidlösungen. Charakterisiert werden Carbonsäuren durch Herstellung von Derivaten, hauptsächlich Ester und Amide.

4-Bromphenacylester oder 4-Phenyl-phenacylester, die scharfe Schmelzpunkte aufweisen, erhält man durch Einwirkung der entsprechenden Phenacylbromide auf die Alkalisalze der Säuren in neutraler Lösung:

$$R^2-\underset{}{\bigcirc}-\underset{O}{\overset{}{C}}-CH_2-Br + \left[R^1-\underset{O}{\overset{}{C}}-O^{\ominus} \right] Na^{\oplus}$$

$$\xrightarrow{-NaBr} R^2-\underset{}{\bigcirc}-\underset{O}{\overset{}{C}}-CH_2-O-\underset{O}{\overset{}{C}}-R^1$$

R' = Br: 4-Bromphenacylester

R' = $-\bigcirc$: 4-Phenylphenacylester.

Die Darstellung der **Säureamide** aus Carbonsäuren erfordert meist den Umweg über die Säurechloride, die dann einer Aminolyse unterworfen werden.

$$R-\underset{OH}{\overset{O}{\overset{\|}{C}}} \xrightarrow{SOCl_2} R-\underset{Cl}{\overset{O}{\overset{\|}{C}}} + HCl + SO_2$$

$$R-\underset{Cl}{\overset{O}{\overset{\|}{C}}} + HN\underset{R}{\overset{R}{\diagdown}} \longrightarrow R-\underset{N(R)_2}{\overset{O}{\overset{\|}{C}}} + HCl$$

Arylsubstituierte Säureamide (Anilide) werden direkt aus den Natriumsalzen der Carbonsäuren erhalten.

$$\left[R-\underset{O^{\ominus}}{\overset{O}{\overset{\|}{C}}} \right] Na^{\oplus} + [H_3\overset{\oplus}{N}-C_6H_5]Cl^{\ominus} \xrightarrow[-NaCl]{-H_2O} R-\underset{NH-C_6H_5}{\overset{O}{\overset{\|}{C}}}$$

Carbonsäure-Derivate. Carbonsäure-Derivate können prinzipiell hydrolysiert und durch die Charakterisierung ihrer Spaltprodukte identifiziert werden.

1. Qualitative Analyse

Carbonsäureester liefern dabei die oft durch ihren Schmelzpunkt leicht erkennbaren Säuren. Kristalline Säure-Amide erhält man aus Estern durch Aminolyse, beispielsweise mit Benzylamin:

$$R^1-\overset{O}{\underset{O-R^2}{C}} \xrightarrow{H_2O/H^\oplus} R^1-\overset{O}{\underset{OH}{C}} + R^2OH$$

$$R^1-\overset{O}{\underset{O-R^2}{C}} + H_2N-CH_2-C_6H_5 \xrightarrow[-R^2-OH]{} R^1-\overset{O}{\underset{NH-CH_2-C_6H_5}{C}}$$

Durch Umsetzung mit **Hydroxylamin** im alkalischen Medium entstehen **Hydroxamsäuren,** die mit Eisen(III)-chlorid rote bis bläulichrote Chelate liefern. Diese Reaktion wird auch von der Ph.-Eur.I zur Identifizierung von Estern herangezogen:

$$3\,R^1-\overset{O}{\underset{O-R^2}{C}} \xrightarrow[-3\,R^2OH]{+3\,H_2N-OH} 3\,R^1-\overset{O}{\underset{NH-OH}{C}} \xrightarrow[-3\,H^\oplus]{+Fe^{3\oplus}} \text{[Fe-Chelat]}$$

Säureamide zeigen meist gute Kristallisationsfähigkeit und lassen sich schwerer verseifen als Carbonsäureester. Unsubstituierte Säureamide und Heterocyclen mit Säureimidgruppierungen sind mit **9-Hydroxyxanthen** (Xanthydrol) zu **9-Acylamino-xanthenen** kondensierbar.

Xanthydrol + $H_2N-\overset{R}{\underset{O}{C}}$ $\xrightarrow{-H_2O}$ 9-Acylamino-xanthen

Nitrile können außer durch Verseifung, die meist energische Bedingungen verlangt, durch Alkoholyse oder Reduktion charakterisiert werden. Bei Einwirkung von äthanolischer Schwefelsäure entstehen über die Iminoäther-sulfate Äthylester. Die Reduktion mit metallischem Natrium in Äthanol liefert primäre Amine.

$$R-C\equiv N \xrightarrow{C_2H_5OH/H^\oplus} R-\overset{NH}{\underset{OC_2H_5}{C}} \xrightarrow{H_2O/H_2SO_4} R-\overset{O}{\underset{OC_2H_5}{C}}$$

$$R-C\equiv N \xrightarrow{Na/R-OH} R-CH_2-NH_2$$

8. Nachweis funktioneller Gruppen in organischen Verbindungen

Sulfonsäuren und Derivate

Sulfonsäuren. Sulfonsäuren sind starke Säuren und bei nicht zu hoher molarer Masse gut wasserlöslich. Zur Charakterisierung eignen sich die Amidbildung und die Salzbildung mit **Benzylisothioharnstoff**.

Zur Amidbildung verwendet man Ammoniak oder Anilin, wobei die Sulfonsäure zuerst in das Säurechlorid überführt werden muß, das dann durch Aminolyse in das Amid übergeht.

$$R-SO_2-OH \xrightarrow{PCl_5} R-SO_2-Cl + POCl_3 + HCl$$

$$R-SO_2-Cl + H_2N-R \longrightarrow R-SO_2-NH-R + HCl$$

Zur Gewinnung der **S-Benzylisothiuroniumsulfonate** werden das Natriumsalz der Sulfonsäure und Benzylisothioharnstoffchlorid zur Reaktion gebracht:

$$\left[R-SO_3^\ominus\right] Na^\oplus + \left[\begin{array}{c} H_2\overset{\oplus}{N}=C-NH_2 \\ | \\ S \\ | \\ CH_2-C_6H_5 \end{array}\right] Cl^\ominus \longrightarrow$$

$$\left[\begin{array}{c} H_2\overset{\oplus}{N}=C-NH_2 \\ | \\ S \\ | \\ CH_2-C_6H_5 \end{array}\right] R-SO_3^\ominus + NaCl$$

Sulfonsäureamide (Sulfonamide). Der Nachweis wird durch saure Verseifung und die Charakterisierung der Hydrolyseprodukte erbracht. **Primäre Sulfonsäureamide** lassen sich analog zu den primären Carbonsäureamiden mit **9-Hydroxy-xanthen** kondensieren. Primäre und sekundäre Sulfonsäureamide sind am Stickstoff alkylierbar:

$$R^3-SO_2-N\begin{matrix} R^1 \\ R^2 \end{matrix} \xrightarrow{H_2O/H^\oplus} R^3-SO_3H + HN\begin{matrix} R^1 \\ R^2 \end{matrix}$$

$$R^3-SO_2-NH_2 + \underset{OH}{\text{xanthen-9-ol}} \xrightarrow{-H_2O} \underset{NH-SO_2-R^3}{\text{xanthen-9-yl}}$$

$$R^2-SO_2-NH-R^1 + R^3-X \xrightarrow{OH^\ominus} R^2-SO_2-N\begin{matrix} R^3 \\ R^1 \end{matrix} + HX$$

Nitroverbindungen

Nitroverbindungen reduziert man mit Zink und Salzsäure zu primären Aminen und charakterisiert sie als solche:

$$R-NO_2 \xrightarrow{Zn/HCl} R-NH_2$$

Bifunktionelle Verbindungen

Prinzipiell lassen sich in **bifunktionellen Verbindungen** die einzelnen funktionellen Gruppen getrennt in der oben geschilderten Art nachweisen. Daneben ermöglicht gerade die räumliche Nähe zweier funktioneller Gruppen zusätzliche Reaktionen, an denen beide beteiligt sind. Auf solche Reaktionen soll in folgendem kurz eingegangen werden.

1,2-Glykole (1,2-Dihydroxyverbindungen). Eine charakteristische Reaktion ist die oxidative Glykolspaltung, die mit Natriummetaperjodat (Malaprade-Reaktion) in wäßriger Lösung oder mit Bleitetra-acetat (Criegee-Reaktion) in organischen Lösungsmitteln durchgeführt wird.

In beiden Fällen nimmt man die schnelle Bildung eines cyclischen Zwischenproduktes an, das dann langsam und irreversibel in zwei Carbonylverbindungen zerfällt:

1,2-Aminoalkohole. 1,2-Aminoalkohole werden bei Einwirkung von Bleitetraacetat in analoger Weise gespalten. Dies gilt auch für N-tertiäre 1,2-Aminoalkohole:

$$R^2-\underset{\underset{R^3-\underset{\underset{R^4}{|}}{C}-\underset{\underset{R}{|}}{N}-R}{|}}{\underset{|}{C}}-OH + Pb(OCOCH_3)_4 \xrightarrow{-H_3C-COOH} R^2-\underset{\underset{R^3-\underset{\underset{R^4}{|}}{C}-\underset{\underset{R}{|}}{N}-R}{|}}{\underset{|}{C}}-O-Pb(OCOCH_3)_3$$

$$\xrightarrow{-Pb(OCOCH_3)_2} \underset{R^2}{\overset{R^1}{>}}C=O + \left[\underset{R^4}{\overset{R^3}{>}}C=\underset{R}{\overset{\oplus}{N}}-R\right]^{\ominus}OCOCH_3$$

$$\left[\underset{R^4}{\overset{R^3}{>}}C=\underset{R}{\overset{\oplus}{N}}-R\right]^{\ominus}OCOCH_3 + H_2O$$

$$\xrightarrow{-HO-COCH_3} \underset{R^4}{\overset{R^3}{>}}C=O + HN\underset{R}{\overset{R}{<}}$$

Charakteristisch für 1,2-Aminoalkohole ist die Bildung kräftig blauer Chelate mit Cu(II)-salzen in alkalischer Lösung, die bei entsprechender Substitution (z. B. mit einem Benzolring) mit organischen Lösungsmitteln ausschüttelbar sind:

$$2 \;\; \underset{\underset{R}{|}}{\overset{|}{\underset{|}{C}}}\!\!\!\!\begin{matrix}-C-OH\\-C-N-R\end{matrix} + Cu^{2\oplus} \xrightarrow{-2H^{\oplus}} \text{[Cu-Chelat]}$$

α-Hydroxyketone (Acyloine). Die Partialstruktur – CO – CH(OH) – ist in vielen, pharmazeutisch interessierenden Verbindungen, z. B. Zuckern, Vitamin C, Corticoiden enthalten.

Zwei allgemein anwendbare, charakteristische Reaktionen für α-Hydroxyketone und **Aldole** sind die Farbreaktion mit **TTC** und mit **Tillmans Reagenz.** Ketosen und Aldosen werden oft durch **Osazonbildung** charakterisiert.

Triphenyltetrazoliumchlorid (TTC), ein farbloses Reagenz des DAB 7 und der Ph.Eur.I, wird bei der Umsetzung mit einem α-Hydroxyketon in alkalischer Lösung zum roten Triphenylformazan reduziert, während das α-Hydroxyketon zur 1,2-Dicarbonylverbindung oxidiert wird:

TTC (farblos)

Triphenylformazan
(rot)

Tillmans-Reagenz ist ein blaues Chinonimin (2,6-Dichlorphenolindophenol-natrium), das durch α-Hydroxycarbonylverbindungen zum farblosen Diphenolamin reduziert wird.

blau
(in saurer Lsg. rot)

farblos

Osazone, die formal betrachtet, als Bis-phenylhydrazone aufzufassen sind, bilden sich leicht beim Erwärmen von Aldosen oder Ketosen mit überschüssigem Phenylhydrazin. Die Reaktion, deren Mechanismus trotz zahlreicher Bemühungen bis heute noch nicht eindeutig geklärt ist, verläuft summarisch so, daß insgesamt 3 mol Phenylhydrazin verbraucht werden, wobei die α-Hydroxycarbonylverbindung formal zum Diketon oxidiert und ein Mol Phenylhydrazin reduktiv in Anilin und Ammoniak gespalten wird, obwohl Phenylhydrazin selbst als Reduktionsmittel anzusehen ist:

8. Nachweis funktioneller Gruppen in organischen Verbindungen

$$\begin{array}{c} R \\ | \\ C=O \\ | \\ HC-OH \\ | \\ R \end{array} \quad + \quad 3\ H_2N-NH-C_6H_5 \quad \xrightarrow[\substack{-NH_3 \\ -H_2O}]{-H_2N-C_6H_5} \quad \begin{array}{c} R \\ | \\ C=N-NH-C_6H_5 \\ | \\ C=N-NH-C_6H_5 \\ | \\ R \end{array}$$

Ein plausibler Mechanismus, der keinen Anspruch auf Endgültigkeit erhebt, läßt sich mit Hilfe der **Amadori-Umlagerung** formulieren:

α-**Aminosäuren.** Eine charakteristische Reaktion der *α*-**Aminosäuren,** woran beide funktionellen Gruppen beteiligt sind, ist die Chelatbildung mit Kupfer(II)-salzen in gepufferter, wäßriger Lösung:

$$2\ R-\underset{NH_2}{\underset{|}{CH}}-C\overset{O}{\underset{OH}{\diagdown}} + Cu^{2\oplus} \xrightarrow{-2H^{\oplus}} \text{[Cu-Komplex]}$$

Die bekannteste Farbreaktion, obwohl nicht spezifisch, ist die **Ninhydrin-Reaktion**. Ninhydrin ist eine Trivialbezeichnung für **Trioxoindanhydrat**. Es dehydriert die Aminosäure zur Iminosäure und wird selbst zu sekundärem Alkohol reduziert. Die Aminosäure zerfällt in einen Aldehyd, Ammoniak und Kohlendioxid. Anschließend kondensieren 1 Mol Ninhydrin, 1 Mol Dioxocarbinol und 1 Mol Ammoniak zu einem blauvioletten Farbstoff:

[Ninhydrin] + $R-\underset{NH_2}{\underset{|}{CH}}-COOH$ $\xrightarrow{-H_2O}$ [Indandion-OH] + $R-\underset{NH}{\overset{COOH}{C}}$

$R-\underset{NH}{\overset{COOH}{C}} \xrightarrow{H_2O} R-C\overset{O}{\underset{H}{\diagdown}} + CO_2 + NH_3$

[Indandion(OH)$_2$] + NH_3 + HO–[Indandion] $\longrightarrow$

[Bis-indandion=N–] $\xrightarrow{-H^{\oplus}}$ [Bis-indandion=N–]$^{\ominus}$

blauviolett

1,2-Diketone. Mit 1,2-Diaminobenzol kondensieren **1,2-Diketone** leicht zu entsprechenden Chinoxalin-Derivaten:

[o-Phenylendiamin] + [1,2-Diketon] $\xrightarrow{-2H_2O}$ [Chinoxalin-Derivat]

Bei der Kondensation mit Hydroxylamin entstehen Bisoxime, die mit Nickel(II)-salzen in ammoniakalischer Lösung tiefrote Chelate bilden. Vgl. Nickelnachweis, S. 32.

8. Nachweis funktioneller Gruppen in organischen Verbindungen

$$R-\underset{\underset{O}{\|}}{C}-\underset{\underset{O}{\|}}{C}-R \;+\; 2\,NH_2-OH \xrightarrow{-2\,H_2O} R-\underset{\underset{OH}{\underset{|}{N}}}{\overset{\|}{C}}-\underset{\underset{OH}{\underset{|}{N}}}{\overset{\|}{C}}-R$$

1,3-Diketone. 1,3-Diketone und **β-Ketosäureester,** die am mittleren, von beiden Carbonyl-Gruppen flankierten C-Atom ein oder zwei Wasserstoffatome tragen, die also in dieser Richtung enolisierbar sind, neigen zur Enolisierung und bilden Metallchelate. Zur Charakterisierung eignen sich besonders die schwer löslichen Kupferchelate:

Mit bestimmten Carbonylreagenzien erhält man leicht charakteristische Hetrocyclen, z. B. mit **Hydroxylamin Isoxazole** oder mit substituierten **Hydrazinen Pyrazol-Derivate:**

Kapitel 2: Gewichtsanalyse (Gravimetrie)

Die **Gravimetrie** oder **Gewichtsanalyse** ist ein quantitatives Verfahren, bei dem der gelöste, zu bestimmende Stoff durch **Fällung** in einen schwerlöslichen Niederschlag überführt wird, aus dessen Masse die Konzentration des zu bestimmenden Stoffes stöchiometrisch errechenbar ist. Die Fällung muß dabei zu Verbindungen mit möglichst geringer Löslichkeit und definierter Zusammensetzung führen, die sich rasch und leicht aus der flüssigen Phase abtrennen lassen. Die Masse des gefällten Niederschlages wird durch Wägung ermittelt. Die Auswertung der gravimetrischen Analyse setzt voraus, daß die Wägeform, die durch Trocknen oder Glühen des Niederschlages erhalten wird, eine bekannte Zusammensetzung und damit ein bekanntes Molekulargewicht aufweist. Unter diesen Voraussetzungen kann die Menge des quantitativ zu bestimmenden Stoffes über eine stöchiometrische Proportion ermittelt werden.

Die Gravimetrie ist eine sehr genaue quantitative Methode. Weitere **Vorteile** sind der geringe materielle Aufwand und das Entfallen geeichter Meßgeräte.

Ein wesentlicher **Nachteil** der Gravimetrie ist der große zeitliche Aufwand, der durch den Fällungsvorgang, die zeitraubende Behandlung der Fällungsform und hauptsächlich durch die wiederholten Wägungen verursacht wird.

Systematische Fehler der gravimetrischen Analyse können bedingt sein durch: Ungeeignete Filter, Verspritzen oder Verschmutzung der Analysenlösung bei unbedeckten Gefäßen, Verwendung unreiner Chemikalien, fehlerhaftes Auswaschen durch zu große oder zu kleine Waschflüssigkeitsmenge oder Verwendung ungeeigneter Waschflüssigkeiten, Vernachlässigung der Parameter, die die Löslichkeit beeinflussen, Wägungen von Gefäßen, die noch nicht auf Raumtemperatur abgekühlt sind.

Gravimetrische Analysen werden dort bewußt eingesetzt, wo man eine hohe Präzision erreichen will und der Zeitaufwand vernachlässigbar ist. In der Arzneimittelanalytik finden sie meist Verwendung, wenn keine geeigneten maßanalytischen Verfahren zur Verfügung stehen. Für industrielle Serienanalysen sind sie heute ohne Bedeutung.

1. Gravimetrische Grundoperationen

Lösen

Bei den meisten im pharmazeutisch-analytischen Bereich zu untersuchenden Substanzen handelt es sich um feste Stoffe. Bevor sie einer qualitativen oder quantitativen Analyse unterworfen werden können, müssen sie meist in Lösung gebracht werden. Als Lösungsmittel für gravimetrische Analysen kommen fast ausschließlich Wasser oder wäßrige Lösungen in Frage.

Beim Lösen einer Substanz kann entweder eine Phasenänderung eintreten oder eine chemische Reaktion mit dem Lösungsmittel bzw. den im Lösungsmittel enthaltenen Verbindungen. Löst man z. B. Glukose im Wasser auf, so tritt eine reine Phasenveränderung ein. Beim Lösen von Kochsalz in Wasser setzt darüber hinaus eine Reaktion, nämlich die Dissoziation in Chlorid- und Natrium-Ionen ein. Wird Aluminiumchlorid in Wasser gelöst, so erhält man durch Hydrolyse eine sauer reagierende Lösung. Ein festes Metall, das beispielsweise in verdünnter Schwefelsäure löslich ist, wird beim Lösungsvorgang in das entsprechende Sulfat übergeführt. Versucht man Calciumcarbonat in verdünnter Salzsäure zu lösen, so gelingt der Versuch. In Lösung liegt aber nicht mehr das Calciumcarbonat sondern Calciumchlorid vor, während die Kohlensäure verdrängt und verflüchtigt wird.

Eine feste Regel zur Anwendung bestimmter Lösungsmittel kann nicht gegeben werden. Man versuche zunächst, die Analysenprobe in Wasser zu lösen. Gelingt dies nicht, dann verwendet man verdünnte Säuren, schließlich konzentrierte Säuren oder so aggressive Reagenzien wie Salpetersäure bzw. Königswasser. Je nach Verbindungstyp können Lösungen auch unter Anwendung von Alkalilaugen oder anderen basischen Stoffen erreicht werden. Ist die Analysensubstanz trotz Anwendung aller zur Verfügung stehenden Lösungsmittel nicht in Lösung zu bringen, so muß eine Aufschlußreaktion durchgeführt werden (vgl. S. 49).

Fällen

Nachdem die zu analysierende Substanz aufgelöst ist, erfolgt die wichtigste Reaktion der gravimetrischen Bestimmung, nämlich die Fällung. Sie soll zu einem praktisch unlöslichen Niederschlag definierter Zusammensetzung führen, der außerdem gut filtrierbar ist. Die Ausführung der Fällung geschieht in Bechergläsern angemessener Größe. Das Fällungsmittel wird zugetropft oder man läßt es zulaufen, während mit einem Glasstab gerührt wird. Nach Beendigung des Fällungsvorganges ist das Becherglas sofort mit einem Uhrglas zu bedecken, um Verunreinigungen zu verhindern.

2. Gewichtsanalyse (Gravimetrie)

Äußerlich betrachtet, ist der Fällungsvorgang die Umkehrung des Lösungsprozesses. Ein Unterschied besteht aber darin, daß das Fällen einer Substanz meist mit einer chemischen Reaktion verbunden ist. Die Fällung wird in der analytischen Chemie sehr häufig verwandt, z. B. beim Nachweis einzelner Ionen, beim Trennen verschiedener Ionen und nicht zuletzt als Grundoperation in der Gravimetrie. Durch die Fällung wird der in Lösung befindliche Stoff als feste Substanz abgeschieden. Bei Lösungen, die mehrere Stoffe enthalten, kann durch die Anwendung der richtigen Fällungsmittel eine selektive Abscheidung der einzelnen Bestandteile nacheinander erreicht werden.

Führt eine Fällung, die im Rahmen einer quantitativen Analyse durchgeführt wird, nicht zu einem stöchiometrisch einheitlichen und definierten Produkt, so muß diese durch eine nachfolgende Reaktion, z. B. Glühen, in eine stöchiometrisch einheitliche Verbindung überführt werden.

Von praktischer Bedeutung für die Gravimetrie ist nur die Fällung von Salzen. Man erreicht sie durch Zusetzen von Lösungen leicht löslicher Salze oder durch Zugabe von Säuren und Basen, die das fällende Ion enthalten und erzeugt so Ionenkombinationen, die in schwer löslichen Salzen vorliegen.

Trennen

Die nächste, wesentliche Operation bei der Durchführung gravimetrischer Analysen ist das Abtrennen gefällter Substanzen. Hierfür kommen praktisch zwei Verfahren in Frage, nämlich das Zentrifugieren und das Filtrieren. Während das Zentrifugieren in der qualitativen Analyse, besonders bei der Abtrennung kleiner Substanzmengen und solcher Niederschläge, die nur langsam sedimentieren, von großem Vorteil ist, wird in der Gravimetrie hauptsächlich das Filtrieren angewandt. Dazu benutzt man Papierfilter und Filtertiegel verschiedener Porosität. Zum Filtrieren mit Papierfiltern benötigt man Trichter. Vorteilhaft ist die Verwendung sogen. Analysentrichter, bei denen eine größere freiliegende Filteroberfläche erreicht wird. Zum Filtrieren mit Filtertiegeln aus Glas oder Porzellan sind Gummimanschette, Tulpe und Saugtopf notwendig, die über eine Waschflasche an die Wasserstrahlpumpe angeschlossen werden.

Neben dem Material des Filters, das als Kapillarsystem aufgefaßt werden kann und die Filtriergeschwindigkeit beeinflußt, hängt die Geschwindigkeit des Filtrierens auch von der Beschaffenheit des abzufiltrierenden Niederschlages ab und zwar in erster Linie von der Teilchengröße und der Teilchenstruktur.

1. Gravimetrische Grundoperationen

Über die Porosität von Glassintertiegeln macht die Ph.Eur.I präzise Angaben (Tab. 3).

Tabelle 3. Vergleichstabelle der Porosität von Glassintertiegeln [1]

Porositätsnummer (Ph. Eur.) [2]	Größter Porendurchmesser in µm	Bundesrepublik Deutschland	Frankreich	Großbritannien
1,6	kleiner als 1,6	5 f	–	–
–	1 – 2,5	5	–	5
4	1,6 – 4	–	–	–
–	4 – 6	–	5	–
10	4 – 10	4 f	–	4
16	10 – 16	4	4	–
40	16 – 40	3	3	3
–	40 – 50	–	–	2
100	40 – 100	2	2	–
–	100 – 120	–	–	1
160	100 – 160	1	1	–
–	150 – 200	0	0	–
250	160 – 250	–	–	–
–	200 – 500	–	00	–

[1] Die angegebenen Grenzwerte sind nur angenäherte Werte.
[2] Die Ph. Eur. hat das von der International Standards Organisation (ISO) vorgeschlagene System aufgenommen.

Waschen

Um die Einheitlichkeit eines Niederschlages zu gewährleisten, muß dieser vor der Weiterverarbeitung gründlich gewaschen werden. Dazu läßt man den Niederschlag vor dem Filtrieren im Becherglas absetzen und dekantiert die überstehende Flüssigkeit mit Hilfe eines Glasstabes auf das verwendete Filter. Bei qualitativen und präparativen Arbeiten wird im Becherglas durch mehrmaligen Zusatz von Waschflüssigkeit, Umrühren und Absetzenlassen ein intensives Waschen erreicht. Dabei gilt die Regel, daß mehrmaliges Waschen mit kleinen Anteilen an Waschflüssigkeit wirkungsvoller ist als einmaliges Waschen mit einem großen Volumen an Flüssigkeit.

Bei gravimetrischen Operationen verzichtet man auf diese wirkungsvolle Art des Waschens und gibt vielmehr den nach dem erstmaligen Dekantieren verbliebenen Niederschlag mit dem Rest der Lösung auf das Filter, um die Gefahr des Wiederauflösens eines geringen bis größeren Teiles des Niederschlages zu verringern.

Dafür wird, meist mit Wasser, auf dem Filter gewaschen, um Reste des Fällungsmittels und Lösungsmittelreste aus dem Niederschlag zu entfernen.

Die Wirksamkeit und die Beendigung des Waschvorganges werden in dem ablaufenden Waschwasser mit Hilfe qualitativer Reaktionen kontrolliert. Um einen Niederschlagsverlust durch Wiederauflösen zu vermeiden, werden dem Waschwasser oft löslichkeitsvermindernde Zusätze beigegeben. Löslichkeitsvermindernd wirken z. B. Eigen-Ionen – verständlich nach dem Löslichkeitsprodukt – oder organische Lösungsmittel, in denen anorganische Niederschläge schwer löslich sind. Eine Peptisation kolloider Niederschläge läßt sich durch Zusatz von Elektrolyten verhindern. Eine Hydrolyse bestimmter Niederschläge wird durch Ansäuern oder Alkalisieren des Waschwassers verhindert.

Trocknen

Trocknen bedeutet Entfernen von Flüssigkeiten aus festen, gasförmigen oder auch flüssigen Systemen. Praktisch versteht man darunter meist die Beseitigung restlicher Feuchtigkeitsmengen wie Wasser oder organische Lösungsmittel.

In der Gravimetrie trennt man den zu isolierenden Niederschlag durch Filtrieren oder Absaugen von der Hauptmenge unerwünschter Flüssigkeit. Dann muß der erhaltene Niederschlag vor dem Wägen in geeigneter Weise getrocknet werden. Am häufigsten geschieht dies im Trockenschrank bei einer der Substanz angemessenen, einstellbaren Temperatur. In bestimmten Fällen wird der gefällte Niederschlag bei Raumtemperatur im Exsikkator über Trocknungsmittel wie konz. Schwefelsäure, Silikagel, Phosphorpentoxid, festem Kaliumhydroxid usw. getrocknet. Dabei kann gleichzeitig ein Vakuum angelegt werden. Für Trocknungen bei nicht allzu hohen Temperaturen unter Vakuum steht die Trockenpistole zur Verfügung.

Das Trocknen ist so lange fortzusetzen, bis ein konstantes Gewicht erreicht wird. Nach Ph.Eur.I bedeutet „Trocknen bis zum konstanten Gewicht", daß zwei aufeinander folgende Wägungen um nicht mehr als 0,0005 g abweichen.

Glühen

Wird ein Niederschlag in einer nicht stöchiometrischen Zusammensetzung erhalten, so kann er oft durch anschließendes Glühen in eine einheitliche, wägbare Form übergeführt werden. Das Glühen geschieht in Muffelöfen. Nach dem Glühen müssen die Tiegel im Exsikkator erkalten. Die Wägung darf erst vorgenommen wer-

1. Gravimetrische Grundoperationen

den, wenn sie Raumtemperatur erreicht haben. Mit den Tiegeln, die zur Durchführung einer gravimetrischen Bestimmung verwandt werden, ist der gleiche Prozeß (Glühen, Erkalten, Wägen unter gleichen Bedingungen) vor Anwendung durchzuführen.

Wägen

Die heutigen Analysenwaagen sind Balkenwaagen mit Schwingungsdämpfung, halb- oder vollautomatischer Gewichtsauflage, beleuchteter Projektionsskala, oft auch mit digitalem Gewichtsanzeiger. Nach der Belastbarkeit unterscheidet man Makro-, Halbmikro- und Mikrowaagen. Die analytisch gebrauchten Makrowaagen sind bis 200 g, die Halbmikrowaagen bis 100 g und die Mikrowaagen bis 20 g belastbar.

Sieht man von der äußeren Form ab, so unterscheiden sich die Analysenwaagen in ihrem wichtigsten Teil, nämlich dem zweiseitigen Hebel, der um eine waagrechte Achse drehbar angeordnet ist. Der Angriff der Schwerkraft des zu wägenden Körpers an einem Hebelarm der Waagen ist für alle Typen gleich. Unterschiedlich ist der Ausgleich des dabei wirksam gewordenen Drehmoments durch ein entgegengesetztes. Danach unterscheidet man 3 Waagetypen:

1. Der Hebel besteht aus 2 gleichlangen Hebelarmen. Die Aufhebung des Drehmoments wird durch eine gleichgroße Masse am anderen Hebelarm erreicht.

2. Die Hebelarme sind unterschiedlich lang; der Ausgleich erfolgt durch eine größere oder kleinere Masse (Laufgewichtswaage, Wägung mit Reiterchen).

3. Die Auslenkung erfolgt durch ein dem Sinus des Ausschlagwinkels proportionales, entgegengerichtetes Drehmoment, bei tiefliegendem Schwerpunkt des Hebels.

Unter der **Empfindlichkeit** einer Analysenwaage, von der die Güte dieses Gerätes abhängt, versteht man diejenige Überbelastung in mg, bei der noch ein Ausschlag des Zeigers festzustellen ist.

Die Empfindlichkeit, ausgedrückt in Skalenteilen pro mg, beträgt bei der Makrowaage 10, bei der Halbmikrowaage 20 und bei der Mikrowaage etwa 200.

Die Empfindlichkeit ist abhängig:

1. Von der Länge des Waagebalkens.
   Sie ist um so größer, je länger die Balkenarme sind.

2. **Vom Gewicht des Waagebalkens.**
   Bei ausreichender Festigkeit soll der Waagebalken möglichst leicht sein.
3. **Von der Belastung.**
   Bei geringen Belastungen ist die Empfindlichkeit größer als bei höheren Belastungen, so daß bei sehr genauen Wägungen, je nach Belastung, mit etwas unterschiedlicher Empfindlichkeit zu rechnen ist.
4. **Von der Entfernung des Schwerpunktes von der Drehungsachse (Unterstützungspunkt).**
   Je geringer diese Entfernung, desto empfindlicher ist die Waage.

Die bei Wägungen erreichbare **Genauigkeit** ist von verschiedenen Faktoren abhängig. Die Ablesegenauigkeit der Makrowaage liegt bei 0,05 mg, die der Halbmikrowaage bei 0,01 mg; die Mikrowaage erreicht eine Ablesegenauigkeit von 0,001 mg. Neben diesem, durch die Konstruktion der Waagen bedingten Faktor hängt die Präzision von Wägungen von der richtigen Aufstellung der Waagen ab, ebenso vom Wägeverfahren, von der Qualität des Gewichtssatzes, von der Behandlung des Wägegutes und vom Luftauftrieb. Die Wägetemperatur muß stets konstant sein. Der Feuchtigkeitsgehalt des zu wägenden Gutes muß vergleichbar sein. Flüssigkeiten, hygroskopische und leicht verwitternde Substanzen werden in Wägegläsern, d. h. geeigneten, geschlossenen Behältern gewogen. Festkörper, die getrocknet oder geglüht wurden, sind vor der Wägung im Exsikkator aufzubewahren und auf Raumtemperatur abzukühlen. Wichtig für eine genaue Wägung ist auch die Relation zwischen dem Gewicht des leeren Gefäßes und dem Gewicht des Wägegutes. Das Verhältnis 200 : 1 sollte dabei nicht unterschritten werden.

Zum Wägevorgang seien einige praktische Regeln zitiert. Die Waage soll möglichst schwingungsfrei aufgestellt sein. Bei Wägungen mit Gewichtssatz darf das Auflegen und Abnehmen der Gewichte nur bei arretierter Waage erfolgen. Die Arretierung ist immer vorsichtig und mit Gefühl zu betätigen. Bei elektrischen und automatischen Waagen sind die Betriebsanweisungen zu beachten. Von besonderer Wichtigkeit ist der Einfluß der Temperatur. Heiße Geräte dürfen nicht gewogen werden.

Das Leergewicht eines Tiegels und das Gewicht des Tiegels mit Niederschlag müssen stets bei gleicher Temperatur ermittelt werden.

Über die „Einwaage" macht Ph.Eur.I folgende Angaben:

„Die verwendete Menge Substanz wird mit der erforderlichen Genauigkeit gewogen und das Ergebnis auf diese Menge bezogen. Die Genauigkeit ist durch die Anzahl der Dezimalstellen im Text angegeben:
1,0 bedeutet einen Wert von mindestens 0,95 und höchstens 1,05;
1,00 bedeutet einen Wert von mindestens 0,995 und höchstens 1,005;
1,000 bedeutet einen Wert von mindestens 0,9995 und höchstens 1,0005;

2. Löslichkeit

Löslichkeit und Löslichkeitsangaben

Die Löslichkeit einer Substanz wird angegeben in Mol/Liter (Stoffmengenkonzentration c, s. S. 117), in Mol/1000 g Lösungsmittel (Molalität b, s. S. 117) oder per Massengehalt w (s. S. 116). Die Größe der Löslichkeit einer Substanz, d. h. die maximale Menge eines Stoffes, die von einer bestimmten Lösungsmittelmenge bei einer gegebenen Temperatur gelöst wird, bezieht man auf die gesättigte Lösung, die sich im Gleichgewicht mit einem Bodenkörper befindet.

Nach Ph.Eur.I gelten genaue Löslichkeitsangaben wie Stoffmengenkonzentration oder Molalität für eine Temperatur von 20° C. Ungefähre Löslichkeitsangaben werden sprachlich umschrieben und können der folgenden Tabelle der Ph.Eur.I entnommen werden (s. Tab. 4):

Tabelle 4

Bezeichnung	Ungefähre Anzahl Volumteile Lösungsmittel für 1 Gewichtsteil Substanz
sehr leicht löslich	weniger als 1 Teil
leicht löslich	von 1 Teil bis 10 Teile
löslich	über 10 Teile bis 30 Teile
wenig löslich	über 30 Teile bis 100 Teile
schwer löslich	über 100 Teile bis 1 000 Teile
sehr schwer löslich	über 1000 Teile bis 10 000 Teile
praktisch unlöslich	mehr als 10 000 Teile

Löslichkeitsprodukt

Das Löslichkeitsprodukt ist eine Konstante, die die Löslichkeit eines ionischen Festkörpers beschreibt. Sie gibt den Wert des Produktes der Ionenkonzentrationen (bzw. Ionenaktivitäten) in der gesättigten Lösung an.

Wird das Löslichkeitsprodukt erreicht, so fällt die aus den Ionen aufgebaute Substanz aus. Allgemein formuliert, lautet das Löslichkeitsprodukt

$$L = c_{A^{\oplus}} \, c_{B^{\ominus}}$$

Es bedeuten: L = Löslichkeitsprodukt

$c_{A^{\oplus}}$ = Stoffmengenkonzentration des Kations $A^{\oplus}$
$c_{B^{\ominus}}$ = Stoffmengenkonzentration des Anions $B^{\ominus}$

Das Löslichkeitsprodukt L ist aus dem auf einen Lösungsvorgang angewandten Massenwirkungsgesetz abgeleitet.

Nimmt man an, daß die Löslichkeit des Salzes AB in Wasser bei 20° C 15% ($w \equiv G/G$) beträgt, so lassen sich 15 g in 85 g Wasser lösen. Wird diese Menge überschritten, so bleibt ein fester Bodensatz zurück. Das Salz AB dissoziiert beim Auflösen in Wasser nach folgender Gleichung:

$$AB \rightleftharpoons A^{\oplus} + B^{\ominus}$$

Die Anwendung des Massenwirkungsgesetzes auf diese Gleichung ergibt folgende Beziehung:

$$K = \frac{c_{A^{\oplus}} \, c_{B^{\ominus}}}{c_{AB}}$$

Mit c_{AB} wird die Stoffmengenkonzentration des in Lösung befindlichen, nicht dissoziierten Substanzanteils bezeichnet.

Während in ungesättigten Lösungen der Wert für c_{AB} je nach Stoffmengenkonzentration verschieden ist, bleibt er in gesättigten Lösungen mit Bodenkörper konstant. Man kann die obige Gleichung deshalb wie folgt umformulieren:

$$c_{A^{\oplus}} \, c_{B^{\ominus}} = K \, c_{AB}$$

Da das Produkt zweier Konstanten wiederum eine Konstante ist, kann man diese Gleichung weiter vereinfachen und anstelle von $K \cdot c_{AB}$ die Konstante L (Löslichkeitsprodukt) verwenden.

Löslichkeitskurven

Zwischen einem gasförmigen System und einer Lösung bzw. dem Verdampfungs- und dem Lösungsvorgang bestehen weitgehende Analogien. Man kann den Lösungsvorgang mit dem Sublimationsvorgang vergleichen. Die Sublimation beruht auf dem Gleichgewicht zwischen Gas und Kristall. Beim Lösen eines festen Stoffes in einer Flüssigkeit bildet sich ein Gleichgewicht zwischen den im Lösungsmittel frei beweglichen und den im Kristallgitter fixierten

2. Löslichkeit

Teilchen. Zum Lösen eines Kristalls ist Energiezufuhr notwendig. Man bezeichnet sie als Gitterenergie. Die Zerstörung eines Kristalls ist also ein endothermer Prozeß. Umgeben sich die gelösten Teilchen mit einer Hülle von Lösungsmittelmolekülen, so spricht man von Solvatation. Die Solvatation ist ein exothermer Prozeß, liefert also Energie.

Ein Stoff ist dann gut löslich, wenn die bei der Solvatation gewonnene Energie größer ist als die Gitterenergie.

Überträgt man die vom Verdampfungsvorgang bekannten Gesetzmäßigkeiten auf den Lösungsvorgang, so ergeben sich folgende Konsequenzen:

1. Eine Substanz löst sich in einem Lösungsmittel bei gegebener Temperatur bis zu einem bestimmten osmotischen Sättigungsdruck, bzw. einer bestimmten Sättigungskonzentration.
2. Die Löslichkeit (Sättigungswert) ist abhängig vom dynamischen Gleichgewicht zwischen ungelösten und gelösten Molekülen.
3. Die Überführung fester Teilchen in die Lösung ist beim Überwiegen der Gitterenergie über die Solvatationsenergie ein endothermer Prozeß.

Nach dem Prinzip von Le Chatelier ergibt sich daraus, daß bei steigender Temperatur die Löslichkeit zunimmt (Beispiele: KCl, KNO_3). Diese Feststellung gilt jedoch nur, wenn keine chemische Reaktion zwischen gelösten Teilchen und Lösungsmittel eintritt. Überwiegt die Solvatationsenergie, so nimmt die Löslichkeit eines Stoffes mit steigender Temperatur ab (Beispiel: Calciumacetat).

Halten sich Gitterenergie und Solvatationsenergie die Waage, so bleibt die Löslichkeit durch Temperaturänderungen unbeeinflußt (Beispiel: annähernd bei NaCl).

Die graphische Darstellung der Löslichkeit in Abhängigkeit von der Temperatur nennt man Löslichkeitskurve (s. **Abb. 1 und 2**). Aus **Abb. 1** erkennt man auch die Ähnlichkeit der Löslichkeitskurven mit Dampfdruckkurven.

Geknickte Löslichkeitskurven beruhen auf Änderungen des Kristallwassergehalts (Beispiel: $Na_2SO_4 \cdot 10\,H_2O$) oder auf Polymorphie, d. h. Kristallformen mit unterschiedlicher Bindungsenergie (s. **Abb. 2**).

Natriumsulfat enthält unterhalb 32,4° C 10 Moleküle Kristallwasser, oberhalb dieser Temperatur nur 2. Oberhalb 32,4° C steigt die Solvatationsenergie weiter an und überwiegt allmählich die Gitterenergie, was zu einem Knick in der Löslichkeitskurve führt.

96 2. Gewichtsanalyse (Gravimetrie)

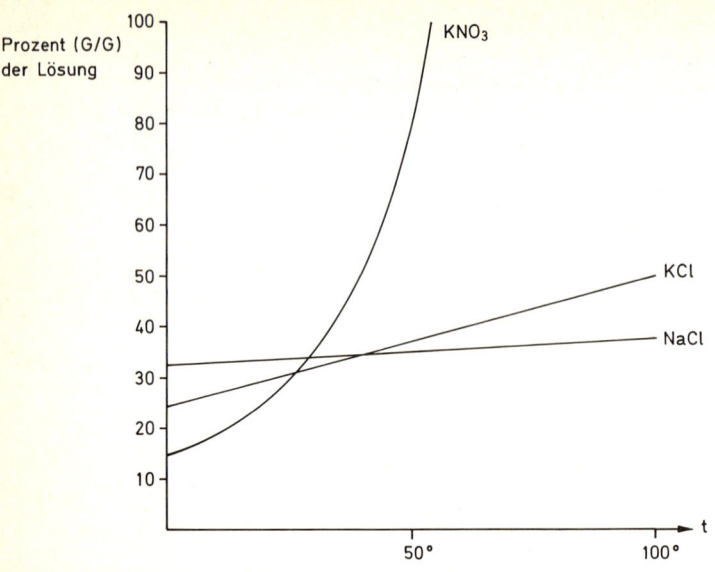

Abb. 1. Löslichkeitskurven für NaCl, KCl und KNO$_3$

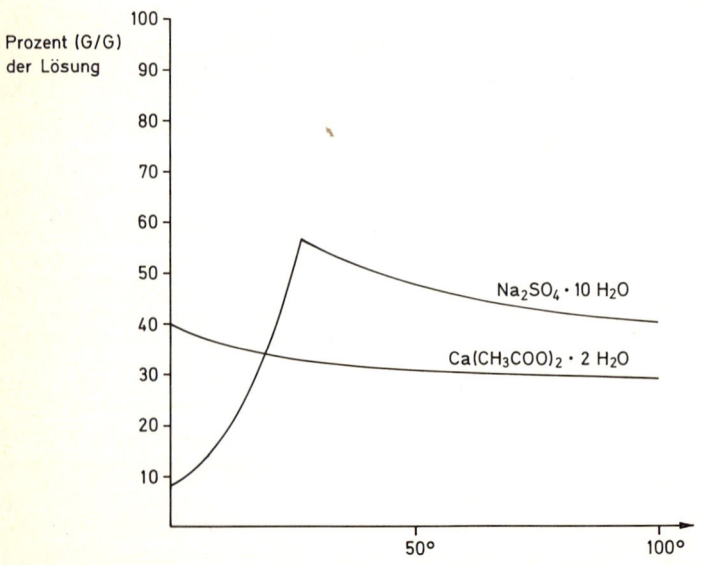

Abb. 2. Löslichkeitskurven für Na$_2$SO$_4$ (Dekahydrat) und Ca(CH$_3$COO)$_2$ (Dihydrat)

4. Wird der osmotische Druck einer gesättigten Lösung bei konstanter Temperatur durch Volumenverkleinerung (Verdunsten des Lösungsmittels) erhöht, so fällt so lange gelöster Stoff aus bis der osmotische Druck den ursprünglichen Wert wieder erreicht hat. Umgekehrt gilt für eine Lösung, die sich über einem Bodenkörper befindet, folgendes: Wird der osmotische Druck durch Verdünnen der Lösung (Vergrößerung des Volumens) verkleinert, so wird so lange fester Stoff gelöst, bis der Gleichgewichtsdruck wieder erreicht ist.

Löslichkeitsbeeinflussung durch gleichionige Zusätze

Nach Aussage des Löslichkeitsproduktes wird die Löslichkeit eines Stoffes durch niederschlagseigene Ionen verringert. Das sei am Beispiel der Silberchloridfällung erläutert. In der gesättigten Silberchloridlösung besteht maximale Löslichkeit, wenn Silber-Ionen und Chlorid-Ionen in äquivalenter Konzentration vorliegen. Für das Löslichkeitsprodukt von Silberchlorid gilt:

$$L_{AgCl} = c_{Ag^\oplus} \, c_{Cl^\ominus} = 10^{-10} \, mol^2 \cdot l^{-2}$$

Eine Fällung, die man im praktischen Sinne als quantitativ bezeichnet, tritt durch einen geringen Überschuß an Chloridionen – wenn die Lösung etwa 10^{-1} molar ist – ein.

Bei äquivalenter Konzentration der beiden Ionen gilt für $Ag^\oplus$:

$$c_{Ag^\oplus} = \frac{L_{AgCl}}{c_{Cl^\ominus}} = \frac{10^{-10}}{10^{-5}} = 10^{-5} \, mol \cdot l^{-1}$$

Bei einem 10^{-1} molaren Überschuß an Chlorid-Ionen sinkt die Konzentration an $Ag^\oplus$ stark ab:

$$c_{Ag^\oplus} = \frac{L_{AgCl}}{c_{Cl^\ominus}} = \frac{10^{-10}}{10^{-1}} = 10^{-9} \, mol \cdot l^{-1}$$

Gelegentlich wird aber auch durch Erhöhung der Eigenionen-Konzentration die Löslichkeit vergrößert.

Das kann dann der Fall sein, wenn sich das Gleichgewicht unvollständig einstellt, wenn eine Komplexbildung mit überschüssigem Reagenz oder Kolloidbildung eintreten.

Wie oben gezeigt, wird bei einer Chloridkonzentration von 10^{-1} mol · l^{-1} Silberchlorid quantitativ gefällt. Bei höheren Chloridkonzentrationen erfolgt dann eine Komplexbildung, wodurch das gefällte AgCl teilweise wieder in Lösung geht:

$$\underline{AgCl} + Cl^\ominus \rightleftarrows [AgCl_2]^\ominus$$

2. Gewichtsanalyse (Gravimetrie)

Löslichkeitsbeeinflussung durch fremdionige Zusätze

Die Löslichkeit von Salzen wird auch durch Zusatz von Fremdionen beeinflußt. Die Erhöhung der Löslichkeit beruht dann auf zwei unterschiedlichen Erscheinungen:

Bildung komplexer Ionen
Erniedrigung der Aktivitätskoeffizienten.

Die Komplexbildung und ihr Einfluß werden im nächsten Abschnitt beschrieben. Das Phänomen der Löslichkeitsverbesserung durch Erniedrigung der Aktivitätskoeffizienten läßt sich folgendermaßen erklären:

Soll bei Lösungen starker Elektrolyte oder konzentrierten Lösungen schwacher Elektrolyte das Massenwirkungsgesetz angewandt werden, so müssen die tatsächlich vorliegenden, d. h. analytisch feststellbaren Ionenkonzentrationen mit Faktoren korrigiert werden, die man als Aktivitätskoeffizienten (f) bezeichnet.

Anstelle der Stoffmengenkonzentration c tritt die Aktivität a:

$$a = f \cdot c$$

Die Aktivität oder effektive Ionenkonzentration ist durch die Anziehungskräfte zwischen den einzelnen Ionen bedingt, die dadurch nicht mehr voll wirksam werden.

Die Aktivitätskoeffizienten sind normalerweise kleiner als 1, so daß die „nach außen hin" wirksame Aktivität a kleiner als die (Stoffmengen)Konzentration c erscheint.

Die Formulierung des Löslichkeitsproduktes L muß dann wie folgt erweitert werden:

$$L = c_{B^{\oplus}} \, c_{A^{\ominus}} \cdot f_{B^{\oplus}} \cdot f_{A^{\ominus}}$$

Da die Aktivitätskoeffizienten f_A und f_B bei gegebener Temperatur mit zunehmender Konzentration der in Lösung befindlichen Ionen kleiner werden, muß L in diesem Falle größer sein. Erkennbar wird diese Feststellung, wenn man die voranstehende Gleichung umformuliert:

$$\frac{L}{f_{B^{\oplus}} \cdot f_{A^{\ominus}}} = c_{B^{\oplus}} \, c_{A^{\ominus}}$$

3. Komplexbildung

Die meisten Metallkationen neigen zur Komplexbildung. Diese Fähigkeit kann für die Abtrennung, Bestimmung und Maskierung von Kationen ausgenutzt werden.

Für die quantitative Analyse ist die Kenntnis der Stabilitäts-(Beständigkeits)- und Dissoziationskonstanten von Wichtigkeit.

Dissoziation von Komplexen

Bei der Bildung und dem Zerfall komplexer Verbindungen unterscheidet man zwischen einer ersten und einer zweiten Dissoziation.

Die Dissoziation in Kationen und komplexe Anionen bzw. in Anionen und komplexe Kationen, die praktisch vollständig eintreten kann, wird als erste Dissoziation bezeichnet:

Beispiele:

Erste Dissoziation:

$$K_2[Cd(CN)_4] \rightleftarrows 2\,K^{\oplus} + [Cd(CN)_4]^{2\ominus}$$
oder
$$[Cu(NH_3)_4]SO_4 \rightleftarrows [Cu(NH_3)_4]^{2\oplus} + SO_4^{2\ominus}$$

Zweite Dissoziation:

$$[Cd(CN)_4]^{2\ominus} \rightleftarrows Cd^{2\oplus} + 4\,CN^{\ominus}$$
oder
$$[Cu(NH_3)_4]^{2\oplus} \rightleftarrows Cu^{2\oplus} + 4\,NH_3.$$

Dissoziations- und Stabilitätskonstante

Da die Bildung von Komplexen aus verschiedenen Ionen oder aus Ionen und Molekülen eine Gleichgewichtsreaktion ist, läßt sich aus der Konzentration der Reaktionsteilnehmer im Gleichgewichtszustand durch Anwendung des Massenwirkungsgesetzes die Dissoziations- und ihr reziproker Wert, die Stabilitätskonstante errechnen.

Angewandt auf das folgende Gleichgewicht

$$Cd^{2\oplus} + 4\,CN^{\ominus} \rightleftarrows [Cd(CN)_4]^{2\ominus}$$

ergibt sich die Dissoziationskonstante (Instabilitätskonstante) als:

$$\frac{c_{Cd^{2\oplus}}\,c_{CN^{\ominus}_4}}{c_{[Cd(CN)_4]^{2\ominus}}} = K_{Dissoziation}$$

und die Stabilitätskonstante (Beständigkeitskonstante, Assoziationskonstante) als:

$$\frac{c_{[Cd(CN)_4]^{2\ominus}}}{c_{Cd^{2\oplus}}\,c_{CN^{\ominus}_4}} = K_{Stabilität}$$

Je größer die Dissoziationskonstante ist, um so mehr Einzelionen sind in Lösung, um so unbeständiger ist der vorliegende Komplex.

Je größer die Beständigkeitskonstante ist, um so weniger Einzelionen befinden sich in Lösung, um so beständiger ist der vorliegende Komplex.

Es gelten die allgemeinen Beziehungen:

$$K_{\text{Stabilität}} = \frac{1}{K_{\text{Dissoziation}}}$$

und

$$pK_{\text{Stabilität}} = -pK_{\text{Dissoziation}}$$

Es sei noch darauf hingewiesen, daß viele Komplexe stufenweise dissoziieren. Einheitliche Komplex-Ionen liegen nur bei Lösungen von sehr starken Komplexen vor.

4. Niederschlagsbildung

Ein schwer lösliches Salz wird bekanntlich dann gefällt, wenn sein Löslichkeitsprodukt erreicht ist. In der Praxis wird die Niederschlagsbildung jedoch durch eine Reihe weiterer Faktoren beeinflußt.

Übersättigung

Löslichkeitsangaben beziehen sich im allgemeinen auf Kristalle von mindestens 1 μm Durchmesser. Bei diesen und größeren Kristallen ist die Löslichkeit unabhängig von der Teilchengröße. Bei kleineren Teilchen nimmt sie aber oft wesentlich höhere Werte an. Da bei einer Fällung zunächst aber immer kleine Teilchen entstehen, ist L am Anfang einer Niederschlagsbildung kleiner als am Ende derselben. Dadurch kommt es zu Verzögerungen bei der Fällung oder auch beim Auskristallisieren von Salzen. Die Lösung enthält dann mehr an dem zu fällenden Stoff als es ihrer Löslichkeit entspricht. Dabei ist die Löslichkeit auf „normale" Kristallgröße bezogen. Solche Lösungen, die eine höhere Konzentration an einem Stoff besitzen als es der „normalen" Löslichkeit entspricht, werden als übersättigt bezeichnet.

Keimbildung

Eine übersättigte Lösung kann zur Kristallisation oder zur Fällung bewegt werden, indem man einen Kristall der zu fällenden Substanz zugibt. Man nennt diesen Vorgang **„Impfen"**. Durch das Impfen wird der Gleichgewichtszustand einer übersättigten Lösung gestört.

Fällungen aus gesättigten und übersättigten Lösungen kommen aber auch ohne Impfung zustande, und zwar durch spontane Bildung eines Kristallkeimes, die durch die Wärmebewegung von Ionen oder Molekülen verursacht wird. Ist durch das Zusammentreffen entsprechender Bausteine zunächst ein genügend großes Teilchen entstanden, so tritt durch weiteres Wachstum dieses Keimes eine Ausscheidung ein. Die Wahrscheinlichkeit für die Keimbildung ist proportional zur Konzentration der Teilchen. Mit der Konzentration wächst die Wahrscheinlichkeit des Zusammentreffens und somit die Keimbildung. Zur Keimbildung können auch Gefäßwandungen oder Fremdstoffe wie Staubteilchen, die in die Lösung gelangen, beitragen. Hierbei wird die Wahrscheinlichkeit der Keimbildung durch Adsorption von Teilchen an der Oberfläche vergrößert.

Die Fällung läßt sich auch durch Kratzen mit einem Glasstab an der Gefäßwand beschleunigen. Durch das Kratzen wird eine durch Adsorption nicht belastete Oberfläche geschaffen, auf der ein sich bildender Keim weiterwachsen kann.

Kristallwachstum

Als Kristallwachstum bezeichnet man die Vergrößerung der spontan gebildeten Keime. Das Kristallwachstum ist für die Gestalt des Niederschlages verantwortlich. Bei gravimetrischen Bestimmungen ist man bestrebt, einen möglichst grobkristallinen Niederschlag zu erhalten. Dieser läßt sich leichter filtrieren und auswaschen als ein feiner Niederschlag. Man muß deshalb dafür sorgen, daß relativ wenige Keime entstehen. Bei geringer Übersättigung ist die Keimbildungshäufigkeit kleiner. Dadurch wird das Anwachsen einmal gebildeter Keime zu größeren Kristallen begünstigt. Größere Übersättigungen führen zur Erhöhung der Keimbildungshäufigkeit, wodurch dann sehr viel kleine Kristalle auftreten. Auf die Praxis übertragen muß man die Fällung aus schwach übersättigten Lösungen vornehmen. Die Lösung des zu bestimmenden Stoffes und des Fällungsreagenzes müssen verdünnt sein. Das Mischen der beiden Lösungen soll langsam und unter Umrühren erfolgen, damit keine größere lokale Übersättigung auftritt.

Temperatureinfluß

Wie an Hand der Löslichkeitskurven (s. S. 96) dargelegt wurde, nimmt die Löslichkeit eines Stoffes normalerweise mit steigender Temperatur zu. Die Höhe der Übersättigung läß sich deshalb durch Fällung in der Wärme herabsetzen. Man versucht also, möglichst große Primärteilchen durch langsames Fällen unter Umrühren und Erwärmen zu erhalten.

Alterung

Bleibt ein gefällter Niederschlag mit der Mutterlauge in Berührung, so treten sekundäre Prozesse ein, die zur Veränderung der

Eigenschaften des Niederschlages führen und als Alterung bezeichnet werden. Die Alterung äußert sich vor allem in der Kornvergröberung, der Phasenumwandlung und der nachträglichen chemischen Veränderung des Niederschlages.

Die Beobachtung, daß feinverteilte Niederschläge in Berührung mit der Mutterlauge allmählich gröber kristallin und dadurch auch schwerer löslich werden, hängt mit dem Freiwerden von Oberflächenenergie bei der Kornvergröberung ab. Temperaturerhöhung wirkt sich auf die Kornvergröberung positiv aus. Voraussetzung ist eine noch ausreichende Löslichkeit des Niederschlages. Je löslicher der Niederschlag ist, desto rascher findet seine Vergröberung statt.

Bei der Fällung eines Niederschlages kommt es nicht immer zur Ausbildung der stabilen Modifikation einer festen Phase. Bei Stoffen, die in verschiedenen Modifikationen auftreten können, entsteht oft erst eine energiereichere, instabile Phase, die dann exergonisch in die stabile Modifikation übergeht. Auch hier wirkt Temperaturerhöhung beschleunigend. Für die Gravimetrie ergibt sich daraus die günstige Situation, daß die stabile Modifikation in der Regel schwerer löslich ist als die instabile.

Unter den chemischen Reaktionen, die zur Alterung von Niederschlägen führen, sei als Beispiel die Umwandlung von frisch gefälltem Nickelsulfid oder Cobaltsulfid in basisches Nickel- bzw. Cobaltsulfid durch Einwirkung von Luftsauerstoff genannt. Die entstandenen basischen Sulfide sind sehr viel schwerer löslich als die ursprünglich gefällten Sulfide.

Aus den dargelegten Gründen wird verständlich, weshalb ein bei der Gravimetrie erhaltener Niederschlag nie unmittelbar nach der Fällung abgetrennt bzw. isoliert werden sollte. Man halte sich an die Regel, die Fällung in Berührung mit der Mutterlauge einige Zeit stehen zu lassen und dabei warm zu halten.

Mitfällung

Die Quantität eines Niederschlages ist gelegentlich durch Mitfällung von Fremdsubstanzen fälschlich erhöht. Die Mitfällung kann durch zwei verschiedene Ursachen bedingt sein, einmal durch Bildung fester Lösungen, zum anderen durch Einschluß (Okklusion) fremder Substanzen in Hohlräumen beim Auskristallisieren des Niederschlages. Okklusion tritt bevorzugt bei der Bildung der Primärteilchen ein, während sie bei den langsam verlaufenden Sekundärreaktionen keine Rolle spielt.

Ist eine Okklusion bekannt oder zu befürchten, wird man zunächst versuchen, einen möglichst feinverteilten Niederschlag zu erhalten und ihn dann umfällen. Dazu wird der Niederschlag zunächst ausgewaschen und erneut gelöst. Dadurch wird die Konzentration an Fremdsubstanzen wesentlich verringert. Anschließend wird erneut gefällt.

5. Berechnung gravimetrischer Analysen

Die Berechnung gravimetrischer Analysen setzt voraus, daß die aus dem zu bestimmenden Stoff erhaltene Fällung eine konstante, bekannte Zusammensetzung und damit ein bekanntes Molekulargewicht besitzt. Ist dies nicht der Fall, so muß die erhaltene Fällungsform z. B. durch Glühen in eine Wägeform überführt werden, die diese Voraussetzungen erfüllt. Die Masse des zu bestimmenden Stoffes läßt sich dann mit Hilfe einfacher Stoffmengen-Relationen* ermitteln.

Aus der durch Wägung ermittelten Masse eines in seiner Zusammensetzung konstanten und bekannten Niederschlages in der Fällungs- oder Wägeform kann der Massenanteil der in ihm enthaltenen Bestandteile mit Hilfe der relativen Teilchenmassen (s. gebräuchliche Atom- und Molekulargewichtstabellen) berechnet werden.

Das sei am Beispiel der Bestimmung des Bariums als Bariumsulfat erläutert.

Das in der Verbindung $BaSO_4$ enthaltene Barium hat auf Grund der Stoffmengen-Relation *

$$n(Ba) = n(BaSO_4)$$

und unter Berücksichtigung von $n = \dfrac{m}{M}$ die Masse

$$m(Ba) = m(BaSO_4) \cdot \frac{M(Ba)}{M(BaSO_4)},$$

wobei $M(Ba)$ und $M(BaSO_4)$ die molaren Massen von Barium (137,34 gmol^{-1}) und $BaSO_4$ (233,40 gmol^{-1}) sind.

Nimmt man an, bei der Wägung wurden 0,4251 g $BaSO_4$ ermittelt, so wird

$$m(Ba) = 0{,}4251 \text{ g } \frac{137{,}34 \text{ gmol}^{-1}}{233{,}40 \text{ gmol}^{-1}}$$
$$= 0{,}25013 \text{ g}$$

Der Quotient $\dfrac{M(Ba)}{M(BaSO_4)} = 0{,}5884$ ist bei jeder gravimetrischen Be-

---
* Definition der Stoffmenge s. Hellenthal, Physik für Pharmazeuten S. 5 u. 85.

2. Gewichtsanalyse (Gravimetrie)

stimmung des Bariums als $BaSO_4$ konstant und wird auch als gravimetrischer Faktor F bezeichnet. Um die in einem $BaSO_4$-Niederschlag enthaltene Masse Barium zu berechnen, ist es deshalb nur nötig, die Masse des erhaltenen $BaSO_4$-Niederschlages mit dem Faktor 0,5884 zu multiplizieren:

$$m(Ba) = m(BaSO_4) \cdot F.$$

Analog können für alle gravimetrischen Bestimmungen die entsprechenden gravimetrischen Faktoren berechnet werden oder sind für die gängigen Gewichtsanalysen in den üblichen Rechentafeln zu finden.

Zur **Ermittlung des Massengehaltes** $w(Ba) = \dfrac{m(Ba)}{m(Probe)}$ (s. S. 116) an Barium einer Bariumlegierung braucht daher nur die durch die dargelegten Überlegungen berechnete Masse Barium durch die Masse der zur Bestimmung eingewogenen Substanz dividiert zu werden. Bei einer angenommenen Einwaage von 0,914 g einer Bariumlegierung wäre $w(Ba) = \dfrac{0{,}25013 \text{ g}}{0{,}914 \text{ g}} = 0{,}274$ oder 27,4%.

Im Beispiel der gravimetrischen Bestimmung des Bariums als $BaSO_4$ ist der Quotient $\dfrac{M(Ba)}{M(BaSO_4)}$ zwar eine Konstante und identisch mit F, was aber nicht zu der Annahme verführen darf, daß bei anderen Bestimmungen diese Konstante immer gleich F ist. Folgendes Beispiel möge dieses belegen.

Die gravimetrische Analyse einer Uranlegierung (Einwaage: 0,7653 g) ergab bei der Bestimmung als U_3O_8 die Auswaage von 0,2417 g. Das in der Verbindung U_3O_8 enthaltene Uran hat mit $n(U) = 3\, n(U_3O_8)$ die Masse

$$\begin{aligned} m(U) &= 3\, m(U_3O_8)\, \frac{M(U)}{M(U_3O_8)} \\ &= 3\, m(U_3O_8)\, 0{,}2827 \\ &= m(U_3O_8)\, 3 \cdot 0{,}2827 \end{aligned}$$

In diesem Fall ist der Quotient $\dfrac{M(U)}{M(U_3O_8)}$ nicht gleich dem gravimetrischen Faktor F ($=0{,}8480$). Um ein richtiges Analysenergebnis zu erhalten, muß die Masse des ausgewogenen U_3O_8 mit $0{,}2827 \times 3$ multipliziert werden, wie aus der Stoffmengen-Relation $n(U) = 3\, n(U_3O_8)$ hervorgeht.

Anstelle des gravimetrischen Faktors wird in einigen Fällen der sogenannte empirische Faktor angewandt.

Was darunter zu verstehen ist, sei am Beispiel der Bestimmung von Blei als Bleichromat erläutert.

Der gravimetrische Faktor ergibt sich dabei aus dem Verhältnis:

$$\frac{M(Pb)}{M(PbCrO_4)} = \frac{207{,}21 \text{ gmol}^{-1}}{323{,}22 \text{ gmol}^{-1}} = 0{,}6411$$

Da die Erfahrung jedoch gelehrt hat, daß Bleichromatniederschläge stets noch $CrO_4^{2\ominus}$-Ionen adsorbieren, verwendet man anstelle des errechneten gravimetrischen Faktors 0,6411 die empirisch gefundene Zahl 0,6401. Dadurch wird die durch anhaftende Chromat-Ionen zu groß ermittelte Masse des Niederschlages wieder ausgeglichen.

6. Anorganische Fällungsreagenzien

Zur gravimetrischen Analyse mit anorganischen Fällungsreagenzien werden oft folgende Verbindungen verwandt:

$AgNO_3$
$BaCl_2$
H_2S oder CH_3CSNH_2
$(NH_4)_2S$
H_2SO_4
Na_2HPO_4

Silbernitrat eignet sich zur gravimetrischen Bestimmung von Chlorid.

Reaktionsprinzip: Chlorid-Ionen werden durch Silber-Ionen in salpetersaurer Lösung als schwer lösliches, käsiges Silberchlorid gefällt. Fällungsform und Wägeform sind identisch. Silberchlorid läßt sich gut filtrieren und wird nach dem Trocknen direkt gewogen:

$$Cl^{\ominus} + Ag^{\oplus} \rightarrow \underline{AgCl}$$

Wird die zu bestimmende Chloridlösung unter Umrühren langsam mit einer verdünnten Silbernitratlösung versetzt, so tritt zunächst keine Fällung ein. Die entstandenen Silberchloridteilchen $((AgCl)_n)$ adsorbieren an ihrer Oberfläche Chlorid-Ionen, wodurch sie negativ aufgeladen werden (Abb. 3).

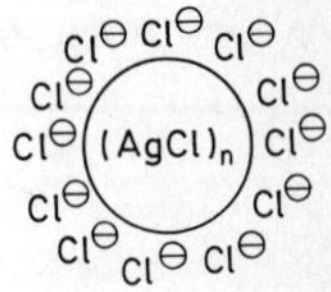

Abb. 3.

Die gleichartige Ladung der einzelnen Teilchen bedingt elektrostatische Abstoßung und verhindert so die **Aggregation**. Erst wenn alle Chlorid-Ionen zu Silberchlorid umgesetzt sind, wird die Ladung der Teilchen aufgehoben, womit der **isoelektrische Punkt** erreicht ist und das gesamte Silberchlorid ausflockt.

Eine dann zwar mögliche Adsorption von Silber-Ionen, die jetzt im Überschuß sind, und die damit einhergehende Aufladung im entgegengesetzten Sinne, kann nur an der Oberfläche des Niederschlages stattfinden und spielt hier praktisch keine Rolle.

Die Bestimmung wird durch Bromid, Jodid, Cyanid und Rhodanid gestört. Der wichtigste Verfahrensfehler ist durch die Lichtempfindlichkeit des Silberchlorids bedingt, das dabei zu metallischem Silber reduziert wird. Letzteres bleibt im AgCl kolloid gelöst und färbt dieses dunkel.

Bariumchlorid wird zur gravimetrischen Bestimmung von Sulfat verwandt.

Reaktionsprinzip: Sulfat-Ionen werden bei Zugabe von Bariumchlorid-Lösung in schwach salzsaurer Lösung in der Siedehitze als Bariumsulfat gefällt und nach dem Trocknen durch Wägung bestimmt. Fällungsform und Wägeform sind identisch:

$$SO_4^{2\ominus} + Ba^{2\oplus} \rightarrow \underline{BaSO_4}$$

Bei der Fällung des Bariumsulfats können eine Reihe von Fremd-Ionen mitgefällt werden. Der hauptsächliche Verfahrensfehler liegt in der Überschreitung des pH-Wertes. In alkalischer Lösung entsteht Bariumhydroxid, durch Einwirkung des Kohlendioxids der Luft evtl. auch Bariumcarbonat. Die Fällung muß in verdünnter saurer Lösung durchgeführt werden, da die Löslichkeit des Bariumsulfats mit steigender Säurekonzentration deutlich zunimmt.

Schwefelwasserstoff bzw. **Thioacetamid** als H_2S-lieferndes Reagenz eignen sich zur Fällung der meisten Schwermetallsalze z. B. eines Kupfer(II)-salzes. Kupfer(II)-Ionen bilden in saurer Lösung beim Einleiten von Schwefelwasserstoff bzw. mit dem aus Thioacetamid in saurer Lösung freigesetzten Schwefelwasserstoff schwer lösliches Kupfer(II)-sulfid. Bei der Verwendung von Thioacetamid anstelle von gasförmigem Schwefelwasserstoff erhält man einen körnigen, gut filtrierbaren Niederschlag, der nach dem Waschen und Trocknen direkt ausgewogen wird. Fällungs- und Wägeformen sind identisch:

$$Cu^{2\oplus} + S^{2\ominus} \rightarrow \underline{CuS^{2\oplus}}$$

$$H_3C-C\begin{matrix}NH_2\\ \\S\end{matrix} + 2\ H_2O \xrightarrow{+H^{\oplus}} H_3C-COO^{\ominus} + NH_4^{\oplus} + H_2S$$

Fällt man ein Kupfer(II)-salz als Kupfer(II)-sulfid, so besteht die Gefahr, daß dieses bereits durch Einwirkung von Luftsauerstoff oxidiert wird. Es muß daher rasch gearbeitet werden. Um die Fehler durch evtl. Bindung von Kupfer(II)-oxid, -sulfit oder -sulfat auszuschließen, bringt man das gefällte Kupfer(II)-sulfid nicht als Wägeform zur Wägung, sondern glüht es. Beim Glühen unter Luftzutritt entsteht ein Gemisch von Kupfer(II)-oxid und Kupfer(I)-sulfid. Dieses Gemisch eignet sich deshalb ohne Einschränkung als Wägeform, weil in CuO und Cu_2S der Massengehalt an Kupfer gleich ist und die relativen Teilchenmassen der beiden Verbindungen sich wie 1 : 2 verhalten.

	rel. Teilchenmasse	Massengehalt $w(Cu)$
Cu	63,54	
O	15,99	
S	32,06	
CuO	79,54	79,88%
Cu_2S	159,14	79,85%

Die Wägeform läßt sich deshalb als CuO berechnen. Man erhält den Massengehalt $w(Cu)$ in Cu_2S durch folgende Überlegung. Das in der Verbindung Cu_2S enthaltene Kupfer hat auf Grund der Stoffmengen-Relation

$$n(Cu) = 2n(Cu_2S)$$

die Masse

$$m(Cu) = 2m(Cu_2S) \; \frac{M(Cu)}{M(Cu_2S)}$$

$$= 2m(Cu_2S) \; \frac{63,54}{159,14}$$

Daraus folgt per Definition (s. S. 116)

$$w(Cu) = \frac{m(Cu)}{m(Cu_2S)} = 2 \cdot \frac{63,54}{159,14}$$

$$= 0,7985$$
$$= 79,85\%$$

Die Kupferbestimmung mit Hilfe von Schwefelwasserstoff wird natürlich durch alle Ionen gestört, die in saurer Lösung mit Schwefelwasserstoff ebenfalls schwer lösliche Sulfide geben. Ferner müssen Oxidationsmittel ausgeschlossen werden.

Mögliche Verfahrensfehler sind die Komplexbildung in Gegenwart von Alkali-Ionen und die Oxidation zum Sulfat, wenn der Sulfidniederschlag längere Zeit an der Luft steht.

Ammoniumsulfid wird u. a. zur Fällung von Zink, Mangan, Nickel und Kobalt eingesetzt.

So läßt sich z. B. Zink in ammoniakalischer Lösung durch Ammoniumsulfid quantitativ als ZnS fällen:

$$Zn^{2\oplus} + S^{2\ominus} \rightarrow \underline{ZnS}$$

Man hat anschließend die Wahl, das Zinksulfid direkt als Wägeform zur Massebestimmung zu verwenden oder durch Veraschen und Glühen in Zinkoxid überzuführen. In diesem Fall sind Fällungsform und Wägeform verschieden:

$$ZnS + 2\,O_2 \rightarrow \underline{ZnO} + SO_3 \uparrow$$

Verdünnte **Schwefelsäure** kann zur gravimetrischen Bestimmung von Barium- und Blei-Salzen eingesetzt werden. Zur Bestimmung von Blei(II)-salzen arbeitet man in essigsaurer Lösung und Gegenwart von Äthanol. Das entstandene Bleisulfat ist bereits die Wägeform:

$$Pb^{2\oplus} + SO_4^{2\ominus} \rightarrow \underline{PbSO_4}$$

Dinatriumhydrogenphosphat wird zu gravimetrischen Bestimmungen von Magnesium- und Mangan-Salzen angewandt. In beiden Fällen arbeitet man in Gegenwart von Ammonium-Ionen und erhält die entsprechenden Doppelsalze. Die Bestimmung des Magnesiums verläuft zunächst nach folgender Gleichung:

$$Mg^{2\oplus} + NH_4^{\oplus} + PO_4^{3\ominus} + 6\,H_2O \rightarrow \underline{MgNH_4PO_4 \cdot 6\,H_2O}$$

Die auf diese Weise erhaltene Fällungsform wird durch Glühen in Magnesiumdiphosphat überführt, das zur Auswaage gelangt. Hier sind also Fällungs- und Wägeform verschieden:

$$2\,\underline{MgNH_4PO_4 \cdot 6\,H_2O} \rightarrow \underline{Mg_2P_2O_7} + 2\,NH_3 + 13\,H_2O$$

Für Trennungen sind Phosphatfällungen nicht zu verwenden, da mit Ausnahme der Alkali-Ionen alle anderen Kationen schwer lösliche Phosphate bilden.

7. Organische Fällungsreagenzien

Zur gravimetrischen Analyse stehen heute auch zahlreiche organische Fällungsreagenzien zur Verfügung. Es handelt sich meist um Komplexbildner für Kationen. Stellvertretend für viele andere seien die folgenden drei genannt:

Diacetyldioxim
8-Hydroxychinolin (Oxin)
Natriumtetraphenylborat (Kalignost®)

Diacetyldioxim wird zur quantitativen Bestimmung von Nickel(II)-salzen verwendet.

7. Organische Fällungsreagenzien 109

Reaktionsprinzip: Nickel-Ionen werden in schwach ammoniakalischer Lösung von Diacetyldioxim komplexiert. Das entstandene Chelat (s. S. 32) ist direkt als Wägeform geeignet.

Bemerkenswert ist der günstige Umrechnungsfaktor der Wägeform, die im Vergleich zum Nickel-Ion eine relativ hohe molare Masse aufweist. Störende Kationen können in den meisten Fällen durch Pufferung oder Kaschierung mit Wein- bzw. Citronensäure unschädlich gemacht werden. Einer der möglichen Verfahrensfehler besteht in der Ausfällung des Reagenzes, das in wäßriger Lösung schwer löslich ist und als alkoholische Lösung angewandt wird.

Mit **8-Hydroxychinolin** können Magnesium- und Aluminiumsalze gravimetrisch bestimmt werden. Das Reaktionsprinzip für die Aluminiumbestimmung besteht darin, daß in essigsaurer, acetatgepufferter Lösung mit 8-Hydroxychinolin (Oxin) ein schwerlöslicher Niederschlag von Aluminiumoxinat entsteht, der nach dem Trocknen direkt die Wägeform darstellt:

$$3 \text{ Oxin} + Al^{3+} \xrightarrow{-3H^+} Al(\text{Oxin})_3$$

Die Fällung von Mg^{2+} verläuft analog. Auch hier ergibt sich ein besonders günstiger Umrechnungsfaktor. Wie zu erwarten, ist diese Reaktion ebenfalls nicht störungsfrei. Sie kann also nur in Abwesenheit bestimmter Kationen oder nach Kaschieren derselben durchgeführt werden. Der cardinale Verfahrensfehler ergibt sich aus der pH-Abhängigkeit der Oxinatfällung.

Mit **Natriumtetraphenylborat** lassen sich prinzipiell Amine gravimetrisch bestimmen. Unter den Metall-Ionen reagiert das Kaliumion mit dem Tetraphenylborat-Ion zu schwer löslichem Kaliumtetraphenylborat, das direkt gewogen wird:

$$K^+ + [B(C_6H_5)_4]^- \rightarrow \underline{K[B(C_6H_5)_4]}$$

Der optimale Fällungsbereich liegt zwischen pH 4 bis 5. Störende Ionen sind Ammonium-, Rubidium-, Cäsium-, Silber-, Thallium- und Quecksilber-Ionen. Ein möglicher Verfahrensfehler ist durch die voluminöse Beschaffenheit des Kaliumtetraphenylborates bedingt, der zur Mitfällung von Fremdionen führt.

8. Gravimetrische Bestimmungen der gültigen Arzneibücher

Sieht man von der quantitativen Bestimmung des starken Kampheröles nach DAB 7 ab, die durch Sublimation durchgeführt wird — definitionsgemäß ebenfalls ein gravimetrisches Verfahren — so lassen sich die gravimetrischen Methoden der in der Bundesrepublik Deutschland z. Z. gültigen Arzneibücher in zwei Gruppen unterteilen:

1. Gravimetrische Bestimmungen durch Extraktion, Trocknung und Wägung.
2. Gravimetrische Bestimmungen mit Hilfe der Fällung durch ein Reagenz.

Die gravimetrische Bestimmung durch Extraktion, Trocknung des extrahierten Bestandteils und Wägung wird vor allem bei der Gehaltsbestimmung von Tabletten angewandt. Als Beispiele seien genannt: Coffein-Tabletten, Tabletten, die verschiedene Barbitursäure-Derivate enthalten, Papaverinhydrochlorid-Tabletten, Tabletten mit Carbamiden als Wirksubstanz. Das gleiche Verfahren wird aber auch angewandt, um den Fettalkoholgehalt in emulgierendem Cetylstearylalkohol, den Estergehalt im Perubalsam oder den Vaselingehalt in der Zinkpaste zu ermitteln.

Als Fällungsreagenzien sind zu erwähnen:

Bariumchlorid,
Wolframatophosphorsäure,
Kieselwolframsäure,
Chlordinitrobenzol,
Acetanhydrid/Pyridin,
Schwefelsäure und
Äthylpiperidin.

Das **Bariumchlorid** dient – wie zu erwarten – der quantitativen Bestimmung verschiedener Sulfate z. B. zur Bestimmung des Gesamtschwefels und Sulfatschwefels in Ammoniumbituminosulfonat, sowie der quantitativen Bestimmung verschiedener Wirkstoffsulfate.

Wolframatophosphorsäure wird zur quantitativen Bestimmung von Pentamethylentetrazol verwandt.

Die **Kieselwolframsäure** benötigt man zur Gravimetrie von Vitamin B_1.

Chlordinitrobenzol ist ein Reagenz auf phenolische Verbindungen und wird zur Bestimmung des Morphins in eingestelltem Opiumextrakt und Opiumtinktur herangezogen.

Mit **Schwefelsäure** werden Rutin und das in Rutin-Tabletten enthaltene Rutin verseift, das nach der Verseifung ausfällt, abgetrennt und gewogen werden kann.

Mit **Acetanhydrid/Pyridin** wird z. B. Diäthylstilböstrol acetyliert, das in dieser Form extrahierbar und wägbar ist.

Äthylpiperidin dient schließlich der Fällung von Penicillin G im Procain-Penicillin G.

3. Kapitel: Maßanalyse (Volumetrie)

Die Maßanalyse beruht auf der volumetrischen Ermittlung der Menge Reagenzlösung, die bei der Umsetzung mit dem zu bestimmenden Stoff verbraucht wird. Die zur Maßanalyse eingesetzten Reagenzlösungen werden als Maßlösungen bezeichnet.

Zur Durchführung einer maßanalytischen Bestimmung müssen vier Bedingungen erfüllt sein:

1. Die Umsetzung zwischen Maßlösung und dem zu bestimmenden Stoff muß quantitativ und stöchiometrisch einheitlich verlaufen.
2. Sie soll mit großer Reaktionsgeschwindigkeit, d. h. praktisch gesehen momentan ablaufen.
3. Die Stoffmengenkonzentration der verwendeten Maßlösung muß genau bekannt sein oder sich in einem Blindversuch exakt ermitteln lassen.
4. Der Endpunkt einer maßanalytischen Bestimmung muß direkt oder mit Hilfe von Indikatoren visuell erkennbar sein oder er muß sich elektrometrisch ermitteln lassen.

Für das Apothekenlabor ist die Maßanalyse wegen ihres geringen apparativen und zeitlichen Aufwandes die wichtigste quantitative Bestimmungsmethode, was sich auch in den Monographien der für uns gültigen Arzneibücher bzw. Arzneibuchteile wiederspiegelt (Tab. 5).

Tabelle 5. Gehaltsbestimmungsmethoden der Monographien

	gravimetrisch	maßanalytisch	spektroskopisch	sonstig *
DAB 7 (noch gültiger Teil)	13	92	10	12
2. Nachtr.	10	50	6	8
Ph.Eur.I	3	55	10	–
Ph.Eur.II	2	47	19	12
Gesamtzahl	28	244	45	32
Prozentualer Anteil	8,02	69,91	12,89	9,17

* sonstig: Mikrobiologisch; gasvolumetrisch; durch Wasserdampfdestillation; durch Quellzahlbestimmung; durch Hydroxylzahl; durch Bitterwert; mit Cassiakolben u. a.

1. Grundlagen

1.1. Volumenmeßgeräte

Neben der Analysenwaage sind Meßgeräte unentbehrliche Hilfsmittel einer jeden quantitativen Bestimmung. Nach Beschaffenheit und Funktion unterscheidet man: Pipetten, Büretten, Meßkolben und Meßzylinder.

Pipetten

Zur Abmessung kleiner Volumina verwendet man **Pipetten**. Es sind Glasröhrchen unterschiedlichen Fassungsvermögens mit verjüngtem Auslauf. **Vollpipetten** dienen zur Abmessung eines bestimmten Volumens. **Meßpipetten** besitzen eine Einteilung und werden zur Abmessung unterschiedlicher Volumina verwendet. Die Pipetten sind auf Auslauf geeicht, d. h. das auf der Pipette angegebene Volumen fließt beim Gebrauch quantitativ aus. Die Inhalte gebräuchlicher Vollpipetten betragen 1, 2, 5, 10, 25, 30 und 50 ml. Bei den Meßpipetten sind Gesamtrauminhalte von 1, 5, 10, 25 und 50 ml gebräuchlich. Die graduierten Meßpipetten sind für relativ grobe Volumenmessungen bestimmt. Die Vollpipetten dienen zur genauen Abmessung eines Flüssigkeitsvolumens.

Büretten

Von den Meßpipetten unterscheiden sich die **Büretten** nur dadurch, daß sie einen regelbaren Auslauf besitzen. Es sind Glasrohre mit Einteilung von 5, 10, 20 oder 50 ml Inhalt, die oben offen und unten mit einem eingeschliffenen Glashahn versehen sind. Büretten sind auf Auslauf geeicht.

Zur Erleichterung der Ablesung ist in die Bürettenrückwand oft ein farbiger Längsstreifen eingearbeitet (Schellbach-Büretten).

Das DAB 7 schreibt für bestimmte maßanalytische Untersuchungen eine Feinbürette mit einem Gesamtrauminhalt von 10 ml vor, der in 0,02 ml eingeteilt ist. Ihre Abflußvorrichtung muß so beschaffen sein, daß etwa 40 Tropfen Wasser einem Volumen von 1,0 ml entsprechen.

Für häufig auszuführende Titrationen verwendet man heute automatische Büretten. Darunter versteht man Büretten, die mit einem Vorratsgefäß verbunden sind und außerdem eine selbsttätige Nullpunkteinstellung aufweisen.

Meßkolben

Meßkolben sind bauchige, langhalsige Standkolben von 10, 25, 50, 100, 200, 250 oder 1000 ml Inhalt, die mit einem eingeschliffenen

Glasstopfen oder einem Kunststoffstopfen verschlossen werden. Ihr Rauminhalt wird durch eine um den Hals eingeritzte Eichmarke abgegrenzt. Meßkolben sind auf Einguß geeicht, d. h. sie fassen zwar das angegebene Volumen einer Flüssigkeit bei 20 °C, beim Ausgießen fließt aber das angegebene Volumen nicht quantitativ aus.

Meßzylinder

Es sind Standzylinder aus Glas oder Kunststoff mit Einteilung, die nur für grobe Abmessungen verwendet werden.

Kontrolle des Inhalts

Die Maßeinheit des Volumens ist das Liter (l). Man versteht darunter dasjenige Volumen, das von reinem, gasfreiem Wasser der Masse 1 kg beim Dichtemaximum des Wassers von 4 °C unter einem Druck von 1,01325 bar (= 1 atm) eingenommen wird. Das Volumen der Meßgefäße wird normalerweise in ml (= $^1/_{1000}$ l) angegeben.

In der Praxis kommen Abweichungen der Volumeninhalte vom angegebenen Nennwert vor. Für genaue Messungen müssen die Meßgefäße daher kalibriert oder geeicht werden. Unter Kalibrieren oder Eichung versteht man die genaue Messung der bis zur Marke eingefüllten Flüssigkeitsmengen oder die neue Festlegung der Marke, die dem genauen Nennwert entspricht.

Zur Kalibrierung eines Gefäßes müßte man die berechnete Wassermenge der Temperatur 4 °C einwägen. Um den Luftauftrieb auszuschalten, müßte die Wägung außerdem im Vakuum ausgeführt werden. Um die dabei auftretenden meßtechnischen Schwierigkeiten zu beseitigen, hat man als Kalibrierungstemperatur 20 °C festgelegt. Man errechnet dann diejenige Masse Wasser, die bei 4 °C in Luft eingewogen, bei 20 °C ein bestimmtes Volumen einnimmt.

Die Eichung erfolgt dann entweder dadurch, daß das Volumen genau auf den Nennwert festgelegt und eine neue Marke angebracht wird oder durch mehrmaliges Messen des bis zur Marke mit Wasser gefüllten Gefäßes durch Auswägen, wodurch ein korrigierter Nennwert ermittelt wird.

Fehlerquellen

Bei der Handhabung der Volumenmeßgeräte können einige systematische Fehler auftreten.

Kalibrierungsfehler. Sie treten auf, wenn das durch den Eichstrich markierte Volumen nicht dem angegebenen Nennwert entspricht. Diese Fehler können durch Nacheichen eliminiert werden.

Benetzungsfehler. Voraussetzung für eine exakte Volumenmessung ist die peinliche Sauberkeit der inneren Oberfläche der Meßgeräte. Um eine Tröpfchen- und Inselbildung zu vermeiden, muß die Oberfläche völlig staub- und fettfrei sein.

Ablesefehler. Beim Ablesen eines Volumens am Flüssigkeitsminiskus muß der untere Miniskusrand mit dem Eichstrich abschließen. Dies gilt für farblose Flüssigkeiten. Bei farbigen Lösungen können hierbei Schwierigkeiten auftreten. Es wird deshalb in solchen Fällen stets der obere Teil des Miniskus als Bezugsebene angenommen, d. h. bei farbigen Flüssigkeiten soll der obere Flüssigkeitsrand mit dem Eichstrich zusammenfallen. Ablesefehler werden leicht durch Parallaxe verursacht. Es ist deshalb auf parallaxefreie Ablesung zu achten, wozu die Augen in die Höhe des Miniskus zu bringen sind. Da trotz dieser Maßnahme Reflexionserscheinungen möglich sind, verwendet man zweckmäßig Büretten mit Schellbach-Streifen, wobei sich durch Reflexion der beiden Flächen des Miniskus eine deutliche Einschnürung des farbigen Streifens in Augenhöhe abzeichnet.

Temperaturfehler. Solche Fehler können auftreten, wenn Volumengefäße bei Temperaturen eingesetzt werden, die von den Eichtemperaturen abweichen. Entsprechendes gilt für die Herstellung und die Anwendung volumetrischer Lösungen.

Ablauffehler. Bei der Füllung von Meßkolben und beim Entleeren von Büretten sowie Meßpipetten muß vor dem exakten Ablesen ein bis zwei Minuten gewartet werden, damit die letzten Flüssigkeitsreste von der Wand ablaufen können. Ablauffehler treten auf, wenn bei der Verwendung von Volumengefäßen, die auf Ausguß geeicht sind, nicht die Auslaufzeit eingehalten wird, die man bei der Eichung zugrundegelegt hat. Für die Entleerung justierter Vollpipetten streicht man die Spitze der ausgelaufenen Pipette nach 15 bis 20 Sekunden Wartezeit an der Gefäßwand des schräg gehaltenen Gefäßes ab. Ohne Wartezeit entsteht ein Minusfehler. Beim Ausblasen oder Ausklopfen der Pipette können Plusfehler auftreten.

1.2. Gehalt und Konzentration in der Mischphase

Das in der Bundesrepublik Deutschland gültige SI-System [*] und die entsprechenden DIN-Normen unterscheiden – im Gegensatz

---

[*] SI = Système International d'Unités.

zum allgemeinen unklaren Sprachgebrauch – eindeutig zwischen Gehalt und Konzentration. Ihre Definition erfolgt mit Hilfe der Größen **Masse** m, **Volumen** V und **Stoffmenge** n **(Teilchenmenge).** Alle Angaben, bei denen das Volumen beteiligt ist, gelten nur für eine bestimmte Temperatur und einen bestimmten Druck. Bei Stoffmengen-Angaben muß nicht nur die jeweilige Stoffart, sondern auch die betrachtete Teilchenart genannt werden. Zur Kennzeichnung einer bestimmten Komponente kann der Index i verwendet werden. Wird kein Index verwendet, so ist die Mischphase gemeint.

Gehalt ist jeder Quotient aus den drei oben genannten Größen für einen Stoff i und der Summe der gleichen Größen für alle Stoffe der Mischphase. Wir unterscheiden demnach für die jeweilige Komponente i

den **Massengehalt** $w_i = \dfrac{m_i}{m}$

den **Volumengehalt** $\chi_i = \dfrac{V_i}{V}$

und den **Stoffmengengehalt** $X_i = \dfrac{n_i}{n}$

Der Stoffmengengehalt, der auch als Teilchengehalt bezeichnet werden kann, ist identisch mit dem oft verwendeten Begriff Molenbruch.

Der NaCl-Massengehalt in einer 0,1%igen Kochsalzlösung kann wie folgt angegeben werden:

a) als Dezimalbruch, z. B. $w(NaCl) = 0,001$,
b) in %, ‰ oder ppm, z. B. $w(NaCl) = 0,1\% = 1‰ = 1000$ ppm,
c) mit gleicher oder gleichartiger Einheit in Zähler und Nenner, z. B. $w(NaCl) = 10^{-3}$ g/g = 1 g/kg.

Angaben in % und ‰ sind nur eine andere Schreibweise für $^1/_{100}$ bzw. $^1/_{1000}$. Der Ausdruck ppm ist die Abkürzung des englischen „parts per million", bedeutet also „Teile" pro Million. So wird insbesondere bei Verunreinigungen eines Systems durch Spuren von Fremdstoffen, z. B. Schwermetallen in Arzneimitteln oder Bleiverbindungen in der Luft, eine Gehaltsangabe in ppm benutzt. Zur besseren Vorstellung des Ausdrucks ppm seien einige Relationen angeführt:

1 Prozent = 10^4 ppm
1 ppm = 10^{-4} Prozent
1 ppm entsprechen 1 Milligramm per Kilogramm
  1 Gramm pro 1000 Kilogramm
  1 Millimeter pro Kilometer

1. Grundlagen

1 Pfennig pro 10 000 Deutsche Mark
1 Kölner unter allen Kölnern

Angaben wie Volumen-%, Mol-% und Gewichts-% (=Massen-%) sind nach den DIN-Vorschriften (DIN 1310) zu vermeiden. Welche Gehaltsangabe gemeint ist, geht eindeutig aus der Größenbezeichnung w_i, χ_i, X_i) hervor.

Bei praktischen Gehaltsberechnungen machen die Definitionsgleichungen oder entsprechende Umstellungen den schematischen Dreisatz überflüssig. Die erforderliche Umrechnung eines Massengehalts einer Komponente in den Stoffmengengehalt und umgekehrt läßt sich mit Hilfe der Gleichung $n_i = \dfrac{m_i}{M_i}$ gleichfalls durchführen.

Als **Konzentration** wird nach DIN 1310 der Quotient aus den 3 Größen m (=Masse), V (=Volumen) oder n (=Stoffmenge) für einen beliebigen Stoff i und dem Volumen der Mischphase bezeichnet. Wir erhalten also

die **Massenkonzentration** $\quad \rho_i^* = \dfrac{m_i}{V}$ (wegen der Verwechslung mit der Dichte ist ein * angebracht),

die **Volumenkonzentration** $\quad \sigma_i = \dfrac{V_i}{V}$ (bei idealen Systemen gleich dem Volumengehalt)

und die **Stoffmengenkonzentration** $c_i = \dfrac{n_i}{V}$ (Einheit: mol/l)
= Teilchenkonzentration

Konzentrationsangaben werden überwiegend bei Lösungen benutzt. Weder ein Gehalt noch eine Konzentration nach den obigen Größendefinitionen ist die temperaturunabhängige **Molalität** (DIN 1310).

$$b_i = \dfrac{n_i}{m} \quad \text{(Lösungsmittel).}$$

Bei verdünnten Lösungen kann gelegentlich die Molalität statt der Stoffmengenkonzentration (Teilchenkonzentration) benutzt werden.

Molarität *

Der noch übliche Begriff der „Molarität" ist nichts anderes als eine Stoffmengen- bzw. Teilchenkonzentration. Als Molarität einer Lö-

---

* Der Name Molarität ist entgegen dem Benennungsgrundsatz, daß in Größennamen kein Einheitsbezug vorkommen darf, falsch gewählt! Auch die Begriffe „molare Konzentration" und „Litermolarität" sollen prinzipiell nicht mehr verwendet werden.

sung bezeichnet man die Zahl der Mole eines Stoffes, die in 1 l Lösung enthalten sind. Eine Lösung, die in einem Liter 0,1 mol Teilchen des gelösten Stoffes i enthält, hat also eine Teilchenkonzentration $c_i = 0,1$ mol · l^{-1}. Dieser Sachverhalt wird 0,1 molar bezeichnet und mit 0,1 M abgekürzt. Da in der Literatur die Ausdrücke 0,1 molar bzw. 0,1 M weiterhin oft und in den gültigen Arzneibüchern immer noch benutzt werden, wird nachfolgend — obwohl nach dem SI-System prinzipiell inkorrekt — statt der kompletten Angabe der Teilchenkonzentration z. B. $c_i = 0,1$ mol · l^{-1} die Abkürzung 0,1 M weiter verwendet.

Normalität

Ebenfalls um eine Teilchenkonzentration handelt es sich bei der sogenannten „Normalität". Nur sind in diesem Falle die betrachteten Teilchen Äquivalente. Als Äquivalent kann der z-te Teil eines beliebigen Teilchens (Molekül oder Ion) verstanden werden, wenn dieses bei einer definierten chemischen Reaktion am Austausch von z Elementarladungen beteiligt ist. Da das Mol als Zähleinheit keine Angabe über den Stoff und die Art der Teilchen macht, ist es auf alle Teilchenarten, also auch Äquivalente, anzuwenden. Man kann daher für die Äquivalente neben n eine weitere Größe n^{eq} einführen, die für eine Stoffportion durch

$$n^{eq} = zn$$

definiert ist.

Betrachtet man z. B. die Oxidationswirkung von KMnO$_4$ im sauren Bereich (s. S. 222 f.), bei der 5 Elementarladungen (Elektronen, $z = 5$) ausgetauscht werden, so ist ein Äquivalent KMnO$_4$ der 5te Teil des KMnO$_4$-Moleküls. Betrachtet man die Stoffmenge, erhält man:

$$n^{eq}(KMnO_4) = n(1/5\ KMnO_4)$$
$$= 5n(KMnO_4)$$

In Worten ausgedrückt bedeutet die Stoffmengen-Relation, daß die Äquivalentmenge KMnO$_4$ gleich der 5fachen Stoff- (bzw. Teilchenmenge) der KMnO$_4$ Teilchen ist.

Die molare Masse bezogen auf ein Äquivalent $M(1/5\ KMnO_4)$ erhält man aus der molaren Masse des KMnO$_4$-Moleküls.

$$M(1/5\ KMnO_4) = 1/5\ M(KMnO_4)$$

Mit der Beziehung $n_i \cdot M_i = m_i$ kann bei gegebener molarer Masse M_i und gewünschter Stoffmenge n_i die Masse m_i berechnet werden. Auf diese Weise kann die „Größe" Grammäquivalent bzw. Äquivalentgewicht oder gar die nicht gesetzliche Einheit „val" vermieden werden, was besonders sinnvoll ist, wenn man beachtet,

1. Grundlagen

daß je nach betrachteter Reaktion ein Molekül oder Ion unter Umständen verschiedene „Äquivalentgewichte" haben kann.

Sinngemäß läßt sich die bereits definierte Teilchenkonzentration (s. S. 117) auf Äquivalente übertragen. Man spricht dann von der Äquivalentkonzentration c^{eq}, die schon als „Normalität" * erwähnt wurde. Da als Normalität einer Lösung die Zahl Mole von Äquivalenten eines Stoffes, die in 1 l Lösung enthalten sind, bezeichnet wird, kann man z. B. im Falle von $KMnO_4$-Äquivalenten schreiben:

$$c^{eq}(KMnO_4) = c(1/5\ KMnO_4) = 0{,}1\ mol \cdot l^{-1}$$
$$= 0{,}1\ N.$$

Aus den bei der Molarität bereits erwähnten Gründen wird der Buchstabe N für die Angabe einer Äquivalentkonzentration beibehalten.

Wendet man den Begriff der Stoffmenge bzw. Teilchenmenge konsequent in der Maßanalyse an, so können neben anderen die folgenden Beziehungen formuliert werden, mit deren Hilfe stöchiometrische Berechnungen durchführbar sind:

$n^{eq}(Säure) = n^{eq}(Base)$
z. B. $n^{eq}(H_2SO_4) = n^{eq}(NaOH)\quad 2n(H_2SO_4) = n(NaOH)$
oder $n(1/2\ H_2SO_4) = n(NaOH)$

$n^{eq}(Oxidationsmittel) = n^{eq}(Reduktionsmittel)$
z. B. $n^{eq}(KMnO_4) = n^{eq}(Fe)\quad 5n(KMnO_4) = n(Fe)$
oder $n(1/5\ KMnO_4) = n(Fe)$

In der pharmazeutischen Praxis werden, entgegen dem SI-System, Konzentrationsangaben mit dem Ausdruck Prozent angegeben, die beispielsweise in den allgemeinen Vorschriften der Ph.Eur.I genannt sind:

Prozent (G/G) ≡ SI: Massengehalt
  = Prozentgehalt Gewicht in Gewicht
  = Anzahl Gramm einer Substanz in 100 Gramm Endprodukt

---

* Da sich die Normalität in vielen Fällen von der Stoffmengen- bzw. Teilchenkonzentration nur durch einen Zahlenfaktor unterscheidet, der natürlich von dem jeweiligen Verwendungszweck der benutzten Lösung abhängt, kann nicht die Normalität einer Lösung angegeben werden, wohl aber die Stoffmengenkonzentration. Eine $KMnO_4$-Lösung mit $c = 0{,}02$ $mol \cdot l^{-1}$ ist

  0,02 normal in bezug auf Kalium
  0,04 normal in bezug auf Mangan
  0,1 normal in bezug auf die Oxidationswirk. in saurem Medium
  0,06 normal in bezug auf die Oxidationswirk. in alkal. Medium

Prozent (G/V) ≡ SI: Massenkonzentration
= Prozentgehalt Gewicht in Volumen
= Anzahl Gramm einer Substanz in 100 Milliliter Endprodukt

Prozent (V/V) ≡ SI: Volumengehalt oder Volumenkonzentration
= Prozentgehalt Volumen in Volumen
= Anzahl Milliliter einer Substanz in 100 Milliliter Endprodukt

Prozent (V/G) ≡ SI (nicht definiert)
= Prozentgehalt Volumen in Gramm
= Anzahl Milliliter einer Substanz in 100 Gramm Endprodukt

Wenn von einer prozentualen Zusammensetzung ohne nähere Angaben die Rede ist, so meint man im allgemeinen den Prozentgehalt Gewicht in Volumen.

1.3. Maßlösungen

Zu einer Titration, d. h. zur Ausführung einer maßanalytischen Bestimmung, benötigt man Maßlösungen einer bekannten Stoffmengenkonzentration an Reagenz.

Prozentual zusammengesetzte Maßlösungen haben sich als unzweckmäßig erwiesen. Sie hätten nur dann einen Vorteil, wenn das in ihnen enthaltene Reagenz und der zu bestimmende Stoff die gleiche molare Masse oder eine durch 10 teilbare Zahl aufweisen würden.

Empirische Lösungen, die in der Entwicklungszeit der Maßanalyse verwandt wurden, spielen heute nur noch in gewissen Bereichen der Lebensmittelchemie eine Rolle. So kann man z. B. aus dem Verbrauch an ml einer empirisch zusammengesetzten Natronlauge bei der Titration des Mostes direkt die Masse in Gramm Zucker angeben, die zur Verbesserung der Weinqualität vor der Vergärung zugesetzt werden sollen. Empirische Lösungen können jedoch immer nur für einen bestimmten Zweck eingesetzt werden.

Heute verwendet man in der Maßanalyse Lösungen mit bekannter Stoffmengenkonzentration und vor allem solche mit bekannter Äquivalentkonzentration, die bisher als „molare Lösungen" und „Normallösungen" bezeichnet wurden (s. S. 117 f.). Das hat gegenüber empirischen und prozentual zusammengesetzten Lösungen den großen Vorteil, daß sie vielseitig anwendbar sind und die Berechnungen des durch die Maßlösung bestimmten Stoffes in der Analysenprobe sich einfach gestaltet.

Herstellung

Sofern die zu verwendenden Reagenzien eine definierte Zusammensetzung aufweisen und gegenüber Einflüssen der Atmosphäre, wie Sauerstoff, Kohlendioxid und Luftfeuchtigkeit, relativ unempfindlich sind, kann man Lösungen bekannter Stoffmengenkonzentration direkt herstellen, indem man mit $\mu = 1$ oder einen dezimalen Bruchteil davon und aus $\mu \cdot M = m$ die nötige Masse m des Reagenzes berechnet, auf einer Analysenwaage abwägt und bei 20 °C in einem Meßkolben zu genau einem Liter mit Wasser auflöst.

Da die Meßgefäße heute üblicherweise auf 20 °C geeicht sind, entstehen kleine, aber deutlich wahrnehmbare Fehler, wenn die Normallösung bei einer von 20 °C abweichenden Temperatur bereitet wird. Wird die Herstellung einer Normallösung bei einer Temperatur oberhalb 20 °C vorgenommen, so entsteht eine etwas zu konzentrierte Lösung. Arbeitet man bei Temperaturen unterhalb 20 °C, so wird die Lösung etwas zu verdünnt. Im ersteren Falle würde die bereitete Lösung bei 20 °C ein kleineres Volumen, im zweiten Falle ein größeres Volumen einnehmen.

Für Wasser und 0,1 N Lösungen hat W. Schlösser eine Tabelle berechnet, die im folgenden wiedergegeben wird. Die Werte beziehen sich auf jeweils ein Liter unter Verwendung eines Meßkolbens, der auf 20 °C geeicht ist (Tab. 6).

Die Verwendung dieser Korrekturwerte sei an einem Beispiel erläutert:

Zur Bereitung einer 0,1 N-Natriumchlorid-Lösung hat man genau 0,1 mol Äquivalent Kochsalz abgewogen und bei 27 °C zu einem Liter gelöst. Bei einer Temperatur von 20 °C würde diese Lösung nach Tab. 6 1000 − 1,50 ml, d. h. 998,5 ml einnehmen. Sie ist demnach konzentrierter und enthält in 998,5 ml so viel NaCl, wie sich in 1000 ml befinden sollten.

Mit Hilfe von $c = 0,1$ mol/0,9985 l erhält man $c(NaCl) = 0,10015$ mol $\cdot$ l^{-1} bei 20 °C. Da die gewünschte „gerade" Stoffmengenkonzentration $c = 0,1$ mol $\cdot$ l^{-1} betragen soll, kann ein sog. Normalfaktor der Lösung definiert werden:

$$f = \frac{c_i^*}{c_i}$$

Hier bedeutet c_i^* die tatsächliche Stoffmengenkonzentration und c_i die gewünschte „gerade" Stoffmengenkonzentration. Im obigen Beispiel ist

$$f = \frac{0.10015 \text{ Mol} \cdot \text{l}^{-1}}{0,1 \text{ mol} \cdot \text{l}^{-1}} = 1,0015$$

Tabelle 6. Korrekturwerte für je 1 Liter 0,1 N Maßlösung (bzw. Wasser), bereitet in einem auf 20 °C geeichten Meßkolben.

Temperatur bei der Herstellung °C	Abweichung: in ml
10	+ 1,23
11	+ 1,16
12	+ 1,08
13	+ 0,99
14	+ 0,88
15	+ 0,76
16	+ 0,63
17	+ 0,49
18	+ 0,34
19	+ 0,17
20	0,00
21	− 0,18
22	− 0,37
23	− 0,58
24	− 0,80
25	− 1,03
26	− 1,26
27	− 1,50
28	− 1,76
29	− 2,02
30	− 2,29

Es muß allerdings betont werden, daß Berechnungen in der Maßanalyse durch die Einführung des Normalfaktors nicht wesentlich erleichtert werden. Da, wie auf S. 118 f. dargelegt wird, der Normalfaktor auch mit Hilfe der Volumina definiert werden kann, ist die sich daraus ergebende Aussage, daß 1 Liter (bzw. 1 Milliliter) einer NaCl-Lösung mit $c = 0{,}10015$ mol $\cdot$ l^{-1} 1,0015 Liter (bzw. Milliliter) einer NaCl-Lösung mit $c = 0{,}1$ mol $\cdot$ l^{-1} entspricht, bei Stoffmengen-Betrachtungen trivial.

In unserem Beispiel war das theoretische Volumen der Lösung 1000 ml, das tatsächliche also 998,5 ml, so daß der Quotient

$$\frac{1000 \text{ ml}}{998{,}5} = 1{,}0015$$
$$= f$$

ebenfalls der Normalfaktor ist.

Der Normalfaktor kann auch, wie weiter unten dargelegt wird, durch Titration der zu korrigierenden Maßlösung gegen eine genau eingestellte Maßlösung ermittelt werden. Das ist besonders der Fall, wenn bei der Bereitung der Maßlösung Wägefehler oder Mängel in der definierten Zusammensetzung der Wirksubstanz zu korrigieren sind.

Was für die Bereitung der Maßlösungen gilt, gilt in gleicher Weise für den Titrationsvorgang. Auch hier wird die Arbeitstemperatur nicht immer mit der Normaltemperatur von 20 °C übereinstimmen. Abweichungen von 2 bis 3 °C bei einem Verbrauch von 10 bis 20 ml 0,1 N Lösung können beim Titrieren vernachlässigt werden. Je größer die Temperaturabweichung oder je größer der Verbrauch an Normallösung sind, desto stärker macht sich eine Abweichung bemerkbar.

Für Äquivalentkonzentrationen von $c^{eq} = 0{,}1$ mol · l^{-1} oder stärker verdünnte Lösungen hat Kolthoff Korrekturen errechnet, die in der Tab. 7 wiedergegeben sind.

Um das umständliche und zeitraubende genaue Einwägen eines Äquivalentes oder Teile davon zu umgehen, wägt man in der Praxis die Masse genau ab, die dem gewünschten Wert nahezu entspricht und berechnet aus dem Sollwert und der tatsächlichen Einwaage einen Faktor. Auf diese Weise erhält man ebenfalls einen Normalfaktor, mit dem der Verbrauch an ml einer Lösung gewünschter „gerader" Stoffmengenkonzentration bei der Titration zu multiplizieren ist. Als Beispiel sei wiederum die Bereitung einer 0,1 N-Natriumchloridlösung herangezogen.

0,1 mol Äquivalente Natriumchlorid haben die Masse von 5,8443 g. Es müßten also zur Bereitung einer 0,1 N-Lösung genau 5,8443 g Kochsalz (besonders gereinigt) abgewogen werden. Tatsächlich seien aber 5,8632 g ausgewogen. Der Faktor für die dar-

Tabelle 7

Verbrauchte Maßlösungen in ml	Korrektur in ml bei								
	12°	14°	16°	18°	20°	22°	24°	26°	28°
10	+0,01	+0,01	+0,01	0,00	0,00	0,00	−0,00	−0,01	−0,02
20	+0,02	+0,02	+0,01	+0,01	0,00	−0,01	−0,02	−0,03	−0,03
25	+0,03	+0,02	+0,02	+0,01	0,00	−0,01	−0,02	−0,03	−0,04
30	+0,03	+0,03	+0,02	+0,01	0,00	−0,01	−0,02	−0,04	−0,05
40	+0,04	+0,04	+0,03	+0,01	0,00	−0,02	−0,03	−0,05	−0,07
50	+0,06	+0,05	+0,03	+0,02	0,00	−0,02	−0,04	−0,06	−0,09

aus bereitete „0,1 N-Lösung" beim Auflösen mit Wasser zu einem Liter beträgt dann:

$$f = \frac{e}{5{,}8443} \quad (e = \text{Einwaage in Gramm})$$

$$= \frac{5{,}8632}{5{,}8443} = 1{,}003$$

Das bedeutet nichts anderes, als daß die Lösung eine Äquivalentkonzentration $c^{eq} = 0{,}1003$ mol · l^{-1} besitzt. Ist die Einwaage e größer als 5,8443 g, nimmt der Faktor f einen Wert an, der über 1 liegt, d. h. $c^{eq} > 0{,}1$ mol · l^{-1}. Beträgt die Einwaage weniger als 5,8443 g, so nimmt der Faktor f einen Wert an, der unter 1 liegt, d. h. $c^{eq} < 0{,}1$ mol · l^{-1}.

Einstellung

Wie oben ausgeführt, eignen sich nur Substanzen von genauer Zusammensetzung, die sich außerdem beim Abwägen an der Luft nicht verändern, zur direkten Bereitung von Lösungen mit bekannter Äquivalentkonzentration durch genaues Abwägen und Auflösen zu einem bestimmten Volumen. In den meisten Fällen stehen aber nur Substanzen mit schwankendem Wirkstoffgehalt zur Verfügung oder solche, die an der Luft und in gelöstem Zustand leicht Veränderungen erleiden. Aus solchen Substanzen lassen sich nur Lösungen mit ungefähr bekanntem c^{eq} herstellen. Diese Löungen müssen dann eingestellt werden. Das Einstellen, d. h. die Ermittlung der genauen Äquivalentkonzentration kann entweder mit Hilfe anderer volumetrischer Lösungen erfolgen, deren Konzentration an Äquivalenten genau bekannt ist, oder unter Verwendung von Urtitersubstanzen.

Einstellung mit Hilfe einer volumetrischen Lösung

Wie auf S. 119 erwähnt, gilt für Berechnungen in der Maßanalyse z. B. $n^{eq}(\text{Säure}) = n^{eq}(\text{Base})$ und damit $c^{eq}(\text{Base}) \cdot V(\text{Base}) = c^{eq}(\text{Säure}) \cdot V(\text{Säure})$. Bei gleichen Äquivalentkonzentrationen der Base und Säure wird $V(\text{Base}) = V(\text{Säure})$, d. h. die Volumina sind „äquivalent" oder mit anderen Worten: in den Volumina sind gleiche Stoffmengen an Base und Säure vorhanden. Obige Beziehung kann aber auch zur Bestimmung der Äquivalentkonzentration bzw. zur Berechnung des Normalfaktors bei der Einstellung einer Lösung gegen eine andere mit bekannter Konzentration c^{eq} dienen.

Ist z. B. die Lösung einer Base einzustellen, so erhält man im Falle einer verwendeten 0,1 N HCl ($c^{eq}(\text{HCl}) = 0{,}1$ mol · l^{-1}) die Konzentration c^{eq}(Base) aus:

$$c^{eq}(\text{Base}) = c^{eq}(\text{HCl}) \cdot \frac{V(\text{HCl})}{V(\text{NaOH})}$$

$$= 0{,}1 \text{ mol} \cdot l^{-1} \cdot \frac{V(\text{HCl})}{V(\text{NaOH})}$$

V(HCl) = Volumen der 0,1 N HCl (bekannte volumetrische Lösung) in Liter
V(NaOH) = Volumen (in Liter) Verbrauch der einzustellenden Lösung.

Durch Umformen der Gleichung sieht man sofort, daß der Quotient $\frac{V(\text{HCl})}{V(\text{NaOH})}$ identisch mit dem Normalfaktor ist.

$$\frac{c^{eq}(\text{Base})}{0{,}1 \text{ mol} \cdot l^{-1}} = f = \left(\frac{V(\text{HCl})}{V(\text{NaOH})}\right)$$

oder $c^{eq}(\text{Base}) = 0{,}1 \text{ mol} \cdot l^{-1} \cdot f$

Denn c^{eq} (Base) ist die tatsächliche Konzentration der Base und die gewünschte „gerade" Konzentration ist gleich der HCl-Konzentration, nämlich $c = 0{,}1 \text{ mol} \cdot l^{-1}$. Besitzt die verwendete volumetrische Lösung selbst einen Faktor f', so muß das Volumen, z. B. V(HCl), natürlich mit diesem Faktor multipliziert werden.

Es gilt dann folgende Gleichung:

$$f = \frac{f' \cdot V(\text{HCl})}{V(\text{NaOH})}$$

Als Beispiel sei die Einstellung einer 0,1 N-Natronlauge gegen 0,1 N-Salzsäure bekannten Gehaltes, d. h. bekannter Äquivalentkonzentration c^{eq} (HCl) = 0,1 mol $\cdot$ l^{-1}, erwähnt:

Mit einer Pipette mißt man 10,0 ml 0,1 N Salzsäure ab, läßt sie in einen Erlenmeyer-Kolben laufen und titriert unter Zusatz eines geeigneten Indikators mit der einzustellenden 0,1 N-Natronlauge. Der Verbrauch an Natronlauge sei 9,5 ml. Daraus errechnet man den Normalfaktor f der Natronlauge zu

$$f = \frac{10{,}0 \text{ ml}}{9{,}5 \text{ ml}} = 1{,}05$$

und die Äquivalentkonzentration der NaOH ist dann

$c^{eq}(\text{NaOH}) = 0{,}1 \text{ mol} \cdot l^{-1} \cdot 1{,}05$
$= 0{,}105 \text{ mol} \cdot l^{-1}$

Den Wert für c^{eq} (NaOH) notiert man dann auf dem Standgefäß. Für maßanalytische Rechnungen erweist es sich als vorteilhaft, wenn man voraussetzt, die Natronlauge habe eine Konzentration $c^{eq} = 0{,}1$ mol $\cdot$ l^{-1} und multipliziert das verbrauchte Volumen mit f, da ja

$V(HCl) = V(NaOH) \cdot f$ ist.

Es ist unsinnig, auf ein Standgefäß zu schreiben:

„0,1 N"; $f = 1{,}05$

Wenn die Lösung den Wert $c^{eq} = 0{,}1$ mol $\cdot$ l^{-1} besitzt, so kann sie nicht diesen Faktor f haben. Hat sie aber den Faktor, so ist die Äquivalentkonzentration nicht $c^{eq} = 0{,}1$ mol $\cdot$ l^{-1}. Schreibt man $\approx 0{,}1$ N; $f = 1{,}05$, so wird damit das Dilemma nicht behoben.

Der Normalfaktor ist lediglich ein Korrekturfaktor, der bei abgeschätztem c^{eq}(NaOH) angebracht, die wahre Konzentration c^{eq}(NaOH) errechnen läßt.

Einstellung mit Hilfe von Urtitersubstanzen

Zur Bestimmung des Titers (Äquivalentkonzentration) einer Lösung mit Hilfe von Urtitersubstanzen wägt man mindestens zwei Proben der Urtitersubstanz bis auf ± 0,1 mg genau ab und löst zu einem angemessenen Volumen auf. Ein aliquoter Teil oder die gesamte so erhaltene Lösung wird dann mit der einzustellenden Lösung, die eine annähernd bekannte Konzentration c^{eq} besitzt, titriert. Der theoretische Verbrauch (Volumen) einer einzustellenden Lösung ergibt sich dann über die Stoffmengen-Relation $n^{eq}(U) = n^{eq}(L)$. Hier bedeuten U die Urtitersubstanz und L die einzustellende Lösung.

Da $n^{eq}(U) = \dfrac{m(U)}{M(U)}$ und $n^{eq}(L) = c^{eq}(L) \cdot V(L)$ ist, erhält man

$$V(L) = \dfrac{m(U)}{M(U) \cdot c^{eq}(L)}$$

$V(L)$ ist der theoretische Verbrauch der einzustellenden Lösung und $c^{eq}(L)$ die gewünschte „gerade" Konzentration der einzustellenden Lösung.

Da aber $\dfrac{c^{eq}(L)^*}{c^{eq}(L)} = f$ bzw. $\dfrac{V(L)}{V(L)^*} = f$ ist, läßt sich mit Hilfe der Größen $V(L)$ und $V(L)^*$ f berechnen und damit die tatsächliche Konzentration $c^{eq}(L)^*$ der einzustellenden Lösung angeben, wobei $V(L)^*$ der praktische Verbrauch von L ist.

$$f = \dfrac{m(U)}{M(U) \cdot c^{eq}(L) \cdot V(L)^*}$$

Die Errechnung des theoretischen Verbrauches soll am Beispiel der Einstellung einer 1 N Salzsäure erläutert werden.

1. Grundlagen

Eine Salzsäure mit der Konzentration $\sim c^{eq} = 1$ mol $\cdot$ l^{-1} sei durch Abwiegen von 103 g konzentrierter Salzsäure und Auffüllen auf 1 l bereitet worden. Konzentrierte Salzsäure besitzt eine Massenkonzentration $\rho^*(HCl) = 35 - 38\%$. Sie enthält demnach 36 g HCl im Liter (die molare Masse $M = 36{,}46$ g $\cdot$ mol^{-1} ist gleich der molaren Masse in bezug auf ein Äquivalent HCl).

Die Einstellung erfolgt gegen Kaliumhydrogencarbonat. Es werden etwa 4 g Kaliumhydrogencarbonat genau gewogen und in 50 ml Wasser gelöst. Nach Zusatz von Methylorange wird mit der einzustellenden Säure bis zum beginnenden Farbumschlag nach Gelbrot titriert. Dann wird zum Vertreiben der freigesetzten Kohlensäure 2 Minuten zum Sieden erhitzt. Nach dem Abkühlen titriert man erneut bis zum scharf erfolgenden Umschlag nach Gelbrot.

Aus der folgenden Reaktionsgleichung ergibt sich, daß $n(KHCO_3) = n^{eq}(KHCO_3)$ und $n^{eq}(HCl) = n(HCl)$ ist.

$$KHCO_3 + HCl \rightarrow KCl + H_2O + CO_2 \uparrow$$

Wie bereits erwähnt, erhält man den theoretischen Verbrauch $V(HCl)$ an Salzsäure mit folgender Gleichung:

$$V(HCl) = \frac{m(KHCO_3)}{M(KHCO_3)\, c^{eq}(HCl)}$$

$$= \frac{4 \text{ g} \cdot \text{mol} \cdot \text{l}}{100{,}12 \text{ g} \cdot 1 \text{ mol}}$$

$$= 0{,}0399 \text{ l}$$

Sind bei der Titration nur 0,0382 l verbraucht worden, so errechnet sich f zu $\frac{0{,}0399 \text{ l}}{0{,}0382 \text{ l}} = 1{,}0445$ und daraus ergibt sich

$$c^{eq}(HCl)^* = 0{,}1 \text{ mol} \cdot \text{l}^{-1} \cdot 1{,}05$$
$$= 0{,}105 \text{ mol} \cdot \text{l}^{-1}$$

Die Masse $m(KHCO_3)$ bei einem Volumen $V(L)$ mit $c^{eq}(L)$ erhält man in obigem Beispiel aus

$$\frac{m(KHCO_3)}{M(KHCO_3)} = V(HCl) \cdot c^{eq}(HCl)$$

Bei $V(HCl) = 1$ ml und $c^{eq}(HCl) = 0{,}1$ mol $\cdot$ l^{-1} wird

$$m(KHCO_3) = 0{,}001 \text{ l} \cdot 100{,}12 \text{ g} \cdot \text{mol}^{-1} \cdot 0{,}1 \text{ mol} \cdot \text{l}^{-1}$$
$$= 0{,}010012 \text{ g}$$
$$= 10{,}01 \text{ mg}$$

Bei Verwendung der HCl mit der Konzentration $c^{eq}(HCl)^* = 0{,}105$ mol $\cdot$ l^{-1} ist $m(KHCO_3) = 0{,}001$ l $\cdot$ 100,12 g mol^{-1} $\cdot$ 0,105 mol $\cdot$ l^{-1}
$$= 0{,}010513 \text{ g}$$
$$= 10{,}51 \text{ mg}$$

Um zufällige Fehler auszuschließen, werden mindestens eine weitere, besser 2 oder mehrere Einstellungen in gleicher Weise durchgeführt. Aus den erhaltenen Faktoren wird dann der Mittelwert errechnet.

1.4. Urtitersubstanzen

Urtitersubstanzen sind Elemente oder Verbindungen, die in genau definierter Zusammensetzung und in genügend hoher Reinheit erhältlich sind. Sie dürfen auch während des Abwägens an der Luft keine Veränderungen erleiden. Sie dienen entweder zur direkten Herstellung oder – was meist der Fall ist – zur Einstellung von Maßlösungen.

Urtitersubstanzen sollen leicht zu reinigen, sicher auf ihre Reinheit zu prüfen und möglichst nicht hygroskopisch sein.

Tab. 8 enthält einige wichtige Urtitersubstanzen und ihren Verwendungszweck.

Tabelle 8

Urtiter:	(M. G.)	Zur Einstellung von:
$KHCO_3$	(100,1)	Salzsäure, Schwefelsäure
C₆H₄(COOK)(COOH)	(204,2)	Perchlorsäure (in Eisessig)
As_4O_6	(395,6)	Cer(IV)-nitrat-Lösung (Jod-Lösung)
$(COOH)_2 \cdot 2 H_2O$	(126,1)	Kaliumpermanganat-Lösung
NaCl	(58,44)	Silbernitrat-Lösung
KJO_3	(214,0)	Natriumthiosulfat-Lösung
Zn	(65,4)	EDTA-Lösung

Die Reinigung dieser und weiterer Urtitersubstanzen durch Umkristallisieren, Ausfällen, Sublimieren usw. ist in Ph.Eur.I beschrieben.

Im folgenden sind die Umsetzungsgleichungen, die der Einstellung einer Normallösung mit Hilfe des Urtiters zugrunde liegen, formuliert sowie die Errechnung der Verhältnisse, die zur Titerstellung benötigt werden.

1. Grundlagen

Einstellung einer 0,1 N Perchlorsäure mit **Kaliumhydrogenphthalat:**

[Reaktionsschema: HClO₄ + H₃C–COOH → H₃C–C(OH)₂⊕ + ClO₄⊖; Reaktion mit Kaliumhydrogenphthalat zu Phthalsäure + H₃C–COOH]

$$f = \frac{m(U)}{204{,}2 \text{ g} \cdot \text{mol}^{-1} \cdot 0{,}1 \text{ mol} \cdot \text{l}^{-1} \cdot V(L)^*}$$

$m(U)$ = Einwaage in Gramm Kaliumhydrogenphthalat
$V(L)^*$ = praktischer Verbrauch in Liter der 0,1 N Perchlorsäure

Für $V(HClO_4) = 1$ ml und $c^{eq}(HClO_4) = 0{,}1$ mol $\cdot$ l^{-1} ist $m(KHC_8H_4O_4) = 20{,}42$ mg.

Einstellung einer 0,1 N Cer(IV)-nitrat-Lösung mit Arsen(III)-oxid:

$$As_2O_3 + 2\, NaHCO_3 \rightarrow 2\, NaAsO_2 + 2\, CO_2 + 2\, H_2O$$
$$AsO_2^\ominus + 2\, Ce^{4\oplus} + H_2O \rightarrow AsO_3^\ominus + 2\, Ce^{3\oplus} + 2\, H^\oplus$$

$$f = \frac{m(U7)}{49{,}46 \text{ g} \cdot \text{mol}^{-1} \cdot 0{,}1 \text{ mol} \cdot \text{l}^{-1} \cdot V(L)^*}$$

$m(U)$ = Einwaage in Gramm Arsen(III)-oxid
$V(L)^*$ = praktischer Verbrauch in Liter der 0,1 N Cer(IV)-nitrat-Lösung

Für $V(Ce(NO_3)_4) = 1$ ml und $c^{eq}(Ce(NO_3)_4) = 0{,}1$ mol $\cdot$ l^{-1} ist $m(As_2O_3) = 4{,}945$ mg.

Einstellung einer 0,1 N Kaliumpermanganat-Lösung mit Oxalsäure.

$$2\, MnO_4^\ominus + 16\, H^\oplus + 5(COO^\ominus)_2 \rightarrow 2\, Mn^{2\oplus} + 8\, H_2O + 10\, CO_2$$

$$f = \frac{m(U)}{63{,}033 \text{ g} \cdot \text{mol}^{-1} \cdot 0{,}1 \text{ mol} \cdot \text{l}^{-1} \cdot V(L)^*}$$

$m(U)$ = Einwaage in Gramm Oxalsäure
$V(L)^*$ = praktischer Verbrauch in Liter der 0,1 N-Kaliumpermanganat-Lösung

Für $V(KMnO_4) = 1$ ml und $c^{eq}(KMnO_4) = 0{,}1$ mol $\cdot$ l^{-1} ist m(Oxalsäure) = 6,303 mg.

Einstellung einer 0,1 N-Silbernitrat-Lösung mit Natriumchlorid.

$$NaCl + AgNO_3 \rightarrow AgCl + Na^\oplus + NO_3^\ominus$$

$$f = \frac{m(U)}{58{,}44 \text{ g} \cdot \text{mol}^{-1} \cdot 0{,}1 \text{ mol} \cdot \text{l}^{-1} \cdot V(L)^*}$$

$m(U)$ = Einwaage in Gramm Natriumchlorid
$V(L)^*$ = praktischer Verbrauch in Liter der 0,1 N-Silbernitrat-Lösung

Für $V(AgNO_3) = 1$ ml und $c^{eq}(AgNO_3) = 0{,}1$ mol $\cdot$ l^{-1}
ist $m(NaCl) = 5{,}844$ mg.

Einstellung einer **0,1 N-Natriumthiosulfat**-Lösung mit **Kaliumjodat**.

$$JO_3^{\ominus} + 5\ J^{\ominus} + 6\ H^{\oplus} \rightarrow 3\ J_2 + 3\ H_2O$$
$$J_2 + 2\ Na_2S_2O_3 \rightarrow Na_2S_4O_6 + 2\ Na^{\oplus} + 2\ J^{\ominus}$$

$$f = \frac{m(U)}{35{,}667\ g \cdot mol^{-1} \cdot 0{,}1\ mol \cdot l^{-1} \cdot V(L)^*}$$

$m(U)$ = Einwaage in Gramm Kaliumjodat
$V(L)^*$ = praktischer Verbrauch in Liter der 0,1 N-Natriumthiosulfat-Lösung

Für $V(Na_2S_2O_3) = 1$ ml und $c^{eq}(Na_2S_2O_3) = 0{,}1$ mol $\cdot$ l^{-1} ist $m(KJO_3) = 3{,}567$ mg.

Einstellung einer **0,1 M-EDTA***-Lösung mit **metallischem Zink**.

$$Zn + 2\ HCl \rightarrow ZnCl_2 + H_2$$
$$Zn^{2\oplus} + Na_2EDTA \rightarrow Zn\ EDTA + 2\ Na^{\oplus}$$

$$f = \frac{m(U)}{65{,}37\ g \cdot mol^{-1} \cdot 0{,}1\ mol \cdot l^{-1} \cdot V(L)^*}$$

$m(U)$ = Einwaage in Gramm Zink
$V(L)^*$ = praktischer Verbrauch in Liter der 0,1 N Na$_2$EDTA-Lösung

Für $V(Na_2EDTA) = 1$ ml und $c^{eq}(Na_2EDTA) = 0{,}1$ mol $\cdot$ l^{-1} ist $m(Zn) = 6{,}537$ mgl.

1.5. Indikatoren

Ziel jeder Titration ist die Ermittlung des quantitativen Stoffumsatzes zwischen der zu bestimmenden Verbindung und dem in der zugesetzten Maßlösung enthaltenen Reagenz. Für alle Titrationsvorgänge, die ohne sichtbare Farbänderungen ablaufen, und das ist die überwiegende Mehrzahl, benötigt man zur Endpunktsermittlung Indikatoren. **Indikatoren** sind demnach Stoffe, die den Endpunkt einer Titration anzeigen. Anstelle der Indikatoren kann prinzipiell eine elektrometrische Endpunktsanzeige treten. Die Arzneibücher machen von dieser Möglichkeit, die wesentlich aufwendiger ist, dann Gebrauch, wenn kein geeigneter Indikator zur Verfügung steht oder farbige Probelösungen die Wirksamkeit eines Indikators überdecken.

Man unterscheidet drei große Gruppen von Indikatoren:

⊲ Säure-Base-Indikatoren

---

* Dinatriumdihydrogen-äthylendiamintetraacetat.

- Redox-Indikatoren
- Metall-Indikatoren

Ferner spielen eine Rolle:

- Die Stärke, als Indikator in der Jodometrie
- Adsorptionsindikatoren bei Fällungstitrationen.

Der Endpunkt einer Titration kann auch durch Bildung gefärbter Niederschläge oder durch Tüpfeln ermittelt werden.

Säure-Base-Indikatoren

Da der **Neutralisationsvorgang** ohne optische Erscheinungen abläuft, benötigt man zur Ermittlung des Äquivalenzpunktes, sofern keine elektrometrischen Methoden herangezogen werden, geeignete **„acidobasische" Indikatoren.** Das sind organische Farbstoffe mit Säure- oder Base-Funktion, die innerhalb eines bestimmten pH-Bereiches ihre Farbe ändern. Die Säure- bzw. Basenstärke dieser Indikatoren muß geringer sein als die Stärke des zu bestimmenden Stoffes und der verwendeten Maßlösung. Die Farbänderungen der Säure-Base-Indikatoren ist mit der Dissoziation dieser sauren bzw. basischen, farbigen Verbindungen verknüpft. Mit der Änderung der Dissoziation geht eine Änderung der Konstitution einher, die meist auf Tautomerie und Valenzisomerie beruht. Dadurch wird die Mesomerie des Indikatorsystems erweitert oder eingeschränkt. Es treten Verschiebungen der Absorptionsmaxima im sichtbaren Bereich ein, wodurch Indikator-Ionen und zugehörige freie Indikatorsäuren bzw. -basen unterschiedliche Farben annehmen.

Die im DAB 7 und der Ph.Eur.I enthaltenen acidobasischen Indikatoren sind in Tab. 9 zusammengestellt.

Tabelle 9

Indikator	Arzneibuch	pH-Bereich	Farbumschlag
Metanilgelb	DAB 7	1,2 bis 2,3	rot – gelb
Thymolblau	Ph.Eur.I	1,2 bis 2,8	rot – gelb
Dimethylgelb	DAB 7	2,8 bis 4,4	rot – gelb
Bromphenolblau	Ph.Eur.I	2,8 bis 4,4	gelb – blau
	DAB 7	3,0 bis 4,6	gelb – blauviolett
Methylorange	DAB 7	3,1 bis 4,4	rot – gelb

3. Maßanalyse (Volumetrie)

Tabelle 9 (Fortsetzung)

Indikator	Arzneibuch	pH-Bereich	Farbumschlag
Bromkresolgrün	DAB 7	3,6 bis 5,2	gelb – blau
Methylrot	Ph.Eur.I DAB 7	4,4 bis 6,0 4,2 bis 6,3	rot – gelb
Bromkresolpurpur	DAB 7	5,2 bis 6,8	gelb – violett
Bromthymolblau	Ph.Eur.I DAB 7	5,8 bis 7,4 6,0 bis 7,6	gelb – blau
Phenolrot	DAB 7	6,8 bis 8,4	gelb – rot
Kresolrot	Ph.Eur.I	7,0 bis 8,6	gelb – rot
Thymolblau	Ph.Eur.I	8,0 bis 9,6	olivgrün – blau
Phenolphthalein	DAB 7	8,2 bis 10,0	farblos – rot
Thymolphthalein	DAB 7	9,3 bis 10,5	farblos – blau
Alizaringelb	Ph.Eur.I	9,8 bis 11,4	blaßgelb – bräunlich-gelb

Die in Tab. 9 aufgeführten Indikatoren gehören drei Verbindungstypen an. Es sind Azofarbstoffe, Phthaleine und Sulfophthaleine:

Azofarbstoffe

$R^4-\text{C}_6\text{H}_4-N=N-\text{C}_6\text{H}_2(R^3)(R^2)-R^1$

	R^1	R^2	R^3	R^4
Alizaringelb	– OH	– COONa	H	– NO$_3$
Dimethylgelb	H	H	H	– N(CH$_3$)$_2$
Metanilgelb	H	– SO$_3$Na	H	– NH – C$_6$H$_5$
Methylorange	– SO$_3$Na	H	H	– N(CH$_3$)$_2$
Methylrot	H	H	– COOH	– N(CH$_3$)$_2$

Phthaleine

	R¹	R²
Phenolphthalein	H	H
Thymolphthalein	$-CH_3$	$-CH(CH_3)_2$

Sulfophthaleine

	R¹	R²	R³
Bromkresolgrün	$-CH_3$	Br	Br
Bromkresolpurpur	H	$-CH_3$	Br
Bromphenolblau	H	Br	Br
Bromthymolblau	$-CH_3$	Br	$-CH(CH_3)_2$
Kresolrot	H	$-CH_3$	H
Phenolrot	H	H	H
Thymolblau	$-CH_3$	H	$-CH(CH_3)_2$

Als Beispiele für die mit dem Farbumschlag einhergehenden Konstitutionsänderungen bzw. unterschiedliche Verteilung der Elektronen innerhalb der Indikatormolekel seien im folgenden die Änderungen des jeweils einfachsten Typs formuliert.

Dimethylgelb (I), ein Vertreter der Azofarbstoffe, ist eine schwache Base von gelber Farbe, die in saurer Lösung in eine chinoide, rote

Form II übergeht:

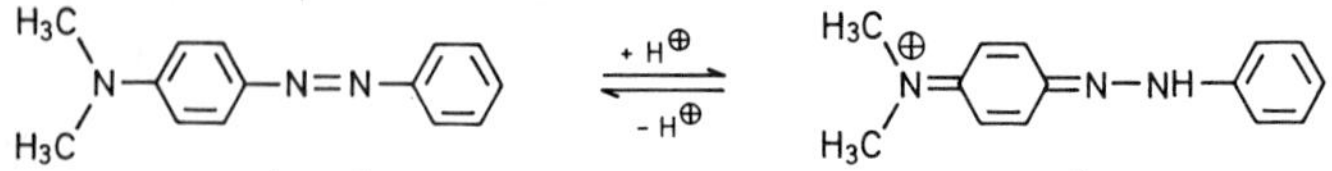

I gelb ⇌ II rot (+H⊕ / −H⊕)

Phenolphthalein (III), der einfachste Vertreter der Phthaleine, geht in alkalischer Lösung unter Öffnung des Lactonringes in die chinoide, rote Indikatorsäure IV über, die neben zwei benzoiden einen chinoiden Ring enthält. In stark alkalischer Lösung wird IV wieder in eine rein benzoide Form, nämlich das Trianion V, umgewandelt:

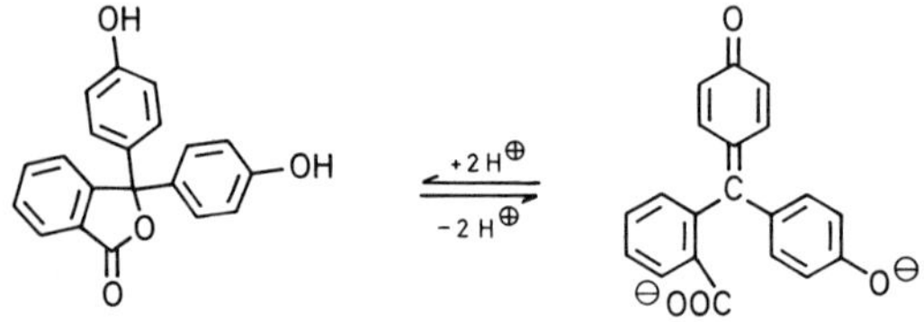

III ⇌ IV (+2H⊕ / −2H⊕)

−OH⊖ ↕ +OH⊖

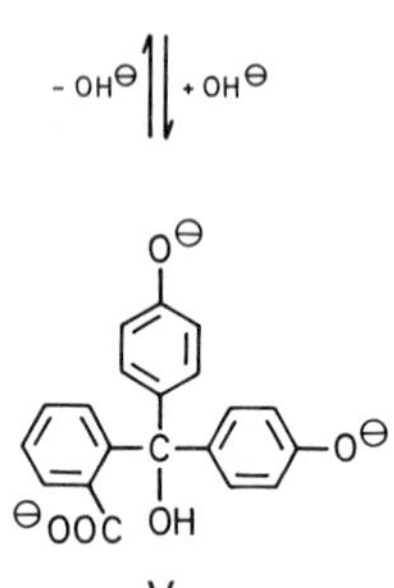

V

Phenolrot (VI), das einfachste Sulfophthalein, dürfte im festen Zustand und in saurer wäßriger Lösung die zwitterionische Struktur VII annehmen. In verdünnten Säuren entsteht daraus das gelb gefärbte Monoanion VIII, das in alkalischer Lösung in das rotviolette Dianion IX übergeht. VII, VIII und IX enthalten neben einem chinoiden zwei benzoide Kerne. In stark alkalischer Lösung wird IX in das farblose Trianion X übergeführt, das nur benzoide Ringe aufweist.

Acidobasische Indikatoren werden auch zur Endpunktsermittlung bei der Titration in wasserfreiem Milieu eingesetzt. Im DAB 7 sind hierzu **1-Naphtholbenzein,** im 2. Nachtrag **Sudan III,** in der

VI

⇌

VII rot +H⁺/−H⁺ VIII gelb +H⁺/−H⁺

IX rotviolett −OH⁻/+OH⁻ X farblos

Ph.Eur.I **Kristallviolett** und in der Ph.Eur.II **Dimethylgelb** sowie **Metanilgelb** vorgesehen.

Dimethylgelb, Metanilgelb und Sudan III sind Azofarbstoffe, 1-Naphtholbenzein und Kristallviolett sind Triphenylmethanfarbstoffe bzw. Analoga.

Dimethylgelb und Metanilgelb werden, wie oben beschrieben, auch bei der Titration von Säuren und Basen in wäßrigem Milieu als Indikatoren verwandt. Die Strukturformeln und genauen Bezeichnungen der übrigen drei Indikatoren sind folgende:

Sudan III (= 2-Hydroxy-1-(4-phenylazo-phenylazo)-naphthalin)

1-Naphtholbenzein (= Bis-(4-hydroxy-1-naphthyl)-phenylhydroxymethan)

Kristallviolett
(= {4-[Bis-(4'-dimethylamino-phenyl)-methylen]- 2,5-cyclohexadien-1-yliden} – dimethylammonium-chlorid)

Einfarbige und zweifarbige Indikatoren. Die meisten der in Tab. 9 aufgeführten Indikatorsysteme sind sowohl in der Säure- als auch in der Baseform farbig. Solche Indikatoren nennt man **zweifarbig**.

Indikatoren, bei welchen eine Komponente farblos ist — in Tab. 9 sind es Phenolphthalein und Thymolphthalein — werden als **einfarbig** bezeichnet.

Indikatorbedingte Fehler. In der Praxis bevorzugt man **zweifarbige Indikatoren**, da ihr Umschlagsbereich unabhängig von der Totalkonzentration ist.

Dagegen ist der Umschlagsbereich eines **einfarbigen Indikators** abhängig von seiner **Totalkonzentration**. So beginnt z. B. bei einer bestimmten Indikatorkonzentration des Phenolphthaleins die rote Farbe bei pH 8,6 gerade sichtbar zu werden. Wie sich rechnerisch beweisen läßt, tritt bei einem pH-Wert von 7,6, d. h. bei einem um eine Einheit niedrigeren pH-Wert, die gleiche Farbintensität auf, wenn man den Indikator in einer 10mal größeren Konzentration anwendet. Die üblichen Angaben der Umschlagsintervalle einfarbiger Indikatoren setzen daher eine bestimmte Indikatorkonzentration voraus.

Da Säure-Base-Indikatoren selbst Säuren bzw. Basen sind, wird durch Zugabe einer deutlichen Menge einer Indikatorsäure der pH-Wert einer Lösung erniedrigt und durch Zusatz einer entsprechenden Menge Indikatorbase erhöht. Man muß deshalb darauf achten, die Indikatorkonzentrationen niedrig zu halten.

Bei acidimetrischen Titrationen in Gegenwart von Polypeptiden oder Proteinen kann das Umschlagsintervall von Säure-Base-Indikatoren durch Adsorption an die kolloid gelösten Polymeren verschoben werden. Man spricht vom sog. **Eiweißfehler**. Da die Beeinflussung anteilmäßig erfolgt, kann man den Eiweißfehler zur grobquantitativen Bestimmung der Eiweißmenge im Harn verwenden. Auf diesem Prinzip beruhen einige im Handel befindliche Schnelldiagnostika zum Nachweis und zur Konzentrationsschätzung von Eiweiß im Harn (Albustix®, Ureitest®).

Redoxindikatoren

Der Endpunkt einer **Redoxreaktion** kann deutlich erkannt werden, wenn dabei Farbänderungen stattfinden, beispielsweise bei der Permanganometrie oder Jodometrie. Er ist schwer zu erkennen, wenn – wie bei der Cerimetrie – die Maßlösung bei entsprechender Verdünnung nur sehr schwach gefärbt ist und bei der Umsetzung in eine noch schwächer gefärbte Lösung übergeht. Bei Redoxtitrationen ohne Farberscheinungen kann der Endpunkt visuell nicht festgestellt werden. Im zuerst genannten Fall ist kein Indikator nötig; bei der Jodometrie verbessert man die Erkennung des Umschlages durch Zusatz von Stärke als Indikator, die aber nicht zu den Redoxindikatoren zu zählen ist. In allen anderen Fällen verwendet man Redoxindikatoren.

Sie sind dadurch gekennzeichnet, daß sie Redoxsysteme bilden, deren oxidierte Stufe eine andere Farbe aufweist als die reduzierte. Beide Stufen müssen gegen Überschüsse an Maßlösungen, Säuren und Verbindungen, die bei der Titration vorhanden sind oder entstehen können, beständig sein. Redoxindikatoren sind Farbstoffe, die am Endpunkt der Titration durch einen kleinen Überschuß der Maßlösung oxidiert oder reduziert werden und dabei eine strukturelle Änderung erfahren, die sich als Farbwechsel zu erkennen gibt.

Die Farbänderung spielt sich in einem bestimmten Redoxpotentialbereich ab, der bei den einzelnen Indikatoren verschieden ist, vergleichbar mit dem Umschlagsbereich eines Säure-Base-Indikators. Ein Redoxindikator ist dann für eine bestimmte Titration geeignet, wenn sein Umschlagspotential dem Potential des Äquivalenzpunktes der zu titrierenden Substanz möglichst nahe kommt. Nur dann ist ein scharfer Farbumschlag zu erwarten. Das Deutsche Arzneibuch verwendet Ferroin und Diphenylamin/Schwefelsäure als Redoxindikatoren, im Europäischen Arzneibuch ist neben Ferroin in einem Falle Äthoxychrysoidin genannt.

Ferroin ist die triviale Bezeichnung für das **Tri-1,10-Phenanthrolineisen(II)-Ion**. Es entsteht beim Lösen von **o-Phenanthrolin-hydrochlorid und Eisen(II)-salzen** in Wasser als intensiv rot gefärbter **Eisen(II)-hexammin-Komplex** und läßt sich zu dem schwächer gefärbten **Eisen(III)-hexammin-Komplex**, dem **Ferriin** reversibel oxidieren:

n = 2: Ferroin (rot)
n = 3: Ferriin (blau)

$$[(C_{12}H_8N_2)_3Fe]^{2\oplus} - e^{\ominus} \rightarrow [(C_{12}H_8N_2)_3Fe]^{3\oplus}$$
  Ferroin   Ferriin

Das Ferroin ist wegen seines günstigen Umschlagspotentials und seiner Beständigkeit im pH-Bereich von 2,5 bis 9 ein besonders wertvoller und vielseitig brauchbarer Redoxindikator. Wegen der hohen Farbintensität kann die Indikatormenge klein gehalten werden. Indikatorkorrekturen sind so gering, daß sie vernachlässigt werden können.

Vgl. Nachweis und Unterscheidung von Eisen(II)- und Eisen(III)-salzen auf S. 48.

Diphenylamin wird in saurer Lösung unter geeigneten Bedingungen zum blauvioletten **Diphenyl-benzidinviolett** oxidiert. Die Umsetzung ist bereits auf S. 13 bei den Nachweisreaktionen für Nitrat geschildert.

Gelegentlich werden in der Oxydimetrie Azofarbstoffe, die ähnlich wie Methylrot oder Methylorange gebaut sind, besonders für Titrationen mit Bromat verwendet. Es sind keine Redoxindikatoren in dem bisher besprochenen Sinne. Der Umschlag erfolgt nicht reversibel.

Eine Ausnahme macht das von der Ph.Eur.I zur quantitativen Bestimmung des Isoniazids eingesetzte **Äthoxychrysoidin**, dessen Farbumschlag reversibel ist.

Die in saurer Lösung braunrot erscheinende Azoverbindung wird gegen Ende der Titration zu einem violettroten 3,5-Dibrom-Derivat bromiert, wodurch die Farbigkeit der Titrationslösung vor der Entfärbung wesentlich vertieft wird. Die Entfärbung ist die Folge einer Oxidation zu der fast farblosen Azoxyverbindung, die unter geeigneten Versuchsbedingungen z. B. durch Zusatz von Ascorbinsäure wieder zur violettroten Azoverbindung reduziert werden kann:

$$H_5C_2O-\langle\rangle-N=N-\langle\rangle(NH_2)(H_2N)-NH_2 \xrightarrow[-2\,HBr]{+2\,Br_2}$$

Äthoxychrysoidin

$$H_5C_2O-\langle\rangle-N=N-\langle\rangle(NH_2)(H_2N)(Br)(Br)-NH_2 \xrightarrow[-2\,HBr]{Br_2\,+\,H_2O}$$

rotviolett

$$H_5C_2O-\langle\rangle-\underset{O}{N}=N-\langle\rangle(NH_2)(H_2N)(Br)(Br)-NH_2$$

farblos

Stärke als Indikator

Der Endpunkt jodometrischer Titrationen kann am Auftreten oder Verschwinden des tiefbraunen Trijodid-Ions $[J_3]^{\ominus}$ erkannt werden. Das Trijodid-Ion entsteht deshalb, weil die als Maßlösung verwendeten Jodlösungen stets Kaliumjodid enthalten und bei der Titration freigesetzten Jods durch Natriumthiosulfat stets Kaliumjodid im Überschuß zugegen ist. In starker Verdünnung erscheint jedoch die Jodlösung nur noch gelb bis schwachgelb, so daß der Umschlag nach farblos bzw. umgekehrt von farblos zu gelb nicht mehr so gut zu erkennen ist. Sind die zu titrierenden Lösungen farbig, so ist die Verwendung eines Indikators unumgänglich.

Man setzt daher in der Regel **Stärke**lösung als Indikator ein. Bei Anwesenheit geringster Jodmengen entsteht die tiefblaue **Jodstärke.** Die Empfindlichkeit dieser Farbreaktion wird durch die Anwesenheit von Jodid-Ionen beeinflußt. Sind keine Jodid-Ionen zugegen, so tritt erst ganz allmählich eine schwache Blaufärbung ein, d. h. offenbar erst dann, wenn sich durch Disproportionierung Jodid gebildet hat. Umgekehrt kann man die blaue Jodstärke entfärben, wenn man einem System alle Jodid-Ionen entzieht.

Auf dieser Tatsache beruht die Endpunktsermittlung bei der argentometrischen Titration von Kalium- und Natriumjodid nach Ph.Eur.I. Hierbei wird jodidfreie Stärkelösung und ein Tropfen äthanolischer Jodlösung als Indikator verwendet. Bei der Titration des Jodids mit Silbernitratlösung verschwindet die Blaufärbung der Stärke.

Die Blaufärbung der Jodstärke beruht auf der Bildung einer **Einschlußverbindung** aus den **Amylose**anteilen der Stärke und den Jodatomen. Die Amylosefraktion der Stärke hat einen helikalen Aufbau, wodurch ein tunnelartiger Hohlraum gebildet wird. In diesen Hohlraum lagern sich lineare Jodketten ein, wobei die Jodatome in einem Abstand von 3,06 Å angeordnet sind. Die blaue Farbe dürfte auf der weitgehend freien Beweglichkeit der sieben Außenelektronen der einzelnen Jodatome beruhen. Das Absorptionsmaximum der Jodstärke bei 620 nm wird durch eine Kettenlänge von etwa 15 Jodatomen erklärt. Der Aufbau der Jodstärke ist etwas vereinfacht wiedergegeben:

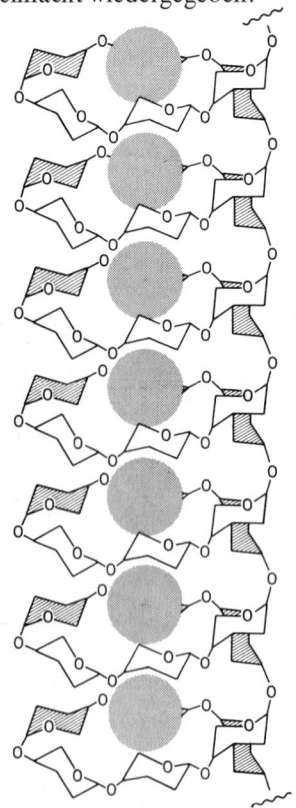

Metallindikatoren

Die komplexometrische Titration zwei- und mehrwertiger Metall-Ionen verläuft im allgemeinen ohne visuell wahrnehmbare Farb-

1. Grundlagen 141

änderungen. Zur Endpunktsermittlung setzt man daher sog. **Metallindikatoren** ein. Sie sind, wie das in der angewandten Maßlösung enthaltene Reagenz Komplexbildner, die jedoch bei Reaktion mit einem Metallion ihre Farbe ändern.

Neben der Erfüllung dieser Bedingung muß einer weiteren Forderung nachgekommen werden: Der Komplex aus Indikator und dem zu bestimmenden Metall-Ion darf nicht so stabil sein wie der Komplex aus dem in der Maßlösung enthaltenen Chelatbildner und Metall-Ion. Mit anderen Worten dürfen Metallindikatoren erst dann mit den Metall-Ionen reagieren, wenn die zugesetzte Maßlösung verbraucht ist oder müssen umgekehrt das Metall-Ion wieder freigeben, wenn Maßlösung zugesetzt wird.

Die heute gebräuchlichen Metallindikatoren sind gleichzeitig acidobasische Indikatoren. Sie können Protonen aufnehmen und dabei ebenfalls Farbänderungen ergeben. Da bei komplexometrischen Bestimmungen Protonen freigesetzt werden, könnte dies zu einer Störung führen, was aber durch ausreichende Pufferung während der Titration vermieden wird.

Viele Metallindikatoren sind in Lösung nur kurzfristig haltbar. Man arbeitet deshalb oft mit Verreibungen der Indikatoren, die bei Bedarf der Titrationsmischung zugesetzt und aufgelöst werden.

Das Deutsche und das Europäische Arzneibuch verwenden als Metallindikatoren die Azoverbindungen **Calcon** und **Eriochromschwarz**, die Sulfophthaleine **Xylenolorange** und **Methylthymolblau** sowie das Fluoreszeinderivat **Calcein**:

Calcon

Eriochromschwarz *(Azo-Verbindung)*

Xylenolorange:
$R^1 = CH_3$, $R^2 = CH_2 - N(CH_2 - COOH)_2$
$R^3 = H$

Methylthymolblau *(Sulfophthalein)*
$R^1 = CH(CH_3)_2$, $R^2 = CH_2 - N(CH_2 - COOH)_2$
$R^3 = CH_3$

Calcein

Die aus **Calcon** und **Eriochromschwarz** entstehenden Metallkomplexe, die andere Farben aufweisen als die freien Metallindikatoren, besitzen folgende Partialstrukturen:

Im **Xylenolorange, Methylthymolblau** und **Calcein,** die jeweils zweifach eine „halbe EDTA-Molekel" enthalten, bilden sich, ebenfalls anders gefärbte, Metallchelate der folgenden Partialstruktur:

Adsorptionsindikatoren

Zur Endpunktsermittlung von Fällungstitrationen, etwa der Argentometrie werden u. a. **Adsorptionsindikatoren** eingesetzt. Während die bisher besprochenen Indikatoren ihre Farbänderung in gelöstem Zustand erfahren, findet bei den Adsorptionsindikatoren der Farbwechsel an der Grenzfläche kolloiddisperser Systeme statt. Bei der Fällung eines aus Titrand (= zu bestimmende Substanz) und Titrator (= Reagenz der volumetrischen Lösung) gebildeten Niederschlages werden überschüssige Ionen adsorbiert, die sich in Lösung befinden. Vor Beendigung der Titration sind es die Ionen des Titranden, nach Beendigung der Titration die Ionen des Titrators. Dadurch kommt es zu einer Auflaldung der Oberfläche des Niederschlages, die zur Anziehung entgegengesetzt geladener Ionen führt. Auf diese Weise entsteht eine elektrische Doppelschicht. Enthält das System Farbstoffkationen oder -anionen, so können diese auf dem durch Adsorption vorhandener Ionen aufgeladenen Niederschlag elektrostatisch gebunden werden. Man spricht von der Bildung sog. Oberflächenverbindungen, wobei das Elektronensystem der adsorbierten Farbstoff-Ionen deformiert und die Lichtabsorption bathochrom verschoben wird. Da beim Äquivalenzpunkt eine Umladung der Oberfläche des Niederschlages erfolgt, tritt eine Abstoßung oder Anlagerung von Farbstoff-Ionen ein, wodurch das Ende der Titration indiziert wird.

Adsorptionsindikatoren werden durch hohe Fremdionen-Konzentrationen gestört. Sie besitzen außerdem die Eigenschaften der acidobasischen Indikatoren und sind deshalb nur in einem begrenzten pH-Bereich anwendbar.

Als Beispiele für Adsorptionsindikatoren seien **Eosin** und **Fluorescein** genannt, die beide in der Argentometrie (nach Fajans) verwandt werden:

Eosin-Natrium: R = Br
Fluorescein-Natrium: R = H

Eosin ist für die Bestimmung von Bromid-, Jodid- und Thiocyanat-Ionen geeignet. Man verwendet eine 1%ige Lösung von Eosinnatrium in Wasser als Indikator. Zur Bestimmung der Chlorid-Ionen kann Eosin nicht eingesetzt werden, weil das Silberchlorid schon bei Beginn der Titration den Farbstoff adsorbiert. In diesem Falle verwendet man eine 0,2%ige Lösung von **Fluoresceinnatrium** in Wasser, die auch zur Indizierung der volumetrischen Bestimmung der übrigen Halogenid-Ionen geeignet ist.

Fällungsindikatoren

Der Endpunkt einer Fällungstitration kann auch durch Einsatz von **Fällungsindikatoren** erkannt werden. Sie gehören zu den einfarbigen Indikatoren und zeigen den Endpunkt der Titration durch einen zweiten Fällungsvorgang an.

Als Beispiel sei das **Chromat-Ion** genannt, das bei der argentometrischen Bestimmung nach Mohr verwandt wird. Titriert man eine Chlorid- oder eine Bromid-Lösung mit Silbernitratlösung in Gegenwart von Chromat-Ionen, so entsteht bis zum völligen Umsatz der Halogenide zunächst das zugehörige Silberhalogenid. Am Äquivalenzpunkt setzt sich das nun überschüssige Silber-Ion mit dem vorhandenen Chromat-Ion zu braunrotem Silberchromat um:

$$2\,Ag^{\oplus} + CrO_4^{2\ominus} \rightleftharpoons \underset{\text{braunrot}}{Ag_2CrO_4}$$

Auch hierbei ist die Indizierung des Äquivalenzpunktes von der Totalkonzentration des Indikators abhängig. Es muß eine bestimmte Chromatkonzentration vorliegen, so daß die Rotbraunfärbung bei Titrationsende auftritt.

Mischindikatoren

In vielen Fällen ist der Farbwechsel eines Indikators nicht leicht oder nicht genau zu erkennen. Hier bewährt sich der Zusatz eines indifferenten Farbstoffes. Es wird dadurch eine stärkere Kontrastwirkung hervorgerufen und damit ein besseres Erkennen der Farbänderung erreicht. Man verwendet indifferente Farbstoffe, die sich zu einem Farbton im Umschlagsintervall des angewandten Indikators komplementär verhalten. Dadurch entsteht zwischen den ausgeprägten Farbtönen vor und nach Beendigung der Titration ein neutral-grauer Zwischenton.

Das Deutsche und das Europäische Arzneibuch machen von der Möglichkeit, Mischindikatoren einzusetzen, reichlich Gebrauch.

2. Maßanalytische Methoden

Die Methoden der Maßanalyse können nach verschiedenen Gesichtspunkten unterteilt werden.

Nach Art der Ausführung:

direkte Titrationen
indirekte Titrationen
Rücktitration
Substitutionstitration
indirekte Titration (im engeren Sinne)

Ein anderes Einteilungsprinzip ist die Endpunktsindizierung:

direkte Endpunktserkennung
mit Indikatoren
elektrometrisch (physikalisch-chemische Indikation)

Ein drittes Einteilungsprinzip, das auch anschließend verwendet werden soll, besteht in der Art der chemischen Reaktionen, die bei den einzelnen Titrationen ablaufen. Hiernach kann zunächst in zwei große Gruppen unterteilt werden:

Ionenkombinationsverfahren
Redox-Verfahren.

Zur Gruppe der Ionenkombinationsverfahren gehören
Protolyse-Titrationen
Fällungs-Titrationen
Komplexbildungstitrationen (Komplexometrie)

2.1. Protolyse-Titrationen

Unter **Protolysetitrationen** versteht man die maßanalytische Bestimmung von Säuren und Basen. Sie kann in wäßriger oder nichtwäßriger Lösung durchgeführt werden. Wird eine Säure mit einer Base bekannten Gehaltes (Äquivalentkonzentration c^{eq}) bestimmt, so spricht man von **Acidimetrie.** Die Titration einer Base mit einer Säure bekannten Gehaltes bezeichnet man als **Alkalimetrie.**

Das Verständnis der Protolyse-Titrationen setzt folgende Kenntnisse auf dem Gebiet der allgemeinen und anorganischen Chemie voraus:

Theorie der Säuren und Basen
Aciditäts- und Basizitätskonstanten
Ionenprodukt des Wassers
pH-Wert
Hydrolyse
Puffer

2.1.1. Titrationen von Säuren und Basen in wäßrigen Lösungen

Säure-Base-Reaktionen

Nach der **Säure-Base-Theorie von Brönsted,** die sowohl auf wäßrige als auch nichtwäßrige Lösungen anwendbar ist, sind Säuren Stoffe, die Protonen abgeben, Basen Stoffe, die Protonen aufnehmen können. Aus der Säure entsteht durch die Abgabe des Protons eine **korrespondierende Base.** Die Base geht durch die Aufnahme des Protons in ihre **korrespondierende Säure** über.

Aus dieser Definition ergibt sich weiterhin, daß eine Säure nur dann als solche in Funktion treten kann, wenn eine Base anwesend ist, die als Protonenakzeptor fungiert. Umgekehrt setzt die Funktion eines Stoffes als Base die Anwesenheit einer protonenliefernden Säure voraus.

Den Vorgang, durch den eine Säure in ihre korrespondierende Base übergeht, nennt man **Protolyse,** weil er mit einer Protonenabgabe verknüpft ist. Zwischen einer Säure und einer Base besteht nach Brönsted die folgende Beziehung:

Säure $\rightleftharpoons$ Base + Proton

In dieser Beziehung bilden Säure und Base, die durch die Abgabe oder Aufnahme eines Protons miteinander verknüpft sind, ein korrespondierendes Säure-Base-Paar. In Tab. 10 sind die für die pharmazeutische Analytik wichtigsten **korrespondierenden Säure-Base-Paare** zusammengestellt:

Tabelle 10. Korrespondierende Säure-Base-Paare (angeordnet nach der Stärke der Säuren)

Säure	Base	pK_S	pK_B
$HClO_4$	$\rightleftharpoons H^\oplus + ClO_4^\ominus$	~ -9	~ 23
HJ	$\rightleftharpoons H^\oplus + J^\ominus$	~ -9	~ 23
HBr	$\rightleftharpoons H^\oplus + Br^\ominus$	~ -6	~ 20
HCl	$\rightleftharpoons H^\oplus + Cl^\ominus$	~ -3	~ 17
H_2SO_4	$\rightleftharpoons H^\oplus + HSO_4^\ominus$	~ -3	~ 17
$OH_3^\oplus$	$\rightleftharpoons H^\oplus + H_2O$	$-1{,}74$	$15{,}74$
HNO_3	$\rightleftharpoons H^\oplus + NO_3^\ominus$	$-1{,}32$	$15{,}32$
$H_2C_2O_4$	$\rightleftharpoons H^\oplus + HC_2O_4^\ominus$	$1{,}42$	$12{,}58$
$SO_2 + H_2O$	$\rightleftharpoons H^\oplus + HSO_3^\ominus$	$1{,}92$	$12{,}08$
$HSO_4^\ominus$	$\rightleftharpoons H^\oplus + SO_4^{2\ominus}$	$1{,}92$	$12{,}08$
H_3PO_4	$\rightleftharpoons H^\oplus + H_2PO_4^\ominus$	$1{,}96$	$12{,}04$
HF	$\rightleftharpoons H^\oplus + F^\ominus$	$3{,}14$	$10{,}86$
$HCOOH$	$\rightleftharpoons H^\oplus + HCOO^\ominus$	$3{,}7$	$10{,}3$
$HC_2O_4^\ominus$	$\rightleftharpoons H^\oplus + C_2O_4^{2\ominus}$	$4{,}21$	$9{,}79$
CH_3COOH	$\rightleftharpoons H^\oplus + CH_3COO^\ominus$	$4{,}75$	$9{,}25$
$CO_2 + H_2O$	$\rightleftharpoons H^\oplus + HCO_3^\ominus$	$6{,}52$	$7{,}48$
H_2S	$\rightleftharpoons H^\oplus + HS^\ominus$	$6{,}92$	$7{,}08$
$HSO_3^\ominus$	$\rightleftharpoons H^\oplus + SO_3^{2\ominus}$	7	7
$H_2PO_4^\ominus$	$\rightleftharpoons H^\oplus + HPO_4^{2\ominus}$	$7{,}12$	$6{,}88$

Tabelle 10 (Fortsetzung)

Säure	Base	pK_S	pK_B
$NH_4^{\oplus}$	$\rightleftharpoons H^{\oplus} + NH_3$	9,25	4,75
HCN	$\rightleftharpoons H^{\oplus} + CN^{\ominus}$	9,40	4,60
$HCO_3^{\ominus}$	$\rightleftharpoons H^{\oplus} + CO_3^{2\ominus}$	10,4	3,6
$HPO_4^{2\ominus}$	$\rightleftharpoons H^{\oplus} + PO_4^{3\ominus}$	12,32	1,68
$HS^{\ominus}$	$\rightleftharpoons H^{\oplus} + S^{2\ominus}$	13	1
H_2O	$\rightleftharpoons H^{\oplus} + OH^{\ominus}$	15,74	$-1,74$
$OH^{\ominus}$	$\rightleftharpoons H^{\oplus} + O^{2\ominus}$	~ 24	~ -10

So wie es keine absoluten Reduktions- und Oxidationsmittel gibt, so existieren auch keine absoluten Säuren oder Basen. Säure-Base-Beziehungen sind Konkurrenzreaktionen um Protonen.

Die **Stärke einer Säure** ist gleichzusetzen mit ihrer Protolysetendenz, d. h. sie hängt davon ab, wie leicht die Säure ihr Proton abgibt. Die **Stärke einer Base** entspricht dem Protonenbindungsvermögen; sie hängt davon ab, wie fest das Proton gebunden wird. Die Base, die zu einer starken Säure korrespondiert, ist schwach. Umgekehrt ist die zu einer starken Base korrespondierende Säure schwach.

Bei Titration von Säuren und Basen in wäßrigen Lösungen ist das Verhalten des Lösungsmittels von Bedeutung. Wasser ist ein sog. amphiproter Stoff, d. h. ein Stoff, der sowohl als Säure als auch Base reagieren kann. Sein Verhalten hängt lediglich von der Stärke der Säure- bzw. Basenfunktion seines Reaktionspartners ab.

Das sei an zwei Beispielen demonstriert:

Beim Einleiten von Ammoniakgas in Wasser verhält sich das Lösungsmittel gegenüber NH_3 als Säure:

$$NH_3 + H_2O \rightleftharpoons NH_4^{\oplus} + OH^{\ominus}$$
Base   Säure   Säure   Base

Wird dagegen Chlorwasserstoffgas in Wasser eingeleitet, so findet folgende Säure-Basen-Reaktion statt, bei der Chlorwasserstoff als Säure fungiert:

$$HCl + H_2O \rightleftharpoons H_3O^{\oplus} + Cl^{\ominus}$$
Säure Base   Säure   Base

In beiden Fällen erfolgt eine Protolyse der Säure. Im ersten Beispiel ist das Lösungsmittel die Säure, im zweiten Beispiel das eingeleitete Gas.

Acidimetrische und alkalimetrische Titrationen, die man zum Begriff Protolyse-Titrationen zusammenfaßt, beruhen auf Neutralisations- oder Verdrängungsreaktionen. Unter Neutralisation versteht man heute eine Säure-Base-Reaktion, die zur Bildung einer neutralen oder fast neutralen Lösung führt. Kombiniert man die beiden oben angeführten Säure-Base-Reaktionen zu einer Neutralisationsreaktion, so erhält man die Vorgänge, die bei der Titration einer wäßrigen Ammoniaklösung mit Salzsäure ablaufen. Es reagieren Hydronium-Ionen und Hydroxid-Ionen unter Bildung undissoziierten Wassers:

$$NH_4^\oplus + OH^\ominus + H_3O^\oplus + Cl^\ominus \rightleftharpoons 2\,H_2O + NH_4^\oplus + Cl^\ominus$$

Das Proton (Wasserstoff-Ion) liegt in wäßrigen Lösungen hydratisiert als „Hydronium-Ion" vor, wobei der Hydratationsgrad unterschiedlich sein kann. Das einfach hydratisierte Proton ($H_3O^\oplus$) wird als „Oxonium-Ion" bezeichnet. Sieht man von der Hydratation ab, die für die folgenden Betrachtungen ohne Bedeutung ist, so besteht die Neutralisation in der Vereinigung des Protons mit dem Hydroxid-Ion zu undissoziiertem Wasser:

$$H^\oplus + OH^\ominus \rightleftharpoons H_2O$$

Eine Säure-Base-Titration ist dann möglich, wenn es gelingt, den Äquivalenzpunkt der zugrunde liegenden Reaktion zu ermitteln. Man kann dann aus der Menge der als Titrator eingesetzten Base bzw. Säure die Menge der als Titrand vorliegenden Säure bzw. Base berechnen.

Tabelle 11. Wasserstoffionenexponent im Äquivalenzpunkt von Protolysetitrationen

Titrand/Titrator bzw. Titrator/Titrand	Äquivalenzbeziehung	pH*
starke Säure/starke Base	$c_H = c_{OH}$	½ pK_W
schwache Säure/starke Base	$c_{OH} > c_H$	½ pK_W + ½ pK_S + ½ lg c_S
starke Säure/schwache Base	$c_H > c_{OH}$	½ pK_W + ½ pK_B + ½ lg c_B

pH* = Wasserstoffionenexponent im Äquivalenzpunkt
c_H = Konzentration an Wasserstoffionen
c_{OH} = Konzentration an Hydroxidionen
K_W = Ionenprodukt des Wassers
K_S = Säurekonstante
K_B = Basekonstante
c_S = Totalkonzentration der Säure
c_B = Totalkonzentration der Base.

Bei der Titration einer starken Säure mit einer starken Base oder umgekehrt fallen Äquivalenz- und Neutralisationspunkt zusammen. Der Wasserstoffionenexponent im Äquivalenzpunkt entspricht dann dem halben Exponenten des Ionenproduktes des Wassers. Für die Titration schwacher Säuren mit starken Basen und die Titration starker Säuren mit schwachen Basen kann der Wasserstoffionenexponent im Äquivalenzpunkt, den man auch als Titrierexponenten bezeichnet, aus dem Protolysegleichgewicht der beteiligten Säuren und Basen errechnet werden. Die drei unterschiedlichen Möglichkeiten sind in Tab. 11 wiedergegeben.

Titrationskurven

Der Reaktionsverlauf einer Protolysetitration kann anschaulich anhand der **Titrationskurve** verfolgt werden. Titrationskurven von Protolysetitrationen beschreiben die Änderung des pH-Wertes einer titrierten Lösung durch die zugesetzte Titratormenge. Dabei trägt man auf der Ordinate den pH-Wert und auf der Abszisse den **Titrationsgrad** τ auf. Unter Titrationsgrad τ versteht man das Verhältnis von der zugegebenen Menge des Titrators (C) zu der Menge an Titrator, die zur Erreichung des Äquivalenzpunktes notwendig ist (C_O).

$$\tau = \frac{c}{c_0}$$

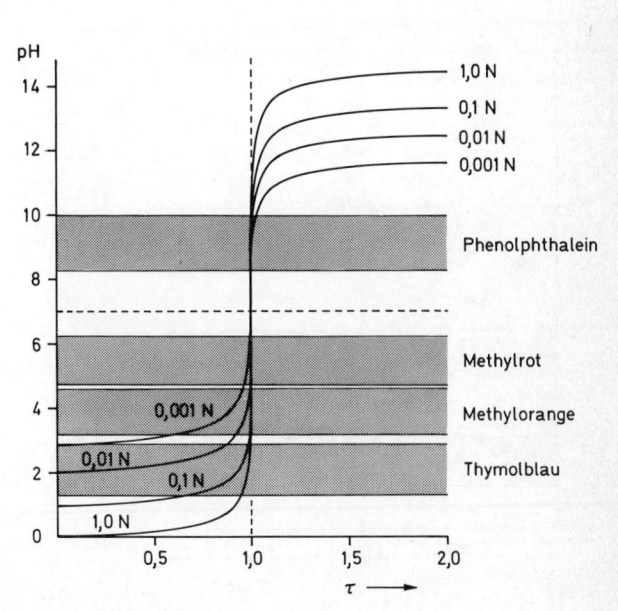

Abb. 4.

Abb. 4 zeigt die Titrationskurven für Umsetzungen starker Protolyte verschiedener Konzentration. Aus den eingezeichneten Umschlagsbereichen von vier pH-Indikatoren ist ersichtlich, daß Phenolphthalein und Methylrot für alle angegebenen Konzentrationen verwendbar sind. Methylorange kann noch für Titrationen von 1,0 N und 0,1 N Protolytlösungen herangezogen werden, während Thymolblau gerade noch für 1,0 N Lösungen Verwendung finden kann.

Aus Abb. 4 ist ferner zu entnehmen, daß der pH-Sprung im Äquivalenzpunkt um so kleiner ist, je niedriger die Ausgangskonzentration der Säure ist. Ferner kann man erkennen, daß die Kurven alle symmetrisch zur pH 7-Abszisse verlaufen.

In Abb. 5 sind die Titrationskurven von Säuren mit verschiedenen pK_S-Werten (0,1 N) mit Natronlauge (1 N) dargestellt. Aus Abb. 5 ist ersichtlich, daß mit zunehmendem pK_S-Wert der Äquivalenzsprung immer niedriger wird. Mit zunehmender Schwäche der Säure verschiebt sich der Äquivalenzpunkt zur alkalischen Seite hin, wonach sich die Auswahl der geeigneten Indikatoren richtet.

Abb. 6 zeigt ferner, daß die Titration einer Säure mit dem pK_S-Wert = 9, bereits an der mangelhaften Endpunktsbestimmung scheitert.

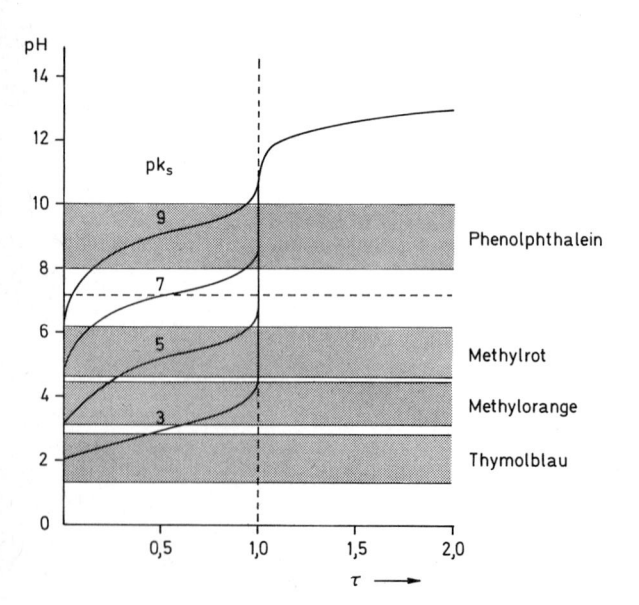

Abb. 5.

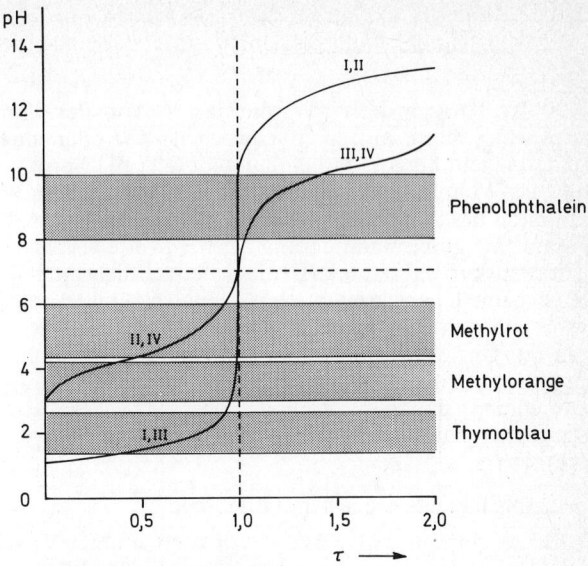

Abb. 6.
I: Titration von 0,1 N-HCl mit 0,1 N-NaOH
II: Titration von 0,1 N-CH$_3$COOH mit 0,1 N-NaOH
III: Titration von 0,1 N-HCl mit 0,1 N-NH$_4$OH
IV: Titration von 0,1 N-CH$_3$COOH mit 0,1 N-NH$_4$OH

In Abb. 6 sind die vier Möglichkeiten der Titration von starken und schwachen Säuren mit starken und schwachen Basen dargestellt.

Die Titrationskurve I beschreibt den Verlauf der Titration einer starken Säure mit einer starken Base oder einer starken Base mit einer starken Säure. Der am Äquivalenzpunkt auftretende pH-Sprung reicht von etwa 4 bis etwa 10. Innerhalb dieses Sprunges liegen die Umschlagsintervalle von drei Indikatoren, die demnach alle drei zur Titration geeignet sind.

Die Titrationskurve II zeigt den Verlauf der Titration einer schwachen Säure mit einer starken Base bzw. umgekehrt. Der pH-Sprung am Äquivalenzpunkt reicht von etwa 7 bis 10. Deshalb ist von den vier aufgeführten Indikatoren nur das Phenolphthalein brauchbar.

Die Titrationskurve III veranschaulicht die Titration einer schwachen Base mit einer starken Säure bzw. umgekehrt. Sie stimmt bis zum Neutralpunkt praktisch mit der Kurve I überein. Dann folgt am Äquivalenzpunkt ein pH-Sprung von etwa 4 bis etwa 7. Als Indikatoren sind das Methylrot und das Methylorange (gerade noch) geeignet.

Aus der Titrationskurve IV, die den Verlauf der Titration einer schwachen Säure mit einer schwachen Base oder umgekehrt beschreibt, geht hervor, daß ein ausgeprägter pH-Sprung nicht mehr auftritt. Während bei I unmittelbar vor Erreichen und nach Überschreiten des Äquivalenzpunktes ein geringer Basen- bzw. Säurezusatz eine große Veränderung der pH-Werte verursachte, bei den Titrationskurven II und III diese beträchtliche pH-Veränderung noch beim Überschreiten des Äquivalenzpunktes zu beobachten war, sind hier, bei Kurve IV, große Reagenzzusätze erforderlich, um die Umschlagsgebiete der Indikatoren Phenolphthalein, Methylrot und Methylorange zu durchschreiten. Daraus kann man entnehmen, daß die Titration einer schwachen Base mit einer schwachen Säure und umgekehrt in wäßrigem Milieu nicht durchführbar ist.

Aus **Abb. 6** ergeben sich somit drei Regeln:

1. Starke Säuren und starke Basen können unter Verwendung aller Indikatoren miteinander titriert werden, die zwischen Methylorange und Phenolphthalein umschlagen.
2. Bei der Titration schwacher Säuren mit einer starken Base muß ein Indikator angewandt werden, der im alkalischen Gebiet umschlägt, beispielsweise Phenolphthalein.
3. Schwache Basen lassen sich mit starken Säuren titrieren, wenn man einen Indikator verwendet, der im sauren Gebiet umschlägt, beispielsweise Methylrot.

Anhand der pK-Werte aus Tab. 10 (S. 146) und der in Tab. 9 (S. 131) aufgeführten Indikatoren lassen sich die Titrationsmöglichkeiten einer Substanz abschätzen. Sofern der Einsatz eines Indikators problematisch erscheint, wird der Endpunkt einer Titration potentiometrisch bestimmt. Über die Potentiometrie s. S. 227 f.

Pharmazeutische Anwendungsbeispiele

Titration starker Säuren. Aus den Angaben über die Umschlagsbereiche von Säure-Base-Indikatoren (s. S. 131 f.) und dem pH-Sprung der bei der Titration einer starken Säure mit einer starken Base zu beobachten ist (Titrationskurve Abb. 6, S. 151) sollte man schließen, daß für die Titration einer starken Säure prinzipiell jeder Indikator geeignet sei, dessen Umschlagsbereich zwischen pH 4 und pH 10 liegt. Hier müssen allerdings gewisse Einschränkungen gemacht werden, die von den Konzentrationsverhältnissen abhängen.

Dies soll an folgendem Beispiel erläutert werden:

Bei der Titration einer starken Säure mit einer starken Base wird ein Indikator, z. B. Methylorange verwandt, der bei etwa pH 4 umschlägt. Da der Äquivalenzpunkt jedoch bei pH 7 liegt, ist bei Ende der Titration noch nicht die gesamte, zu erfassende Säure neutralisiert. Der vorliegende „Wasserstoff-Ionen-Fehler" kann nach folgender, von Bjerrum aufgestellten Formel berechnet werden:

$$F_{H^\oplus} = \frac{V}{c^{eq}} \cdot c_{H^\oplus}$$

$F_{H^\oplus}$ = nicht erfaßte Säuremenge
$c_{H^\oplus}$ = Wasserstoffionenkonzentration bei Beendigung der Titration
V = Flüssigkeitsvolumen bei Beendigung der Titration
c^{eq} = Äquivalentkonzentration der verwendeten Maßlösung.

Nimmt man an, bei Beendigung der Titration betragen die Wasserstoffionenkonzentration den pH-Wert 4 und das Flüssigkeitsvolumen 100 ml, so werden folgende Mengen an nicht neutralisierter Säure errechnet:

c^{eq}	$F_{H^\oplus}$
N = 1	0,01 ml
N = 0,1	0,1 ml
N = 0,01	1 ml.

Daraus kann man entnehmen, daß bei Titration mit 1 N Lauge der Fehler zu vernachlässigen ist, dagegen bei Titration mit 0,01 N Lauge der Fehler so groß ist, daß er nicht mehr hingenommen werden kann. Außerdem wird der Umschlag des Indikators hierbei so unscharf, daß eine exakte Titration nicht mehr durchführbar ist. Man muß also einen anderen Indikator verwenden, der in der Nähe des Äquivalenzpunktes, mindestens aber bei einem pH-Wert von 5 umschlägt. Geeignet wäre in diesem Falle Methylrot.

Wird bei der Titration einer starken Säure mit einer starken Base ein Indikator verwandt, der im alkalischen Bereich umschlägt, so wird entsprechend mehr Lauge verbraucht als es der anwesenden Menge Säure entspricht. Auch hier kann der eintretende Fehler analog berechnet werden.

Bei den Protolysetitrationen der Arzneibücher sind die Indikatoren so gewählt, daß größere Fehler nicht auftreten. Auch wenn Endpunkt und Äquivalenzpunkt einer Titration nicht genau zusammenfallen, sind die Unterschiede zwischen beiden, bezogen auf das Volumen der Maßlösung, meist geringer als die Ablesegenauigkeit der Bürette. Zu bedenken ist dabei, daß auch eine kleine Menge an Maßlösung erforderlich ist, um den Indikator zum Umschlag zu bewegen.

Als sehr starke bis starke Säuren kann man die in Tab. 10 (korrespondierende Säure-Base-Paare, S. 146) aufgeführten Säuren bis zu einem pK_S-Wert von 4,21 (Oxalsäure) bezeichnen.

Pharmazeutisch interessierende starke Säuren sind die Mineralsäuren, bestimmte Sulfonsäuren und die Trichloressigsäure. Zur Titration starker Säuren gehören auch die 1. und 2. Protolysenstufe der Schwefelsäure sowie die 1. Protolysestufe der Phosphorsäure.

In den derzeit gültigen Arzneibüchern werden gegen Methylrot (Umschlag pH = 4,4 bis 6,0), die konzentrierte und verdünnte Salzsäure (Ph.Eur.II) titriert. Der 2. Nachtr. läßt Bromkresolpurpur (Umschlag pH = 5,2 bis 6,8) als Indikator einsetzen zur quantitativen Erfassung der Ameisensäure, die bei der oxidativen Spaltung des Glycerins entsteht (Beispiel Zinkleim, 2. Nachtr.).

Titration schwacher Säuren. Aus den in Abb. 6 (S. 151) dargestellten Titrationskurven ist zu ersehen, daß schwache Säuren nur mit starken Basen eindeutig titriert werden können, weil hierbei der pH-Sprung so groß ist, daß mit einem scharfen Umschlag des Indikators zu rechnen ist. Der Umschlag erfolgt erwartungsgemäß im alkalischen Bereich.

Nach den derzeit gültigen Arzneibüchern werden gegen Bromthymolblau (Umschlag pH = 5,8 bis 7,4) titriert:

p-Aminosalicylsäure (DAB 7)
Methylthiouracil und Propylthiouracil (DAB 7) ($AgNO_3$-Zusatz)
Phenylbutazon (Ph.Eur.II) (in Anwesenheit von Aceton)
Theobromin, Theophyllin u. ä. (Ph.Eur.II) ($AgNO_3$-Zusatz)
Thiamin-chlorid-hydrochlorid (Ph.Eur.I)

Gegen Phenolrot (Umschlag pH 6,8 bis 8,4) werden titriert:

Methylsalicylat (Ph.Eur.II)
Theobromin-Natriumsalicylat (DAB 7) ($AgNO_3$-Zusatz)

Die Zahl der gegen Phenolphthalein (Umschlag pH 8,2 bis 10,0) zu titrierenden Arzneistoffe der gültigen Arzneibuchteile ist relativ groß. Es seien hier die organischen Säuren aufgezählt:

Acetylsalicylsäure (Ph.Eur.I)
Ameisensäure (DAB 7)
Benzoesäure (DAB 7)
Citronensäure (DAB 7)
Essigsäure (DAB 7)
Mandelsäure (DAB 7)
Milchsäure (DAB 7)
Nicotinsäure (DAB 7)

Salicylsäure (DAB 7) (Äthanolzusatz)
Trichloressigsäure (DAB 7)
Weinsäure (DAB 7).

An anorganischen Säuren, die hierher gehören, sind zu nennen:

Phosphorsäure (Ph.Eur.I) (NaCl-Zusatz)
Borsäure (Ph.Eur.I) (Mannit-Zusatz)
Natriumdihydrogenphosphat (DAB 7)

Beispiele für NH-acide Verbindungen als schwache Säuren sind:

Phenytoin (2. Nachtr.) ($AgNO_3$-Zusatz)
Tolbutamid (Ph.Eur.II) (Äthanol-Zusatz).

Schließlich ist auch noch die acidimetrische Bestimmung des Glycerins nach Glykolspaltung zu erwähnen, bei der die entstehende Ameisensäure acidimetrisch erfaßt wird (DAB 7).

Gegen Thymolphthalein (Umschlagsbereich pH 9,3 bis 10,5) werden titriert:

einige substituierte Barbitursäuren und deren Salze (Ph.Eur.I und II, 2. Nachtr.) ($AgNO_3$/Pyridin-Zusatz)
Vanillin (2. Nachtr.)

Schließlich ist bei drei Monographien, die Gehaltsbestimmungen schwacher Säuren beinhalten, eine potentiometrische Endpunktsbestimmung vorgeschrieben:

Äthinylöstradiol (Ph.Eur.II) (THF/$AgNO_3$-Zusatz)
Hibiskusblüten; Citronensäuregehalt (2. Nachtr.)
Natriummonohydrogenphosphat (Ph.Eur.II) (NaCl-Zusatz).

Einfluß des Lösungsmittels. Bei der Titration von Acetylsalicylsäure nach Ph.Eur.I, von Salicylsäure nach DAB 7 und von Tolbutamid nach Ph.Eur.II wird Äthanol als Lösungsmittel verwandt. Bei der Titration des Phenylbutazons nach Ph.Eur.II wird die Substanz in Aceton gelöst. p-Aminosalicylsäure wird nach DAB 7 in einem Methanol-Wasser-Gemisch titriert. Die Verwendung bestimmter Lösungsmittel bei Protolysetitration kann zunächst dadurch bedingt sein, daß die zu bestimmende Substanz zu wenig wasserlöslich ist. Darüber hinaus verändern aber die zugesetzten Lösungsmittel den Protolysecharakter des Titranden. Eine Äthanol-Wasser-Mischung, die beim Titrieren der äthanolischen Probelösung mit einer wäßrigen Base entsteht, besitzt eine andere Dielektrizitätskonstante als Wasser. Daher herrschen auch andere Dissoziationsverhältnisse. Durch den Einfluß des Äthanols wird die Dissoziationskonstante schwacher Protolyte und damit auch der Indikatoren erniedrigt. Indikatorsäuren werden dadurch empfindlicher, Indikatorbasen weniger empfindlich. Das Lösungsmittel kann auch einen optischen Einfluß auf die Farbe des Indikators ausüben.

Der Einsatz von Lösungsmitteln bei den Protolysetitrationen der Arzneibücher dient der Erweiterung des Titrationsbereiches für Säuren und Basen.

Einteilung nach funktionellen Gruppen. Vorangehend wurden die Arzneibuch-Beispiele für Protolysetitrationen schwacher Säuren nach den dabei verwendeten Indikatoren gegliedert. Hier wird nun eine Unterteilung nach funktionellen Gruppen vorgenommen. Gleichzeitig werden Besonderheiten wie Mehrwertigkeit des Titranden, Zusätze von Reagenzien, die den Titrationsbereich verändern, weitere Titrationsmöglichkeiten usw. besprochen.

OH-acide Verbindungen. Zu den **OH-aciden Verbindungen** sind in erster Linie die **Carbonsäuren** und die **Phenole** zu zählen.

Carbonsäuren. Ameisensäure, Benzoesäure, Essigsäure (auch als Bestandteil von Aluminium-acetat-tartrat-Lösung), **Mandelsäure** und **Nicotinsäure** werden als einwertige Carbonsäure ohne weitere Zusätze titriert. Sie erleiden die folgende Protolysereaktion:

$$\underset{R}{\overset{O}{\underset{\|}{C}}}-OH \rightleftharpoons \underset{R}{\overset{O}{\underset{\|}{C}}}-O^{\ominus} + H^{\oplus}$$

Der Rest R beeinflußt dabei lediglich die Größe der pK_S-Werte.

Trichloressigsäure ist nach ihrem pK_S-Wert eigentlich zu den starken Säuren zu zählen. Beurteilt man sie nach dem Indikator, nämlich Phenolphthalein, der zur Titration nach DAB 7 vorgeschrieben ist, so wäre sie als schwache Säure zu betrachten. Tatsächlich ist die Titration auch gegen Bromphenolblau als Indikator möglich. Die Verwendung von Phenolphthalein hat allerdings den Vorteil, daß man bei der Titration evtl. vorhandene, fremde organische Säuren mit höheren pK_S-Werten mit erfaßt und aus den zu hoch gefundenen Ergebnissen auf diese Verunreinigungen schließen kann. Das Österreichische Arzneibuch verfährt hierbei so, daß es zwei Titrationen durchführen läßt, einmal gegen Bromphenolblau-Lösung und eine zweite gegen Phenolphthalein-Lösung. Bei der zweiten Titration, zu der die gleiche Menge Titrand vorgelegt wird, darf der Verbrauch an 0,1 N Natronlauge nur um 0,20 ml größer sein als bei der ersten. Damit werden bei der zweiten Titration eindeutig fremde organische Säuren erfaßt.

Weinsäure und **Citronensäure** sind mehrwertige Protolyte. Die pK_S-Werte der zweiwertigen Weinsäure betragen 2,95 und 3,97.

Die Weinsäure ist als zweiwertige Säure gegen Phenolphthalein titrierbar, da beide pK_S-Stufen im Umschlagsbereich des Indikators liegen.

Die **Citronensäure** ist ein dreiwertiger Protolyt. Sie läßt sich ebenfalls als dreiwertige Säure gegen Phenolphthalein mit scharfem Endpunkt titrieren. Die pK_S-Werte liegen bei 3,14, bei 4,77 und bei 6,39.

Die **Milchsäure** bildet als α-Hydroxysäure mit sich selbst Ester, die aus 2 oder mehreren Molekülen kondensiert sind und als **Estolide** bezeichnet werden. Daneben kann sich in untergeordnetem Maße auch das **cyclische Lactid** bilden:

oligomere Estolide

⇅

$$H_3C-CH-COOH \quad \rightleftharpoons \quad H_3C-CH-CO-O-CH(CH_3)-COOH$$
$$\;\;\;\;\;\;\;\;\;\;|\quad\quad\quad\quad\quad\quad\quad\quad\quad\quad\quad\quad\quad\;\;\;|$$
$$\;\;\;\;\;\;\;\;\;OH\quad\quad\quad\quad\quad\quad\quad\quad\quad\quad\quad\quad OH$$

⇅

Lactid

Bei der Titration wird zunächst überschüssige Natronlauge zugegeben und zum Sieden erhitzt. Dabei werden einmal die freien Carboxylgruppen erfaßt und außerdem alle Esterbindungen verseift. Nachdem mit N-Salzsäure gegen Phenolphthalein neutralisiert wurde, versetzt man mit einem geringen Säureüberschuß und erwärmt erneut. Diese Operation ist notwendig, um das beim Erhitzen der alkalischen Lösung gebildete und das in der Lauge evtl. vorhandene Carbonat zu vertreiben. Der Säureüberschuß wird dann wieder mit N-Natronlauge zurücktitriert. Wegen der Eliminierung des Carbonatfehlers ist bei der Berechnung des Laugenverbrauchs der Faktor, der gegen Methylorange als Indikator ermittelt wurde, anzuwenden. Zur Berechnung des Gehaltes an Milchsäure wird der Gesamtverbrauch an N-Natronlauge, vermindert um den Gesamtverbrauch an N-Salzsäure, zugrundegelegt.

Die **Salicylsäure** ist sowohl eine Carbonsäure als auch ein Phenol. Unter den im DAB 7 angegebenen Bedingungen, d. h. in Gegenwart von Äthanol und Verwendung von Phenolphthalein als Indikator, wird sie als einwertige Säure titriert. Ihre erste Protolysestufe ist stärker als die der Benzoesäure ($pK_S = 2{,}98$). Die zweite Protolysestufe ist schwächer als die des Phenols ($pK_S = 13{,}00$).

Die **4-Aminosalicylsäure** verfügt über 3 funktionelle Gruppen. Sie ist zugleich Carbonsäure, Phenol und primäres Amin. Hinsichtlich des Protolytcharakters muß man davon ausgehen, daß sich entweder die Carboxyl-Gruppe und Amino-Gruppen gegenseitig neutralisieren oder die phenolische OH-Gruppe und die Amino-Gruppe um ein Proton konkurrieren. Es ist daher verständlich, daß aus den drei formulierbaren Tautomeren heraus betrachtet, die *p*-Aminosalicylsäure insgesamt nur als einwertige Säure wirksam wird.

Die **4-Aminosalicylsäure** ist um rund eine Zehnerpotenz stärker sauer als die Essigsäure ($pK_S = 3{,}7$). Das DAB 7 läß die Substanz in methanolisch-wäßriger Lösung gegen Bromthymolblau als Indikator titrieren. Der Endpunkt der Titration liegt bei pH ~7,5.

Die **Acetylsalicylsäure** ist zugleich Carbonsäure und Phenolester einer Carbonsäure. Sie wird zunächst als einwertige Säure bei Raumtemperatur in Gegenwart von Äthanol als Lösungsmittel mit 0,1 N Natronlauge gegen Phenolphthalein titriert:

Anschließend wird die neutralisierte Mischung mit überschüssiger Natronlauge versetzt und erhitzt. Nach dem Abkühlen titriert man den Überschuß an Natronlauge mit 0,1 N Salzsäure zurück. Man erfaßt die durch Hydrolyse des Esters freigesetzte Essigsäure:

$$\underset{\text{CH}_3}{\overset{\text{COO}^\ominus}{\bigcirc}}\!\!-\!\!\text{O}\!-\!\overset{\text{O}}{\underset{}{\text{C}}} + \text{OH}^\ominus \longrightarrow \underset{}{\overset{\text{COO}^\ominus}{\bigcirc}}\!\!-\!\!\text{OH} + \text{H}_3\text{C}\!-\!\text{COO}^\ominus$$

Ph.Eur.I schreibt vor, daß die Differenz zwischen den Volumina an verbrauchter 0,1 N Natronlauge bei der ersten und zweiten Titration höchstens 0,40 ml betragen darf, berechnet auf 0,5 g Substanz. Hierdurch kann kontrolliert werden, ob die untersuchte Acetylsalicylsäure unzersetzt ist oder ob bereits neben der Acetylsalicylsäure freie Essigsäure vorliegt. In diesem Falle wäre der Laugenverbrauch bei der ersten Titration höher als der bei der zweiten Titration. *

Phenole. Unter den vorgenannten organischen Säuren befanden sich bereits zwei **Phenole,** die **p-Aminosalicylsäure** und die **Salicylsäure.** Beide wurden aber nicht als Phenole sondern als Carbonsäuren titriert. Ein Beispiel für die acidimetrische Titration eines Phenols ist nach 2. Nachtr. das **Vanillin.** Es wird unter Erwärmen in Wasser gelöst und nach dem Abkühlen gegen Thymolphthalein mit 0,1 N Natronlauge titriert. Vanillin ist stärker sauer als Phenol ($pK_S = 7{,}4$) und kann daher noch in wäßrigem Milieu titriert werden.

SH-acide Verbindungen. Beispiele für die Titration reiner **SH-acider Verbindungen** als schwache Säuren sind in den derzeit gültigen Arzneibuchteilen für die Bundesrepublik Deutschland nicht zu finden. Dagegen sind 2 Beispiele für **SH-/OH-/NH-acide Verbindungen** vorhanden. Es handelt sich um die beiden Thiouracilderivate, die nach DAB 7 unter Zusatz von Silbernitrat gegen Bromthymolblau mit 0,1 N Natronlauge titriert werden.

Methylthiouracil und **Propylthiouracil** sind formal gesehen zweiwertige Säuren. In wäßriger Lösung entsprechen der ersten Protolysestufe pK_S-Werte von 8,2 bzw. 8,3. Der Protolysecharakter der Thiouracile läßt sich durch Zusatz eines löslichen Silbersalzes derart verändern, daß sie als zweiwertige Säuren in wäßriger Lösung titrierbar sind. Es entstehen undissoziierte, schwer lösliche Disilbersalze unter gleichzeitiger Freisetzung von zwei Protonen. Im folgenden sind die vier tautomeren Formen von Methyl- und Propylthiouracil formuliert. Sie stehen im Gleichgewicht mit acht formulierbaren Grenzformen für ein Mono-Anion. Dieses Gleichgewicht entspricht der ersten Protolysestufe. Zwischen den acht Mono-Anionen und vier formulierbaren Dianionen besteht ein weiteres Gleichgewicht, das der zweiten Protolysestufe entspricht.

---

* Enthält die Substanz Acetylsalicylsäureanhydride, so herrschen umgekehrte Verhältnisse!

$$\begin{bmatrix} \text{Tautomere Formen (neutral)} \end{bmatrix}$$

⇅ 1. Protolysestufe, $-H^{\oplus}$

$$\begin{bmatrix} \text{Tautomere Formen (Monoanion)} \end{bmatrix}^{\ominus}$$

⇅ 2. Protolysestufe, $-H^{\oplus}$

$$\begin{bmatrix} \text{Tautomere Formen (Dianion)} \end{bmatrix}^{2\ominus}$$

Bei Anwesenheit überschüssiger Silber-Ionen wird das Gleichgewicht vollständig zur Seite des Dianions hin verschoben, das ein undissoziiertes, schwer lösliches Disilbersalz bildet. Diese Reaktion, formuliert mit einer der tautomeren Strukturen, verdeutlicht, daß Methyl- und Propylthiouracil unter diesen Bedingungen als zweiwertige Säuren titriert werden können:

$$\text{HO-Pyrimidin-SH} + 2\,Ag^{\oplus} \xrightarrow{-2H^{\oplus}} [\text{Pyrimidin}]^{2\ominus} \cdot 2\,Ag^{\oplus}$$

NH-acide Verbindungen. Zu den cyclischen, **NH-aciden Verbindungen,** die teilweise mit tautomeren **OH-aciden Verbindungen** im Gleichgewicht stehen und als einwertige schwache Säuren titriert werden, gehören eine Reihe von Arzneistoffen. Die Purine **Theophyllin** und **Theobromin** sowie deren Kombinationen mit anderen Wirkstoffen werden nach Ph.Eur.II unter Zusatz von Silbernitratlösung gegen Bromthymolblau mit 0,1 N Natronlauge titriert. Auch hier verändert das zugesetzte Silbernitrat die Protolyseeigenschaften der zu titrierenden sauren Substanzen. Analoge Verhältnisse herrschen bei der Titration des Hydantoin-Derivates **Phenytoin,** das nach DAB 7 unter Zusatz von Silbernitrat gegen Phenolrot titriert wird. Schließlich wird auch die acidimetrische Titration einer Reihe von **5,5-disubstituierten Barbitursäure**derivaten nach Ph.Eur.I und II sowie 2. Nachtr. in Gegenwart von Silbernitrat, zusätzlich aber auch in Gegenwart von Pyridin durchgeführt. In beiden Fällen bilden sich Substrat-Silber-Pyridin-Komplexe. Die folgenden Formeln geben die einzelnen Verbindungstypen wieder, wobei die NH-acide Position durch Raster hervorgehoben wird. Anschließend ist die Protolysereaktion mit und ohne Anwesenheit von Silber-Ionen für alle vorgenannten Verbindungen schematisch formuliert:

Theophyllin

Theobromin

Phenytoin

5,5-disubstituierte Barbitursäure

Eine NH-acide Verbindung, die ohne Zusatz von Silbernitrat-Lösung in einem äthanolisch-wäßrigen Milieu nach Ph.Eur.II mit 0,1 N Natronlauge gegen Phenolphthalein titriert werden kann, ist das **Tolbutamid:**

Tolbutamid

$$-SO_2-NH-C\begin{matrix}\nearrow O \\ \searrow \end{matrix} \rightleftharpoons -SO_2-\overset{\ominus}{N}-C\begin{matrix}\nearrow O \\ \searrow \end{matrix} + H^{\oplus}$$

CH-acide Verbindungen. Daß auch **CH-acide Verbindungen** prinzipiell als schwache Säuren in wäßrigem Milieu titrierbar sind, zeigen zwei Beispiele der Ph.Eur.II. **Äthinylöstradiol** wird in Gegenwart von Tetrahydrofuran und überschüssigem Silbernitrat mit

0,1 N Natronlauge titriert, wobei der Endpunkt potentiometrisch ermittelt wird. Obwohl die Molekel in Form einer phenolischen OH-Gruppe eine zweite saure Funktion besitzt, wird sie als einwertige CH-acide Säure erfaßt:

Äthinylöstradiol

$$R \cdots C \equiv CH + Ag^{\oplus} \rightarrow R \cdots C \equiv C^{\ominus} Ag^{\oplus} + H^{\oplus}$$

Eine weitere CH-acide Verbindung, die über die Stufe eines Enols als einwertige Säure erfaßt werden dürfte, ist das **Phenylbutazon**. Die Titration nach Ph.Eur.II wird in Aceton als Lösungsmittel gegen Bromthymolblau mit 0,1 N Natronlauge durchgeführt. Das ausreichend polare Lösungsmittel Aceton beschleunigt die Enolisierung und dürfte damit die Protolyseeigenschaften der Verbindung günstig beeinflussen:

$$R = -C_6H_5; \quad R^1 = C_4H_9$$

Borsäure. Wie auf Grund der Stellung des Bors innerhalb des Periodensystems zu erwarten ist, reagiert das als **Borsäure** bezeichnete Borhydroxid in wäßriger Lösung nahezu neutral. Hier kann die Protolysetendenz verstärkt werden, indem man mehrwertige Alkohole mit benachbarten OH-Gruppen zusetzt. In Gegenwart von Mannit (Ph.Eur.I) oder Sorbit (DAB 7) entstehen einwertige, komplexe Säuren, die etwa die Stärke der Essigsäure aufweisen und mit 0,1 N Natronlauge gegen Phenolphthalein titrierbar sind.

Durch Veresterung der 3 OH-Gruppen der Borsäure, woran 2 Moleküle Polyalkohol beteiligt sind, und durch Auffüllen der Elektronenlücke am Bor durch das freie Elektronenpaar einer räumlich nahestehenden alkoholischen Gruppe entsteht ein Chelat, dessen Zentralatom negativ geladen ist. Die negative Ladung wird durch das als Proton abgespaltene Wasserstoffatom kompensiert:

Nach dieser Methode läßt Ph.Eur.I Borsäure und Borax bestimmen. Im DAB 7 ist die Bestimmung der Borsäure in Borsäurelösung und in der Borsalbe nach dem gleichen Verfahren beschrieben.

Kationensäuren. Kationensäuren sind positiv geladene Verbindungen, die in ein Proton und eine neutrale bzw. eine um eine positive Ladung ärmere Verbindung dissoziieren können. Arzneibuchbeispiele für die Titration von Kationensäuren sind die Bestimmung folgender Substanzen:

Aneurinchlorid-hydrochlorid (Ph.Eur.I)
Ammoniumbituminosulfonat (2. Nachtr.)
Ammoniumchlorid (Ph.Eur.I)
Verschiedene Alkaloidsalze und verwandte Verbindungen:
Äthylmorphinhydrochlorid (DAB 7)
Chinidinsulfat (DAB 7)
Chininsulfat (DAB 7)
Lobelinhydrochlorid (DAB 7)
Oxycodonhydrochlorid (2. Nachtr.)
Pilocarpinhydrochlorid (DAB 7)
Strychninnitrat (DAB 7).

Wird bei einer acidimetrischen Titration **Pyridin** als Hilfsmittel verwandt, so läuft hier intermediär auch die Titration einer Kationensäure ab. Dies ist beispielsweise bei der Titration verschiedener Barbitursäure-Derivate nach Ph.Eur.I und II sowie 2. Nachtr. (S. 161) oder bei der Durchführung der Hydroxylzahl (s. S. 377) der Fall.

Bildung der Kationensäure:

XH + ⟨N⟩ ⇌ X$^{\ominus}$ + ⟨NH$^{\oplus}$⟩

Protolyse der Kationensäure:

⟨NH$^{\oplus}$⟩ ⇌ ⟨N⟩ + H$^{\oplus}$

Titration der Kationensäure:

⟨$\overset{\oplus}{N}$H⟩ + OH$^{\ominus}$ ⇌ ⟨N⟩ + H$_2$O

Aneurinchloridhydrochlorid enthält 2 kationische Zentren. Das eine ist ein pseudoquartäres Ammonium-Ion, das andere eine Kationensäure *. Bei der Protolyse des Vitamin B$_1$-chloridhydrochlorids entsteht aus einer zweifach positiv geladenen Kationensäure ein Proton und ein einwertiges Kation. Die Titration ist als eine Verdrängungstitration im klassischen Sinne aufzufassen:

Aneurinchlorid-hydrochlorid
= Vitamin B$_1$-chlorid-hydrochlorid

Formoltitration. Auch die Titration von Ammoniumsalzen, beispielsweise des Ammoniumbituminosulfonats nach 2. Nachtr. oder des Ammoniumchlorids nach Ph.Eur.I ist die Titration einer Kationensäure.

Die **Kationensäure NH$_4^{\oplus}$** mit einem pK$_S$-Wert von 9,25 läßt sich alkalimetrisch titrieren, wenn die korrespondierende Base NH$_3$ durch Zusatz von Formaldehyd zu einem neutralen Azomethin reagiert, das dann weiter zum sehr schwach basischen Hexamethylentetramin kondensieren kann.

---

* Nach den NMR-spektroskopischen Messungen von H. Möhrle muß man heute annehmen, daß auch in wäßriger Lösung nicht die an einem quasiaromatischen System sitzende primäre Amino-Gruppe, sondern einer der beiden Stickstoffe des Pyrimidinringes protoniert ist. Erklärt werden kann diese Beobachtung durch den stärker basischen Charakter des im Pyrimidinring enthaltenen, vinylogen Amidinsystems gegenüber der primären Amino-Gruppe.

Die ursprünglich von Sörensen zur Titration von Aminosäuren eingeführte Methode wird als Formol-Titration bezeichnet und beruht darauf, daß Amino-Gruppen in wäßriger Lösung mit Formaldehyd unter Bildung von sehr viel schwächer basischen *N*-Hydroxymethyl-Verbindungen (sog. Methylol-Verbindungen) reagieren. Anschließend kann eine Wasserabspaltung erfolgen, wobei Schiffsche Basen gebildet werden, die ebenfalls praktisch nicht mehr basisch reagieren. Im Falle des Ammoniaks tritt darüber hinaus Kondensation zum Hexamethylentetramin ein.

Bei der Titration von Ammoniumsalzen (aus Ammoniak oder primären Aminen) mit Natronlauge in Gegenwart von Formaldehyd tritt in dem Maße wie die Base (NH_3 oder primäres Amin) in Freiheit gesetzt wird, Umsetzung mit Formaldehyd ein, so daß die freie Base nicht mit einem vorhandenen Proton zum Ammoniumsalz zurückreagieren kann.

Die Formol-Titration von Ammoniumsalzen oder Salzen primärer Amine ist nachfolgend in zwei Teilschritten und einer zusammengefaßten Gleichung formuliert. Bei Ammoniumsalzen bedeutet R ein Wasserstoffatom, bei Salzen primärer Amine ist R gleichzusetzen mit einem organischen Rest:

$$R-\overset{H}{\underset{H}{N^{\oplus}}}-H + OH^{\ominus} \rightleftharpoons R-NH_2 + H_2O$$

$$R-NH_2 + HCHO \rightleftharpoons R-NH-CH_2-OH \rightleftharpoons R-N=CH_2 + H_2O$$

$$R-\overset{H}{\underset{H}{N^{\oplus}}}-H + OH^{\ominus} + HCHO \rightleftharpoons R-NH-CH_2-OH + H_2O$$

Die bei der Titration von Ammoniumsalzen intermediär gebildete Methylol-Verbindung kondensiert mit noch freiem Formaldehyd zu Hexamethylentetramin:

$$4\,H_2N-CH_2-OH + 2\,HCHO \xrightarrow{-6\,H_2O}$$

Zweiphasentitration von Alkaloidsalzen. Mineralsalze von Alkaloiden und verwandten Verbindungen lassen sich ebenfalls nach Art einer Verdrängungstitration quantitativ bestimmen. Es handelt sich dabei um die alkalimetrische Erfassung von Kationensäuren. Als Lösungsmittel wird dazu ein Gemisch von Äthanol und Chloroform verwandt. In wäßriger Lösung ist die Bestimmung der meisten Alkaloidsalze mit Hilfe eines acidobasischen Indikators nicht durchführbar, da das Alkaloid-Kation eine zu schwache Säure und umgekehrt das freie Alkaloid, das sich während der Titration bildet, eine zu starke Base ist. Man beobachtet daher keinen scharfen Indikatorumschlag. Dagegen ist die Titration durchführbar, wenn das vom DAB 7 bzw. 2. Nachtr. angegebene Gemisch aus 96- oder 90%igem Äthanol und Chloroform verwendet wird. Diese Bedingungen müssen allerdings genau eingehalten werden, weil sie mit Einwage und Löslichkeit der Alkaloidsalze und mit sonstigen Parametern abgestimmt sind:

Alkaloidsalz:	ml Äthanol:		ml
	90%	96%	Chloroform
Äthylmorphinhydrochlorid	–	20	15
Chinidinsulfat	20	–	10
Chininsulfat	30	–	15
Lobelinhydrochlorid	–	20	10
Oxycodonhydrochlorid	–	25	10
Pilocarpinhydrochlorid	–	20	10
Strychninnitrat	20	–	10

Bei der Titration des im angegebenen Lösungsmittelgemisch gelösten Alkaloidsalzes mit 0,1 N Natronlauge bleibt zunächst eine homogene Phase erhalten. Allmählich bilden sich jedoch zwei Phasen. Die obere besteht vorwiegend aus einem Äthanol-Wasser-, die untere weitgehend aus einem Äthanol-Chloroform-Gemisch. Je nach Einwaage der Analysensubstanz und Zusammensetzung des Lösungsmittelgemisches kann der Äquivalenzpunkt und damit der Umschlag des Phenolphthaleins vor dem Entmischen oder nach dem Entmischen erreicht werden oder mit der Entmischung praktisch zusammenfallen. Der Äquivalenzpunkt liegt nach den Arzneibuchvorschriften vor der Entmischung beim **Chinidinsulfat, Lobelinhydrochlorid** und **Oxycodonhydrochlorid**. Nach der Entmischung ist er zu beobachten bei **Chininsulfat** und **Strychninnitrat**. **Äthylmorphinhydrochlorid** und **Pilocarpinhydrochlorid** sind Beispiele für das Zusammentreffen von Äquivalenzpunkt und Entmischung.

Da die Substanz in einem Äthanol-Chloroform-Gemisch gelöst wird, die Titration aber mit wäßriger 0,1 N Natronlauge durchzuführen ist, liegen die theoretischen Verhältnisse komplizierter als in einem reinen Lösungsmittel wie etwa Äthanol. Wird der Indikatorumschlag vor der Entmischung beobachtet, so handelt es sich um die Titration von Kationensäuren in einem homogenen Lösungsmittelgemisch, das weitgehend organischen Charakter hat. Wird der Äquivalenzpunkt dagegen nach der Entmischung erreicht, so wird die Titration bevorzugt dadurch ermöglicht, daß die freie Alkaloidbase aus der wäßrigen Phase ausgeschüttelt wird und rückläufig nicht mehr protoniert werden kann.

Anionensäuren. Anionensäuren sind negativ geladene Verbindungen, die in ein Proton und ein höher negativ geladenes Ion dissoziieren können, z. B.:

$$HSO_4^\ominus \rightleftharpoons H^\oplus + SO_4^{2\ominus}$$

$$H_2PO_4^\ominus \rightleftharpoons H^\oplus + HPO_4^{2\ominus}$$

$$HPO_4^{2\ominus} \rightleftharpoons H^\oplus + PO_4^{3\ominus}$$

$$HCO_3^\ominus \rightleftharpoons H^\oplus + CO_3^{2\ominus}$$

Die Anionensäure $HSO_4^\ominus$ ist eine starke Säure und wird bei der Titration der Schwefelsäure als zweiwertige Säure gegen Methylorange mit erfaßt. Die Anionensäuren $HPO_4^{2\ominus}$ und $HCO_3^\ominus$ sind als sehr schwache Säuren zu bezeichnen. Sie werden nicht acidimetrisch bestimmt, vielmehr erfaßt man die korrespondierenden Basen $PO_4^{3\ominus}$ und $CO_3^{2\ominus}$ als Anionenbasen.

Die Titration der als schwache Säure zu bezeichnenden Anionensäure $H_2PO_4^\ominus$ ist in der quantitativen Bestimmung der Phosphorsäure und der verdünnten Phosphorsäure nach Ph.Eur.I sowie der Bestimmung des Natriumdihydrogenphosphats nach DAB 7 enthalten.

Phosphorsäure ist eine dreiwertige Säure und läßt sich stufenweise titrieren. Bei der Titration gegen Methylorange, Dimethylgelb oder Bromphenolblau wird die erste Stufe erfaßt unter Bildung vom primärem Phosphat. Will man bis zur zweiten Stufe titrieren, so müßte Thymolphthalein als Indikator verwendet werden. Die Ph.Eur.II gibt jedoch Phenolphthalein als Indikator an. Bei der Titration wird allerdings Natriumchlorid zugesetzt. Bei Verwendung von Phenolphthalein als Indikator erfolgt der Farbumschlag vor Erreichen des Äquivalenzpunktes. In Anwesenheit von Natriumchlorid wird die Hydrolyse von $HPO_4^{2\ominus}$ zurückgedrängt, so daß man bei scharfem Indikatorumschlag gegen Phenolphthalein titrieren kann:

$$H_2PO_4^\ominus \rightleftharpoons HPO_4^{2\ominus} + H^\oplus$$

$$HPO_4^{2\ominus} + 2\,Na^\oplus \rightleftharpoons Na_2HPO_4$$

Acidimetrische Bestimmung neutraler Verbindungen. In einigen Fällen gelingt es, **neutrale Verbindungen** acidimetrisch zu erfassen, wenn sie durch Hydrolyse oder oxidative Spaltung in saure Verbindungen überführt werden können.

Bestimmung von Carbonsäure-Derivaten

Carbonsäure-Derivate wie **Ester, Lactone, Säureanhydride** und **Säurehalogenide** lassen sich acidimetrisch titrieren, wenn man sie mit einem Überschuß von Lauge behandelt und nach der Verseifung den Überschuß mit Mineralsäure zurücktitriert.

Für die Durchführung der Verseifungstitration lassen sich eine Reihe von Arzneibuchbeispielen finden:

Verseifungszahl (DAB 7)
Acetylsalicylsäure (Ph.Eur.I)
Diäthylstilböstroldipropionat (DAB 7)
Lavendelöl (DAB 7)
Methylsalicylat (Ph.Eur.II)
Milchsäure (DAB 7)
Pfefferminzöl (DAB 7).

In allen Fällen wird der vorliegende Ester verseift und die überschüssige Lauge alkalimetrisch erfaßt:

$$R^1-\underset{O}{\overset{O}{C}}-O-R^2 + OH^\ominus \longrightarrow R^1-\underset{O}{\overset{O}{C}}-O^\ominus + R^2-OH$$

$$R-\underset{O}{\overset{O}{C}}-OH \rightleftharpoons H^\oplus + R-\underset{O}{\overset{O}{C}}-O^\ominus$$

Die Gehaltsbestimmungen für **Acetylsalicylsäure** (s. S. 158) und **Milchsäure** (s. S. 157) wurden bereits erläutert. Nachstehend sind die bei den Bestimmungsverfahren der übrigen Beispiele zu hydrolysierenden Ester aufgezeigt:

```
CH₂—O—C—R
     ‖
     O
CH —O—C—R
     ‖
     O
CH₂—O—C—R    Triglycerid
     ‖        (Verseifungszahl)
     O
```

Diäthylstilböstroldipropionat

Linalylacetat (im Lavendelöl)   **Methylsalicylat**   **Menthylacetat** (im Pfefferminzöl)

Beispiel für die quantitative Bestimmung eines **Säureanhydrids** und eines **Säurechlorids** sind die im Reagenzienteil des DAB 7 beschriebenen Verseifungstitrationen für **Acetanhydrid** und **Benzoylchlorid**. In beiden Fällen entstehen durch die Hydrolyse zwei Mol Säure, so daß zur Neutralisation gegen Phenolphthalein jeweils 2 Mol Lauge verbraucht werden:

Acetanhydrid + H_2O ⟶ 2 $H_3C-COOH$

$H_3C-COOH$ ⇌ $H^{\oplus}$ + $H_3C-COO^{\ominus}$

Benzoylchlorid + H_2O ⟶ Benzoesäure + HCl

C_6H_5-COOH ⇌ $H^{\oplus}$ + $C_6H_5-COO^{\ominus}$

HCl ⇌ $H^{\oplus}$ + $Cl^{\ominus}$

In der austitrierten Lösung des Benzoylchlorids wird nach DAB 7 anschließend das Chlorid nach Mohr titriert, wobei im Vergleich mit der verbrauchten Lauge nur die halbe Menge äquinormaler Silbernitratlösung verbraucht werden darf.

Colchicin. Nach DAB 7 wird das **Colchicin,** als Säureamid ebenfalls eine neutrale Verbindung, durch acidimetrische Bestimmung erfaßt. Dazu wird die Einwaage mit überschüssiger Natronlauge erhitzt und der Überschuß an Natronlauge mit Salzsäure gegen Phenolphthalein zurücktitriert. Das Colchicin enthält zwei verseifbare Gruppierungen, die Säureamidgruppe am Ring B und die Enoläthergruppierung am Ring C. Unter den Bedingungen des Arzneibuches wird das Säureamid nicht verseift, wohl aber der in Konjugation zu einer Carbonyl-Gruppe stehende Enoläther, den man mit einem vinylogen Ester vergleichen kann:

Chloralhydrat. Auch die acidimetrische Bestimmung des **Chloralhydrats** nach DAB 7 ist ein Beispiel für die indirekte Erfassung einer neutralen Verbindung durch eine Protolysereaktion. Das Chloralhydrat wird mit überschüssiger Natronlauge hydrolysiert und der Überschuß an Lauge mit Salzsäure gegen Phenolphthalein zurücktitriert. Hier handelt es sich um die Hydrolyse einer C–C-Bindung, die durch die drei elektronegativen Substituenten des einen C-Atoms ermöglicht wird. Bei der Hydrolyse entstehen 1 Mol Chloroform und 1 Mol Ameisensäure:

Oximtitration. Die voranstehend genannten Beispiele für acidimetrische Titrationen neutraler Verbindungen beruhen alle auf einer Hydrolysereaktion. Dabei wurden 1, 2 oder 3 Mol Säure pro Mol Ausgangsverbindung gebildet. Der **Oximtitration** liegt umgekehrt eine Kondensationsreaktion zugrunde. **Aldehyde** und **Ketone** lassen sich mit Hydroxylaminhydrochlorid zu **Oximen** kondensieren, wobei die äquivalente Menge an Protonen frei wird:

$$\underset{R}{\overset{R}{}}C=O + [H_3\overset{\oplus}{N}-OH] \longrightarrow \underset{R}{\overset{R}{}}C=N-OH + H_3O^{\oplus}$$

Carbonyl- Oxim
verbindung

$$H_3O^{\oplus} \rightleftharpoons H^{\oplus} + H_2O$$

Hydroxylamin ist eine schwache Base, die aber noch ein stabiles Hydrochlorid bildet. Das entstehende Oxim reagiert praktisch neutral, so daß das vorher vom Stickstoff beanspruchte Proton zur Verfügung gestellt wird.

Bei der praktischen Durchführung der Oximtitration wird Hydroxylaminhydrochlorid meist im Überschuß angewendet.

Dadurch ist der Äquivalenzpunkt durch das pH der Hydroxylaminhydrochlorid-Lösung festgelegt. Als Indikator eignet sich in diesem Falle Bromphenolblau. Bei der Titration ist zu beachten, daß die Oximbildung mit unterschiedlicher Reaktionsgeschwindigkeit abläuft. Aldehyde reagieren im allgemeinen bei Raumtemperatur in wenigen Minuten quantitativ. Ketone reagieren sehr viel langsamer. Bei sterisch gehinderten Ketonen, beispielsweise Campher, muß die Reaktionslösung mehrere Stunden am Rückfluß erhitzt werden.

Das DAB 7 wendet die Oximtitration in folgenden Monographien an:

Campher
Citronenöl
Kümmelöl
Zimtöl.

Der zu erfassende Bestandteil des Kümmelöls, das D-**Carvon,** ist wie **Campher** ein Keton. In Citronenöl und Zimtöl werden die erhaltenen Aldehyde, nämlich das **Citral** und der **Zimtaldehyd** erfaßt:

Campher   D-Carvon

$H_3C-C(CH_3)=CH-CH_2-CH_2-C(CH_3)=CH-CHO$ Citral

$C_6H_5-CH=CH-CHO$ Zimtaldehyd

Acidimetrische Titration nach Glykolspaltung. Wie voranstehend dargelegt wurde, entstehen bei der Hydrolyse oder bei der Kondensation bestimmter Neutralverbindungen äquivalente Mengen Säuren, die acidimetrisch erfaßbar sind. Eine dritte Reaktion, mit deren Hilfe aus bestimmten Neutralverbindungen definierte Mengen an Säure erhalten werden, ist die oxidative Spaltung von Polyalkoholen.

Polyalkohole mit benachbarten primären oder sekundären Carbinol-Gruppen lassen sich durch bestimmte Oxidationsmittel abbauen. Die gebräuchlichsten Reagenzien hierfür sind Natriumperjodat und Bleitetraacetat. Mit Natriumperjodat kann man in wäßriger Lösung arbeiten, während für die Umsetzung mit Bleitetraacetat organische Lösungsmittel benutzt werden (vgl. Nachweis funktioneller Gruppen, Glykole, s. S. 80).

Bei der oxidativen Spaltung entsteht pro

RCHOH-Gruppe 1 Mol Aldehyd (R – CHO)
CH_2OH-Gruppe 1 Mol Formaldehyd (HCHO)
CHOH-Gruppe 1 Mol Ameisensäure (HCOOH)
(sofern sie von weiteren Carbinol-Gruppen beiderseitig flankiert ist).

Somit besteht die Möglichkeit, die entstandene Säure acidimetrisch zu erfassen und daraus den Gehalt von eingesetztem Polyalkohol zu berechnen. Das DAB 7 macht von dieser Möglichkeit Gebrauch bei der Bestimmung von **Glycerin** und **wasserfreiem Glycerin**. Nach 2. Nachtr. wird auf die gleiche Weise das **Glycerin** im Zinkleim erfaßt.

$$\begin{array}{c} CH_2-OH \\ CH-OH \\ CH_2-OH \\ \text{Glycerin} \end{array} + 2\,NaJO_4 \longrightarrow \begin{array}{c} HCHO \\ + \\ HCOOH \\ + \\ HCHO \end{array} + 2\,NaJO_3 + H_2O$$

$$HCOOH \rightleftharpoons H^{\oplus} + HCOO^{\ominus}$$

Bevor die entstandene Ameisensäure gegen Phenolphthalein oder Bromkresolpurpur mit Natronlauge titriert wird, muß der Überschuß an Perjodat mit Äthylenglykol zerstört werden, wobei 2 Mol Formaldehyd entstehen, die die anschließende Titration nicht behindern:

$$\begin{array}{c}CH_2-OH\\|\\CH_2-OH\end{array} + NaJO_4 \longrightarrow 2\,HCHO + NaJO_3 + H_2O$$

Äthylenglykol

Die als **Malaprade-Reaktion** bezeichnete Glykolspaltung mit Natriumperjodat kann auch durch Bestimmung des Perjodatverbrauchs quantitativ ausgewertet werden (s. Redoxtitrationen, S. 224 f.).

Titration starker Basen. Für die Titration starker Basen gilt mit umgekehrtem Vorzeichen das gleiche, was unter „Titration starker Säuren" ausgeführt wurde.

Von grundsätzlicher Bedeutung bei der Titration starker Basen ist die Tatsache, daß sie aus der Luft leicht Kohlendioxid aufnehmen und dadurch vor oder während der Titration carbonathaltig werden. Auf die Bestimmung von Carbonaten in Alkalihydroxyden wird später eingegangen werden (Simultan-Titration). Soll der Carbonatgehalt unberücksichtigt bleiben, so benutzt man zweckmäßig Indikatoren wie Methylgelb oder Methylorange. Den Einfluß der Kohlensäure kann man auch dadurch ausschalten, daß zunächst die als Titrand benutzte Säure im Überschuß zugesetzt und die enthaltene Kohlensäure durch Erhitzen vertrieben wird. Nach dem Erkalten läßt sich der Säureüberschuß mit Lauge zurücktitrieren.

Beispiele für starke Basen, die nach Art einer Protolysetitration quantitativ bestimmt werden, sind die Alkalihydroxide, quartäre Ammoniumbasen und Erdalkalioxide, etwa Magnesiumoxid.

Die alkalimetrische Bestimmung quartärer Ammoniumsalze setzt ihre Überführung in quartäre Ammoniumbasen mit Hilfe stark basischer Ionenaustauscher voraus. Der Vorgang ist unter „Ionenaustauschchromatographie" auf S. 332 ff. beschrieben.

Die den genannten Beispielen zugrunde liegenden Umsetzungen sind folgende:

$$OH^\ominus + H^\oplus \rightleftharpoons H_2O$$
(Alkalihydroxide
und quartäre
Ammoniumhydroxide)

$$O^{2\ominus} + 2\,H^\oplus \rightleftharpoons OH^\ominus + H^\oplus \rightleftharpoons H_2O$$
(Erdalkalioxide)

Titration schwacher Basen. So wie sich schwache Säuren nur mit starken Basen eindeutig titrieren lassen, so können umgekehrt schwache Basen im wäßrigen Milieu nur mit starken Säuren titriert werden. Der Umschlag erfolgt hier im sauren Bereich, so daß entsprechende Indikatoren zu verwenden sind.

Nach den derzeit gültigen Arzneibüchern werden gegen Methylorange (Umschlag pH = 3,1 bis 4,4) titriert:

Natriumcarbonat-dekahydrat (Ph.Eur.I)
Natriumcarbonat-monohydrat (Ph.Eur.II)
Natriumhydrogencarbonat (Ph.Eur.I).

Gegen Bromkresolgrün (Umschlag pH = 3,6 bis 5,2) wird titriert:

Äthylendiamin (in Theophyllin-Äthylendiamin) (Ph.Eur.II)

Die meisten schwachen Basen werden gegen Methylrot (Umschlag pH = 4,4 bis 6,0) und Methylrot-Mischindikator titriert:

Alkaloide (DAB 7)
Alkaloidähnliche Verbindungen (2. Nachtr.)
Alkaloide in Drogen (DAB 7, 2. Nachtr., Ph.Eur.I)
Ammoniaklösungen (DAB 7)
Hexamethylentetramin (DAB 7)
Thiopental-Natrium (Ph.Eur.II)
Kaliumhydrogencarbonat (2. Nachtr.)
Natriumhydrogencarbonat in Tabletten (DAB 7)
Procain-Penicillin G (2. Nachtr.).

Direkte Titration. Von der **direkten Titration** wird bei der alkalimetrischen Erfassung schwacher Basen nur selten Gebrauch gemacht. Das ist der Fall bei der Titration der Ammoniaklösung nach DAB 7, die mit 1 N Salzsäure gegen Methylrot-Mischindikator vorgenommen wird. Auch Chinin wird nach DAB 7 gegen den gleichen Indikator, allerdings mit 0,1 N Salzsäure, direkt titriert.

Rücktitration. Das Verfahren der **Rücktitration** wenden die Arzneibücher bei der Bestimmung schwacher Basen häufig an, so z. B. auch bei der anschließend zu besprechenden alkalimetrischen Bestimmung der meisten Alkaloide.

Ein typisches Beispiel für die Notwendigkeit einer Rücktitration ist die alkalimetrische Bestimmung von **Hexamethylentetramin** nach DAB 7. Hierzu wird die Substanz mit überschüssiger 0,1 N-Salzsäure versetzt, am Rückfluß gekocht und nach dem Erkalten gegen Methylrot mit 0,1 N Natronlauge zurücktitriert. Diese Bestimmung ist gewissermaßen die Umkehr der Formoltitration von Ammoniumsalzen. Dort wird das freigesetzte Ammoniak mit vorhandenem Formaldehyd zum praktisch neutral reagierenden Hexamethylentetramin kondensiert. Hier wird das Hexamethylentetramin sauer hydrolysiert. Während die Reaktionslösung im Sieden gehalten wird, destilliert der Formaldehyd ab:

$$N_4(CH_2)_6 + 6\ H_2O + 4\ H^\oplus \rightarrow 6\ HCHO \uparrow + 4\ NH_4^\oplus$$
Hexamethylentetramin

Alkaloidtitrationen. Freie Alkaloidbasen können, wie das beim Chinin der Fall ist (s. oben), direkt titriert werden. Alkaloidsalze werden häufig in einer Zwei-Phasentitration als Kationensäure bestimmt (s. S. 163).

Daneben werden Alkaloidsalze und ähnliche Verbindungen jedoch auch alkalimetrisch erfaßt. Dazu ist es notwendig, die Probelösung mit Natriumcarbonat zu alkalisieren, das ausgeschiedene oder in Freiheit gesetzte Alkaloid mit Methylenchlorid zu extrahieren, den Extrakt mit überschüssiger 0,01 bzw. 0,02 N Salzsäure zu versetzen, einzudampfen und den Überschuß an Salzsäure mit 0,01 oder 0,02 N Natronlauge gegen Methylrot zurückzutitrieren.

Nach dieser Methode werden bestimmt:

Dihydrocodeinhydrogentartrat (2. Nachtr.)
Ephedrinhydrochlorid-Tabletten (DAB 7)
Hydrocodonbitartrat (2. Nachtr.)
Hydromorphonhydrochlorid (2. Nachtr.)
Procain-Penicillin (2. Nachtr.).

Alkaloide in Drogen können nach zwei verschiedenen Verfahren alkalimetrisch erfaßt werden.

a) Die zerkleinerte Droge wird mit einem geeigneten Reagenz alkalisiert und mit einem geeigneten Lösungsmittel extrahiert. Anschließend wird der organische Extrakt mit überschüssiger 0,02 N Schwefelsäure oder einem anderen sauren Titranden im Überschuß versetzt, eingedampft und mit Lauge äquinormaler Konzentration gegen Methylrot oder Methylrot-Mischindikator zurücktitriert. Nach diesem Verfahren werden bestimmt:

Belladonnablätter (Ph.Eur.I)
eingestelltes Belladonnapulver (Ph.Eur.I)
Hyoscyamusblätter (Ph.Eur.I)
eingestelltes Hyoscyamuspulver (Ph.Eur.I)
Ipecacuanhawurzel (Ph.Eur.I)
eingestelltes Ipecacuanhapulver (Ph.Eur.I)
Stramoniumblätter (Ph.Eur.I)
eingestelltes Stramoniumpulver (Ph.Eur.I).

b) Nach DAB 7 und 2. Nachtr. werden einige alkaloidhaltige Drogen und alkaloidhaltige Zubereitungen in der Weise bestimmt, daß die flüssige Zubereitung bzw. ein Extrakt der festen Zubereitung über basischem Aluminiumoxid chromatographiert wird. Dabei werden farbige und Ballaststoffe weitgehend adsorptiv zurückgehalten und das in der Droge bzw. Zubereitung befindliche Alkaloidsalz in die Alkaloidbase überführt. Im Eluat erscheint dann eine höchstens noch schwach gefärbte Alkaloidlösung, die direkt mit einer Mineralsäure geeigneter Konzentration gegen Methylrot titriert werden kann. Nach diesem Verfahren werden bestimmt:

Belladonnaextrakt (2. Nachtr.)
Chinarinde (DAB 7)
zusammengesetzte Chinatinktur (2. Nachtr.)
Ipecacuanhatinktur (2. Nachtr.).

Verdrängungstitration, Titration von Anionenbasen. Salze von starken Basen mit schwachen Säuren können durch verdrängende Titration mit starken Säuren quantitativ bestimmt werden. Theoretisch betrachtet, werden dabei ein- oder zweiwertige Kationensäuren titriert. Die Arzneibücher bieten folgende Beispiele:

Kaliumhydrogencarbonat (2. Nachtr.)
Natriumcarbonat-dekahydrat (Ph.Eur.II)
Natriumcarbonat-monohydrat (Ph.Eur.II)
Natriumhydrogencarbonat (Ph.Eur.I)
Natriumhydrogencarbonat-Tabletten (DAB 7)
Thiopental-Natrium (Ph.Eur.II).

Carbonat kann mit 1 N Salzsäure gegen Methylorange als zweiwertige Anionenbase besonders dann genau titriert werden, wenn man durch kurzes Erhitzen nach Erreichen des Endpunktes der Titration das gebildete Kohlendioxid vertreibt und dann bis zum Indikatorumschlag nachtitriert:

$$CO_3^{2\ominus} + 2\,H^{\oplus} \rightarrow CO_2\uparrow + H_2O$$

Hydrogencarbonat läßt sich als einwertige Anionenbase gegen Methylorange unter gleichen Bedingungen ebenfalls scharf titrieren:

$$HCO_3^{\ominus} + H^{\oplus} \rightarrow CO_2\uparrow + H_2O$$

Thiopental-Natrium ist gegen Methylrot mit 0,1 N Salzsäure als einwertige Anionenbase titrierbar:

Simultantitrationen. Protolytische Simultantitrationen von zwei u. U. auch mehreren Komponenten sind durchführbar, wenn die beim Überschreiten der Äquivalenzpunkte auftretenden pH-Sprünge genügend weit voneinander entfernt liegen. Die unterschiedlichen Äquivalenzpunkte können dann mit Hilfe verschiedener Indikatoren erkannt werden. In der Praxis wird zur Endpunktsbestimmung von Simultantitrationen meist die potentiometrische oder konduktometrische Indikation herangezogen (s. S. 244 ff. und S. 22 ff.). Beispiele acidimetrischer Simultantitrationen sind die volumetrischen Bestimmungen folgender Substanzgemische:

Phosphatgemische
freie Essigsäure in Acetylsalicylsäure
schwache Säuren in Trichloressigsäure.

Beispiele für alkalimetrische Simultantitrationen sind:

Carbonat neben Hydroxid
Hydrogencarbonat neben Carbonat
Phosphatgemische.

Die Beispiele „freie Essigsäure in Acetylsäure" und „schwache Säuren in Trichloressigsäure" wurden bereits voranstehend erwähnt (S. 158 f. und S. 156).

Phosphatgemische sind als Gemische von Anionensäuren acidimetrisch, als Gemische von Anionenbasen alkalimetrisch nebeneinander titrierbar. Acidimetrisch läßt sich Dihydrogenphosphat neben Phosphat bestimmen:

$$H_2PO_4^{\ominus} \rightleftharpoons H^{\oplus} + HPO_4^{2\ominus}$$
$$HPO_4^{2\ominus} \rightleftharpoons H^{\oplus} + PO_4^{3\ominus}$$

Die Titration des Dihydrogenphosphats kann mit Alkalilauge gegen Thymolphthalein oder in Anwesenheit von Natriumchlorid gegen Phenolphthalein vorgenommen werden. Die Titration des Monohydrogenphosphats läßt sich in Anwesenheit von Calcium-Ionen mit Alkalilauge gegen Phenolphthalein durchführen, wobei undissoziiertes Calciumphosphat entsteht.

Andererseits sind Gemische von tertiärem Phosphat, Hydrogen- und Dihydrogenphosphat als Anionenbasen simultan titrierbar, wobei man die Äquivalenzpunkte am besten potentiometrisch bzw. konduktometrisch ermittelt:

$$PO_4^{3\ominus} + H^{\oplus} \rightleftharpoons HPO_4^{2\ominus}$$
$$HPO_4^{2\ominus} + H^{\oplus} \rightleftharpoons H_2PO_4^{\ominus}$$
$$H_2PO_4^{\ominus} + H^{\oplus} \rightleftharpoons H_3PO_4$$

Die simultane Titration von Carbonat neben Hydroxid läßt das DAB 7 bei der Gehaltsbestimmung von Natriumhydroxid durchführen. Es wird zunächst gegen Phenolphthalein bei 15° C mit N Salzsäure titriert. Nach Entfärbung der Lösung wird gegen Methylorange-Mischindikator mit N Salzsäure weiter titriert.

Bei der ersten Titration wird die einwertige Anionenbase $OH^{\ominus}$ neutralisiert und die zweiwertige Anionenbase $CO_3^{2\ominus}$ in die einwertige Anionenbase $HCO_3^{\ominus}$ übergeführt:

$$OH^{\ominus} + H^{\oplus} \rightleftharpoons H_2O$$
$$CO_3^{2\ominus} + H^{\oplus} \rightleftharpoons HCO_3^{\ominus}$$

Bei der zweiten Titration gegen Methylorange wird die einwertige Anionenbase $HCO_3^{\ominus}$ neutralisiert. Es entsteht Kohlensäure, die zerfällt:

$$HCO_3^{\ominus} + H^{\oplus} \rightleftharpoons H_2CO_3$$
$$H_2CO_3 \rightleftharpoons CO_2 \uparrow + H_2O$$

Der bei der zweiten Titration ermittelte Säureverbrauch entspricht dem Carbonatgehalt. Zur Berechnung des Hydroxidgehaltes muß daher der bei der ersten Titration gemessene Säureverbrauch um den Säureverbrauch der zweiten Titration vermindert werden. Hieraus erklären sich die Berechnungen für Natriumhydroxid und Natriumcarbonat nach DAB 7:

$$\% \text{ NaOH} = \frac{4{,}000 \cdot (a-b)}{e}$$

$$\% \text{ Na}_2\text{CO}_3 = \frac{10{,}60 \cdot b}{2}$$

a = Verbrauch ml N Salzsäure bei der ersten Titration
b = Verbrauch ml N Salzsäure bei der zweiten Titration
e = Einwaage in Gramm.

Die Forderung des Arzneibuches, die erste Titration bei 15° C durchzuführen, soll verhindern, daß die beim Eintropfen der Maßlösung vorübergehend entstehende Kohlensäure zerfällt und als CO_2 entweicht, wodurch sie sich der Erfassung in der zweiten Titration entziehen würde. In analoger Weise läßt sich Hydrogencarbonat neben Carbonat bestimmen.

2.1.2. Titrationen von Säuren und Basen in nicht-wäßrigen Lösungen

Viele Verbindungen, besonders organische Wirkstoffe, können in wäßriger Lösung nicht nach Art einer Protolysetitration bestimmt werden, weil ihre sauren oder basischen Eigenschaften zu wenig ausgeprägt sind. In den meisten Fällen ist jedoch eine Protolysetitration möglich, wenn man in wasserfreiem Milieu arbeitet. Diese Möglichkeiten sind verständlich, wenn man bedenkt, daß die Säure-Base-Theorie nach Brönsted auch für nicht-wäßrige Lösungsmittel gilt.

Bei der Titration schwacher Säuren und schwacher Basen in wasserfreiem Milieu ist der Einfluß der nicht-wäßrigen Lösungsmittel auf die Ionisationskonstanten, Dissoziationskonstanten, Aciditäts- und Basizitätskonstanten der zu bestimmenden Verbindungen zu beachten. Von besonderer Wichtigkeit ist der Einfluß der Dielektrizitätskonstante auf die in nicht-wäßrigen Lösungen ablaufenden Protolysereaktionen.

Nach der Säure-Base-Theorie von Brönsted sind Säuren als Stoffe definiert, die Protonen abgeben, Basen als solche, die Protonen aufnehmen können.

Säuren (SH), die auch als Protonendonatoren oder protogene Stoffe bezeichnet werden, reagieren nach Gleichung (1):

(1) $SH \rightleftarrows S^{\ominus} + H^{\oplus}$

Basen (B) werden auch Protonenakzeptoren bzw. protophile Verbindungen genannt und reagieren nach Gleichung (2):

(2) $B + H^{\oplus} \rightleftarrows BH^{\oplus}$

Nach Gleichung (1) entsteht aus der Säure SH die korrespondierende Base $S^{\ominus}$. Nach Gleichung (2) wird aus der Base B die korrespondierende Säure $BH^{\oplus}$ gebildet.

Protonen sind in freier Form nicht beständig. Da diese Behauptung zutrifft, ist anzunehmen, daß die nach Gleichung (1) entstehenden Protonen sofort wieder mit der ebenfalls gebildeten Anionenbase $S^{\ominus}$ zur undissoziierten Säure SH zurückreagieren, d. h. die Gleichung (1) läuft praktisch nicht von links nach rechts. Will man dies erreichen, so muß man eine Verbindung zusetzen, die Protonen aufnimmt. Man muß also eine Base zugeben:

(3) $SH + B \rightleftarrows S^{\ominus} + BH^{\oplus}$

Nach Gleichung (3) entstehen aus der Säure SH und der Base B die korrespondierende Base $S^{\ominus}$ und die korespondierende Säure $BH^{\oplus}$. Dieses Umsetzungsschema hat allgemeine Gültigkeit. Die eingesetzten und entstehenden Säuren und Basen werden gemeinsam als Protolyte bezeichnet. Die Gleichung (3) ist die allgemein gültige Protolysereaktion.

Art und Einfluß des Lösungsmittels. Man unterscheidet grundsätzlich 2 Arten von Lösungsmitteln: **Aprotische** und **protische Lösungsmittel.**

Aprotische Lösungsmittel sind solche, die keine Protonen abgeben können, d. h. die nicht in Protonen und Lösungsmittelanionen dissoziieren. Ein typisches Beispiel hierfür ist Benzol. Eine Stoffumsetzung im Sinne der Protolysegleichung (3) kann in aprotischen Lösungsmitteln durchgeführt werden. Die Verwendung aprotischer Lösungsmittel bei der Titration in wasserfreiem Milieu bringt zwei Vorteile. Das Lösungsmittel hat keinen nivellierenden Einfluß auf die Stärke der miteinander reagierenden Säuren und Basen. Die bei der Titration entstehenden Salze werden durch das Lösungsmittel nicht protolytisch gespalten. Nachteilig ist der wenig bis unpolare Charakter, das geringe Lösungsvermögen für Protolyte und die Zurückdrängung der Dissoziation. Durch die Einschränkung der Dissoziation kann die Leitfähigkeit einer Lösung so weit vermindert werden, daß z. B. eine potentiometrische Endpunktsbestimmung bei einer Titration nicht mehr möglich ist.

Protische Lösungsmittel sind solche, die eine Eigendissoziation in Protonen und Lösungsmittelanionen aufweisen.

Praktische Bedeutung besitzen jedoch nur solche protischen Lösungsmittel, die sowohl **Protonen abgeben als auch Protonen aufnehmen** können. Man bezeichnet sie als **amphiprotische Lösungsmittel** oder **Ampholyte**. Ihre **Autoprotolyse**, bei der Kationen und Anionen entstehen, die man als **Lyonium-Ionen** und **Lyat-Ionen** bezeichnet, verläuft in Analogie zur Autoprotolyse des Wassers:

$$\text{Ampholyt} \rightleftharpoons \text{Lyonium-Ion} + \text{Lyat-Ion}$$
$$2\,H_2O \rightleftharpoons H_3O^{\oplus} + OH^{\ominus}$$
$$2\,NH_3\,(\text{flüssig}) \rightleftharpoons NH_4^{\oplus} + NH_2^{\ominus}$$
$$2\,ROH \rightleftharpoons ROH_2^{\oplus} + RO^{\ominus}$$
$$2\,RCOOH \rightleftharpoons RCOOH_2^{\oplus} + RCOO^{\ominus}$$
$$2\,H_2SO_4 \rightleftharpoons H_3SO_4^{\oplus} + HSO_4^{\ominus}$$
$$2\,H_2F_2\,(\text{flüssig}) \rightleftharpoons H_3F_2^{\oplus} + HF_2^{\ominus}$$

Die entstehenden Kationensäuren $NH_4^{\oplus}$, $ROH_2^{\oplus}$, $RCOOH_2^{\oplus}$, $H_3SO_4^{\oplus}$ und $H_3F_2^{\oplus}$ entsprechen dem im Hydronium-Ion: $H_3O^{\oplus}$. Die Anionenbasen $NH_2^{\ominus}$, $RO^{\ominus}$, $RCOO^{\ominus}$, $HSO_4^{\ominus}$ und $HF_2^{\ominus}$ sind dem Hydroxid-Ion ($OH^{\ominus}$) analog. Dem Neutralisationsvorgang in wäßriger Lösung entsprechen die 6 obigen Gleichungen in der Richtung von rechts nach links.

Durch Gleichung (3) wurde die Neutralisation zwischen einer gelösten Säure HS und einer gelösten Base B allgemein formuliert. Bei der Verwendung aprotischer Lösungsmittel wird dieser Idealfall nahezu erreicht. Arbeitet man jedoch in amphiprotischen Lösungsmitteln, so greift das Lösungsmittel als Reaktionsteilnehmer in den Neutralisationsprozeß ein, wodurch Ionisations-, Dissoziations-, Aciditäts- und Basizitätskonstanten beeinflußt werden. Die Einflüsse des Lösungsmittels seien am wichtigsten und häufigsten wasserfreien Titrationsverfahren der modernen Arzneibücher, nämlich der Titration schwacher Basen mit Perchlorsäure in wasserfreier Essigsäure erläutert.

Einfluß der Dielektrizitätszahl. Organische Lösungsmittel, so auch wasserfreie Essigsäure, weisen im Vergleich zu Wasser kleinere oder wesentlich kleinere **Dielektrizitätszahlen** auf. In solchen Lösungsmitteln liegen auch starke und stärkste Elektrolyte vorwiegend als Ionenpaare vor. In wasserfreier Essigsäure beträgt die Dissoziationskonstante sehr starker Elektrolyte nur etwa 10^{-5}. Durch die Bildung undissoziierter Ionenpaare in wasserfreier Essigsäure werden die Acidität- und Basizitätskonstanten der darin gelösten Säuren und Basen stark beeinflußt. Löst man Perchlorsäure in dem polaren Lösungsmittel Wasser ($\varepsilon = 84$), so tritt bei ausreichender Verdünnung praktisch quantitativ Dissoziation ein:

$$HClO_4 + H_2O \rightleftharpoons H_3O^\oplus + ClO_4^\ominus$$

Wird die gleiche Säure in wasserfreier Essigsäure gelöst ($\varepsilon = 6{,}2$), so stellt sich das folgende Gleichgewicht ein:

$$HClO_4 + CH_3COOH \rightleftharpoons (CH_3COOH_2^\oplus \cdot ClO_4^\ominus) \rightleftharpoons CH_3COOH_2^\oplus + ClO_4^\ominus$$

In der weniger polaren Essigsäure wird die Stufe des undissoziierten, zwitterionischen Mittelgliedes durchlaufen. Die Gesamt-Aciditätskonstante K_S (für $HClO_4$) ist daher aus der Ionisationskonstante K_i und der Dissoziationskonstante K_D zusammengesetzt:

$$\frac{c[CH_3COOH_2^\oplus] \cdot c[ClO_4^\ominus]}{c[HClO_4]} = K_I$$

$$\frac{c[CH_3COOH_2^\oplus]c[ClO_4^\ominus]}{c[CH_3COOH_2^\oplus \cdot ClO_4^\ominus]} = K_D$$

$$\frac{c[CH_3COOH_2^\oplus]c[ClO_4^\ominus]}{c[HClO_4] + c[CH_3COOH_2^\oplus \cdot ClO_4^\ominus]} = K_S$$

Beim Lösen der Base B in wasserfreier Essigsäure stellt sich das folgende Gleichgewicht ein, das wiederum weitgehend zur mittleren Stufe hin verschoben ist:

$$B + CH_3COOH \rightleftharpoons (BH^\oplus \cdot CH_3COO^\ominus) \rightleftharpoons BH^\oplus + CH_3COO^\ominus$$

Auch hier ist die Gesamtkonstante K_B (für B) aus der Ionisationskonstante K_I und der Dissoziationskonstante K_D kombiniert:

$$\frac{c[BH^\oplus \cdot CH_3COO^\ominus]}{c[B]} = K_I$$

$$\frac{c(BH^\oplus) \, c(CH_3COO^\ominus)}{c(BH^\oplus \cdot CH_3COO^\ominus)} = K_D$$

$$\frac{c(\text{BH}^\oplus)\, c(\text{CH}_3\text{COO}^\ominus)}{c(\text{B}) + c(\text{BH}^\oplus \cdot \text{CH}_3\text{COO}^\ominus)} = K_\text{B}$$

Die Konstanten K_S oder K_B, K_I und K_D sind durch folgende Beziehung mathematisch miteinander verknüpft:

$$\frac{K_\text{I} \cdot K_\text{D}}{1 + K_\text{I}} = K_\text{S} \text{ oder } K_\text{B}$$

Daraus kann man entnehmen, daß die Stärke einer Säure oder Base in wasserfreier Essigsäure in jedem Falle von der Dissoziationskonstante K_D abhängig ist. Es wird auch dadurch verständlich, daß die Basenstärke „schwacher" Basen in wasserfreier Essigsäure gegenüber dem Lösungsmittel Wasser nicht einfach parallel verschoben zunimmt. Es können vielmehr Änderungen in der Reihung nach zunehmender Basenstärke eintreten. Bei starken Säuren und Basen, bezogen auf das Lösungsmittel wasserfreie Essigsäure ist K_I wesentlich größer als 1. Es gilt daher:

$$K_\text{S} = K_\text{D} \quad \text{bzw.} \quad K_\text{B} = K_\text{D}$$

Bei schwachen Säuren oder Basen, bezogen auf wasserfreie Essigsäure ist K_I wesentlich kleiner als 1. Es gilt somit:

$$K_\text{S} = K_\text{I} \cdot K_\text{D} \quad \text{bzw.} \quad K_\text{B} = K_\text{I} \cdot K_\text{D}$$

Nivellierende und differenzierende Lösungsmittel. Löst man eine Säure SH in einem basischen Lösungsmittel LH, so stellt sich folgendes Gleichgewicht ein:

$$\text{SH} + \text{LH} \rightleftharpoons \text{LH}_2^\oplus + \text{S}^\ominus$$

Lyonium-Ion

Wird eine Base B in einem sauren Lösungsmittel LH gelöst, so erfolgt die Gleichgewichtseinstellung nach:

$$\text{B} + \text{LH} \rightleftharpoons \text{L}^\ominus + \text{BH}^\oplus$$

Lyat-Ion

Aus den beiden Gleichungen geht hervor, daß die Ionisation einer Säure oder einer Base in verschiedenen Lösungsmitteln von der Basizität bzw. der Acidität des verwendeten Solvens abhängt. Die Stärke einer gelösten Säure ist um so größer, je größer die Protonenaffinität des Lösungsmittels ist. Die Stärke einer gelösten Base ist um so größer, je kleiner die Protonenaffinität des Lösungsmittels ist. Die unterschiedliche Ionisation von Protolyten in verschiedenen Lösungsmitteln wird aber nicht alleine durch die Basizität des Solvens beeinflußt, sondern auch, wie oben ausgeführt wurde, durch die Dielektrizitätskonstante und die Ionensolvatation.

Je nach Beeinflussung der Acidität s- oder Basizitätskonstante durch die Basizität oder Acidität des Lösungsmittels, spricht man von **nivellierenden** oder **differenzierenden Lösungsmitteln.**

Löst man eine starke Säure wie HCl im amphiprotischen Lösungsmittel Wasser, so tritt eine Umsetzung mit dem Lösungsmittel ein:

$$HCl + H_2O \rightleftarrows H_3O^\oplus + Cl^\ominus$$

Aus der starken Säure HCl ist die schwächere Säure $H_3O^\oplus$ hervorgegangen.

Löst man Perchlorsäure in Wasser, so erfolgt die analoge Reaktion:

$$HClO_4 + H_2O \rightleftarrows H_3O^\oplus + ClO_4^\ominus$$

Auch hier ist an die Stelle der sehr starken Säure $HClO_4$ die schwächere Säure $H_3O^\oplus$ getreten. In beiden Fällen erfolgt praktisch vollständige Dissoziation, so daß auch in beiden Fällen $OH_3^\oplus$ die tatsächlich vorliegende Säure ist. Damit ist auch die Feststellung zu erklären, daß verdünnte wäßrige Lösungen von HCl und ClO_4 keinen deutlichen Unterschied in ihrer Stärke aufweisen. Das Lösungsmittel **Wasser** besitzt also einen **nivellierenden Einfluß auf die Stärke von Säuren.**

Lösungsmittel ausreichender Basizität, die alle Säuren ab einer gewissen Stärke als gleich stark erscheinen lassen, nennt man **nivellierende Lösungsmittel.**

Löst man eine starke Base wie $N(CH_3)_3$ in wasserfreier Essigsäure, so erfolgt die Umsetzung:

$$N(CH_3)_3 + CH_3COOH \rightleftarrows \overset{\oplus}{H}N(CH_3)_3 + CH_3COO^\ominus$$

Anstelle der starken Base $N(CH_3)_3$ ist die schwächere Base $CH_3COO^\ominus$ getreten.

Beim Lösen einer weniger starken Base wie $Ar-N(CH_3)_2$ tritt die analoge Reaktion ein:

$$Ar-N(CH_3)_2 + CH_3\,COOH \rightleftarrows Ar-\overset{\oplus}{N}H(CH_3)_2 + CH_3COO^\ominus$$

Die in beiden Lösungen wirksame Base ist $CH_3COO^\ominus$. Hier nivelliert das Lösungsmittel Essigsäure die Basenstärke der beiden Amine.

Genügend saure Lösungsmittel, die alle Basen ab einer gewissen Stärke gleich stark erscheinen lassen, nennt man ebenfalls **nivellierende Lösungsmittel.**

Werden HCl oder $HClO_4$ in wasserfreier Essigsäure gelöst, so können analoge Protolysereaktionen formuliert werden:

$$HCl + CH_3\,COOH \rightleftarrows CH_3COOH_2^\oplus + Cl^\ominus$$
$$HClO_4 + CH_3COOH \rightleftarrows CH_3COOH_2^\oplus + ClO_4^\ominus$$

Es bestehen aber, quantitativ betrachtet, deutliche Unterschiede. Wasserfreie Essigsäure ist wenig dissoziiert. Gegenüber starken Säuren verhält sie sich wie eine Base. Wasser verhält sich prinzipiell gleichartig, ist aber im Vergleich mit Essigsäure die stärkere Base. Vergleicht man die Umsetzungen der beiden Säuren HCl und $HClO_4$ in Essigsäure, so liegt bei $HClO_4$ das Gleichgewicht wesentlich stärker auf der rechten Seite. Die Essigsäure übt demnach einen **differenzierenden Einfluß auf die Stärke von Säuren** aus. Analoges gilt für Lösungen verschieden starker **Basen in basischen Lösungsmitteln**. Entsprechend bezeichnet man Lösungsmittel, deren Basizität bzw. Acidität und deren Ionisationsfähigkeit sehr gering ist, als **differenzierende Lösungsmittel**.

Einfluß aprotischer Lösungsmittel

Wird eine starke Säure wie HCl in einem **aprotischen Lösungsmittel** wie Benzol gelöst, so tritt keine Reaktion mit dem Lösungsmittel ein. Somit wird die Stärke der Säure auch nicht vermindert. Sie kann hier jedoch nicht mehr – wie in wäßriger Lösung oder in Lösung anderer Ampholyte – aus dem Grad der Dissoziation in Ionen abgelesen werden. Als Maß für die Säurestärke dient jetzt die Protonenaffinität. Je fester das Proton gebunden ist, desto schwächer ist die Säure; je leichter das Proton abgegeben wird, desto stärker ist die Säure. Basen verhalten sich umgekehrt.

Titration schwacher Basen

Lösungsmittel. Zur Titration schwacher Basen in wasserfreiem Milieu kommen prinzipiell drei Arten von Lösungsmitteln in Frage:

Saure, amphiprotische Lösungsmittel:

Essigsäure
Ameisensäure

Neutrale, amphiprotische Lösungsmittel:

Methanol
Äthanol
Glykole
Glykoläther

Neutrale, aprotische Lösungsmittel:

Benzol *
Chloroform
Dioxan
Tetrahydrofuran

---

* Aus gesundheitlichen Gründen verwendet man heute das in seinen physikalischen Eigenschaften ähnliche Toluol.

Aceton
Acetonitril
Essigsäureanhydrid.

Das dominierende Lösungsmittel für die Titration schwacher Basen ist wasserfreie Essigsäure.

Gegenüber Basen (B) verhält sich Essigsäure wie eine Säure:

$$B + CH_3COOH \rightleftarrows BH^\oplus + CH_3COO^\ominus$$

Mit zunehmender Stärke der Base (B) wird das Gleichgewicht nach rechts verschoben. Analog der Titration einer Base in wäßriger Lösung verläuft die Titration einer nicht zu schwachen Base in wasserfreier Essigsäure nach der Gleichung:

$$CH_3COOH_2^\oplus + CH_3COO^\ominus \rightleftarrows 2\ CH_3COOH$$

Die gültigen Arzneibücher lassen daneben folgende Lösungsmittel, oft im Gemisch mit Essigsäure, verwenden:

Ameisensäure
Essigsäureanhydrid
Aceton
Chloroform
Benzol.

Der Zusatz von Essigsäureanhydrid dient oftmals zur Entfernung kleiner, in den Lösungsmitteln noch vorhandener Wassermengen. Bei der Titration primärer und sekundärer Amine ist zu beachten, daß diese durch Essigsäureanhydrid acetyliert werden können. Man nutzt diese Tatsache andererseits aus, um tertiäre Amine neben den primären und sekundären zu bestimmen.

Als volumetrische Lösungen werden 0,1 N, 0,05 N und 0,02 N Perchlorsäure verwandt. Lösungsmittel ist dabei wasserfreie Essigsäure. Zur Bereitung dieser Maßlösung nimmt man die handelsübliche konzentrierte Perchlorsäure, die etwa 70% $HClO_4$ enthält, löst diese in wasserfreier Essigsäure und versetzt mit der berechneten Menge Acetanhydrid, damit das in der Perchlorsäure enthaltene Wasser durch Hydrolyse des Acetanhydrids verbraucht wird. 24 Stunden nach dem Bereiten der Maßlösung wird der Wassergehalt nach der Karl-Fischer-Methode bestimmt. Er soll zwischen 0,10 und 0,20% liegen und wird durch Zusatz von Wasser oder Acetanhydrid korrigiert. Die Einstellung der Maßlösung erfolgt mit Hilfe von Kaliumhydrogenphthalat gegen den bei der entsprechenden Titration angegebenen Indikator oder mit potentiometrischer Endpunktsanzeige.

In der Ausführung unterscheiden sich die Titrationen in wasserfreien Lösungsmitteln nicht wesentlich von den Titrationen in wäßrigen Lösungen. Der Endpunkt kann hier wie dort entweder elektrometrisch oder mit Hilfe von Indikatoren ermittelt werden. Es ist zu beachten, daß Essigsäurelösungen eine große thermische Ausdehnung zeigen. Aus diesem Grunde muß stets mit gleichtemperierten Lösungen gearbeitet bzw. das Volumen des Titrators korrigiert werden. Bei Wechsel des Indikators oder des Lösungsmittels muß der Faktor der Maßlösung neu bestimmt werden. Es ist selbstverständlich, daß auch die volumetrischen Lösungen und Indikator- sowie Probelösungen wasserfrei gehalten werden. Bei häufigen Bestimmungen in wasserfreiem Milieu empfiehlt sich die Verwendung einer automatischen Bürette. Bei einzelnen Bestimmungen arbeitet man mit den üblichen Büretten. Als Vorratsgefäße für Maß- und Indikatorlösungen dienen gut schließende Glasstopfen-Flaschen.

Pharmazeutische Anwendung. Als schwache Basen können in nicht wäßrigen Lösungsmitteln bestimmt werden:

Aliphatische Amine
Aromatische Amine
N-haltige Heterocyclen
Alkaloide
Alkaloidsalze
Salze organischer Säuren.

In den gültigen Arzneibüchern befinden sich die im folgenden genannten Beispiele:

Als Titrator wird stets Perchlorsäure verwandt. In der mit Essigsäure bereiteten Lösung liegt das Acetacidium-Ion als eigentliche Säure vor:

$$HClO_4 + H_3C-COOH \rightleftarrows H_3C-CO-\overset{\oplus}{O}H_2 + ClO_4^{\ominus}$$

Bei den meisten anschließend beschriebenen Beispielen entsteht durch Protolyse beim Lösen der Untersuchungsprobe in wasserfreier Essigsäure oder Gemischen dieses Lösungsmittels mit anderen Lösungsmitteln oder beim Behandeln mit Quecksilber(II)-acetat als Base das Acetat-Ion.

Die Neutralisationsreaktion, die bei der Titration schwacher Basen in Essigsäure-haltigen Lösungen abläuft, ist dann in der Umsetzung des Acetacidium-Ions mit dem Acetat-Ion zu undissoziierter Essigsäure zu erblicken:

$$H_3C-CO-\overset{\oplus}{O}H_2 + H_3C-COO^{\ominus} \rightleftarrows 2\ H_3C-COOH$$

Versucht man, die in den Arzneibüchern enthaltenen Titrationsbeispiele nach Reaktionstypen zu ordnen, so läßt sich alles Wesentliche durch die Gleichungen a) bis f) ausdrücken. Bei den Reaktionen a) bis e) entsteht jeweils die Base $CH_3COO^{\ominus}$, die, wie es durch die voranstehende Gleichung ausgedrückt ist, dann durch Acetacidium-Ion neutralisiert wird. Bei der Reaktion f) handelt es sich um die Titration eines tertiären Amins in Benzol. Bei Zusatz der Maßlösung erfolgt eine direkte Protonierung des Amins durch das Acetacidium-Ion. Die einzelnen Reaktionsgleichungen sind:

a) Titration freier Amine (Alkaloidbasen):

$$R-\underset{R}{\underset{|}{N}}{\overset{R}{\overset{|}{I}}} + H_3C-COOH \rightleftharpoons \left[R-\underset{R}{\underset{|}{N}H}{\overset{R}{\overset{|}{}}}\right]^{\oplus} + H_3C-COO^{\ominus}$$

b) Titration von Alkaloidsalzen:

$$\left[R-\underset{R}{\underset{|}{N}H}{\overset{R}{\overset{|}{}}}\right]^{\oplus} X^{\ominus} + H_3C-COOH \rightleftharpoons \left[R-\underset{R}{\underset{|}{N}H}{\overset{R}{\overset{|}{}}}\right]^{\oplus} + HX$$
$$+ H_3C-COO^{\ominus}$$

c) Titration von carbonsauren Salzen:

$$R-COO^{\ominus}\left[Na^{\oplus}\right] + H_3C-COOH \rightleftharpoons R-COOH + \left[Na^{\oplus}\right]$$
$$+ H_3C-COO^{\ominus}$$

d) Titration von Salzen NH-acider Verbindungen:

$$\underset{/}{\overset{\backslash}{}}\underline{N}I^{\ominus}\left[Na^{\oplus}\right] + H_3C-COOH \rightleftharpoons \underset{/}{\overset{\backslash}{}}NH + \left[Na^{\oplus}\right]$$
$$+ H_3C-COO^{\ominus}$$

e) Titration von Alkaloidhalogeniden (Beispiel Chlorid):

$$2\left[R-\underset{R}{\underset{|}{N}H}{\overset{R}{\overset{|}{}}}\right]^{\oplus} Cl^{\ominus} + Hg(OCOCH_3)_2 \longrightarrow 2\left[R-\underset{R}{\underset{|}{N}H}{\overset{R}{\overset{|}{}}}\right]^{\oplus}$$
$$+ HgCl_2 + 2\, H_3C-COO^{\ominus}$$

f) Titration tertiärer Amine in Benzol:

$$R-\underset{R}{\underset{|}{N}}{\overset{R}{\overset{|}{I}}} + H_3C-CO-\overset{\oplus}{O}H_2 \rightleftharpoons \left[R-\underset{R}{\underset{|}{N}H}{\overset{R}{\overset{|}{}}}\right]^{\oplus} + H_3C-COOH$$

Die in den Gleichungen b), c), d) und e) in Klammern stehenden Ionen sind für die Protolysereaktionen unwesentlich und nur wegen des leichteren Verständnisses aufgeführt.

3. Maßanalyse (Volumetrie)

Bei der Titration von Alkaloidhalogeniden entsteht durch Umsetzung mit Quecksilber(II)-acetat das in Essigsäure praktisch undissoziierte Quecksilber(II)-chlorid. Überschüssiges Quecksilber(II)-acetat liegt als Ionenpaar vor und stört somit nicht die Titration.

Interessant ist ein Vergleich der Titration von Chininhydrochlorid und Chininsulfat in wasserfreiem Milieu. Das Hydrochlorid wird nach Gleichung e), das Sulfat nach Gleichung b) titriert.

Die Titrationen nach b), c) und d) sind Spezialfälle desselben Prinzips. Es handelt sich jeweils um die Titration einer Anionenbase.

Die folgende Zusammenstellung enthält alle einschlägigen Arzneibuchbeispiele, gegliedert nach dem verwendeten Lösungsmittel:

Methode	Substanz	Arzneibuch	Indikator
Wasserfreie Essigsäure:			
a)	Codein	Ph.Eur.I	Kristallviolett
a)	Coffein,		
	α) in Coffein-natrium-benzoat	2. Nachtr.	Sudan III
	β) in Coffein-Natrium-salicylat	2. Nachtr.	Sudan III
	α und β nach Chromatographie an basischem Aluminiumoxid		
a)	Reserpin	DAB 7	1-Naphtholbenzein
b)	Adrenalintartrat	Ph.Eur.I	Kristallviolett
b)	Atropinsulfat	Ph.Eur.II	potentiometrisch
b)	Cholinhydrogentartrat	2. Nachtr.	Naphtholbenzein
b)	Codeinphosphat	Ph.Eur.I	Kristallviolett
b)	Noradrenalintartrat	Ph.Eur.II	Kristallviolett
b)	Pilocarpinnitrat	Ph.Eur.I	potentiometrisch
c)	Natriumbenzoat	DAB 7	1-Naphtholbenzein
c)	Natriumcitrat	DAB 7	1-Naphtholbenzein
Wasserfreie Essigsäure/Acetanhydrid:			
c)	Natriumlactat-Lösung	2. Nachtr.	1-Naphtholbenzein
a)	Nicethamid	Ph.Eur.II	Kristallviolett
a)	Nicotinamid	Ph.Eur.II	Kristallviolett
Wasserfreie Essigsäure/Chloroform:			
b)	Physostigminsalicylat	Ph.Eur.I	potentiometrisch
Wasserfreie Essigsäure/Benzol:			
d)	Saccharin-Natrium	2. Nachtr.	1-Naphtholbenzein
Acetanhydrid/Ameisensäure:			
b)	Äthacridinlactat	2. Nachtr.	Kristallviolett
Wasserfreie Essigsäure, unter Zusatz von Quecksilber(II)-acetat:			
e)	Apomorphinhydrochlorid	DAB 7	1-Naphtholbenzein

Methode	Substanz	Arznei-buch	Indikator
e)	Chininhydrochlorid	Ph.Eur.I	potentiometrisch
e)	Cocainhydrochlorid	Ph.Eur.II	Kristallviolett
e)	Emetinhydrochlorid	Ph.Eur.II	1-Naphtholbenzein
e)	Imipraminhydrochlorid	Ph.Eur.II	Metanilgelb
e)	Lidocainhydrochlorid	Ph.Eur.II	Kristallviolett
e)	Morphinhydrochlorid	Ph.Eur.I	Kristallviolett
e)	Neostigminbromid	Ph.Eur.II	Kristallviolett
e)	Noradrenalinhydrochlorid	Ph.Eur.II	Kristallviolett
e)	Papaverinhydrochlorid	Ph.Eur.I	Kristallviolett
e)	Pyridoxinhydrochlorid	Ph.Eur.I	Kristallviolett
e)	Scopolaminhydrochlorid	Ph.Eur.II	potentiometrisch
e)	Suxamethoniumchlorid	Ph.Eur.I	Kristallviolett

Wasserfreie Essigsäure/Acetanhydrid, unter Zusatz von Quecksilber(II)-acetat

e)	Tetracainhydrochlorid	Ph.Eur.I	Kristallviolett

Aceton, unter Zusatz von Quecksilber(II)-acetat

e)	Gallamintriäthojodid	Ph.Eur.II	potentiometrisch

Benzol

f)	Aminophenazon	Ph.Eur.II	Dimethylgelb

Titration schwacher Säuren

Für die Titration schwacher Säuren in wasserfreiem Milieu kommen hauptsächlich in Frage:

Basische, amphiprotische Lösungsmittel:

Butylamin
Formamid

Basische, aprotische Lösungsmittel:

Pyridin
Dimethylformamid
Dimethylsulfoxid

Neutrale, aprotische Lösungsmittel:

Benzol
Alkohole
Äther
Ketone

Zur Titration schwacher Säuren eignen sich Lösungen von quartären Ammoniumhydroxiden, Alkalialkoholaten, aber auch von reinem Kaliumhydroxid in Benzol oder Alkoholen oder Gemischen.

Die Einstellung erfolgt meist gegen Benzoesäure als Urtitersubstanz. Die Ermittlung des Endpunktes kann, wie bei der Titration schwacher Basen, entweder potentiometrisch oder mit Hilfe von Indikatoren erfolgen. Als Indikatoren geeignet sind hier Thymolblau, Phenolphthalein, o-Nitranilin.

Zur Ausführung der Titration schwacher Säuren macht die Ph.-Eur.I eine knappe, präzise Angabe:

> „Die Gehaltsbestimmung wird in einem geschlossenen Gefäß oder unter Ausschluß von Kohlendioxid und Feuchtigkeit durchgeführt. Es empfiehlt sich, nicht die Temperatur der Maßlösung während der Titration zu berücksichtigen, sondern ihren Gehalt gleichzeitig mit Benzoesäure zu bestimmen."

Pharmazeutische Anwendung. Obwohl das Verfahren der Titration schwacher Säuren in wasserfreiem Milieu als Methode in der Ph.Eur.I beschrieben ist, sind bisher keine Beispiele in den gültigen Arzneibüchern zu finden. Prinzipiell können an pharmazeutisch interessierenden Substanzen bestimmt werden:

Organische Säuren
Phenole
NH-acide Verbindungen

Zu letzteren gehören auch die 5,5-dialkylierten Barbitursäuren, Hydantoine und Thiouracile.

Für die bei der Titration schwacher Säuren in wasserfreien Lösungsmitteln ablaufenden Protolysereaktionen werden anschließend 3 Beispiele gegeben:

a) Titration einer Carbonsäure mit Tetrabutylammoniumhydroxidlösung:

$$R^1-COOH + \left[\begin{array}{c} R \\ | \\ R-N-R \\ | \\ R \end{array}\right]^{\oplus} OH^{\ominus} \xrightarrow[-H_2O]{} R^1-COO^{\ominus} + \left[\begin{array}{c} R \\ | \\ R-N-R \\ | \\ R \end{array}\right]^{\oplus}$$

b) Titration einer NH-aciden Verbindung, z. B. Diäthylbarbitursäure mit Lithiummethylat-Lösung:

$$\rangle NH + H_3C-O^{\ominus}Li^{\oplus} \longrightarrow \rangle \overset{\ominus}{N}| + Li^{\oplus} + H_3C-OH$$

c) Titration eines Phenols mit Kaliumhydroxid:

$$R-C_6H_4-OH + KOH \longrightarrow R-C_6H_4-O^{\ominus} + K^{\oplus} + H_2O$$

2.2. Fällungstitrationen

Die Fällungstitrationen gehören zur Gruppe der Ionenkombinationsverfahren. Viele allgemeine Aussagen und grundlegende Erörterungen, die bei der Protolysetitration gemacht wurden, gelten auch für die Fällungstitrationen. Die Grundlagen der Fällungstitrationen werden hier deshalb entsprechend knapp dargestellt.

Die Fällungstitrationen beruhen auf der quantitativ eintretenden Fällung, die bei Zusatz der Maßlösung bekannten Gehaltes zu der Lösung des zu bestimmenden Stoffes erfolgt. Der Endpunkt der Titration ist erreicht, wenn alle reaktionsfähigen Teilchen des Titranden niedergeschlagen sind. Wie bei der Protolysetitration ist es erforderlich, daß Äquivalenzpunkt und Endpunkt der Titration zusammenfallen.

Titrationskurven

Titriert man eine Chloridlösung der Totalkonzentration 0,1 N mit einer 0,1 N Silbernitratlösung, so ergibt sich die in Abb. 8 stark ausgezogene Titrationskurve.

Bei einer totalen Chloridkonzentration von 0,01 und von 0,001 wird die sprunghafte Änderung der Ionenexponenten im Äquivalenzpunkt kleiner (s. Abb. 7).

Trägt man die Titrationskurven für die Titration gleichkonzentrierter, verschiedener Halogenidlösungen mit 0,1 N Silbernitratlösung auf, so ergeben sich die in Abb. 8 gezeigten Verhältnisse. Hier macht sich das unterschiedliche Löslichkeitsprodukt der drei Silberhalogenide bemerkbar.

Die Abbildungen 7 und 8 zeigen, daß die sprunghaften Änderungen der Ionenexponenten im Äquivalenzpunkt um so kleiner werden, je verdünnter die zu titrierende Lösung und je leichter löslich der gebildete Niederschlag ist.

Daraus ergeben sich zwei Forderungen:

a) Die Anfangskonzentration der zu titrierenden Lösung muß groß genug sein.
b) Das Löslichkeitsprodukt des Niederschlages muß möglichst klein sein bzw. je kleiner das Löslichkeitsprodukt der entstehenden Verbindung ist, desto schärfer ist der Umschlag und desto genauer ist die Titration.

Endpunktsbestimmung

Wie bei jeder anderen Titration müssen auch bei der Fällungstitration der erkennbare Endpunkt und der Wendepunkt der Titra-

$pCl^{\ominus}$

Äquivalenzpunkt

Abb. 7.

Titrationsgrad τ

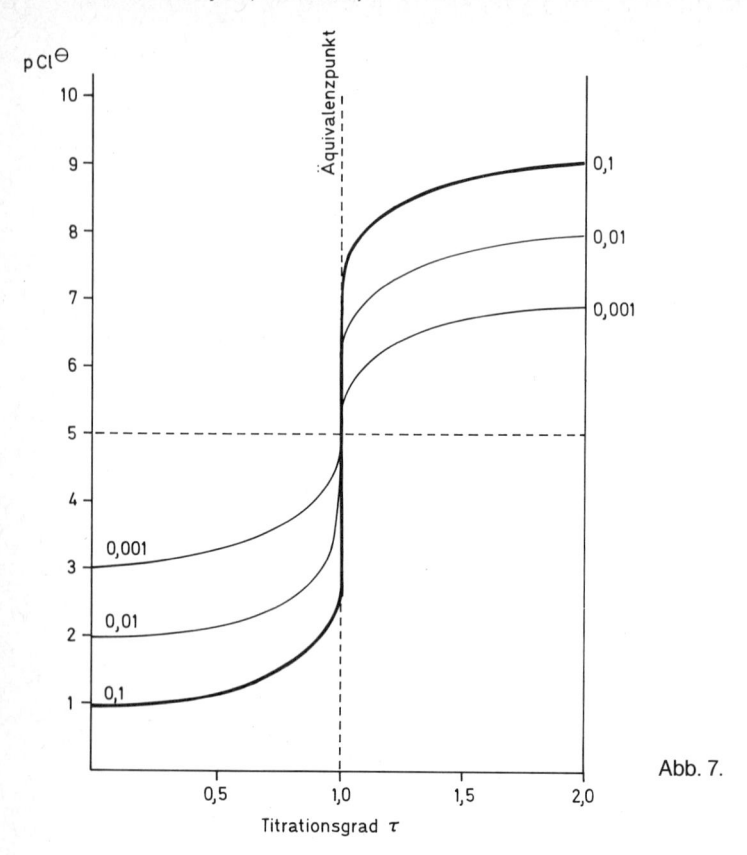

tionskurve möglichst nahe beisammen liegen. In vielen Fällen fehlen geeignete Indikatoren zur visuellen Endpunktsermittlung. In den letzten Jahren hat die Verwendung elektrometrischer Methoden zur verbreiterten Anwendung der Fällungsanalyse geführt. Besonders geeignet sind die konduktometrische und amperometrische Indikation (s. S. 220 ff., 248 ff.).

Für die visuelle Feststellung des Titrationsendpunktes kann neben dem Einsatz von Indikatoren die Beobachtung des Klarpunktes herangezogen werden. Die eingesetzten Indikatoren müssen mit dem Fällungsreagenz einen farbigen Niederschlag oder eine wasserlösliche farbige Verbindung bilden. Beispiele wurden im Abschnitt „Indikatoren" (S. 143) beschrieben.

Abb. 8.

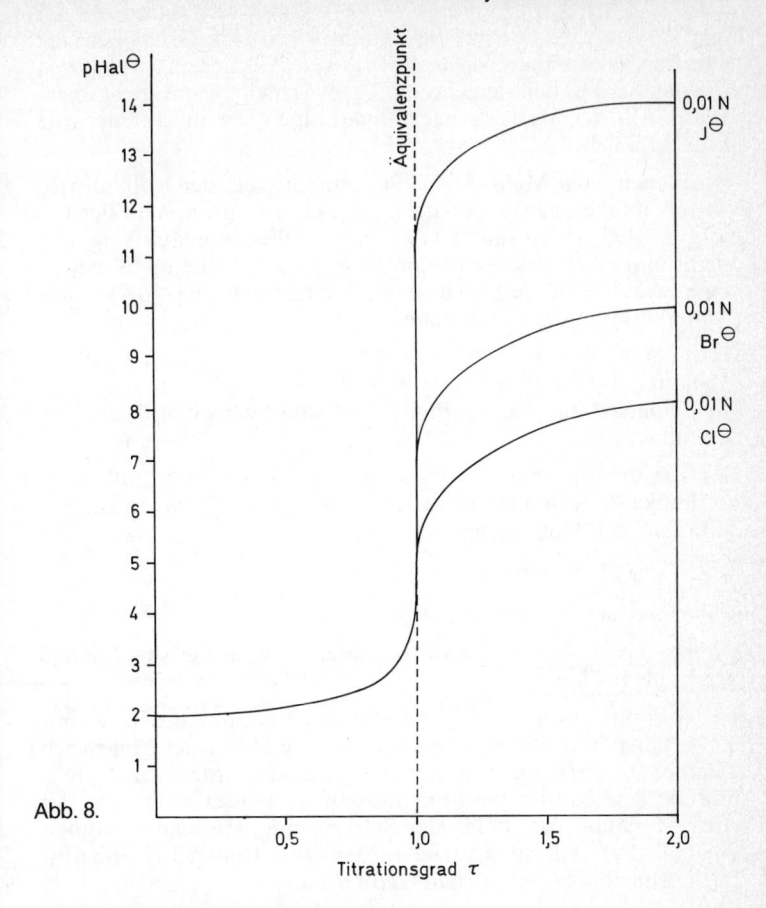

pHal$^\ominus$ vs. Titrationsgrad τ; Kurven für 0,01 N J$^\ominus$, 0,01 N Br$^\ominus$, 0,01 N Cl$^\ominus$; Äquivalenzpunkt bei τ = 1,0.

Pharmazeutische Anwendungsbeispiele

Von praktischer Bedeutung für die pharmazeutische Analytik sind die Ionenkombinationen von Silberionen und Halogenid- bzw. Pseudohalogenid-Ionen.

Für die direkte Bestimmung von Halogeniden gelangen zur Anwendung die **Titration nach Mohr** und eine Methode nach Ph.Eur.I, die Jod/Stärke als Indikator benutzt. Indirekt lassen sich Halogenidionen und organisch gebundene Halogene nach Verseifung oder oxidativem Abbau durch das Verfahren von **Volhard** titrieren. Die **Volhard-Titration** wird auch zur direkten Bestimmung von Silberionen benutzt.

Eine direkte Methode zur Bestimmung von Halogenidionen, die **Titration nach Fajans,** die mit Hilfe von Adsorptionsindikatoren arbeitet, wird in den derzeitig gültigen Arzneibüchern nicht angewandt. Mit der **Methode nach Budde** sind Barbitursäurederivate direkt erfaßbar.

Titrationen nach Mohr. Diese Bestimmung, bei der Kaliumchromat als Indikator benutzt wird (s. S. 143), ist nur in neutraler Lösung möglich, da in saurer Lösung die Silberchromatfällung ausbleibt und in alkalischer Lösung Silber als Silberhydroxid bzw. -oxid ausfallen würde. Nach dieser Methode läßt das DAB 7 folgende Verbindungen bestimmen:

Ammoniumbromid
Homatropinhydrobromid
Methylphenyl-piperidinocarbonoyl-äthanol-hydrochlorid
Natriumbromid.

Als Titrator verwendet man jeweils eine 0,1 N Silbernitratlösung, als Indikator Kaliumchromat. Die Umsetzungsgleichung für die Titration nach Mohr lautet:

$$X^\ominus + Ag^\oplus \rightarrow \underline{AgX}$$

Dabei bedeutet $X^\ominus Cl^\ominus$, oder $Br^\ominus$.

Direkte Titration mit Silbernitrat unter Verwendung von Jod und Stärke als Indikator.

In der Ph.Eur.I werden Kaliumjodid und Natriumjodid direkt mit 0,1 N Silbernitrat titriert, wobei nicht der Indikator der **Mohrschen** Titration, sondern Jod und Stärke angewandt werden. Zur Durchführung der Titration wird die Substanz in Wasser gelöst und mit einer Mischung von jodidfreier Stärkelösung und einem Tropfen äthanolischer Jodlösung versetzt. Man titriert mit 0,1 N Silbernitrat-Lösung bis zur schwachen Gelbfärbung.

Die Indikation beruht darauf, daß bei Anwesenheit von Jodid die blaue Jodstärke gebildet wird (vgl. Indikatoren, S. 139 f.). Ist alles Jodid verbraucht, so tritt auch eine dissoziative Spaltung der blauen Jodstärke ein. Die schwach gelbe Färbung rührt dann von der resultierenden, stark verdünnten, wäßrigen Jodlösung her.

Titrationen nach Volhard. Fällungstitrationen nach der **Methode von Volhard** werden in saurem Milieu durchgeführt. Eine direkte Titration z. B. für Erfassung von Silber- und Quecksilberverbindungen durch Titration mit Ammoniumthiocyanat-Lösung gegen Eisen(III)-salze ist ebenso möglich wie die Rücktitration zur Erfassung von Halogeniden. Halogenid-Ionen werden mit einem Überschuß an Silbernitrat-Lösung versetzt und das überschüssige Silbernitrat mit Ammoniumthiocyanat zurücktitriert. Halogenhaltige, organische Verbindungen werden zunächst verseift oder oxidativ abgebaut – je nach Bindungsart der Halogenatome – und dann in gleicher Weise bestimmt.

Beispiele für die direkte **Bestimmung nach Volhard** sind die Gehaltsbestimmungen von Silbernitrat nach Ph.Eur.I und von Silbereiweiß-Acetyltannat nach DAB 7. Silbernitrat kann ohne weiteres titriert werden, Silbereiweiß-Acetyltannat muß zuerst oxidativ abgebaut werden, wobei die entsprechende Menge Silbersalz entsteht. Die Umsetzung verläuft nach:

$$Ag^{\oplus} + SCN^{\ominus} \rightarrow Ag(SCN)$$

Ist der Äquivalenzpunkt der Umsetzung erreicht, reagiert überschüssiges Thiocyanat zum roten Eisen(III)-hexaisothiocyanato-Komplex (vgl. S. 33):

$$Fe^{3\oplus} + 6\,SCN^{\ominus} \rightleftharpoons \underbrace{[Fe(CNS)_6]^{3\ominus}}_{rot}$$

Bei den indirekten **Titrationen nach Volhard** kann man in zwei Gruppen unterteilen:

a) Titration von Halogenid-Ionen
b) Titration organisch gebundener Halogene.

Zur Titration von Halogenid-Ionen versetzt man die Probelösung mit überschüssiger 0,1 N Silbernitratlösung und titriert den Überschuß mit 0,1 N Ammoniumthiocyanat-Lösung gegen Ammonium-eisen(III)-sulfat zurück. Werden Chloride nach Volhard bestimmt, was häufig der Fall ist, so muß der entstandene Silberchlorid-Niederschlag vor der Rücktitration der überschüssigen Silber-Ionen, der Einwirkung weiterer Thiocyanat-Ionen entzogen werden. Diese Maßnahme ist notwendig, weil Silberthiocyanat schwerer löslich ist als Silberchlorid. Mit überschüssigen Thiocyanat-Ionen würde Silberchlorid zu Silberthiocyanat reagieren und Chlorid-Ionen erneut freisetzen:

$$AgCl + SCN^{\ominus} \rightleftharpoons AgSCN + Cl^{\ominus}$$

Damit wäre der Umschlagspunkt nicht zu erkennen. Um eine Reaktion nach voranstehender Gleichung zu verhindern, wird ein mit Wasser praktisch nicht mischbares Lösungsmittel zugesetzt, das in der Lage ist, den Silberchloridniederschlag zu umhüllen und ihn der Einwirkung von Thiocyanat-Ionen zu entziehen. In der Praxis haben sich hierfür Nitrobenzol und Toluol bewährt. Anstelle des Zusatzes von Nitrotoluol und Benzol kann man auch das entstandene Silberchlorid abfiltrieren und es dadurch der Einwirkung des Thiocyanats entziehen.

Arzneibuchbeispiele für die indirekte Titration von Chlorid-Ionen unter Verwendung von Nitrobenzol sind:

Cholinchlorid	2. Nachtr.
Kaliumchlorid	Ph.Eur.I
Methamphetaminhydrochlorid	2. Nachtr.
Natriumchlorid	Ph.Eur.I

Beispiele für die Verwendung von Toluol unter sonst gleichen Bedingungen sind:

Ephedrinhydrochlorid	DAB 7
Histamindihydrochlorid	DAB 7

Ein Beispiel für die Anwendung der Filtration zur Entfernung des Silberchlorids ist die Bestimmung von

Thiaminchlorid-hydrochlorid   Ph.Eur.I.

Eine indirekte Titration nach Volhard ist auch bei solchen Verbindungen möglich, die Halogene organisch gebunden enthalten. Je nach Bindungsart muß das Halogen vor der Titration durch Verseifung oder durch oxidativen Abbau der Molekel in ein Halogenid-Ion überführt werden.

Arzneibuchbeispiele für die Verseifung sind folgende:

Bromisovalerianyl-carbamid	2. Nachtr.
Carbromal	2. Nachtr.
Hexachlorcyclohexan	DAB 7

Nach oxidativem Abbau werden bestimmt:

Butylbromallylbarbitursäure	DAB 7
Isopropylbromallylbarbitursäure	DAB 7

Bei der Titration von Bromid-Ionen ist der Zusatz eines Lösungsmittels wie Nitrobenzol oder Toluol nicht notwendig, da Silberbromid und Silberthiocyanat etwa die gleiche Löslichkeit aufweisen und eine Umsetzung zwischen dem Silberbromidniederschlag und überschüssigen Thiocyanat-Ionen nicht zu erwarten ist.

Die Bestimmung von Arzneistoffen durch Fällung als schwerlösliches Silbersalz und Titration der überschüssigen Silber-Ionen nach Volhard ist nicht auf die Bestimmung von Halogenid-Ionen beschränkt. Prinzipiell können auch andere Ionen nach diesem Verfahren bestimmt werden, die mit Silber-Ionen undissoziierte, schwer lösliche Niederschläge bilden. Ein Beispiel hierfür ist die argentometrische Bestimmung von **p-aminosalicylsaurem Natrium** nach DAB 7. Heute wird diese Verbindung, die mittlerweile in der Ph.Eur.I als Monographie enthalten ist, auf Grund ihrer Anilin-Partialstruktur diazometrisch erfaßt.

Titrationen nach Fajans. Nach Fajans ist es möglich, Halogenid-Ionen direkt mit Silbernitrat zu titrieren. Als Indikatoren werden dazu sog. Adsorptionsindikatoren verwandt. Ihr Wirkungsmechanismus ist auf S. 142 f. erklärt. Beispiele für die **Titration nach Fajans** befinden sich in den derzeit gültigen Arzneibüchern nicht.

Titrationen nach Budde. Nach Budde lassen sich 5,5-disubstituierte Barbitursäurederivate argentometrisch bestimmen, auch solche, die an einem Stickstoff weiter substituiert sind. Barbitursäuren oder deren Salze werden in alkalicarbonathaltiger Lösung mit 0,1 N Silbernitrat titriert. Zuerst bildet sich ein löslicher Barbiturat-Silberkomplex im Verhältnis 1 : 1. Nach Beendigung der Titration ruft ein geringer Überschuß an Silber-Ionen die Bildung eines schwer löslichen Barbiturat-Silberkomplexes im Verhältnis 1 : 2 hervor. Dadurch wird der Endpunkt der Titration angezeigt.

Bei N-methylierten Barbitursäuren, die sich unter Einhaltung bestimmter Versuchsbedingungen ebenfalls nach Budde titrieren lassen, läuft folgende Umsetzung stöchiometrisch ab:

Arzneibuchbeispiele sind:
Äthyl-cyclohexenylbarbitursaure Calcium-Tabletten (DAB 7)
Diäthylbarbitursaures Natrium (DAB 7).

Die **Titration nach Budde** zur Erfassung von Barbitursäurederivaten hat durch die Vorschriften der Ph.Eur.I und II sowie des 2. Nachtr. in letzter Zeit an Bedeutung verloren. Nach den zitierten Vorschriften wird in Gegenwart von Silbernitrat und Pyridin acidimetrisch titriert (s. S. 161).

2.3. Komplexbildungstitration

Die auch als **Komplexometrie** bezeichnete Methode ermöglicht die maßanalytische Bestimmung zahlreicher mehrwertiger Kationen in wäßriger Lösung. Sie beruht auf der Bildung praktisch undissoziierter, wasserlöslicher Komplexe aus mehrwertigen Metallionen und organischen Chelatbildnern.

Die **Chelatbildner** sind organische Anionen, die in geeignetem Abstand eine zweite oder mehrere funktionelle Gruppen mit der Funktion eines Elektronendonators anbieten. Pro Anion werden mit zwei- und höherwertigen Metallionen ein oder mehrere Ringe gebildet. Die auf diese Weise entstehenden Komplexe nennt man Chelate wegen ihres scherenförmigen Aufbaus. Chelatbildner mit einem zusätzlichen Elektronendonator liefern 4zähnige Chelate, solche mit zwei weiteren Elektronendonatoren liefern 6zähnige Chelate.

Chelatbildner mit einem zusätzlichen Elektronendonator:

$$^{\ominus}Y \frown \underline{X} \quad \mathbf{1}$$

Chelatbildner mit zwei weiteren Elektronendonatoren:

$$\underline{X} \frown Y \frown \underline{X} \quad \mathbf{2}$$
$${}^{\ominus}$$

Chelatbildung aus **1** mit einem 2wertigen Metall-Ion:

$$Me^{2\oplus} + 2\ ^{\ominus}Y\frown\underline{X} \rightleftharpoons \begin{array}{c} Y\frown X \\ Me \\ X\frown Y \end{array} \quad \text{4zähniges Chelat}$$

Chelatbildung aus **2** mit einem 2wertigen Metall-Ion:

$$Me^{2\oplus} + 2\ \underline{X}\frown Y\frown\underline{X} \rightleftharpoons \begin{array}{c} Y\ X \\ X-Me-X \\ X\ Y \end{array} \quad \text{6zähniges Chelat}$$

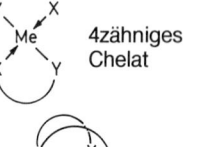

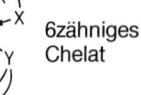

Um stabile Chelate zu erhalten, müssen in den komplexbildenden Anionen die funktionellen Gruppen so verteilt sein, daß 5- oder 6gliedrige Ringe entstehen. Die Chelatbildner müssen außerdem schnell und quantitativ mit dem zu bestimmenden Metall-Ion reagieren.

Der heute in der Komplexometrie fast ausschließlich verwendete Chelatbildner ist die **Äthylendiaminotetraessigsäure** (EDTA, Titriplex II, Idranal II, Komplexon II, Chelaplex II, Ädetsäure). Da sie in Wasser schwer löslich ist, wird das besser lösliche Dinatriumsalz zur Herstellung der Maßlösung eingesetzt. Man bezeichnet es als EDTA, Titriplex III, Idranal III, Komplexon III oder Chelaplex III:

$$\text{HOOC}-CH_2-\overset{\oplus}{N}H-CH_2-CH_2-\overset{\oplus}{N}H-CH_2-\text{COOH}$$
$$^{\ominus}\text{OOC}-CH_2 \qquad CH_2-\text{COO}^{\ominus} \qquad \text{EDTA}$$

$$\left[\ ^{\ominus}\text{OOC}-CH_2-\overset{\oplus}{N}H-CH_2-CH_2-\overset{\oplus}{N}H-CH_2-\text{COO}^{\ominus} \atop ^{\ominus}\text{OOC}-CH_2 \qquad CH_2-\text{COO}^{\ominus}\ \right]\ 2\ Na^{\oplus}\ \text{EDTA}$$

EDTA reagiert in neutraler bis alkalischer Lösung mit zwei- und mehrwertigen Metall-Ionen im Verhältnis 1 : 1 zu Chelaten, die man **4- oder 6zähnig** formulieren kann:

4zähniges Chelat   6zähniges Chelat
━━━ = vor der Papierebene   - - - - = hinter der Papierebene
───── in der Papierebene

Die Stabilität der entstehenden Chelate ist unterschiedlich und wird durch die Dissoziationskonstante charakterisiert (vgl. S. 99).

Zur komplexometrischen Titration werden Metallindikatoren benötigt, die auf S. 140 ff. beschrieben sind. Es wurde dort auch erwähnt, daß der aus Indikator und Metall-Ion entstehende Komplex instabiler sein muß als das Metall-Ion-EDTA-Chelat. Der Farbumschlag am Äquivalenzpunkt läßt sich so formulieren:

$Me^{2\oplus}$ + Indikator → $\boxed{\text{Me-Indikator}}$

(a-farbig)   (b-farbig)

$$\boxed{\text{Me-Indikator}} + \text{EDTA} \rightleftarrows [\text{Me-EDTA}] + \text{Indikator}^{2\ominus}$$

(b-farbig)   (a-farbig)

Metallindikator- und Metallindikatorkomplex sind verschiedenfarbig. Für Rücktitrationen gelten die beiden Gleichungen in umgekehrtem Sinne.

Stabilitätskonstanten und Titrationskurven

Den Verlauf komplexometrischer Titrationskurven kann man nach folgender Formel berechnen:

$$\text{pMe} = \text{pK}_{\text{Diss}} + \lg(\tau - 1)$$

Me = 2- oder höherwertiges Metall-Ion
τ = Titrationsgrad.

Für die Abschätzung von Titrationsmöglichkeiten ist die Kenntnis der Stabilitätskonstanten notwendig, die mit den Dissoziationskonstanten durch folgendes Verhältnis verknüpft sind:

$$K_{\text{Stabilität}} = \frac{1}{K_{\text{Dissoziation}}}$$

Tab. 12 enthält die Stabilitätskonstanten einiger pharmazeutisch wichtiger Metall-EDTA-Komplexe, bezogen auf 20 °C, pH 7 und Ionenstärke 0,1.

Unter Berücksichtigung dieser Angaben errechnen sich beispielsweise für die komplexometrische Bestimmung von Zink-Ionen die in Abb. 9 wiedergegebenen Titrationskurven.

Tabelle 12

Kation	log $K_{\text{Stabilität}}$
$Sr^{2\oplus}$	8,63
$Mg^{2\oplus}$	8,69
$Ca^{2\oplus}$	10,70
$Mn^{2\oplus}$	13,79
$Te^{2\oplus}$	14,33
$Al^{3\oplus}$	16,13
$Zn^{2\oplus}$	16,31
$Cd^{2\oplus}$	16,46
$Co^{2\oplus}$	16,50
$Pb^{2\oplus}$	18,04
$Ni^{2\oplus}$	18,62
$Cu^{2\oplus}$	18,80
$Hg^{2\oplus}$	21,80
$Fe^{3\oplus}$	25,10

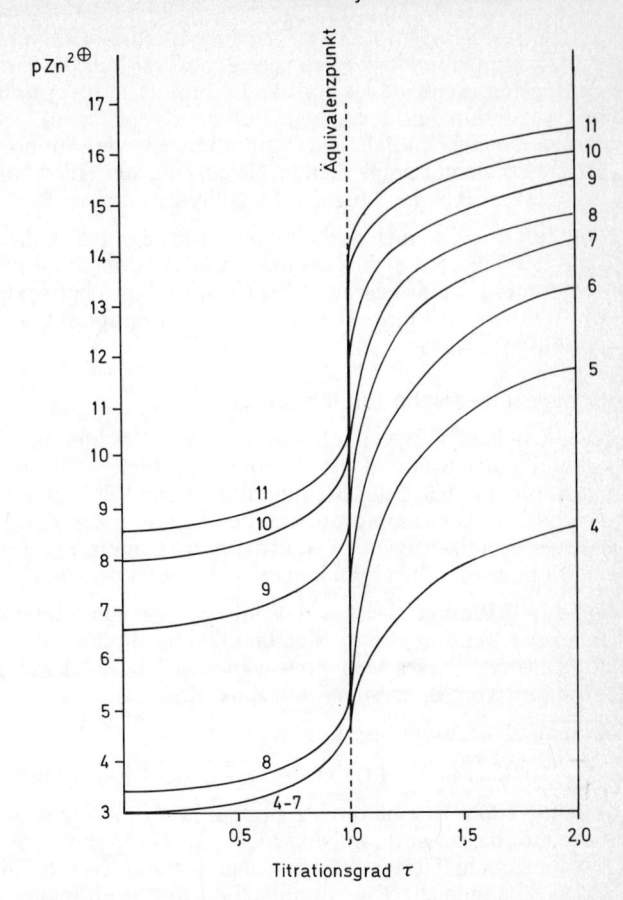

Abb. 9.

Titrationsgrad τ, *pZn²⁺* (Äquivalenzpunkt markiert)

Bezeichnet man das zu titrierende Metall-Ion mit $Me^{2\oplus}$ und das als Titrator eingesetzte EDTA mit $H_2Y^{2\ominus}$, so gilt für die komplexometrische Titration die folgende Gleichung:

$$Me^{2\oplus} + H_2Y^{2\ominus} \rightleftarrows MeY^{2\ominus} + 2\,H^{\oplus}$$

Aus dieser Gleichung ist ersichtlich, daß bei der Titration Protonen freigesetzt werden. Es handelt sich also um eine Protolysereaktion, so daß prinzipiell die Möglichkeit einer acidimetrischen Titration gegen einen Säure-Base-Indikator besteht. Da aber andererseits mit steigender Protonenkonzentration die Beständigkeit der gebildeten Chelate abnimmt, muß zur quantitativen Verschiebung der Gleichung nach rechts gepuffert werden. Die Äthylendi-

amintetraessigsäure weist als 4wertige Säure vier verschiedene
Protolysestufen auf. Wie sich gezeigt hat, verläuft die Titration am
günstigsten, wenn sie als vollständig protolysiertes Anion vorliegt,
was wiederum mit geeigneten Puffern erreicht wird. Die in den
Puffersystemen enthaltenen Verbindungen wie Ammoniak oder
Hexamethylentetramin dienen gleichzeitig als Hilfskomplexbild-
ner, die eine Abscheidung von Metallhydroxiden verhindern.

Die Pufferung ist auch deshalb notwendig, damit sich das pH während der Titration nicht verschiebt, weil die Metallindikatoren zugleich meist acidobasische Indikatoren sind und bei Änderung des
pH-Wertes durch ihren Farbwechsel einen Endpunkt der Titration
vortäuschen würden.

Komplexometrische Titrationsarten

Die Art der komplexometrischen Titration richtet sich nach der
Stabilität der während der Titration gebildeten Chelate und danach, ob ein geeigneter Metallindikator zur Verfügung steht. Der
Endpunkt einer komplexometrischen Titration kann auch elektro-
chemisch indiziert werden. Für die potentiometrische Endpunktsbestimmung benötigt man ionenselektive Elektroden.

Direkte Titration. Das in Lösung vorliegende Metallsalz wird
unter Verwendung eines Metallindikators direkt mit EDTA-Lösung titriert. Dieses Verfahren eignet sich beispielsweise zur Bestimmung von Magnesium- und Zinksalzen.

Schema der Endpunktsermittlung:

$$\boxed{\text{Me-Indikator}} + \text{EDTA}^{2\ominus} \rightleftarrows \boxed{\text{Me-EDTA}} + \text{Indikator}^{2\ominus}$$

Rücktitration. Ist eine direkte Endpunktsermittlung nicht möglich
oder fällt das zu bestimmende Metall als Hydroxid aus, so wendet
man indirekte Titrationen im weiteren Sinne (vgl. S. 144) an. In
Frage kommen die Rücktitration und die Verdrängungstitration,
die man innerhalb der Komplexometrie als Substitutionstitration
bezeichnet.

Bei der **Rücktitration** versetzt man die zu bestimmende Lösung
mit einem Überschuß an EDTA-Lösung und titriert mit einer Ma-
gnesium- oder Zinksulfat-Lösung gleicher Molarität zurück. Dieses Verfahren wird angewandt, wenn das zu bestimmende Kation
zwar einen stabilen EDTA-Komplex bildet, sich aber mit keinem
der bekannten Metallindikatoren umsetzt. Es wird auch angewandt, wenn die Bindung zwischen Metall-Ion und Indikator zu
fest ist, wodurch die Indikatorfunktion gestört wird. Beispiele für
Rücktitrationen sind die komplexometrischen Bestimmungen von
Kobalt-, Nickel-, Aluminium- und Quecksilbersalzen.

Schema der Endpunktsermittlung:

$$\boxed{\text{Me-EDTA}} + \text{EDTA} + \text{Indikator}^{2\ominus} + \text{Zn}^{2\oplus}$$

$$\rightleftarrows \boxed{\text{Me-EDTA}} + \boxed{\text{Zn-EDTA}} + \boxed{\text{Zn-Indikator}}$$

Substitutionstitration. Anstelle der Rücktitration kann auch die **Substitutionstitration** durchgeführt werden, wenn ein geeigneter Indikator für das zu bestimmende Metall-Ion fehlt, oder das Metall-Ion bei dem für die Titration notwendigen pH bereits als Hydroxid ausfällt.

Hierbei nutzt man die unterschiedliche Stabilität der Metall-EDTA-Chelate aus. Die meisten mehrwertigen Kationen bilden mit EDTA stabilere Komplexe als Magnesium- oder Zinkionen. Setzt man solchen Metallsalzlösungen Mg-EDTA- oder Zn-EDTA-Lösungen zu, so wird das $Mg^{2\oplus}$ oder $Zn^{2\oplus}$ durch das anwesende Kation verdrängt. Das hierdurch in Freiheit gesetzte Metall-Ion kann in einer direkten Titration mit EDTA gegen einen geeigneten Indikator erfaßt werden. Die Menge an titriertem $Mg^{2\oplus}$ oder $Zn^{2\oplus}$ ist in solchen Fällen der Menge der zu bestimmenden Metall-Ionen äquivalent. Dieses Verfahren wird hauptsächlich bei der Gehaltsbestimmung von Calcium und Mangansalzen angewandt.

Schema der Titration:

$$\boxed{\text{Mg-EDTA}} + \text{Me}^{2\oplus} \rightleftarrows \boxed{\text{Me-EDTA}} + \text{Mg}^{2\oplus}$$

Indirekte Titrationen. Beliebige Kationen und Anionen, darunter auch einwertige Kationen, die keine Chelate zu bilden vermögen, lassen sich durch sinnvolle Anwendung der Komplexometrie **indirekt** titrieren. Hierfür kommen prinzipiell die Möglichkeiten a), b) und c) in Frage.

a) Indirekte Bestimmung eines Kations oder eines Anions durch Titration einer Kationkomponente eines Fällungsproduktes.
Gelingt es, ein beliebiges Kation oder Anion durch Bildung eines Fällungsproduktes quantitativ abzuscheiden, das ein weiteres komplexometrisch erfaßbares Kation enthält, so kann man nach der Trennung und Wiederauflösung des Niederschlages eine komplexometrische Titration durchführen und aus dem Ergebnis die Konzentration des im Niederschlag außerdem enthaltenen Kations oder Anions berechnen.
Ein Beispiel zur Bestimmung eines Kations nach dem geschilderten Verfahren wäre die **Natrium**bestimmung durch komplexometrische Titration des Zinks im Natriumzinkuranylacetat.
Ein Beispiel zur Bestimmung eines Anions nach der gleichen Methode ist die **Phosphat**bestimmung durch komplexometri-

sche Titration des Magnesiums im Ammonium-magnesiumphosphat.

b) Anionen, die mit zwei- und mehrwertigen Kationen definierte Niederschläge bilden, können durch Titration der Kationen eines überschüssigen Fällungsmittels indirekt komplexometrisch bestimmt werden.
Dieses Verfahren läßt sich z. B. zur **Phosphat-** oder **Sulfat**-Bestimmung heranziehen. Soll der Phosphatgehalt einer Lösung bestimmt werden, so setzt man in Anwesenheit von Ammoniumchlorid und Ammoniak eine bestimmte Menge Magnesiumchloridlösung bekannten Gehaltes zu. Das Phosphat wird als Ammoniummagnesiumphosphat quantitativ gefällt. Die verbliebene Menge an Magnesiumsalz wird nun komplexometrisch bestimmt und aus der Differenz zwischen zugesetzter und komplexometrisch zurücktitrierter Menge das Phosphat errechnet.
Soll der Sulfatgehalt eines Arzneimittels bestimmt werden, so setzt man der gelösten Probe einen Überschuß Bariumchlorid-Lösung bekannten Gehaltes zu. Nach der quantitativen Fällung des Sulfates als Bariumsulfat wird der Überschuß an Bariumchlorid komplexometrisch titriert und aus der Differenz das vorliegende Sulfat errechnet.

c) Anionen, die mit Metall-Ionen stabilere Komplexe geben, als es das EDTA vermag, können dadurch indirekt bestimmt werden, daß man eine bekannte, überschüssige Menge eines Kations hinzugibt und den Kationenüberschuß komplexometrisch titriert. Auf diese Weise lassen sich Cyanide, Thiocyanide, Chloride, Bromide, Jodide und Hexacyano-ferrate(II) indirekt bestimmen. Um den Cyanidgehalt einer Lösung beispielsweise komplexometrisch zu erfassen, versetzt man die Lösung mit einer Nickel(II)-salz-Lösung bekannten Gehaltes. Das Cyanid wird hierdurch in das komplexe $[Ni(CN)_4]^{2-}$ quantitativ überführt. Anschließend kann der Überschuß an Nickel-Ionen komplexometrisch zurücktitriert werden.

Pharmazeutische Anwendungsbeispiele

Die Ph.Eur.I gibt für die Bestimmung sechs verschiedener Kationen allgemeine Arbeitsvorschriften. Als Maßlösung wird dabei stets 0,05 M Natrium-EDTA-Lösung verwandt (s. S. 199).

Nach diesen Vorschriften werden bestimmt:

Aluminium:	Alaun	Ph.Eur.I
	Aluminiumsulfat	Ph.Eur.II
	Aluminiumacetattartrat-Lösung	2. Nachtr.

Calcium:	Calciumaminosalicylat	Ph.Eur.I
	Calciumcarbonat	Ph.Eur.I
	Calciumchlorid	Ph.Eur.I
	Calciumglukonat	Ph.Eur.II
Magnesium:	Magnesiumoxid	Ph.Eur.I
	Magnesiumsubcarbonat	Ph.Eur.I
	Magnesiumsulfat	Ph.Eur.I
Wismut:	Basisches Wismutgallat	2. Nachtr.
	Basisches Wismutnitrat	2. Nachtr.
	Wismutsubcarbonat	Ph.Eur.II
Zink:	Zinkchlorid	Ph.Eur.II
	Zinkoxid	Ph.Eur.I
	Zinksulfat	Ph.Eur.I
	Zink in Zinkleim	2. Nachtr.
	Zink in Zinkpaste	2. Nachtr.
	Zink in Zinksalbe	2. Nachtr.

Für die komplexometrische Titration von **Bleisalzen** sind in den bisherigen Arzneibuchteilen noch keine Angaben gemacht.

Nach DAB 7 werden **Calciumsalze** z. B. Calciumlactat und Calcium-D-Pantothenat mit 0,1 M Natrium-EDTA-Lösung gegen Erio-T-Mischindikator unter Zusatz einer bekannten Menge 0,1 M Zinksulfat-Lösung titriert. Aus der Differenz zwischen dem Verbrauch an 0,1 M Natrium-EDTA-Lösung bei der Titration und der vorgelegten Menge 0,1 M Zinksulfat-Lösung wird der Gehalt berechnet. Man benutzt diesen Umweg, weil das DAB 7 keinen spezifischen Indikator für die direkte Calciumtitration enthält.

Die komplexometrische Rücktitration wird auch von der Ph.Eur.II angewandt zur Bestimmung von Aluminium in Adsorbat-Impfstoffen.

Interessant ist die komplexometrische Bestimmung von **Quecksilbersalzen** und -verbindungen. Zunächst bestimmt man das Quecksilber(II)-Ion nach Art einer Rücktitration, indem man die Probelösung mit überschüssiger Natrium-EDTA-Lösung versetzt und den Überschuß mit Zinkchlorid-Lösung (Ph.Eur.II) bzw. Zinksulfat-Lösung (2. Nachtr.) zurücktitriert. Anschließend wird das im Chelat als Zentralatom vorhandene zweiwertige Quecksilber-Ion durch Zusatz eines Reduktionsmittels zum einwertigen Quecksilber-Ion reduziert. Dadurch zerfällt der Komplex, weil eine Chelatbildung mit einwertigen Metall-Ionen nicht möglich ist. Die hiermit freigewordene äquivalente Menge EDTA wird erneut mit Zinksalzlösung zurücktitriert. Bei der ersten und zweiten Titration müssen theoretisch gleiche Mengen an Zinksalzlösung verbraucht werden. Die Berechnung erfolgt aus dem Verbrauch bei der zweiten Titration.

Die Ph.Eur.II verwendet dieses Verfahren zur Bestimmung von **Quecksilber(II)-chlorid.** Als Reduktionsmittel wird Kaliumjodid zugesetzt. Der 2. Nachtr. beschreibt die Bestimmung des Quecksilbers in gelber **Quecksilberoxidsalbe** und in **Quecksilberpräzipitatsalbe.** Hier wird Natriumthiosulfat als Reduktionsmittel zugesetzt.

Simultantitrationen von Kationen. Mit Hilfe der Komplexometrie ist es u. a. auch möglich, verschiedene Simultantitrationen durchzuführen. So lassen sich z. B. nebeneinander bestimmen:

Calcium-Magnesium (Härtebestimmung des Wassers)
Blei-Kupfer
Zink-Magnesium
Zink-Calcium
Nickel-Aluminium
Cadmium-Quecksilber.

In den meisten Fällen wird zunächst der Gesamtgehalt an Metall-Ionen komplexometrisch ermittelt. Anschließend maskiert man einen der Bestandteile in einem aliquoten Teil der ursprünglichen Probelösung und titriert erneut. Aus der Differenz der beiden Titrationen läßt sich die Menge des anderen Bestandteils errechnen.

Die Möglichkeit der Simultantitration zweier Kationen sei an der Gehaltsbestimmung für Raney-Nickel erläutert.

Das als Reagenz im DAB 7 beschriebene **Raney-Nickel** ist eine Legierung aus Aluminium und Nickel. Um den Aluminiumgehalt neben dem Nickelgehalt zu bestimmen oder umgekehrt zu verfahren, wird jeweils das eine der Metalle kaschiert während das andere komplexometrisch titriert wird.

Aluminium: Man löst die Substanz in Salzsäure und dampft ein. Es entsteht ein Kristallbrei aus Aluniniumchlorid und Nickelchlorid. Anschließend wird mit überschüssigem EDTA versetzt und durch Zugabe von Kaliumcyanid das Nickel komplex gebunden:

$$NiCl_2 + 4\ KCN \rightarrow K_2[Ni(CN)_4] + 2\ KCl$$

Nach Zugabe von konzentriertem Ammoniak läßt sich durch eine Rücktitration mit 0,1 N Magnesiumchlorid-Lösung der Gehalt an Aluminium ermitteln.

Nickel: Das in Wasser gelöste Gemisch der Hydrochloride wird mit Triäthanolamin und Ammoniak versetzt. Dabei bildet sich der folgende Aluminiumkomplex:

Anschließend kann das Nickel in direkter Titration mit EDTA gegen Murexid bestimmt werden.

2.4. Redoxtitrationen

Die Redoxtitrationen beruhen auf quantitativ verlaufenden Oxidations- und Reduktionsreaktionen. Das Verständnis der Redoxtitrationen setzt folgende Kenntnisse auf dem Gebiet der allgemeinen und anorganischen Chemie voraus:

Oxidation, Reduktion
Redoxreaktionen
Redoxpotentiale
Normalpotentiale und Spannungsreihe

Zwischen den Redoxtitrationen und den Protolysetitrationen besteht weitgehende Parallelität. Bei der Protolyse handelt es sich um den Austausch von Protonen. Eine Säure kann, wie unter Protolysetitrationen dargelegt wurde, das Proton nur abgeben, wenn ein Stoff zugegen ist, der das Proton aufnimmt und den man bekanntlich als Base bezeichnet. Vergleicht man mit den Redoxvorgängen, so werden hier Elektronen ausgetauscht. Dabei treten keine freien Elektronen auf. Ein Reduktionsmittel kann Elektronen nur dann abgeben, wenn ein Oxidationsmittel zugegen ist, das diese Elektronen aufnimmt.

Trotz dieser formalen Ähnlichkeiten mit der Protolysereaktion muß man beachten, daß Oxidations- und Reduktionsvorgänge nicht immer reversibel sind und daß es während einer Oxidation oder Reduktion zu tiefergehenden Veränderungen einer Molekel kommen kann.

Ein weiterer Vergleich kann mit den Ampholyten vorgenommen werden. Ampholyte sind bekanntlich Lösungsmittel, die je nach Reaktionsbedingungen als Basen oder als Säuren reagieren können. Andererseits gibt es keine absoluten Oxidations- oder Reduktionsmittel. Je nach Reaktionspartner kann ein Stoff einmal als Reduktionsmittel und in einem anderen Fall als Oxidationsmittel auftreten und umgekehrt.

Wie bei der Protolysetitration können Redoxtitrationen elektrometrisch oder kolorimetrisch indiziert werden. Darüber hinaus besteht die Möglichkeit, das Ende einer Redoxtitration direkt zu erkennen, wenn der Titrator gefärbt ist, wie es bei Permanganat und Jod der Fall ist. Als elektrometrische Methode wird vor allem die potentiometrische Indizierung herangezogen. Zur kolorimetrischen Endpunktsbestimmung stehen veschiedene Redoxindikatoren zur Verfügung (s. S. 137 ff.). Wie die Säure-Base-Indikatoren innerhalb eines bestimmten pH-Bereiches umschlagen, ändern die Redoxtitrationen innerhalb eines bestimmten Redoxpotentialbereiches ihre Farbe. Es sei noch erwähnt, daß das Redoxpotential vom pH abhängig ist, worauf bei der praktischen Durchführung von Redoxtitrationen zu achten ist. Wie bei der Protolysetitration lassen sich, bezogen auf die Redoxtitrationen, entsprechende Titrationskurven aufstellen und bei Kenntnis der Redoxpotentiale der Titratorsubstanzen die Titrationsmöglichkeiten abschätzen.

Pharmazeutische Anwendungsbeispiele

Jodometrie. Die Jodometrie ist eine vielseitig anwendbare oxidimetrische Methode. Im Rahmen der pharmazeutischen Analytik wird sie meist den anderen oxidimetrischen Methoden vorgezogen. Gründe für die Beliebtheit dieser Methode mögen die einfachen stöchiometrischen Verhältnisse, die problemlose praktische Durchführung sowie die Wirtschaftlichkeit etwa im Vergleich zu der Cerimetrie sein. Die Bevorzugung der Jodometie als Redoxtitration spiegelt sich auch in den Arzneibuchmonographien wider. Im derzeit für uns gültigen Arzneibuchmosaik sind in den Monographien insgesamt 52 oxidimetrische Titrationen aufgeführt. Davon werden 28 jodometrisch, 14 bromometrisch, 4 cerimetrisch und 3 permanganometrisch durchgeführt. Zu zwei Redoxtitrationen benutzt man Kaliumdichromat-Lösung als Titrator, für eine Kaliumjodat-Lösung.

Die Vielseitigkeit der Jodometrie beruht auf der oxidierenden Wirkung des Jods und umgekehrt der reduzierenden Wirkung des Jodides. Wird ein Stoff durch Jod oxidiert, so wird es selbst zum Jodid reduziert:

$$J_2 + 2\,e^{\ominus} \rightarrow 2\,J^{\ominus}$$

In saurer Lösung wirken Jodide auf starke Oxidationsmittel reduzierend, wobei sie selbst zu Jod oxidiert werden:

$$2\,J^{\ominus} \rightarrow J_2 + 2\,e^{\ominus}$$

Die grundlegende Reaktion der Jodometrie ist demnach ein Redoxvorgang, der durch die Vereinigung beider Gleichungen ausgedrückt wird:

$$J_2 + 2\,e^{\ominus} \rightleftharpoons 2\,J^{\ominus}$$

Die Richtung dieser Redoxreaktion hängt vom Redoxpotential der Reaktionspartner und vom pH-Wert der Titrationslösung ab.

Die Jodometrie wird zweckmäßig in vier Fallgruppen unterteilt:

a) Titration des freien Jodes

b) Titration eines Oxidationsmittels durch Erfassung des aus Jodid gebildeten Jodes

c) Titration eines Reduktionsmittels durch Ermittlung des verbrauchten Jodes

d) Reaktionstitrationen; darunter seien Titrationen von Verbindungen verstanden, die Jod durch Additions- oder Substitutionsreaktionen verbrauchen. Während die Addition von Jod an eine Doppelbindung keine Reduktion darstellt, könnte man die elektrophile Substitution durch Jod im weitesten Sinne als eine Redoxreaktion auffassen.

Bei den Titrationsarten a) und b) wird als Titrator Natriumthiosulfat-Lösung verwandt. Den Endpunkt der Reaktion erkennt man mit Hilfe von Stärkelösung als Indikator, die hier erst gegen Ende der Reaktion zugesetzt wird, wenn nur noch eine schwache Jodfärbung wahrzunehmen ist (s. S. 139 f.).

Bei den Verfahren nach c) und d) wird mit Jodlösung als Titrator gearbeitet. Die Stärkelösung wird dabei von vornherein zugegeben.

Arzneibuchbeispiele für a) sind die Titration von Jod nach Ph.-Eur.I und die Titration des Jodgehaltes in alkoholischer Jodlösung nach 2. Nachtr. sowie in wäßriger Jodlösung nach DAB 7. Nach den gegebenen Vorschriften wird Jod in salzsaurer Lösung mit Natriumthiosulfatlösung titriert, während die beiden Jodlösungen, die praktisch neutral reagieren, direkt mit Thiosulfat bestimmt werden.

Titrationen mit Natriumthiosulfat dürfen nur in saurer bis fast neutraler Lösung vorgenommen werden. In alkalischer, sogar schon in hydrogencarbonathaltiger Lösung tritt Disproportionierung des Jodes zu Hypojodit und Jodid ein. Das entstandene Hypojodit oxidiert Thiosulfat zum Sulfat:

$$J_2 + 2\,OH^\ominus \rightleftarrows JO^\ominus + J^\ominus + H_2O$$
$$S_2O_3^{2\ominus} + 4\,OJ^\ominus + 2\,OH^\ominus \rightarrow 2\,SO_4^{2\ominus} + 4\,J^\ominus + H_2O$$
$$\overline{S_2O_3^{2\ominus} + 4\,J_2 + 10\,OH^\ominus \rightarrow 2\,SO_4^{2\ominus} + 8\,J^\ominus + 5\,H_2O}$$

Während in saurer Lösung ein Thiosulfat einem Jod entspricht, ist in alkalischer Lösung das Äquivalenzverhältnis 1 : 8.

Bei allen jodometrischen Titrationen ist andererseits eine zu hohe Säurekonzentration zu vermeiden, da dann die freigesetzte Thioschwefelsäure unter Abscheidung von Schwefel zerfällt:

$$S_2O_3^{2\ominus} + 2\,H^\oplus \rightleftarrows H_2S_2O_3$$
$$8\,H_2S_2O_3 \rightarrow 8\,H_2O + 8\,SO_2 + S_8$$

Dieser Zerfall ist die Umkehr der Synthese von Thiosulfat durch Kochen von Natriumsulfit-Lösung mit elementarem Schwefel.

Nach **b)** werden bestimmt:

Ascaridol	DAB 7
Chloramin-T	DAB 7

Kaliumpermanganat   Ph.Eur.II
Magnesiumperoxid   2. Nachtr.

Ascaridol ist ein Cycloalkylperoxid. In saurer Lösung oxidiert es 2 Jodid zu Jod:

Ascaridol   vereinfachte Formel

$$\text{Peroxid} + 2\,J^\ominus + 2\,H^\oplus \longrightarrow \text{Diol} + J_2$$

Da neben dieser überschaubaren und leicht verständlichen Reaktion weitere kompliziertere Umwandlungen der Ascaridolmolekel eintreten können, müssen die Bedingungen des Arzneibuches peinlichst genau eingehalten werden.

Chloramin-T, das man auch als organisches Hypochlorit bezeichnet, liefert durch Hydrolyse in saurer Lösung ein Mol Hypochlorit, das seinerseits 2 Jodid zu Jod oxidiert:

$$[H_3C-C_6H_4-SO_2-\overset{\ominus}{N}-Cl] + H_2O \rightleftharpoons H_3C-C_6H_4-SO_2-NH_2 + ClO^\ominus$$

$$ClO^\ominus + 2\,J^\ominus + 2\,H^\oplus \longrightarrow J_2 + Cl^\ominus + H_2O$$

Kaliumpermanganat verbraucht in saurer Lösung zu seiner Reduktion 5 Mol Jodid, wobei es selbst in ein Mangan(II)-salz übergeht:

$$2\,\overset{(7+)}{Mn}O_4^\ominus + 10\,J^\ominus + 16\,H^\oplus \rightarrow 2\,Mn^{2\oplus} + 5\,J_2 + 8\,H_2O$$

Die Titration des Magnesiumperoxids beruht auf folgender Umsetzung:

$$|\overline{O}-\overline{O}|^{2\ominus} + 2\,J^\ominus + 4\,H^\oplus \rightarrow J_2 + 2\,H_2O$$

Zur Methode b) gehören auch etwas kompliziertere Beispiele. So lassen sich halogen- oder arsenhaltige organische Wirkstoffe jodometrisch titrieren, indem man sie zuerst oxidativ abbaut, wobei aus Halogen bzw. Arsen Oxidationsmittel entstehen, die nach b) titrierbar sind.

Beispiele hierfür sind:

Jodhydroxychinolinsulfonsäure (DAB 7)
und Acetaminohydroxyphenylarsonsäure (DAB 7).

Die Jodhydroxychinolinsulfonsäure wird durch Einwirkung alkalischer Kaliumpermanganat-Lösung oxidativ abgebaut. Dabei entsteht aus dem enthaltenen Jod quantitativ Jodat. Der Überschuß an Kaliumpermanganat wird durch Zusatz von Äthanol zu Mangandioxid reduziert und somit ausgefällt. Nach dem Abfiltrieren wird die erhaltene Lösung angesäuert und mit Kaliumjodid versetzt. Ein Mol Jodat liefert in Anwesenheit ausreichender Jodidmengen insgesamt 3 Mol Jod. Das Äquivalenzverhältnis ist also 1 : 6:

$$\text{Jodhydroxychinolinsulfonsäure} \xrightarrow{MnO_4^{\ominus}/OH^{\ominus}} JO_3^{\ominus} \quad \text{(neben anderen Reaktionsprodukten)}$$

$$2\, MnO_4^{\ominus} + 3\, H_3C-CH_2-OH \longrightarrow 2\, MnO_2 + 3\, H_3C-CHO + 2\, OH^{\ominus} + H_2O$$

$$JO_3^{\ominus} + 5\, J^{\ominus} + 6\, H^{\oplus} \rightleftharpoons 3\, J_2 + 3\, H_2O$$

Acetamino-hydroxyphenyl-arsonsäure ist ein Benzolarsonsäurederivat, das durch Einwirkung von Kaliumpermanganat in schwefelsaurer Lösung oxidativ zerstört wird. Dabei bildet sich quantitativ Arsenat. Der Überschuß an Permanganat wird durch Zusatz von Wasserstoffperoxid-Lösung zerstört, wobei das Permanganat in Mangan(II)-salz übergeht. Bei Zusatz von Jodid wird das gebildete Arsenat zum Arsenit unter Verbrauch von 2 Jodid reduziert:

$$\text{3-Acetylamino-4-hydroxyphenyl-arsonsäure} \xrightarrow{MnO_4^{\ominus}/H^{\oplus}} AsO_4^{3\ominus} \quad \text{(neben anderen Reaktionsprodukten)}$$

3-Acetylamino-
4-hydroxyphenyl-arsonsäure

$$2\, MnO_4^{\ominus} + 5\, H_2O_2 + 6\, H^{\oplus} \rightarrow 2\, Mn^{2\oplus} + 5\, O_2 \uparrow + 8\, H_2O$$
$$AsO_4^{3\ominus} + 2\, J^{\ominus} + 2\, H^{\oplus} \rightleftharpoons AsO_3^{3\ominus} + J_2 + H_2O$$

Zu den Bestimmungen nach Methode b) gehört auch die Erfassung des Kaliumjodidanteils in alkoholischer und in wäßriger Jodlösung.

Die an sich weniger problematische Bestimmung des Jodides wird dadurch kompliziert, daß in beiden Lösungen neben Jodid gleichzeitig Jod enthalten ist. Nachdem das Jod nach a) durch Titration mit Natriumthiosulfat bestimmt und dabei selbst in Jodid übergegangen ist, wird in der austitrierten Lösung der Jodidgehalt folgendermaßen ermittelt:

Man puffert die Lösung durch Zusatz von Natriumacetat ab und versetzt mit überschüssiger Bromlösung. Das Brom disproportioniert dabei in Bromid und Hypobromit. Durch das Hypobromit wird vorhandenes Jodid zum Hypojodit oxidiert, während das Hypobromit zum Bromid reduziert wird. Das entstandene Hypojodit disproportioniert weiter zu Jodat und Jodid. Das überschüssige Brom wird durch Zusatz von Ameisensäure entfernt, die dabei selbst zu Kohlendioxid oxidiert wird, während Brom zu Bromid reduziert wird. Letzte Reste von noch enthaltenem Brom werden durch Zusatz von Natriumsalicylat gebunden, das dabei unter Decarboxylierung in Tribromphenol übergeht. Setzt man anschließend Kaliumjodid-Lösung zu und macht die Lösung salzsauer, so erfolgt Reduktion des Jodates zu Jod, das dann mit Thiosulfat titriert werden kann:

$$Br_2 + 2\,OH^\ominus \rightleftharpoons BrO^\ominus + Br^\ominus + H_2O$$

$$BrO^\ominus + J^\ominus \rightleftharpoons JO^\ominus + Br^\ominus$$

$$3\,JO^\ominus \rightleftharpoons JO_3^\ominus + 2\,J^\ominus$$

Salicylat + 3 Br_2 ⟶ Tribromphenol + CO_2↑ + 2 HBr + $Br^\ominus$

$$JO_3^\ominus + 5\,J^\ominus + 6\,H^\oplus \longrightarrow 3\,J_2 + 3\,H_2O$$

Arzneibuchbeispiele für die Titration nach c) sind:

Antimon-bisbrenzcatechin-disulfonsaures Natrium	DAB 7
Ascorbinsäure	Ph.Eur.I
Ascorbinsäure-Tabletten	DAB 7
Dimercaprol	Ph.Eur.I
Formaldehyd-Lösung	DAB 7
Methionin	2. Nachtr.
Natriumthiosulfat	2. Nachtr.
Phenyldimethyl-pyrazolon-methylamino-methansulfonsaures Natrium	2. Nachtr.
Quecksilber(I)-chlorid	DAB 7
Sulfanilthiocarbamid	DAB 7.

2. Maßanalytische Methoden

Antimonbisbrenzkatechin-disulfonsaures Natrium ist ein Chelat, das als Zentralatom dreiwertiges Antimon enthält. Durch Dissoziation des Komplexes entsteht in saurer Lösung ein Antimon(III)-salz. Dies wird bei der Titration durch Zusatz von Essigsäure erreicht. Man versetzt dann mit überschüssigem Jod, wobei das Jod zu Jodid reduziert und das dreiwertige Antimon- zum fünfwertigen Antimon-Ion oxidiert wird. Anschließend wird das überschüssige Jod mit Thiosulfat zurücktitriert:

$$Sb^{3\oplus} + J_2 \longrightarrow Sb^{5\oplus} + 2 J^{\ominus}$$

Ascorbinsäure enthält eine Di-en-ol-Gruppierung. Diese wird in saurer Lösung durch Jod zur 1,2-Dicarbonyl-Verbindung oxidiert, wobei das Jod in Jodid übergeht:

Ascorbinsäure → Dehydroascorbinsäure

Dimercaprol ist eine Bis-sulfhydryl-Verbindung. Bei ihrer jodometrischen Titration wird pro Mol Dimercaprol 1 Mol Jod verbraucht. Ob dabei Bis-disulfide der Formel A bzw. B oder ob Polydisulfide etwa der Formel C entstehen, ist für den quantitativen Jodverbrauch ohne Belang.

oder (s. folg. Seite)

A

```
        CH2-CH-CH2                      H2C-CH-CH2        CH2OH
        |   |   |                       |   |   |         |
      n OH  S   S                       S   S  CH2-S-S-CH ─S─S─ ···· etc.
      ─     |   |         oder          |   |      |
      2 OH  S   S                       S   S-CH   
        |   |   |                       |   |   |
        CH2-CH-CH2                      CH2-CH-CH2  CH2OH
                                        |   |
                                        OH  S
             B                              |                    C
                                           etc.
```

Formaldehydlösung wird nach DAB 7 in der Weise bestimmt, daß man die natronalkalische Lösung mit überschüssiger Jodlösung versetzt. Dabei tritt Disproportionierung des Jodes zu Hypojodit und Jodid ein. Formaldehyd wird durch Hypojodit zu Ameisensäure oxidiert. Nach Ansäuern, wodurch Komproportionierung erfolgt, wird das wieder ausgeschiedene, überschüssige Jod mit Thiosulfat zurücktitriert:

$$J_2 + 2\,OH^\ominus \rightleftarrows JO^\ominus + J^\ominus + H_2O$$
$$HCHO + OJ^\ominus \rightleftarrows HCOOH + J^\ominus$$
$$JO^\ominus + J^\ominus + 2\,H^\oplus \rightleftarrows J_2 + H_2O$$

Methionin ist eine Aminosäure, die eine Thioäther-Gruppierung enthält. Innerhalb eines bestimmten pH-Bereiches, den man durch Versetzen der wäßrigen Lösung mit Natriumacetat erreichen kann, wird die Substanz durch 2 Äquivalente Jod zu einem cyclischen Zwitterion oxidiert, das als Dehydromethionin bezeichnet wird. Man arbeitet mit überschüssigem Jod und titriert nach einer gewissen Zeit den Überschuß an Jod mit Thiosulfat zurück.

```
      H3C-S-CH2-CH2-CH-COOH   +   J2     pH 7-9
                       |                 ─────⇌─────
      Methionin        NH2                pH >1

                           ⊕
                        H3C-S┐
                             │      COO⊖    +   2 J⊖   +   2 H⊕
                             N
                             H

                        Dehydromethionin
```

Die jodometrische Gehaltsbestimmung von Natriumthiosulfat beruht auf der grundlegenden Umsetzung, die bei allen Verfahren nach a) und b) die quantitative Erfassung des vorliegenden oder ausgeschiedenen Jods erlaubt:

$$2\,S_2O_3^{2\ominus} + J_2 \rightarrow S_4O_6^{2\ominus} + 2\,J^\ominus$$

Die jodometrische Bestimmung des Phenyldimethyl-pyrazolon-methylamino-methansulfonsauren Natriums wird in salzsaurer Lösung tropfenweise vorgenommen. Diese Maßnahme deutet auf eine vorgeschaltete Reaktion hin, die in der Hydrolyse der Molekel

2. Maßanalytische Methoden

besteht. Sie liefert je 1 Mol sekundäres Amin, Formaldehyd und Hydrogensulfit. Das Hydrogensulfit wird anschließend unter Verbrauch von 2 Val Jod zum Hydrogensulfat oxidiert:

$$H_3C-\underset{R}{N}-CH_2-SO_3^{\ominus} + H_2O \xrightarrow{H^{\oplus}} H_3C-\underset{R}{NH}$$

$$+ HCHO + HSO_3^{\ominus}$$

$$HSO_3^{\ominus} + J_2 + H_2O \longrightarrow HSO_4^{\ominus} + 2J^{\ominus} + 2H^{\oplus}$$

(Phenyldimethyl-pyrazolon-methylaminomethansulfonsaures Natrium)

vereinfachte Formel

Zur jodometrischen Bestimmung von Quecksilber(I)-chlorid versetzt man die Substanz mit Kaliumjodid- und überschüssiger Jod-Lösung. Quecksilber(I)-chlorid läßt sich wie andere Quecksilber(I)-salze in Gegenwart des Komplexbildners Jodid mit Jodlösung quantitativ zum Quecksilber(II)-salz oxidieren:

$$Hg_2^{2\oplus} + J_2 + 6J^{\ominus} \rightarrow 2[HgJ_4]^{2\ominus}$$

Sulfanilthiocarbamid, ein Derivat des Thioharnstoffs, wird in natronalkalischer Lösung mit überschüssigem Jod versetzt. Das Jod disproportioniert zu Jodid und Hypojodit. Hypojodit oxidiert den Schwefel der Thioharnstoff-Gruppe zum Sulfat. Danach wird angesäuert — wobei Disproportionierung eintritt — und mit Thiosulfat zurücktitriert. Das Äquivalenzverhältnis ist 1 : 8:

Sulfanilthiocarbamid

$$J_2 + 2OH^{\ominus} \rightleftharpoons JO^{\ominus} + J^{\ominus} + H_2O$$

$$R-NH-\underset{NH_2}{\overset{S}{C}} + 4JO^{\ominus} + 2OH^{\ominus} \longrightarrow R-NH-\underset{NH_2}{\overset{O}{C}} + 4J^{\ominus} + H_2O + SO_4^{2\ominus}$$

$$JO^{\ominus} + J^{\ominus} + 2H^{\oplus} \rightleftharpoons J_2 + H_2O$$

Zu den Titrationen nach c) gehört auch die jodometrische Bestimmung verschiedener Penicillin-Präparate nach Ph.Eur.I sowie des Penicillinanteils in Procain-Penicillin G nach 2. Nachtr. Dabei werden insgesamt 8 Äquivalente Jod verbraucht. Der komplizierte Mechanismus, der dieser Reaktion zugrunde liegt, soll hier nur andeutungsweise wiedergegeben werden. Durch alkalische Hydrolyse entsteht aus Penicillin die Penicillosäure, deren Mercaptogruppe (ringoffene Thiolform) unter Verbrauch von 6 Äquivalenten Jod zur Sulfonsäuregruppierung aufoxidiert wird. Danach erfolgt weitere Oxidation unter Verbrauch von 2 Äquivalenten Jod zu einer Dicarbonylverbindung.

Als jodometrische Titrationen im Sinne von d) sind in den gültigen Arzneibüchern zwei Beispiele zu finden:

Allylsenföl   DAB 7
Phenyldimethylpyrazolon   DAB 7

Allylsenföl, ein Isothiocyansäureester geht beim Behandeln mit konzentriertem Ammoniak in äthanolischer Lösung in N-Allyl-Thioharnstoff über. Dieser wird bei der Einwirkung von Jod in saurer Lösung unter Verbrauch von 2 Äquivalenten Jod zum 5-Jodmethyl-2-amino-thiazolin-Kation ringgeschlossen. Wahrscheinlich erfolgt zunächst Addition von J_2 an die Doppelbindung und dann Kondensation mit der tautomeren SH-Gruppe.

$$H_2C=CH-CH_2-N=C=S+NH_3$$
Allylsenföl

$$\rightarrow [H_2C=CH-CH_2-\underset{H}{N}-\underset{S}{\overset{\|}{C}}-NH_2 \rightleftarrows$$

$$H_2C=CH-CH_2-N=\underset{SH}{C}-NH_2]$$

tautomere Formen des N-Allyl-thioharnstoffs

$$H_2C=CH\underset{HS}{\overset{H_2C-N}{\diagup}}C-NH_2 + J_2 \xrightarrow{H^\oplus} JH_2C\underset{S}{\overset{NH}{\diagup}}NH_2 + J^\ominus$$

Zur jodometrischen Titration von Phenyldimethylpyrazolon versetzt man die Probelösung mit Natriumacetat und überschüssiger Jodlösung. Nach einer ausreichenden Reaktionszeit wird mit Chloroform versetzt und unter kräftigem Schütteln das überschüssige Jod zurücktitriert.

In der gepufferten Lösung wird das Oxopyrazolin-Derivat zum 4-Jodantipyrin substituiert. Dieses an sich farblose Reaktionsprodukt adsorbiert Jod an seiner Oberfläche und fällt als schwarzgefärbter Niederschlag aus. Um bei der Rücktitration sämtliches Jod zu erfassen, versetzt man die Reaktionslösung mit Chloroform und schüttelt während der Titration kräftig durch:

$$\underset{\underset{C_6H_5}{|}}{\underset{H_3C-N}{H_3C}}\overset{H_3C}{\underset{}{\diagdown}}\overset{H}{\underset{}{\diagup}}_O + J_2 \longrightarrow \underset{\underset{C_6H_5}{|}}{\underset{H_3C-N}{H_3C}}\overset{H_3C}{\underset{}{\diagdown}}\overset{J}{\underset{}{\diagup}}_O + HJ$$

Bromometrie. Prinzipiell kann anstelle von Jod auch Brom als Oxidationsmittel für oxidimetrische Bestimmungen eingesetzt werden. Bei den bromometrischen Bestimmungen der Praxis handelt es sich aber in erster Linie um Additions- und Substitutionsreaktionen (S_E-Reaktionen).

Im Gegensatz zu Jodlösungen sind Bromlösungen wenig titerkonstant. Man verfährt daher im allgemeinen so, daß das zur Umsetzung notwendige Brom erst während der Bestimmung durch Komproportionierung aus Bromat und Bromid nach der folgenden Gleichung gebildet wird:

$$BrO_3^{\ominus} + 5\,Br^{\ominus} + 6\,H^{\oplus} \rightleftarrows 3\,Br_2 + 3\,H_2O$$

Als Maßlösung wird dabei eine eingestellte Bromatlösung verwandt. Aus diesem Grunde ist in der Literatur anstelle von Bromometrie auch der Begriff „Bromatometrie" zu finden.

Da überschüssiges Brom in verdünnter Lösung nur eine schwache Gelbfärbung hervorruft, wird zur Ermittlung des Endpunktes einer bromometrischen Titration im allgemeinen mit einem Überschuß an Bromat gearbeitet. Versetzt man nach erfolgter Reaktion die Probelösung mit überschüssigem Kaliumjodid, so wird Jod ausgeschieden, das mit Thiosulfatlösung gegen Stärke zurücktitriert werden kann:

$$BrO_3^{\ominus} + 6\,J^{\ominus} + 6\,H^{\oplus} \rightleftarrows 3\,J_2 + 3\,H_2O + Br^{\ominus}$$

Zur Indizierung können prinzipiell auch bestimmte Indikatoren verwandt werden, die am Endpunkt der Titration durch überschüssiges Brom oxidativ zerstört werden und dadurch ausbleichen. Geeignet sind z. B. Methylorange oder Methylrot.

Ein Beispiel für die bromometrische Additionsreaktion ist die Gehaltsbestimmung von Methylcyclohexenylmethyl-barbitursäure nach DAB 7. Bei der Titration wird die im Cyclohexenylrest vorliegende Doppelbindung unter Verbrauch von 2 Val Brom bromiert:

Methylcyclohexenylmethylbarbitursäure

Zu verweisen ist in diesem Zusammenhang auch auf die Jodzahl nach Kaufmann, die unter den Fettkennzahlen (S. 372 ff.) beschrieben ist.

Beispiele für bromometrische Substitutionstitrationen an Phenolen und aromatischen Aminen sind:

4-Hydroxybenzoesäure-methylester	DAB 7
4-Hydroxybenzoesäure-propylester	DAB 7
Hydroxyphenylmethylamino-äthanoltartrat	DAB 7
Natriumsalicylat	DAB 7
Phenol	DAB 7
Verflüssigtes Phenol	DAB 7
Resorcin	DAB 7
Sulfanilamid	DAB 7
Sulfaguanidin	2. Nachtr.
Sulfisomidin	2. Nachtr.
Thymol	DAB 7

Phenol wird bei der bromometrischen Gehaltsbestimmung unter Verbrauch von 6 Äquivalenten Brom dreifach bromiert:

Der gleiche Verbrauch liegt bei der Bestimmung des Natriumsalicylats vor, wobei eine Decarboxylierung abläuft (vgl. Entfernung des Broms bei der Gehaltsbestimmung alkoholischer und wäßriger Jodlösung; S. 212):

4-Hydroxybenzoesäure-methyl- und -propylester sowie Hydroxyphenyl-methylamino-äthanoltartrat sind 4-substituierte Phenole. Sie verbrauchen bei der bromometrischen Titration je 4 Äquivalente Brom:

![4-substituierte Phenole Reaktion]

4-substituierte Phenole

Resorcin ist ein zweiwertiges Phenol. Die Anordnung der beiden OH-Gruppen in 1,3-Position erlaubt die dreifache Bromierung; deshalb werden bei der bromometrischen Bestimmung des Resorcins insgesamt 6 Äquivalente Brom verbraucht:

Resorcin

Thymol ist ein in 2- und 5-Stellung substituiertes Phenol. Da es noch an je einer *o*- und *p*-Position substituierbar ist, werden bei der bromometrischen Titration insgesamt 4 Äquivalente Brom verbraucht:

Thymol

Die Anilinderivate Sulfanilamid, Sulfaguanidin und Sulfisomidin sind jeweils in *p*-Stellung substituiert. Bei ihrer bromometrischen Titration werden daher jeweils 4 Äquivalente Brom verbraucht:

Eine Ausnahme macht das Sulfanilamidothiazol. Zu seiner bromometrischen Bestimmung werden 6 Äquivalente Brom verbraucht. Neben der zweifachen Substitution am Benzolring wird auch unter den herrschenden Versuchsbedingungen der Thiazol-

3. Maßanalyse (Volumetrie)

ring nach Art einer Hypobromitaddition zum 4-Hydroxy-5-bromthiazolin-Derivat bromiert:

$$H_2N-C_6H_4-SO_2-NH-\text{(thiazol)} \xrightarrow[-3\,HBr]{+3\,Br_2/+H_2O} H_2N-C_6H_2Br_2-SO_2-NH-\text{(4-OH-5-Br-thiazolin)}$$

Sulfanilamidothiazol

Die Addition von Hypobromit wird aus den tautomeren Formen verständlich:

$$R-N=\text{(thiazol-NH)} \xrightarrow[-3\,HBr]{+3\,Br_2/+H_2O} R-N=\text{(4-OH-5-Br-thiazolin-NH)}$$

Die bromometrische Bestimmung von Isoniazid nach Ph.Eur.I wird mit Hilfe eines Indikators durchgeführt. Man verwendet Äthoxychrysoidin, dessen Wirkungsmechanismus auf S. 138 f. erklärt ist. Die bromometrische Titration beruht auf folgender Umsetzung:

$$\text{Pyridin-4-CO-NH-NH}_2 \xrightarrow[-N_2/-4\,HBr]{+2\,Br_2/+H_2O} \text{Pyridin-4-COOH}$$

Isoniazid

Cerimetrie. Cer(IV)-salze sind in sauren Lösungen sehr starke, dem Kaliumpermanganat vergleichbare Oxidationsmittel. Als Maßlösungen verwendet das DAB 7 Ammoniumcer(IV)-sulfat- und die Europäische Pharmakopöe Ammoniumcer(IV)-nitrat-Lösungen.

Die cerimetrischen Bestimmungen beruhen auf folgender Redox-Gleichung:

$$Ce^{4\oplus} + e^{\ominus} \rightleftarrows Ce^{3\oplus}$$

Cer(IV)-salzlösungen sind gelb gefärbt. Cer(III)-salz-Lösungen sind etwas schwächer gelb gefärbt. Da sich die Farbe bei Erreichen des Äquivalenzpunktes cerimetrischer Titrationen nicht signifikant verändert, verwendet man bei der Cerimetrie Redoxindikatoren zur Indikation (s. S. 137 ff.).

Die Cerimetrie bietet gegenüber anderen oxidimetrischen Verfahren einige Vorteile:

1. Trotz ihres hohen Oxidationsvermögens zeichnen sich Cer(IV)-salz-Lösungen durch ihre große Beständigkeit aus. Die Titeränderung einer 0,1 N Ammonium-Cer(IV)-sulfat- oder -nitrat-Lösung ist innerhalb eines Jahres kaum feststellbar.

2. Cerimetrische Bestimmungen können in Gegenwart von Chlorid-Ionen vorgenommen werden, was bekanntlich bei

permanganatometrischen Titrationen nicht möglich ist; d. h. die Lösungen können mit der gebräuchlichen Salzsäure angesäuert werden.

3. In genügend stark saurer Lösung kann während der Titration bis zum Sieden erhitzt werden, ohne daß sich der Faktor der Maßlösung ändert.

4. Da nur ein Wertigkeitswechsel von $Ce^{4\oplus}$ nach $Ce^{3\oplus}$ möglich ist, liegen denkbar einfache stöchiometrische Verhältnisse vor.

Von Nachteil bei häufiger Anwendung der Cerimetrie ist der relativ hohe Preis der Cersalze.

Arzneibuchbeispiele für die cerimetrische Bestimmung sind:

Eisen(II)-sulfat　　　　　　　　　　　　　　　　Ph.Eur.II
Menadion　　　　　　　　　　　　　　　　　　　Ph.Eur.I
Natriumnitrit　　　　　　　　　　　　　　　　　　2. Nachtr.
a-Tocopherolacetat　　　　　　　　　　　　　　DAB 7

Die cerimetrische Bestimmung des Eisen(II)-sulfats beruht auf der einfachen Gleichung:

$$Fe^{2\oplus} + Ce^{4\oplus} \rightarrow Fe^{3\oplus} + Ce^{3\oplus}$$

Als Indikator wird dabei Ferroin benutzt.

Auch die Bestimmung von Natriumnitrit mit Ammoniumcer(IV)-sulfat-Lösung nach 2. Nachtr. ist denkbar einfach:

$$NO_2^{\ominus} + 2\ Ce^{4\oplus} + H_2O \rightarrow NO_3^{\ominus} + 2\ Ce^{3\oplus} + 2\ H^{\oplus}$$

Im vorangehenden Beispiel wurde ein Oxidations-äquivalent, in diesem Beispiel werden zwei Oxidations-äquivalente verbraucht.

Komplizierter, aber im Prinzip durchaus verständlich sind die Reaktionen, die der cerimetrischen Titration von Menadion und α-Tocopherolacetat zugrunde liegen. Menadion ist ein Naphthochinon. In einer vorgelagerten Reaktion wird es mit Zink und Salzsäure zum Naphthohydrochinon reduziert. Dann erfolgt die cerimetrische Bestimmung, die in der Oxidation des Hydrochinon- zum Chinon-Derivat beruht:

2-Methyl-naphthochinon-(1,4)
(Menadion)

Bei der Titration werden zwei Oxidations-äquivalente verbraucht. Als Indikator dient Ferroin. α-Tocopherolacetat ist ein einerseits veräthertes, andererseits verestertes Hydrochinon-Derivat. Sofern nur eine der beiden phenolischen OH-Gruppen frei vorliegt, kann die Molekel zum Chinonderivat oxidiert werden. Man erreicht dies durch Umesterung in schwefelsaurer, äthanolischer Lösung:

Als Indikator wird hierbei Diphenylamin/H_2SO_4 benutzt.

Manganometrie. Zur Mangano- bzw. Permanganometrie verwendet man als Titrator Lösungen von Kaliumpermanganat. Permanganat ist ein sehr starkes Oxidationsmittel, das in saurer Lösung zum praktisch farblosen Mangan(II)-salz, in neutraler oder alkalischer Lösung zum Mangan(IV)-oxid reduziert wird.

Die Permanganatlösung stellt demnach im sauren Milieu fünf Oxidations-äquivalente, in alkalischem Milieu drei Oxidations-äquivalente zur Verfügung:

$$MnO_4^{\ominus} + 8\,H^{\oplus} + 5\,e^{\ominus} \rightarrow Mn^{2\oplus} + 4\,H_2O$$
$$MnO_4^{\ominus} + 4\,H^{\oplus} + 3\,e^{\ominus} \rightarrow MnO_2 + 2\,H_2O$$

Der Endpunkt permanganometrischer Titrationen kann direkt erkannt werden, da Permanganatlösungen kräftig violett gefärbt sind und beim Äquivalenzpunkt ein Umschlag nach farblos erfolgt.

Arzneibuchbeispiele sind die Titration von verdünnter und konzentrierter Wasserstoffperoxid-Lösung sowie die Bestimmung von Kaliumbromid nach Ph.Eur.I. Die zugrunde liegenden Reaktionen sind folgende:

$$2\,MnO_4^\ominus + 5\,H_2O_2 + 6\,H^\oplus \rightarrow 2\,Mn^{2\oplus} + 5\,O_2 \uparrow + 8\,H_2O$$
$$2\,MnO_4^\ominus + 10\,Br^\ominus + 16\,H^\oplus \rightarrow 2\,Mn^{2\oplus} + 5\,Br_2 + 8\,H_2O$$

Prominente Beispiele für die Manganometrie sind die Gehaltsbestimmungen von Ammoniumoxalat und Oxalsäure; beide Substanzen sind Reagenzien des DAB 7.

$$5\,(COO^\ominus)_2 + 2\,MnO_4^\ominus + 16\,H^\oplus \rightarrow 10\,CO_2 \uparrow + 2\,Mn^{2\oplus} + 8\,H_2O$$

Titrationen mit Kaliumdichromat. Oxidimetrische Titrationen lassen sich auch mit Kaliumdichromat-Lösung durchführen. In saurer Lösung geht das Dichromat dabei in Chrom(III)-salz über:

$$Cr_2O_7^{2\ominus} + 14\,H^\oplus + 6\,e^\ominus \rightleftarrows 2\,Cr^{3\oplus} + 7\,H_2O$$

Da der Umschlag von der gelben Dichromat-Lösung zur grünen Chrom(III)-salz-Lösung nicht gut zu erkennen ist, arbeitet man entweder mit Redoxindikatoren oder mit einem Überschuß an Oxidationsmittel. Der Überschuß kann dann jodometrisch zurücktitriert werden, in dem man mit Kaliumjodid-Lösung versetzt und das ausgeschiedene Jod mit Thiosulfat erfaßt.

Ein Beispiel für die Anwendung eines Redoxindikators, nämlich Diphenylamin/Schwefelsäure ist die Bestimmung des Eisenpulvers nach DAB 7. Dazu wird die Probe unter genau beschriebenen Bedingungen in Schwefelsäure gelöst, wobei sich Eisen(II)-sulfat bildet. Dieses wird durch Einwirkung der Kaliumdichromat-Lösung zum Eisen(III)-salz oxidiert, während Kaliumdichromat auf die Stufe des Chrom(III)-salzes reduziert wird:

$$Fe + H_2SO_4 \rightarrow FeSO_4 + H_2 \uparrow$$
$$6\,Fe^{2\oplus} + Cr_2O_7^{2\ominus} + 14\,H^\oplus \rightarrow 6\,Fe^{3\oplus} + 2\,Cr^{3\oplus} + 7\,H_2O$$

Titrationen mit Kaliumjodat. Kaliumjodat wird in saurer Lösung durch geeignete Substrate zu Jodid reduziert:

$$JO_3^\ominus + 6\,H^\oplus + 6\,e^\ominus \rightleftarrows J^\ominus + 3\,H_2O$$
$$JO_3^\ominus + 5\,J^\ominus + 6\,H^\oplus \rightleftarrows 3\,J_2 + 3\,H_2O$$

Nach Erreichen des Äquivalenzpunktes reagiert überschüssiges Jodat mit Jodid unter Komproportionierung zu Jod. Etwas komplizierter liegen die Verhältnisse bei der Titration von Cetrimid mit 0,05 M Kaliumjodat-Lösung nach Ph.Eur.II.

Cetrimid ist ein quartäres Ammoniumbromid. Es wird in alkalischem Milieu mit einem Überschuß einer bekannten Menge an

Kaliumjodid versetzt. Anschließend wird mit Chloroform extrahiert. Dabei geht das durch Gleichgewichtsreaktionen entstehende quartäre Ammoniumjodid in die organische Phase und wird entfernt. Dadurch ist von der vorgelegten Menge Kaliumjodid ein der quartären Ammoniumverbindung äquivalenter Teil an Jodid verbraucht. Anschließend wird die verbliebene wäßrige Phase, die das nicht verbrauchte Kaliumjodid enthält, mit konzentrierter Salzsäure versetzt und mit 0,05 M Kaliumjodat-Lösung titriert:

$$2\,J^{\ominus} + JO_3^{\ominus} + 6\,HCl \rightleftarrows 3\,JCl + 3\,Cl^{\ominus} + 3\,H_2O$$

In Abhängigkeit von der Salzsäurekonzentration entsteht hierbei Jodchlorid. Das vorliegende Jodid wird zum Jodkation oxidiert, während der Übergang von Jodat zum Jodkation ein Reduktionsvorgang ist. Bei der Oxidation des Jodids wird die Oxidationsstufe des elementaren Jods durchlaufen, wodurch die Reaktionslösung braun gefärbt ist. Gegen Ende der Titrations d. h. wenn die braune Farbe praktisch verschwunden ist, wird eine kleine Menge Chloroform zugesetzt, in der sich noch vorhandenes Jod mit violetter Farbe löst. Man titriert dann unter Schütteln auf Farblosigkeit. Die überstehende wäßrige Phase ist dann gelb gefärbt, was auf das dissoziierte JCl zurückzuführen ist. In stark saurer Lösung tritt Dissoziation ein:

$$JCl \rightleftarrows J^{\oplus} + Cl^{\ominus}$$

Unter den gleichen Bedingungen wird ein Blindversuch durchgeführt und aus der Differenz des Kaliumjodat-Verbrauches die Menge an Cetrimid berechnet.

Glykolspaltung durch Natriumperjodat und Titration des überschüssigen Reagenzes. Wie bei den Nachweisreaktionen für Glykole (s. S. 80) und der Gehaltsbestimmung von Glycerin und glycerinhaltigen Zubereitungen (s. S. 172 f.) dargelegt, lassen sich Glykole mit Perjodat oxidativ spalten. Bei dieser nach ihrem Entdecker als **Malaprade**-Reaktion bezeichneten Umsetzung, entstehen, sofern sich am benachbarten C-Atom eine weitere OH-Gruppe befindet, aus primären alkoholischen Hydroxy-Gruppen Formaldehyd, während sekundäre zu Ameisensäure oxidiert werden. Pro Glykolgruppierung, d. h. pro C–C-Bindung, die zwei Carbinolgruppen miteinander verknüpft, wird ein Mol Perjodat verbraucht. Das Perjodat geht dabei in Jodat über.

Quantitativ auswerten läßt sich die Malaprade-Reaktion entweder durch Bestimmung des Perjodatverbrauchs oder durch Bestimmung der entstandenen Reaktionsprodukte. Dabei ist zu beachten, daß zwar der Perjodatverbrauch unter den üblichen Analysebedingungen stets stöchiometrisch erfolgt, die gebildeten Reaktionsprodukte aber nicht in jedem Falle der Stöchiometrie folgen.

Werden die Oxidationsfragmente der Malaprade-Reaktion quantitativ gebildet, so kann eines der beiden quantitativ erfaßt werden. Zur Bestimmung des gebildeten Formaldehyds kann man beispielsweise die Chromotropsäure-Reaktion spektralphotometrisch auswerten.

Die Ameisensäure, die z. B. bei der Malaprade-Reaktion des Glycerins quantitativ entsteht, läßt sich auf einfache Weise acidimetrisch bestimmen (s. S. 172 f.).

Zur Bestimmung des Perjodatverbrauchs arbeitet man mit überschüssiger Natriumjodat-Lösung. Nach erfolgter Glykolspaltung wird die Reaktionslösung angesäuert und mit überschüssigem Kaliumjodid versetzt. Dabei scheidet sich Jod aus, das mit Natriumthiosulfat-Lösung titriert wird. In saurer Lösung oxidieren Perjodat und Jodat die vorhandenen Jodid-Ionen zu Jod:

$$JO_4^\ominus + 7 J^\ominus + 8 H^\oplus \rightarrow 4 J_2 + 4 H_2O$$
$$JO_3^\ominus + 5 J^\ominus + 6 H^\oplus \rightarrow 3 J_2 + 3 H_2O$$

Ermittelt man in einem Blindversuch den Wirkungswert der eingesetzten Natriumperjodat-Lösung, so läßt sich aus der Differenz der beiden Titrationen der Verbrauch an Perjodat und damit die Menge gespaltenen Glykols errechnen. Da der Verbrauch an Perjodat hierbei aus der Differenz relativ großer Zahlen resultiert, ist die Methode ungenau und wird in den meisten Fällen durch eine zwar umständlichere aber genauere ersetzt:

Man arbeitet wiederum mit überschüssigem Natriumperjodat, macht nach erfolgter Glykolspaltung die Reaktionslösung jedoch nicht sauer, sondern versetzt sie mit Hydrogencarbonat. In diesem Milieu reicht das Oxidationspotential des Perjodats zur Oxidation des Jodids noch aus, während das Jodat unwirksam bleibt. Das ausgeschiedene Jod wird dann durch Arsenit-Lösung reduziert und der Überschuß an Arsenit durch Titration mit Jodlösung ermittelt:

$$JO_4^\ominus + 2 J^\ominus + H_2O \rightarrow JO_3^\ominus + J_2 + 2 OH^\ominus$$
$$J_2 + AsO_3^{3\ominus} + 2 OH^\ominus \rightarrow 2 J^\ominus + AsO_4^{3\ominus} + H_2O$$

Die übliche Rücktitration des ausgeschiedenen Jodes mit Natriumthiosulfat-Lösung ist hier nicht durchführbar. Es stört das anwesende Jodat, das selbst unter diesen Bedingungen reduziert werden würde.

Obwohl unter festgelegten Bedingungen die Gehaltsbestimmung des Sorbits auch acidimetrisch analog der Gehaltsbestimmung des Glycerins möglich ist, schreibt das DAB 7 die hier genannte Methode für diesen Polyalkohol vor. Die gleiche Methode wird auch zur Bestimmung des Äthylenglykols, das als Reagenz im DAB 7 enthalten ist, vorgeschrieben.

4. Kapitel: Elektrometrie

Die routinemäßige Anwendung elektrometrischer Verfahren in der pharmazeutischen Analytik ist wegen der gestiegenen Anforderungen an die Genauigkeit und Spezifität der Analyse notwendig geworden. Von den elektrometrischen Methoden war im DAB 7 nur die potentiometrische pH-Messung mit der Glaselektrode vorgesehen. Die Ph.Eur.I und II wenden die Potentiometrie außerdem zur potentiometrischen Erkennung von Titrationsendpunkten an und setzen ferner Amperometrie und das Dead-Stop-Verfahren ein. Gerade das Dead-Stop-Verfahren ist ein Beispiel für die Entwicklung neuer Analysenmethoden, bei denen trotz einfacher apparativer Mittel sehr genaue Ergebnisse zu erzielen sind.

Elektroanalytische Verfahren werden als Bestimmungs- und als Indikationsverfahren angewendet. Nachfolgend sind diese Meßprinzipien skizziert.

Bestimmungsverfahren:

a) Potentiometrie: Bestimmung einer Ionenaktivität durch stromlose Messung des elektrischen Potentials zwischen Indikator- und Bezugselektrode.

b) Elektrogravimetrie: Metalle werden als Elemente oder Oxide durch Anlegen eines Gleichstroms an einer Elektrode abgeschieden. Die Messung erfolgt unabhängig von elektrochemischen Daten durch Wägung.

c) Coulometrie: Durch Gleichstrom wird ein Reagenz erzeugt und mit der Analysensubstanz quantitativ umgesetzt. Bestimmt wird die Elektrizitätsmenge als Maß für die Menge an erzeugtem Reagenz.

d) Polarographie: An eine polarisierbare Elektrode (Quecksilbertropfelektrode) wird eine Gleichspannung angelegt und kontinuierlich erhöht. Aus der Strom-Spannungskurve wird die Menge der Substanz bestimmt.

Indikationsverfahren:

a) Potentiometrie: Der Äquivalenzpunkt wird durch die starke Änderung des elektrischen Potentials zwischen der Meß- und Bezugselektrode angezeigt.

b) Konduktometrie: Der Äquivalenzpunkt wird aus der Änderung der Leitfähigkeit einer Lösung gegenüber Wechselstrom bestimmt.

c) Amperometrie: Es wird eine vereinfachte Ausführung der Polarographie mit einer polarisierbaren Elektrode verwendet. Der Äquivalenzpunkt wird aus der Änderung der Stromstärke bei angelegter konstanter Gleichspannung bestimmt.

d) Dead-stop-Verfahren als Spezialfall der Amperometrie: Unter den Bedingungen der Amperometrie werden zwei polarisierbare Elektroden verwendet, wobei der Äquivalenzpunkt durch plötzliches Ansteigen oder Abfallen des Stromflusses erkennbar ist.

e) Voltametrie: An zwei Elektroden, von denen mindestens eine polarisierbar sein muß, wird ein konstanter Gleichstrom angelegt. Der Äquivalenzpunkt wird durch plötzliche Änderung der Spannung angezeigt.

Gemeinsam ist den erwähnten Indikationsverfahren die Erkennung des Endpunktes einer Titration an der signifikanten Änderung einer elektrischen Größe und deren Messung.

1. Potentiometrie

Bei der Potentiometrie wird das **elektrische Potential** zwischen der in die Lösung eintauchenden Meßelektrode und einer Bezugselektrode gemessen. Nach der **Nernstschen Gleichung** ist dieses Potential proportional zum Logarithmus der Aktivität des zu bestimmenden Ions.

$$E = E_0 + \frac{0{,}059}{z} \log \frac{a_{Ox}}{a_{Red}}$$

E = Potential (V), bezogen auf Normalwasserstoffelektrode
E_0 = Normalpotential
z = Zahl der beim Redoxprozeß übertragenen Elektronen
a_{Ox} = Aktivität der oxidierten Form
a_{Red} = Aktivität der reduzierten Form

In verdünnten Lösungen, bei denen Wechselwirkungen zwischen Ionen vernachlässigbar sind, ist die Aktivität der Konzentration gleichzusetzen. In der pharmazeutischen Analytik wird die Potentiometrie zur pH-Messung sowie zum Erkennen von Titrationsendpunkten bei Säure-Base- sowie Redox-, Fällungs- und Komplexbildungstitrationen angewendet.

Abb. 10. Meßanordnung der Ph.Eur.I zur potentiometrischen Titration.

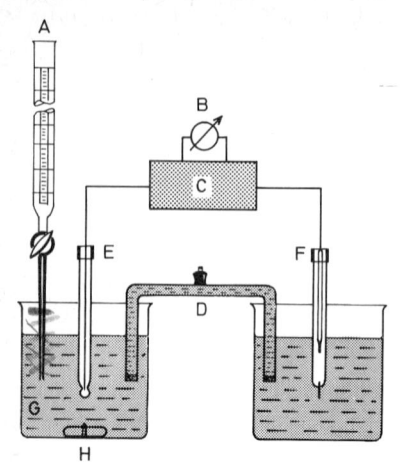

A. Titrationslösung
B. Meßinstrument
C. Potentiometer
D. Brücke
E. Meßelektrode
F. Bezugselektrode
G. Untersuchungslösung
H. Rührer

Die Ph.Eur.I gibt eine einfache Meßanordnung zur potentiometrischen Titration an (Abb. 10).

Im linken Teil der Abb. 10 taucht in die zu titrierende Lösung eine **Meßelektrode** E ein. Diese Meßelektrode (Indikatorelektrode) ist je nach Art des zu bestimmenden Ions auszuwählen. Zwischen der Meßelektrode E und der **Bezugselektrode** F ermöglicht die Strombrücke D den Stromfluß. Sie enthält die Lösung eines Elektrolyten wie Kaliumchlorid oder -nitrat. Damit ist ein galvanisches Element gebildet worden, aus dessen Spannung (elektromotorische Kraft = EMK) die Konzentration des Ions zu ermitteln ist.

Die Spannungsmessung muß stromlos erfolgen, da durch Stromfluß infolge elektrochemischer Vorgänge an den Elektroden die Ionenkonzentration verändert und damit das Meßergebnis verfälscht würde. In Abb. 10 ist daher eine **Potentiometerschaltung** mit dem Potentiometer C und dem Meßinstrument B schematisch eingezeichnet. Handelsübliche Geräte benutzen elektronische Schaltkreise, die durch einen hohen Eingangswiderstand von etwa 10^{12} Ohm ebenfalls praktisch stromlose Spannungsmessungen gewährleisten.

1.1. Meßelektroden (Indikatorelektroden)

Platinelektrode. Als Meßelektrode für **Redoxtitrationen** wie von Eisen(II)- mit Cer(IV)-Ionen wird ein **Platinblech** in die Lösung eingetaucht. Das Potential dieser Elektrode ist proportional dem Konzentrationsverhältnis des in Lösung befindlichen Redoxpaars wie $Fe^{3\oplus}/Fe^{2\oplus}$ oder $Ce^{4\oplus}/Ce^{3\oplus}$.

Silberelektrode. Beispiel einer **Metallelektrode** ist die Silberelektrode, die als Meßelektrode für Silberionen verwendet wird. Das Normalpotential E_0 für das Redoxpaar $Ag^\oplus/Ag$ beträgt $+0{,}81$ V. Nach der Nernstschen Gleichung ist die Konzentration an $Ag^\oplus$-Ionen in der Lösung aus dem Elektrodenpotential E zu berechnen:

$$E = 0{,}81 + 0{,}059 \log a_{Ag^\oplus}$$

Die Aktivität a_{Ag} metallischen Silbers wird definitionsgemäß gleich eins gesetzt.

Wasserstoffelektrode. Sie ist im Prinzip wie eine Elektrode zur Messung von Redoxtitrationen aufgebaut und besteht aus einem in die Lösung tauchendem Platinblech, das mit Wasserstoffgas von Atmosphärendruck umspült wird. Das Normalpotential E_0 des Redoxvorgangs

$$H_2 \rightleftharpoons 2\,H^\oplus + 2\,e^\ominus$$

hat den Zahlenwert null, a_{H_2} bei Atmosphärendruck den Zahlenwert eins. Das Potential dieser Redoxelektrode gibt daher in einfacher Weise den pH-Wert einer Lösung an:

$$E = E_0 + \frac{0{,}059}{2} \cdot \log \frac{a_{H^\oplus}^2}{a_{H_2}} = 0{,}059 \cdot \log a^\oplus\,;$$
$$E = -0{,}059\,\text{pH}$$

Glaselektrode. Einfacher in der Handhabung ist die **Glaselektrode,** welche auch von der Ph.Eur.I für potentiometrische Messungen vorgeschrieben wird. Sie besteht aus einem Glasrohr, das in eine dünnwandige Halbkugel aus natronreichem Glas endet (s. Abb. 11 a). Die Schichtdicke dieser Membran beträgt etwa 50 µm. Das Glasrohr ist gefüllt mit einer gepufferten Chloridlösung, in die zur Ableitung des Potentials eine Silber/Silberchloridelektode eintaucht.

Bei unterschiedlichen Wasserstoffionenkonzentrationen zu beiden Seiten der Membran entsteht ein pH-abhängiges Potential:

$$E = k_1 + k_2 \cdot \text{pH}$$

Die Konstanten k_1 und k_2 werden durch Eichmessungen mit Pufferlösungen bekannten pH-Werts bestimmt. Ursache des Potentials ist kein Redox-, sondern ein Ionenaustausch-Gleichgewicht an den Phasengrenzen Glas/Lösung.

Ähnlich wie die Glaselektrode sind weitere ionenselektive Elektroden aufgebaut, mit denen beispielsweise Fluorid-Ionen in der Mi-

230   4. Elektrometrie

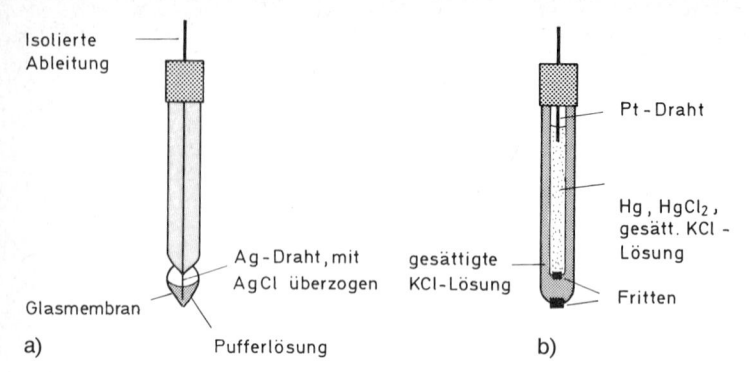

Abb. 11. Schematischer Aufbau von Glaselektrode (a) und Kalomelelektrode (b). Beide Elektroden werden meist als Einstab-Meßkette zusammengefaßt.

schung anderer Ionen bestimmbar sind. Ein anderer Typ substratspezifischer Meßelektroden, bei denen Enzyme in die Elektrodenmembran eingelagert sind, ermöglicht z. B. die Bestimmung organischer Verbindungen wie von Harnstoff.

1.2. Bezugselektroden

Als Bezugselektrode kann jede Elektrode mit bekanntem und während der Messung konstant bleibendem Potential verwendet werden. Bekannte Bezugselektroden sind die Normalwasserstoff-, Kalomel- und Silber/Silberchlorid-Elektrode.

Normalwasserstoffelektrode. Sie besteht wie die als Meßelektrode verwendete Wasserstoffelektrode aus einem Platinblech, das zur Vergrößerung der Oberfläche mit einer Schicht feinverteilten Platins bedeckt ist und mit Wasserstoffgas von Atmosphärendruck umspült wird. Sie taucht in eine Lösung der Wasserstoff-Ionen-Aktivität $a_H^\oplus = 1$ ein. Ihr Potential wird bei allen Temperaturen definitionsgemäß gleich null gesetzt. Die Standardpotentiale aller Redoxsysteme sind auf diesen Wert bei 25° C bezogen.

Kalomelelektrode. Die am meisten verwendete Bezugselektrode ist die Kalomelelektrode. Sie besteht aus metallischem Quecksilber, das mit Kalomel vermischt und von einer Kaliumchloridlösung bedeckt ist. In die Quecksilberschicht taucht zur Stromabführung ein Platindraht ein. Die Kaliumchloridlösung ist durch eine Fritte mit der zu untersuchenden Lösung leitend verbunden. Das Potential des Elektrodenvorgangs

$$Hg_2Cl_2 + 2\,e \rightleftharpoons 2\,Hg + 2\,Cl^\ominus$$

hängt von der Konzentration der Chlorid-Ionen ab. Es beträgt bei der $Cl^{\ominus}$-Konzentration einer gesättigten Kaliumchloridlösung und 20° C 0,282 V. Dieses Potential ist wie üblich gegen die Normalwasserstoffelektrode bestimmt worden. Abb. 12 b zeigt eine handelsübliche Ausführung der Kalomelelektrode. Quecksilber, Kalomel und Kaliumchlorid sind als Gemisch in feinverteilter Form in die mittlere Hülse eingefüllt worden. Diese Paste ist durch eine Fritte von der gesättigten Kaliumchloridlösung, diese Lösung von der Meßlösung wiederum durch eine Fritte getrennt.

Silber-Silberchlorid-Elektrode. Diese Bezugselektrode ist besonders einfach herzustellen. Sie besteht aus einem Silberdraht, der mit Silberchlorid überzogen ist und in eine gesättigte Kaliumchloridlösung taucht. Diese Lösung ist wie üblich durch eine Fritte von der Meßlösung getrennt. Das Potential dieser Bezugselektrode entsteht durch den Elektrodenprozeß

$$AgCl + e \rightleftharpoons Ag + Cl^{\ominus}$$

Es liegt in gesättigter Kaliumchloridlösung von 20° C bei +0,166 V.

1.3. Pharmazeutische Anwendungsbeispiele

Redoxtitrationen. Die **potentiometrische Redoxtitration** ist eines der am meisten angewendeten Verfahren der elektrometrischen Maßanalyse. Die Meßelektrode ist ein Platinblech, welches in die gerührte Analysenlösung eintaucht. Das Platin nimmt das Potential an, welches entsprechend der Nernstschen Gleichung für das Konzentrationsverhältnis des Redoxpaares in der Lösung gilt. Als Bezugselektrode verwendet man meist die Kalomelelektrode. Beispiel für eine potentiometrische Indizierung von Redoxtitrationen ist die cerimetrische Bestimmung von Eisen(II)-salzen. Die Redoxreaktion lautet:

$$Fe^{2\oplus} + Ce^{4\oplus} \rightarrow Fe^{3\oplus} + Ce^{3\oplus}$$

Beim Zutropfen der Cer(IV)-sulfatlösung steigt das Potential der Platinelektrode an, da die Konzentration der Eisen(II)-Ionen abnimmt und die Konzentration der Eisen(III)-Ionen ansteigt:

$$E = 0{,}77 + 0{,}059 \log \frac{c_{Fe^{3+}}}{c_{Fe^{2+}}}$$

Die Titrationskurve (Abb. 12) ist am Äquivalenzpunkt durch einen Wendepunkt charakterisiert. Eine genauere Auswertung ist mit der 1. Ableitung der Titrationskurve durchzuführen. Diese besitzt am Äquivalenzpunkt ein Maximum.

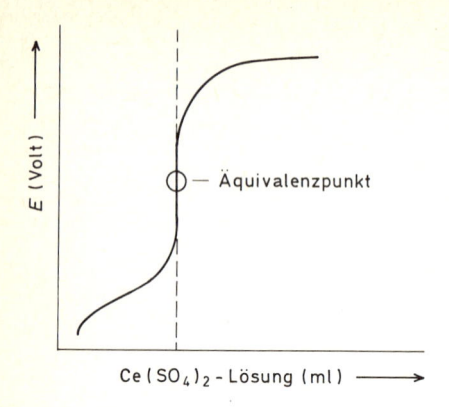

Abb. 12. Titrationskurve der potentiometrischen Bestimmung von Eisen-(II)-Ionen mit Cer(IV)-sulfat

Wie die cerimetrische kann auch die chromatometrische Bestimmung von Eisen(II)-Ionen durchgeführt werden. Hier gilt die Redoxgleichung

$$6\,Fe^{2\oplus} + Cr_2O_7^{2\ominus} + 14\,H^{\oplus} \rightarrow 6\,Fe^{3\oplus} + 2\,Cr^{3\oplus} + 7\,H_2O$$

Auch diese Titrationskurve ist wie in Abb. 13 am Äquivalenzpunkt durch einen Wendepunkt ausgezeichnet.

Säure-Base-Titrationen. Ein weiteres Anwendungsgebiet der Potentiometrie ist die Anzeige des Äquivalenzpunktes bei Säure-Base-Titrationen mit der Glaselektrode. Die Endpunktsanzeige ist auch bei gefärbten, getrübten oder stark oxidierenden Lösungen nicht gestört.

Bei der Titration starker Säuren oder Basen werden Kurvenzüge wie in Abb. 12 mit steilem Anstieg am Äquivalenzpunkt beobachtet.

Auch die Titration mehrwertiger Säuren oder Basen ist durch potentiometrische Indikation durchzuführen. Dabei sind die einzelnen Titrationsstufen zu erkennen, wenn sich die pK_S- oder pK_B-Werte um mindestens zwei Einheiten unterscheiden. Abb. 13 zeigt als Beispiel die Titration der Phosphorsäure mit Natronlauge. Der erste Äquivalenzpunkt bei pH 4,4 entspricht der Bildung des Dihydrogenphosphates, der zweite Wendepunkt bei pH 9,2 der Bildung von Monohydrogenphosphat.

Entsprechend sind durch potentiometrische Indikation auch Simultanbestimmungen schwacher neben starken Säuren durchführbar. Abb. 14 zeigt als Beispiel die Titration einer Mischung aus Salzsäure und Essigsäure mit Natronlauge.

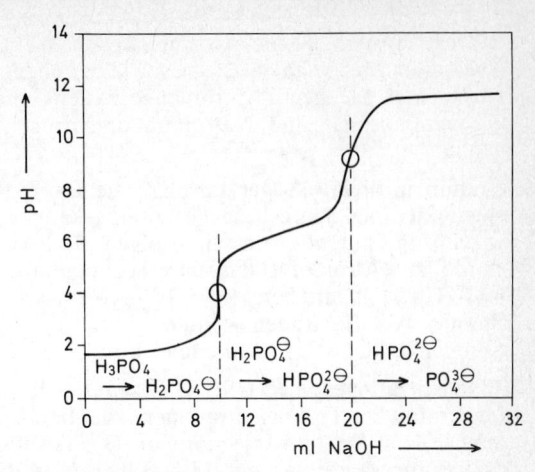

Abb. 13. Titration von Phosphorsäure als Beispiel einer schwachen mehrbasischen Säure mit einer starken Lauge.

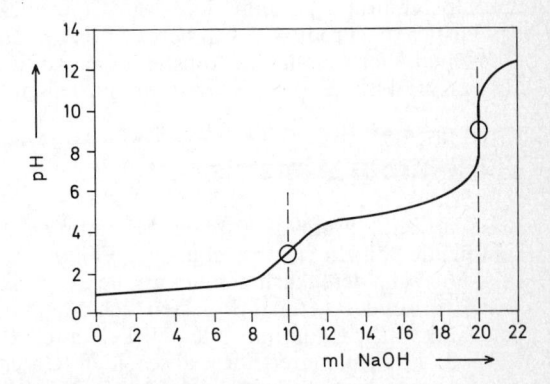

Abb. 14. Titration einer Mischung von starker und schwacher Säure (0,1 N HCl und 0,1 N Essigsäure, pK der Essigsäure = 4,75).

Simultanbestimmung von Phosphaten. Mit potentiometrischer Indikation ist entsprechend der Titrationskurve in Abb. 13 die Simultanbestimmung von Phosphaten durchführbar. Beispiel ist die Gehaltsbestimmung und Prüfung auf Reinheit von Natrii phosphas in der Ph.Eur.II sowie von Sodium Phosphate und Biphosphate Oral Solution in der USP XIX. Die Probe wird mit einer abgemessenen Menge Salzsäure versetzt und mit Natronlauge bis zum ersten Wendepunkt der Kurve bei pH 4,4 titriert. Anschließend titriert man weiter bis zum zweiten Wendepunkt. Aus der eingesetzten Menge an Salzsäure sowie der in den beiden Schritten verbrauchten Menge an Natronlauge ist der Gehalt an Natriumdihydrogenphosphat und Natriummonohydrogenphosphat zu berechnen.

Titration in nichtwäßriger Lösung. Die Indizierung des Äquivalenzpunktes bei Säure-Base-Titrationen kann auch in nichtwäßriger Lösung potentiometrisch erfolgen. So läßt die Ph.Eur.II Alkaloidsalze (Atropini sulfas und Scopolamini hydrobromidum) durch Titration mit Perchlorsäure in wasserfreier Essigsäure bestimmen. Als Elektroden werden wie bei der Titration wäßriger Lösungen die Glas- und Kalomelelektrode verwendet.

Fällungstitrationen. Die USP XIX schreibt die potentiometrische Indizierung bei Fällungstitrationen wie bei der Chloridbestimmung in Iron Dextran Injection vor. Die Lösung wird mit Salpetersäure angesäuert und mit 0,1 N Silbernitratlösung titriert. Meßelektrode ist die Silberelektrode, Bezugselektrode die Kalomelelektrode. Bei diesen Titrationen werden zunächst die Silber-Ionen als Silberchlorid ausgefällt. Die Ag^+-Konzentration wird durch das Löslichkeitsprodukt des Silberchlorids bestimmt. Das Potential bleibt daher annähernd konstant. Im Äquivalenzpunkt steigt das Potential mit der Ag^+-Konzentration steil an.

2. Elektrogravimetrie

Bei den üblichen gravimetrischen Bestimmungen wird das zu bestimmende Ion durch überschüssiges Fällungsmittel aus der Lösung abgeschieden. Auch der elektrische Strom kann als Fällungsmittel verwendet werden. So lassen sich **Metalle** wie Kupfer, Silber, Zink, Blei, Cadmium oder Nickel durch Reduktion an der Kathode in elementarer Form abscheiden. Unter bestimmten Bedingungen können auch **Metalloxide** wie Bleidioxid an der Anode gefällt werden.

Faradaysche Gesetze. Die elektrogravimetrische Abscheidung unterliegt physikalischen Gesetzmäßigkeiten:

Die Gewichtsmenge eines elektrolytisch umgesetzten Stoffes ist der durch den Elektrolyten geflossenen Elektrizitätsmenge direkt proportional (1. Faradaysches Gesetz).

Die durch gleiche Elektrizitätsmengen abgeschiedenen Gewichtsmengen chemischer Stoffe verhalten sich wie deren Äquivalentgewichte (2. Faradaysches Gesetz).

2. Elektrogravimetrie

Zur Abscheidung oder Umsetzung eines Grammäquivalents eines Stoffes wird die Elektrizitätsmenge von 1 Faraday = 96 490 Coulomb (= Ampere × Sekunde) benötigt.

Instrumentelle Anordnung. In die Lösung der Analysensubstanz tauchen zwei **Platinelektroden** ein. Die **Kathode** ist zur Vergrößerung der Oberfläche meist als zylindrisches Drahtnetz, die **Anode** als Spirale geformt. An diese Elektroden legt man eine Gleichspannung an (Abb. 15). Spannung und damit auch der Stromfluß

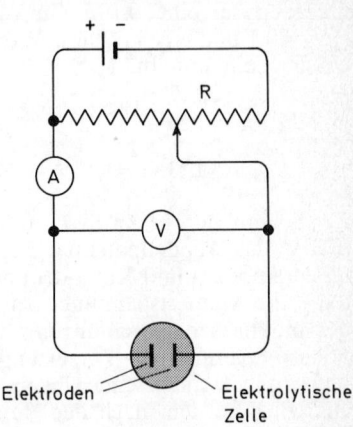

Abb. 15. Schaltung zur Elektrogravimetrie mit Messung von Stromstärke und Elektrodenspannung.
V = Voltmeter, A = Amperemeter.

werden durch den Regelwiderstand R eingestellt. Bei Trennungen ist es zweckmäßig, das **Kathodenpotential** zu messen. Diese Messung wird gegen eine Bezugselektrode wie die Kalomelelektrode durchgeführt. Zur schnelleren elektrolytischen Abscheidung wird die Lösung in der elektrolytischen Zelle erwärmt und gerührt.

Elektrogravimetrische Kupferbestimmung

Zur Kupferbestimmung als Beispiel einer Elektrogravimetrie elektrolysiert man eine schwefelsaure Kupfersalzlösung. Entsprechend den nachfolgend aufgestellten Bruttogleichungen werden an der Kathode Cu^{2+}-Ionen reduziert, an der Anode entsteht Sauerstoff.

Kathode: $\quad Cu^{2\oplus} + 2\,e^- \rightarrow Cu$

Anode: $\quad\ H_2O \quad\quad\ \rightarrow 2\,e^- + \frac{1}{2}\,O_2 + 2\,H^{\oplus}$

$\overline{\quad Cu^{2\oplus} + H_2O \quad \rightarrow Cu + \frac{1}{2}\,O_2 + 2\,H^{\oplus} \quad}$

Das theoretische Kathoden- und Anodenpotential ist jeweils nach der Nernstschen Gleichung zu berechnen:

$$E_{Kathode} = 0{,}34 + \frac{0{,}059}{2} \log c_{Cu^{2\oplus}}$$

$$E_{Anode} = 1{,}23 + \frac{0{,}059}{2} \log c_{H^{\oplus}}$$

Das Kathodenpotential hängt somit von der Cu^{2+}-Konzentration, das Anodenpotential vom pH-Wert ab.

Gegeben sei eine 0,1 M $Cu^{2\oplus}$-Lösung in 1 N Säure. Dann ist $c_{Cu^{2\oplus}} = 0{,}1$ und $c_{H^{\oplus}} = 1$. Diese Werte setzt man in vorstehende Gleichungen ein und erhält

$$E_{Kathode} = 0{,}34 + \frac{0{,}059}{2} \cdot -1 = 0{,}31 \text{ V}$$

$$E_{Anode} = 1{,}23 + 0 = 1{,}23 \text{ V}$$

Zu Beginn der Elektrolyse sollte daher das Kathodenpotential 0,31 V, das Anodenpotential 1,23 V betragen. Die Differenz zwischen Anoden- und Kathodenpotential $(1{,}23 - 0{,}31 = 0{,}92 \text{ V})$ wäre dann die Mindestspannung, bei der die Elektrolyse beginnt. Bei der praktischen Durchführung der Elektrolyse muß jedoch eine höhere Spannung als **Zersetzungsspannung** angelegt werden. Ursache ist vor allem eine **Überspannung,** die beim Anodenprozeß zusätzlich zu dem nach der Nernstschen Gleichung berechneten Potential aufgebracht werden muß. Der Betrag dieser Überspannung hängt von der **Stromdichte** (Stromstärke/Elektrodenfläche) und auch vom **Elektrodenmaterial** ab. Sie beträgt für die Sauerstoffentwicklung an einer Platinanode etwa 1 V. Die Überspannung für die Reduktion von $Cu^{2\oplus}$-Ionen an einer Platinkathode ist dagegen mit etwa 0,01 V sehr gering.

Wird im Verlauf der Elektrolyse die Konzentration an Kupfer-Ionen auf 10^{-6} mol/l erniedrigt, so fällt nach der Nernstschen Gleichung das Kathodenpotential von 0,31 V auf $0{,}34 + 0{,}03 \cdot \log 10^{-6} = 0{,}16$ V ab. Um die gleiche Differenz steigt die Zersetzungsspannung an.

Bei einer Elektrolyse werden an der Kathode und Anode jeweils die gleiche Anzahl von Elektronen abgegeben bzw. aufgenommen. Nach den Faradayschen Gesetzen ist der Umsatz an Kathode und Anode der Strommenge, welche durch die elektrolytische Zelle geflossen ist, proportional.

Eine hohe Überspannung bei der Reduktion von Protonen an einer Platinkathode ermöglicht auch eine kathodische Reduktion von Metallen wie Blei und Zink, welche ein niedrigeres Normalpotential als Wasserstoff aufweisen. Alkali- und Erdalkalimetalle können aus wäßriger Lösung jedoch an einer Platinkathode nicht mehr abgeschieden werden.

Trennungen durch Elektrolyse

Trennungen von Metallen sind durch Elektrolyse bei **konstantem Kathodenpotential** durchführbar. So können beispielsweise Kupfer, Wismut und Blei aus einer Tartratlösung durch Elektrolyse getrennt werden. Bei einem gegen die gesättigte Kalomelelektrode als Bezugselektrode gemessenen Kathodenpotential von $-0,2$ V wird selektiv das Kupfer ausgeschieden. Nach der Wägung taucht man die Kathode erneut in die Lösung ein und erhöht das Potential auf $-0,4$ V, wobei selektiv das Wismut abgeschieden wird. Bei weiterer Erhöhung der Kathodenspannung auf $-0,6$ V wird schließlich auch das Blei quantitativ als Metall an der Kathode niedergeschlagen. Entsprechend ist aus einer Lösung von Silber- und Blei-Ionen zuerst das edlere Metall Silber und nach Erhöhung der Zersetzungsspannung auch das Blei kathodisch abzuscheiden. Bei diesen Elektrolysen bleiben die Ionen unedlerer Elemente wie Zink vollständig in Lösung.

Trennungen sind auch durch **gleichzeitige** elektrolytische Abscheidung an Anode und Kathode durchführbar. Ein Beispiel ist die Trennung von Kupfer und Blei. Dazu wird die schwach salpetersaure Lösung bei etwa 2,6 V elektrolysiert. Das Kupfer scheidet sich kathodisch als elementares Kupfer, das Blei anodisch als Bleidioxid ab:

$$Pb^{2\oplus} + 2 H_2O \rightarrow 2 e + PbO_2 + 4 H^{\oplus}$$

In Gegenwart von Nitrat-Ionen ist Blei kathodisch nicht reduzierbar, da vor dem Erreichen der erforderlichen Zersetzungsspannung die Nitrat-Ionen reduziert werden.

3. Coulometrie

Bei der coulometrischen Titration wird ein **Reagenz elektrolytisch erzeugt** und mit der zu bestimmenden Substanz quantitativ umgesetzt. Den Äquivalenzpunkt ermittelt man mit einem der in der Maßanalyse üblichen Indikationsverfahren. Bedingung für die Durchführbarkeit einer coulometrischen Titration ist eine **quantitative Stromausbeute** der Elektrolyse und eine **stöchiometrische Reaktion** des erzeugten Reagenzes mit der zu bestimmenden Substanz. Die quantitative Auswertung erfolgt nach dem zweiten Faradayschen Gesetz. Es gilt die Beziehung zwischen Stoffmasse und Elektrizitätsmenge:

$$m = \frac{M \cdot Q}{96490 \cdot z}$$

m = Stoffmasse in Gramm
M = molare Masse des umgesetzten Stoffes
Q = gemessene Elektrizitätsmenge in Coulomb = Amperesekunden
z = Zahl der Elektronen, die pro Teilchen an der Elektrode umgesetzt wurden.

Die coulometrische Analyse kann bei **konstanter Spannung** oder bei **konstanter Stromstärke** durchgeführt werden. Wird die Spannung konstant gehalten, dann sinkt die Stromstärke während der Analyse ab. Man elektrolysiert daher meist bei konstanter Stromstärke, wodurch die Elektrizitätsmenge Q und damit die Masse m

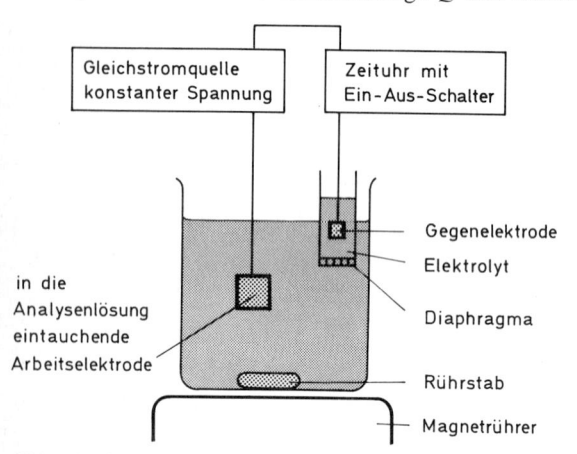

Abb. 16. Coulometrische Titrationszelle.

des umgesetzten Stoffes aus der Dauer des Stromflusses zu berechnen ist.

Eine schematische Anordnung zur coulometrischen Titration an einer Platinelektrode bei konstanter Stromstärke zeigt Abb. 16. Die in die Analysenlösung eintauchende Elektrode (Arbeitselektrode) kann als Kathode wie auch als Anode in den Stromkreis geschaltet werden.

Titrationsendpunkte

Die Empfindlichkeit, Schnelligkeit und Präzision der Endpunktsbestimmung ist Voraussetzung für eine erfolgreiche Durchführung der coulometrischen Titration. Meist werden potentiometrische oder amperometrische Detektoren verwendet. Diese Detektoren können in den Schaltkreis des Geräts mit einbezogen werden und steuern beim Erreichen des Äquivalenzpunktes die Abschaltung des Stromflusses und die Zeituhr. Die Endpunktsbestimmung kann aber auch visuell durch Indikatoren erfolgen.

Da bei der coulometrischen Titration die Stromstärke klein gehalten werden kann und auch die Zeitdauer des Stromflusses genau zu messen ist, eignet sich die Coulometrie besonders gut zur Bestimmung sehr kleiner Substanzmengen.

Anwendungsbeispiele

Wird die Arbeitselektrode in der wäßrigen Analysenlösung als Kathode geschaltet, so entstehen durch Reduktion der Protonen OH^--Ionen:

$$2\,H_2O \rightarrow 2\,H^{\oplus} + 2\,OH^{\ominus}$$
$$2\,H^{\oplus} + 2\,e \rightarrow H_2$$
$$\overline{2\,H_2O + 2\,e \rightarrow H_2 + 2\,OH^{\ominus}}$$

Mit den freigesetzten Hydroxid-Ionen können Säuren titriert werden. Die Lauge wird bei der coulometrischen Titration nicht wie bei der Maßanalyse aus der Bürette zugetropft, sondern in der zu titrierenden Lösung selbst erzeugt.

Die bis zum Äquivalenzpunkt erzeugte Menge an Lauge ist aus der Dauer des Stromflusses und der Stromstärke zu berechnen.

Bei dieser coulometrischen Säure-Base-Titration werden im Anodenraum Protonen freigesetzt:

$$H_2O \rightarrow \tfrac{1}{2}[O_2] + 2\,H^{\oplus} + 2\,e$$

Diese stören aber die Bestimmung nicht, da der Anodenraum von der Lösung durch ein Diaphragma abgetrennt ist.

Beispiel für eine coulometrische Redoxtitration ist die Bestimmung dreiwertigen Arsens durch anodisch erzeugtes Jod. Dazu wird die schwach alkalische Arsenit-Lösung mit einer kleinen Menge an Kaliumjodid als Katalysator versetzt. Die Arbeitselektrode wird als Anode geschaltet.

Bei der Elektrolyse werden in der Analysenlösung Jodid-Ionen zu Jod oxidiert. Das entstandene Jod oxidiert Arsenit- zu Arsenat-Ionen, wobei Jodid-Ionen wieder freigesetzt werden:

$$2\,J^{\ominus} \rightarrow J_2 + 2\,e$$
$$AsO_3^{3\ominus} + J_2 + 2\,OH^{\ominus} \rightarrow AsO_4^{3\ominus} + 2\,J^{\ominus} + H_2O$$

4. Elektrometrie

Der Äquivalenzpunkt kann wie bei der maßanalytischen Bestimmung potentiometrisch oder durch die Jod-Stärke-Reaktion bestimmt werden.

4. Polarographie

Die Polarographie ist eine elektrochemische Analysenmethode, bei der die zu bestimmende Verbindung teilweise an einer **Quecksilbertropfelektrode** elektrolysiert wird. Dabei wird der **Stromfluß** als Funktion der angelegten **Spannung** gemessen und als **Polarogramm** registriert. Die Methode ist von J. Heyrovský entwickelt worden. Ihre Anwendung findet die Polarographie sowohl bei der qualitativen als auch quantitativen Analyse, wobei noch sehr kleine Konzentrationen von etwa 10^{-6} mol·l^{-1} auch neben einem großen Überschuß anderer Verbindungen erfaßbar sind. Als Arzneibuchmethode wurde die Polarographie erstmals in die Tschechoslowakische Pharmakopöe II (1954) aufgenommen und wird heute auch von der USP XIX sowie vom DAB 7-DDR angewendet.

Der prinzipielle Aufbau eines Polarographen ist in Abb. 17 dargestellt.

Meßprinzip und Versuchsdurchführung. Der elektrochemische Prozeß findet an der Quecksilbertropfelektrode statt. Diese besteht aus einer **Glaskapillare,** die an ihrem oberen Ende mit einem

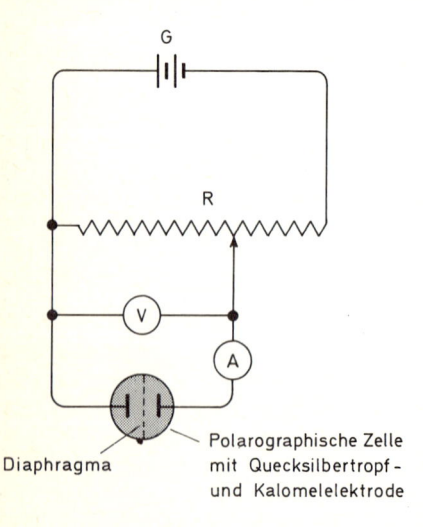

Abb. 17. Schaltbild eines Polarographen; G = Gleichstromquelle, R = Regelwiderstand, V = Voltmeter, A = Amperemeter.

Diaphragma — Polarographische Zelle mit Quecksilbertropf- und Kalomelelektrode

Quecksilbervorratsgefäß verbunden ist. Sie ist als Kathode geschaltet und taucht in die Analysenlösung ein. Aus der Kapillare treten in gleichmäßiger Folge Quecksilbertröpfchen aus, die nach etwa 2 bis 6 Sekunden abfallen und durch einen neuen Tropfen ersetzt werden. Die andere Hälfte der polarographischen Zelle besteht aus einer als Anode geschalteten Bezugselektrode wie einer Kalomelelektrode. Beide Hälften der polarographischen Zelle sind durch eine Glasfritte voneinander getrennt. Dadurch wird eine Durchmischung beider Zellhälften unterbunden, der Stromfluß jedoch nicht unterbrochen.

Die Meßbedingungen einer polarographischen Analyse und der Elektrodenvorgang sind nachfolgend am Beispiel einer Cadmiumbestimmung aufgezeigt. Die wäßrige Analysenlösung wird zunächst zur Erhöhung der Leitfähigkeit mit einem großen Überschuß eines inerten Elektrolyten wie Kaliumchlorid versetzt. Legt man jetzt an die polarographische Zelle eine wachsende Gleichspannung an, so erhält man das in Abb. 19 gezeichnete Polarogramm.

Bei Spannungen bis etwa $-0,5$ V wird ein niedriger, durch den Grundelektrolyten verursachter **Reststrom** registriert. Dann steigt die Strom-Spannungskurve steil an. Dieser S-förmige Teil wird als **polarographische Stufe** bezeichnet.

Der starke Anstieg der Stromstärke ist durch die einsetzende Reduktion der Cadmium-Ionen am Quecksilbertropfen bedingt. Das metallische Cadmium löst sich im Quecksilber als Amal-

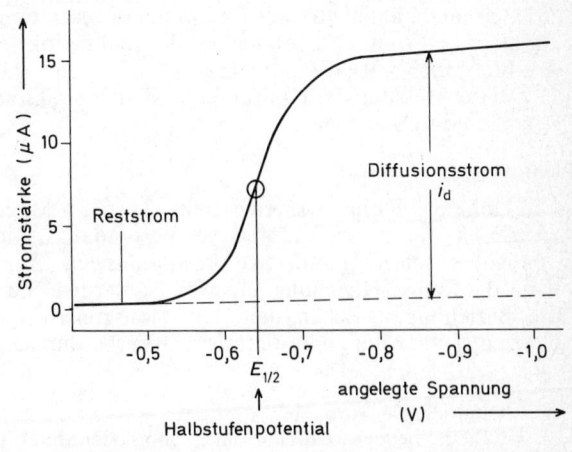

Abb. 18. Polarogramm einer Lösung von Cadmiumchlorid [c(KCl) = 10^{-2} mol · l^{-1}].

gam. Bei Erhöhung der Elektrodenspannung nimmt die Zahl der pro Zeiteinheit reduzierten Cadmium-Ionen und damit die Stromstärke etwa linear mit der angelegten Spannung zu. Es bildet sich an der Oberfläche des Quecksilbertropfens eine dünne **Diffusionsgrenzschicht** mit einem Konzentrationsgefälle aus, bis bei etwa $-0{,}8$ V alle durch Diffusion an die Quecksilberoberfläche gelangenden Ionen sofort reduziert werden. Trotz weiterer Erhöhung der Spannung werden pro Zeiteinheit nicht mehr Cadmium-Ionen reduziert, da der Stofftransport an die Kathode durch die Diffusionsgeschwindigkeit der Cadmium-Ionen begrenzt ist. Die Strom-Spannungskurve läuft dann als Parallele zum Reststrom weiter. Eine solche Elektrode wird als polarisiert bezeichnet.

Die Verwendung einer Quecksilberelektrode als polarisierbare Elektrode hat mehrere Gründe. Die Reduktion von Protonen zu Wasserstoff wird durch die hohe Überspannung am Quecksilber verhindert, wodurch auch unedle Metalle in saurer Lösung zu bestimmen sind. Weiter ermöglicht die ständige Erneuerung der Elektrodenoberfläche durch abtropfendes Quecksilber reproduzierbare Messungen. Schließlich stellt sich der Endwert der Stromstärke an dieser Elektrode besonders rasch ein.

Halbstufenpotential

Als Information erhält man aus dem Polarogramm zunächst das **Halbstufenpotential** $E_{1/2}$ bei halber Höhe der polarographischen Stufe. Diese Spannung ist charakteristisch für das zu bestimmende Element und liegt beim Cadmium im angegebenen Grundelektrolyten unabhängig von der Cadmiumkonzentration bei $-0{,}64$ V. Im gleichen Grundelektrolyten würde sie für Zink-Ionen $-1{,}00$ V, für Blei-Ionen $-0{,}44$ V oder für Kobalt-Ionen $-1{,}2$ V betragen. Durch die Messung der Halbstufenpotentiale sind somit qualitative Analysen durchführbar.

Diffusionsgrenzstrom

Die Höhe des **Diffusionsgrenzstromes** i_d ist ein Maß für die Konzentration der zu bestimmenden Verbindung. Die Stufenhöhe ermöglicht somit quantitative Bestimmungen. Zur Auswertung kann die **Ilkovič-Gleichung** angewendet werden. Sie gibt die lineare Beziehung zwischen dem Diffusionsgrenzstrom i_d und der Konzentration c der zu bestimmenden Verbindung an.

$$i_d = 607\, z\, D^{1/2}\, v^{2/3}\, t^{1/6}\, c$$

i_d = Diffusionsgrenzstrom in µA
z = Zahl der bei der Reduktion eines Atoms oder Moleküls verbrauchten Elektronen
D = Diffusionskoeffizient dieses Atoms oder Moleküls in $cm^2 \cdot s^{-1}$

- v = Geschwindigkeit des Quecksilberflusses der Tropfelektrode in mg · s^{-1}
- t = Tropfzeit (s)
- c = Konzentration in mol · l^{-1}.

Da D und v der Ilkovič-Gleichung umständlich zu bestimmen sind, benutzt man zur Konzentrationsbestimmung Eichkurven, die mit bekannten Mengen der zu bestimmenden Verbindung unter identischen Bedingungen aufgenommen wurden.

Grundelektrolyt

Die polarographische Bestimmung wird in einem **Grundelektrolyten** durchgeführt. Dieser besteht aus einer wäßrigen Lösung von Salzen wie Kaliumchlorid oder aus Puffern wie dem Phosphat-, Citrat-, Ammoniak- oder Boratpuffer in einer Ionenstärke von etwa 0,1.

Bei der Polarographie **organischer Verbindungen** können dem wäßrigen Puffersystem zur Erhöhung der Löslichkeit organische Lösungsmittel wie Alkohol oder Dimethylformamid beigemischt werden. In wasserfreien Lösungsmitteln verwendet man Tetraalkylammoniumsalze als Grundelektrolyte. Der in der Lösung enthaltene Sauerstoff stört die Bestimmung, da er unter Aufnahme von 2 Elektronen zum Wasserstoffperoxid und dann zum Wasser weiter reduziert wird. Diese Störung vermeidet man durch Spülen der Lösung mit Stickstoff.

Anwendungsbeispiele

Durch polarographische Analyse sind die meisten **Kationen** qualitativ und quantitativ zu bestimmen. Oft ist eine vorherige Trennung nicht erforderlich, wie das in Abb. 19 dargestellte Polarogramm einer Lösung von $Cu^{2\oplus}$, $Cd^{2\oplus}$, $Ni^{2\oplus}$, $Zn^{2\oplus}$ und $Mn^{2\oplus}$ zeigt.

Bedingt durch das periodische Abtropfen des Quecksilbers weist die Stromspannungskurve Zacken auf. Die Abstände zwischen diesen Zacken entsprechen der Lebensdauer eines Quecksilbertropfens.

Die Nachweisgrenze der Polarographie liegt in der Größenordnung von 10^{-6} mol · l^{-1}, die Genauigkeit bei etwa ± 3%. Neben Kationen sind auch Anionen wie Bromat und Jodat polarographisch bestimmbar.

Voraussetzung zur Polarographie organischer Verbindungen sind reduzierbare Gruppen, beispielsweise die Carbonyl-Gruppe von Anthrachinonen, konjugierte Doppel- oder Dreifachbindungen von Alkenen oder Alkinen, die Nitro-Gruppe des Chlorampheni-

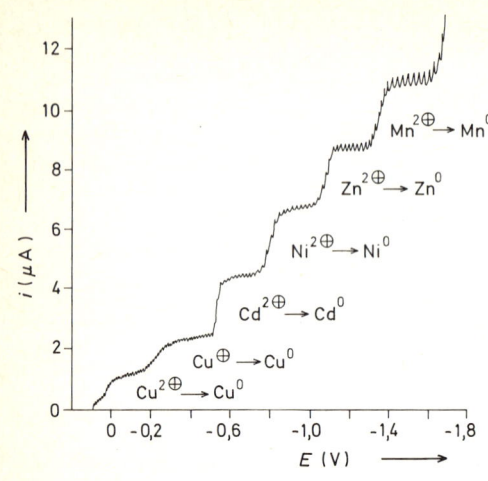

Abb. 19. Polarogramm einer Lösung mit jeweils $2 \cdot 10^{-4}$ mol·l^{-1} Kupfer(II)-, Cadmium-, Nickel-, Zink- und Mangan-Ionen. Nach H. Hoffmann.

cols oder die N–N-Bindung eines Säurehydrazids. Wichtig für die Anwendung der Polarographie in der pharmazeutischen Analytik ist die Möglichkeit, Gehaltsbestimmungen auch in Gegenwart galenischer Hilfsstoffe durchführen zu können. So schreibt die USP XIX die polarographische Methode zur Gehaltsbestimmung von

Nitrofurantoin Oral Suspension,
Acetazolamide Tablets und
Dichlorphenamide Tablets

vor. Im 2. AB-DDR wird die Polarographie zur Zinkbestimmung im Insulin angewendet.

Wechselstrompolarographie

Aus der klassischen Gleichstrompolarographie sind weitere polarographische Analysenmethoden wie die Wechselstrompolarographie entwickelt worden. Mit diesen Weiterentwicklungen konnte die Meßempfindlichkeit weiter gesteigert werden.

5. Konduktometrie

Bei der Konduktometrie wird die **Leitfähigkeit** einer Lösung bestimmt. Die Lösung befindet sich in einer **Leitfähigkeitszelle,** in der zwei Platinelektroden an eine Stromquelle angeschlossen sind

(Abb. 20). Um elektrolytische Zersetzung der Lösung zu vermeiden, verwendet man **Wechselstrom**. Zur Leitfähigkeitsmessung benutzt man die **Wheatstonesche Brückenschaltung**. Dabei wird der Widerstand R_1 zwischen den Platinelektroden bestimmt. Man verschiebt den Schleifkontakt des regelbaren Widerstandes (Strecke AC), bis im Anzeigeinstrument kein Strom mehr fließt. Dann verhalten sich der Widerstand R_1 zum Vergleichswiderstand R_2 wie die Streckenabschnitte AB zu BC:

$$\frac{R_1}{R_2} = \frac{AB}{BC}$$

Daraus ist R_1 und als dessen Kehrwert die Leitfähigkeit zu berechnen.

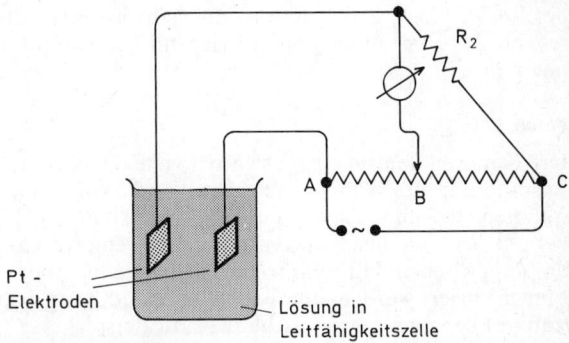

Abb. 20. Messung der Leitfähigkeit.

Falls erforderlich, kann die Meßzelle mit Lösungen bekannter spezifischer Leitfähigkeit (0,1 N Kaliumchloridlösung, gesättigte Calciumsulfatlösung) geeicht werden.

Leitfähigkeit von Lösungen

Die Leitfähigkeit Λ einer Lösung kommt durch die Bewegung aller Kationen und Anionen im Takt des Wechselstroms zwischen den Elektroden zustande. Sie ist die **Summe der Teilleitfähigkeiten** λ aller in Lösung befindlichen Ionen

$$\Lambda = \lambda_{\text{Anionen}} + \lambda_{\text{Kationen}}$$

Der Beitrag einer Ionenart zur Leitfähigkeit der Lösung steigt in verdünnten Lösungen mit der Konzentration dieser Ionenart linear an. Die Leitfähigkeit hängt ferner von der Beweglichkeit der Ionen, die je nach Ionensorte sehr unterschiedlich sein kann, sowie von der Ladung ab. In Tab. 13 ist als Beispiel die Teilleitfähigkeit λ einwertiger Kationen und Anionen aufgeführt.

4. Elektrometrie

Tabelle 13. Teilleitfähigkeit λ einwertiger Ionen

Kation	λ_{Kation}	Anion	λ_{Anion}
$H_3O^\oplus$	350	$OH^\ominus$	199
$K^\oplus$	74	$Cl^\ominus$	76
$Ag^\oplus$	62	$NO_3^\ominus$	71
$Na^\oplus$	50	$CH_3COO^\ominus$	41

In einer Lösung von Kaliumchlorid liefern Kalium- und Chlorid-Ionen den annähernd gleichen Beitrag zur Gesamtleitfähigkeit, da beide Ionen bei gleicher Elementarladung fast gleiche Teilleitfähigkeit besitzen. Bei einer Salzsäurelösung wird dagegen wegen der im Vergleich zum Chlorid-Ion mehr als vierfachen Teilleitfähigkeit das Hydronium-Ion vorwiegend den Stromtransport übernehmen.

Anwendung

Die Konduktometrie eignet sich bei vielen Titrationsverfahren zur Bestimmung des Äquivalenzpunkts und kann auch bei sehr verdünnten, trüben oder farbigen Lösungen eingesetzt werden. Sie versagt bei zu hoher Konzentration an Fremdsalzen. Bei der konduktometrischen Titration sollte mit möglichst konzentrierten Lösungen titriert werden, um die Volumenänderung während der Titration klein zu halten. In Abb. 22 sind Beispiele für konduktometrische Titrationen aufgeführt, wobei die Verdünnung der Lösung während der Titration korrigiert ist.

In Abb. 22a wurde eine starke Säure wie Salzsäure mit der starken Base Natronlauge titriert. Die Leitfähigkeit der Lösung setzt sich anfangs additiv aus den Teilleitfähigkeiten der von Hydronium- und Chlorid-Ionen zusammen, wobei letztere während der gesamten Titration gleich bleibt. Durch die zugefügte Natronlauge werden bei der Neutralisationsreaktion Hydronium-Ionen verbraucht und gleichzeitig der Lösung Natrium-Ionen zugeführt. Da die Teilleitfähigkeit der Natrium-Ionen etwa siebenmal kleiner als die der Hydronium-Ionen ist, nimmt die Gesamtleitfähigkeit der Lösung bis in die Nähe des Äquivalenzpunktes ab. Ist der Äquivalenzpunkt überschritten, so nimmt die Leitfähigkeit der Lösung wegen der hohen Beweglichkeit der zugesetzten Hydroxid-Ionen wieder stark zu.

Der Äquivalenzpunkt ist jeweils der Schnittpunkt beider Geraden. Zu seiner Ermittlung reichen drei oder vier Meßpunkte auf beiden Seiten des Äquivalenzpunktes aus. Die Bestimmung ist sehr genau durchführbar, da sich die Geraden im spitzen Winkel schneiden.

Unterscheiden sich Säuren oder Basen hinreichend in ihren Dissoziationskonstanten, so können auch Titrationen von Mischungen konduktometrisch verfolgt werden. Abb. 21 b zeigt als Beispiel die Bestimmung von Essigsäure neben Salzsäure. Zunächst wird die starke Säure durch Zugabe von Natronlauge neutralisiert und man erhält wie in Abb. 21 a den Äquivalenzpunkt für Salzsäure. Durch Zutropfen weiterer Natronlauge steigt die Leitfähigkeit der Lö-

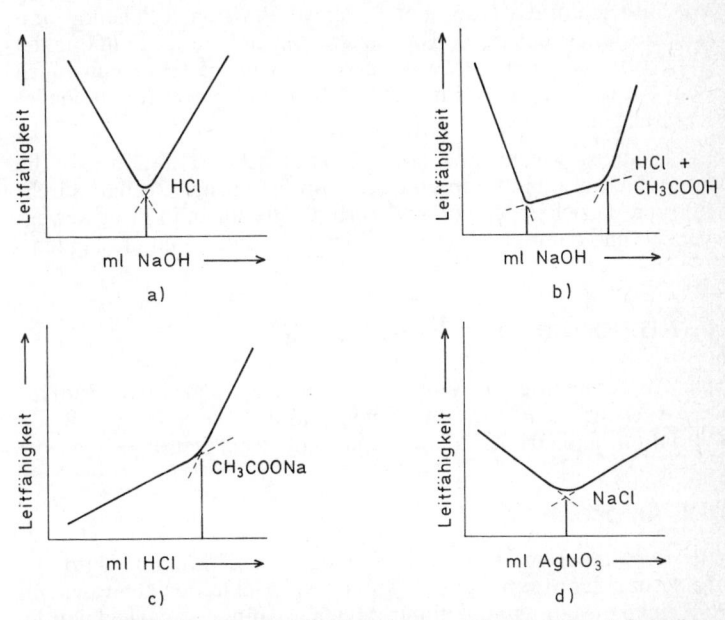

Abb. 21. Konduktometrische Titrationskurven. Titration von a) Salzsäure mit Natronlauge, b) Mischung von Salzsäure und Essigsäure mit Natronlauge, c) Natriumacetat mit Salzsäure, d) Chlorid-Ionen mit Silbernitrat.

sung wegen der zugesetzten Natrium- und gebildeten Acetat-Ionen langsam an. Im zweiten Äquivalenzpunkt wird durch die höhere Teilleitfähigkeit der Hydroxy-Ionen der Kurvenverlauf entsprechend steiler. Wegen des stumpfen Winkels der Geraden am Äquivalenzpunkt der Essigsäure ist deren Bestimmung weniger genau durchzuführen. Entsprechend diesem Beispiel ist auch die Mischung aus einer starken und schwachen Base zu bestimmen.

Der Kurvenverlauf einer Verdrängungstitration ist in Abb. 21 c dargestellt. Hier wurde Natriumacetat mit Salzsäure titriert. Durch die Salzsäure werden vor dem Äquivalenzpunkt Acetat-Ionen verbraucht und Chlorid-Ionen zugefügt. Da Chlorid-Ionen eine höhere Teilleitfähigkeit als Acetat-Ionen besitzen, steigt die konduktometrische Titrationskurve schwach und nach dem Äquivalenzpunkt durch die besonders hohe Teilleitfähigkeit der zugesetzten Protonen steil an. Beispiel für eine konduktometrische Endpunktsbestimmung bei einer Fällungstitration ist die Chloridbestimmung durch Titration mit Silbernitrat (Abb. 21 d). Bei der Fällung von Silberchlorid werden der Lösung Nitrat-Ionen zugefügt und Chlorid-Ionen entzogen. Da letztere die höhere Teilleitfähigkeit aufweisen, fällt die Titrationskurve zunächst flach ab, um nach dem Äquivalenzpunkt durch die Silber- und Nitrat-Ionen wieder anzusteigen.

Bei Fällungs- wie auch bei komplexometrischen Titrationen ist die konduktometrische Endpunktsbestimmung oft nicht genau durchführbar, da sich zugesetzte und verbrauchte Ionen in ihrer Beweglichkeit und damit ihrer Teilleitfähigkeit nur wenig unterscheiden.

6. Amperometrie, Voltametrie

Die Amperometrie und Voltametrie sind elektrochemische Indikationsverfahren zur Ermittlung von Titrationsendpunkten. Beide Verfahren sind aus der Polarographie entwickelt worden.

6.1. Amperometrie

Bei der amperometrischen Indikation von Titrationen wird die Änderung der Stromstärke zwischen zwei Elektroden gemessen, an die eine konstante und definierte Gleichspannung angelegt wurde. Mindestens eine der beiden Elektroden muß dabei wie die Quecksilbertropfelektrode bei der Polarographie **polarisierbar** sein. Die amperometrische Titration kann daher prinzipiell in einer polarographischen Zelle erfolgen.

Meßvorgang. Der Meßvorgang ist nachfolgend am Beispiel der Fällungstitration von Blei mit Sulfat-Ionen beschrieben. An die polarographische Zelle wird eine konstante Gleichspannung angelegt, welche höher ist als das Halbstufenpotential der Blei-Ionen. Man erhält damit einen Strom, der gleich dem Diffusionsgrenzstrom bei der polarographischen Messung dieser Lösung ist.

Durch Zugabe von Sulfat-Ionen wird Bleisulfat ausgefällt und damit die Konzentration der Blei-Ionen verringert. Entsprechend verringert sich auch der Diffusionsgrenzstrom. Beim Äquivalenzpunkt mißt man die gleiche Stromstärke, die man bei der polarographischen Messung dieser austitrierten Lösung als Reststrom beobachten würde. Durch geradlinige Extrapolation dieser Meßpunkte erhält man wie bei der konduktometrischen Indikation den Äquivalenzpunkt.

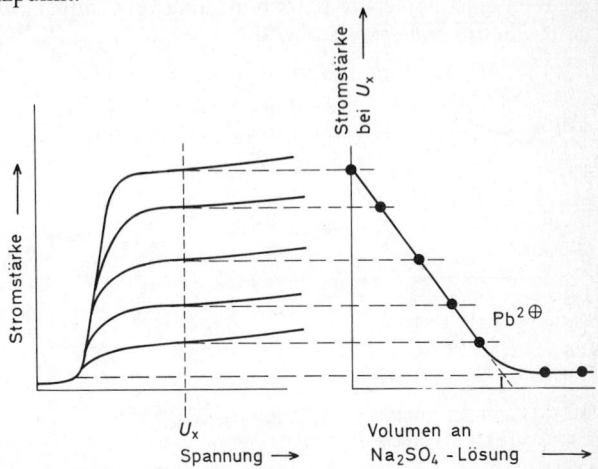

Abb. 22. Polarogramme einer mit Sulfationen titrierten Bleisalzlösung (links). Zur amperometrischen Indikation dieser Titration wurde jeweils der Diffusionsgrenzstrom i_d bei der Spannung U_x gemessen und gegen das Volumen an zugesetzter Sulfatlösung aufgetragen (rechts).

In der Versuchsdurchführung und -auswertung sind das amperometrische und konduktometrische Verfahren einander sehr ähnlich. Der wesentliche Vorteil der Amperometrie gegenüber der Konduktometrie ist die größere Selektivität. So liefern weitere in der Lösung enthaltene Ionen mit negativeren Halbstufenpotentialen keinen Beitrag zum Diffusionsgrenzstrom.

Der Kurvenverlauf der Abb. 22 war ein Beispiel für eine Fällungstitration, bei der nur das ausgefällte Ion an der Elektrode reduzierbar war. Das zugesetzte Reagenz Natriumsulfat hatte sich am polarographischen Vorgang nicht beteiligt. Weitere Beispiele für den Kurvenverlauf amperometrischer Fällungstitrationen sind in Abb. 23 gegeben.

Im Beispiel der Abb. 23 a sind die zu fällenden Magnesium-Ionen polarographisch inaktiv, während das Fällungsreagenz 8-Hydroxychinolin an der Kathode reduzierbar ist. Im Beispiel der Abb. 23 b sind sowohl die zu fällenden Blei-Ionen als auch die Chromat-Ionen als Fällungsreagenz polarographisch aktiv. Man erhält dann den V-förmigen Kurvenverlauf.

Bei vielen amperometrischen Titrationen ist anstelle der Quecksilbertropfelektrode eine Platinelektrode sowie anstelle des Polarographen eine einfachere Meßanordnung verwendbar, wie sie auch in der Ph.Eur.II angegeben wird.

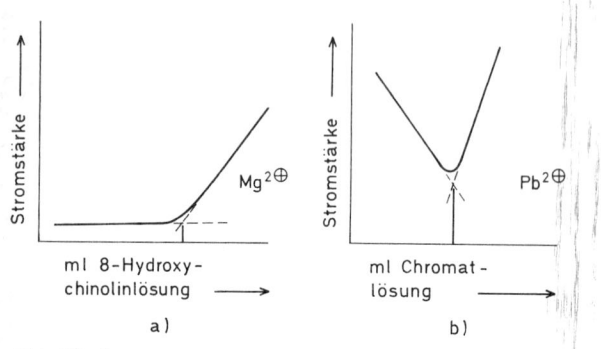

Abb. 23. Amperometrische Titration von Magnesium-Ionen mit 8-Hydroxychinolin (a) und von Blei-Ionen mit Chromat (b).

Anwendungsbereich

Die amperometrische Titration ist auch für sehr verdünnte Lösungen bis etwa 10^{-6} mol · l^{-1} anwendbar. Sie ist der potentiometrischen und konduktometrischen Indikation in der Empfindlichkeit weit überlegen. Die Genauigkeit liegt bei etwa ± 1% und ist damit etwa 10mal höher als bei der direkten polarographischen Bestimmung.

6.2. Voltametrie

Auch die Voltametrie als elektrochemisches Indikationsverfahren wird in der pharmazeutischen Analytik zur Ermittlung von Titrationsendpunkten angewendet. Von den verschiedenen apparativen Möglichkeiten ist nachfolgend nur die Voltametrie mit zwei polarisierbaren Elektroden angeführt. Man verwendet eine wie in Abb. 24 dargestellte Meßanordnung.

In die zu titrierende Lösung tauchen zwei kleine Platinelektroden ein, die mit einer Gleichstromquelle verbunden sind. Zwischen den Elektroden fließt ein Strom von etwa 1 bis 10 Mikroampere. Mit dem Meßinstrument P wird die Spannung zwischen beiden Elektroden gemessen.

Beispiel für die voltametrische Indizierung einer Redoxreaktion ist die Titration von Eisen(II)-Ionen mit Cer(IV)-Ionen. Vor dem Äquivalenzpunkt enthält die Lösung sowohl Eisen(II)- als auch Eisen(III)-Ionen. Für den konstanten Stromfluß von etwa 2 µA ist nur eine sehr geringe Spannung von etwa 1 mV erforderlich, da an der Kathode ständig Eisen(III)-Ionen reduziert und an der

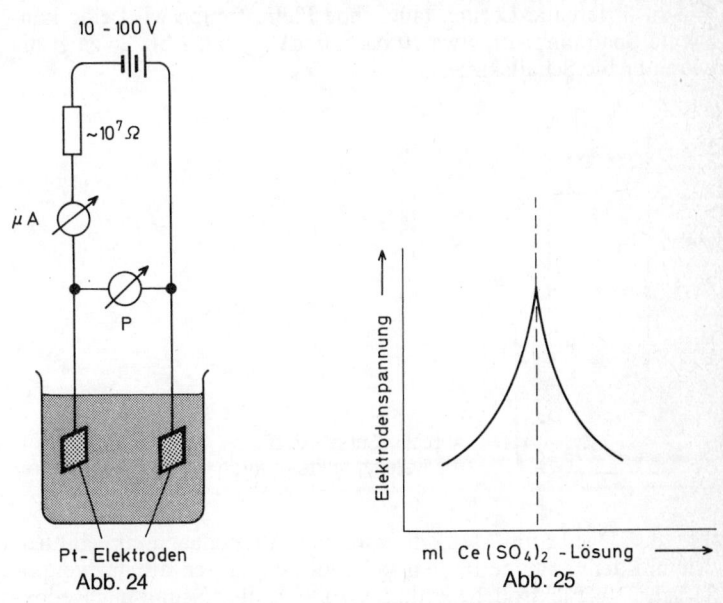

Abb. 24. Meßanordnung zur Voltametrie mit zwei polarisierten Elektroden.

Abb. 25. Titration von Eisen(II)-Ionen mit Cer(IV)-sulfat.

Anode Eisen(II)-Ionen oxidiert werden. In der Nähe des Äquivalenzpunktes ist die Konzentration an Eisen(II)-Ionen sehr gering geworden. Der Anodenprozeß — Oxidation von Eisen(II) — wird damit unterbrochen: Die Anode ist polarisiert. Wegen des hohen Widerstandes zwischen den Elektroden wird für den Stromfluß von 2 µA eine sehr viel höhere Spannung erforderlich; das Potential steigt steil an (Abb. 25).

Nach Überschreiten des Äquivalenzpunktes sind in der austitrierten Lösung neben Cer(III)- auch Cer(IV)-Ionen vorhanden, wodurch an der Kathode Cer(IV) reduziert, an der Anode Cer(III) oxidiert werden kann. Für den Stromfluß von 2 µA ist eine um so geringere Spannung erforderlich, je mehr Cer(IV)-Ionen in der

Lösung vorhanden sind. Die Spannung fällt somit nach dem Äquivalenzpunkt wieder steil ab.

6.3. Dead-stop-Verfahren

Diese auch als **Biamperometrie** bezeichnete elektrochemische Indikationsmethode ist ein Spezialfall der Amperometrie. An zwei in die zu titrierende Lösung tauchende Platinstreifen wird eine konstante Spannung von etwa 10 bis 500 mV gelegt. Abb. 26 zeigt die vereinfachte Schaltskizze.

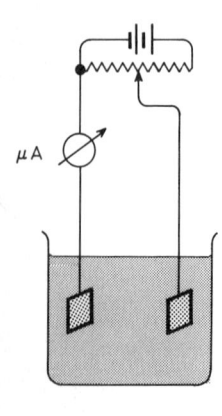

Abb. 26. Schaltskizze zur Bestimmung des Äquivalenzpunktes durch Dead-Stop-Titration.

Mit der Dead-Stop-Methode wird der Äquivalenzpunkt ähnlich wie mit dem voltametrischen Indikationsverfahren durch zwei polarisierbare Elektroden bestimmt. Enthält die Lösung ein Redoxpaar wie Eisen(II)/Eisen(III), so fließt bereits bei der geringen angelegten Spannung ein Strom. Wie bei der Voltametrie findet an der Anode die Oxidation von Eisen(II)-, an der Kathode die Reduktion von Eisen(III)-Ionen statt. Wird am Äquivalenzpunkt ein Bestandteil des Redoxsystems vollständig aufgebraucht, so ist der Stromfluß unterbrochen. Von dieser Erscheinung („toter Punkt") hat das Verfahren seinen Namen erhalten.

Bei der Titration von Eisen(II)-Ionen mit Cer(IV)-sulfat (Abb. 27 a) steigt nach dem Äquivalenzpunkt die Stromstärke wieder an, da jetzt das Redoxpaar Ce^{3+}/Ce^{4+} die Redoxprozesse an den Elektroden ermöglicht.

Beispiel für die Titration eines elektrodenaktiven Systems mit einer an den Elektroden inaktiven Maßlösung (Abb. 27 b) ist die Titration von Jod mit Thiosulfat-Lösung. Solange das Redoxpaar Jod/Jodid in der Lösung enthalten ist, fließt ein Strom, da Jod ka-

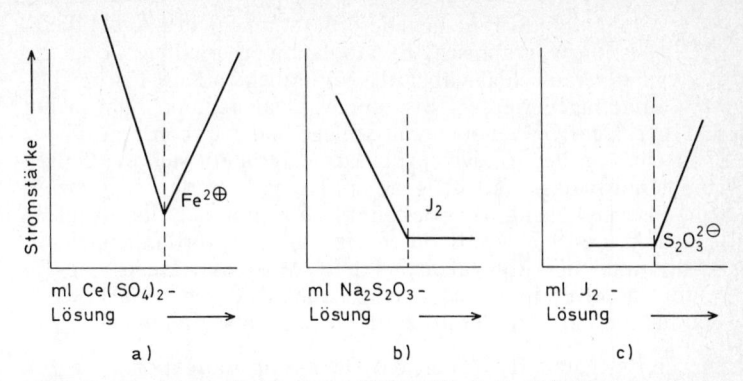

Abb. 27. Dead-Stop-Titration von a) Eisen(II) mit Cer(IV), b) Jod mit Thiosulfatlösung, c) Thiosulfat mit Jodlösung.

thodisch reduziert und Jodid anodisch oxidiert wird. Im Verlauf der Titration verringert sich mit Abnahme der Jodkonzentration auch der Stromfluß. Am Äquivalenzpunkt und in Gegenwart überschüssigen Thiosulfates ist der Stromfluß unterbrochen, da Jod vollständig reduziert ist und an der Kathode keine Reaktion mehr stattfinden kann. Titriert man dagegen Thiosulfat mit Jodlösung, so erhält man die Titrationskurve der Abb. 27 c. Neben Thiosulfat liegen anfangs nur Jodid-Ionen vor. Bei Überschreiten des Äquivalenzpunktes ist neben den Jodid-Ionen auch Jod vorhanden. Dieses Redoxpaar vermittelt den Stromfluß. Man beobachtet daher am Äquivalenzpunkt einen steilen Anstieg der Stromstärke.

Neben solchen Redoxtitrationen können mit dem Dead-Stop-Verfahren auch Fällungs- und Komplexbildungs-Titrationen indiziert werden.

Pharmazeutischer Anwendungsbereich

Das Dead-Stop-Verfahren dient zur Indizierung der Wasserbestimmung durch Karl Fischer-Titration. In Gegenwart von Wasser reagieren Jod und Schwefeldioxid nach der folgenden vereinfachten Gleichung:

$$J_2 + SO_2 + 2\,H_2O \rightarrow H_2SO_4 + 2\,HJ$$

Vor dem Äquivalenzpunkt wird bei der Dead-Stop-Titration kein ständiger Stromfluß beobachtet, da das zugesetzte Jod vom SO_2 reduziert wird. Am Äquivalenzpunkt steigt wie in Abb. 27 c durch das vorliegende Redoxpaar Jod/Jodid die Spannung steil an und ist am Ausschlag des Galvanometers zu erkennen, der mindestens

30 Sek. lang anhält. Eine genauere Bestimmung des Äquivalenzpunktes ist durch graphische Extrapolation zu erhalten, wobei die Galvanometerausschläge über den Verbrauch an Karl-Fischer-Lösung aufgetragen werden. Bis zum Äquivalenzpunkt bleiben die sehr geringen Galvanometerausschläge nahezu konstant. Nach Überschreiten des Äquivalenzpunktes vergrößern sich die Galvanometerausschläge mit steigendem Überschuß der zugesetzten Karl-Fischer-Lösung. Die Meßpunkte vor und nach dem Äquivalenzpunkt werden jeweils durch eine Gerade verbunden, deren Schnittpunkt der Äquivalenzpunkt ist. Mit dieser Dead-Stop-Titration ist der Endpunkt sehr viel genauer als durch visuelle Beobachtung des Farbtons der titrierten Lösung zu bestimmen.

Die Ph.Eur.I und II wenden die Dead-Stop-Indikation auch zur Endpunktsanzeige bei der Bestimmung des Stickstoffs in primären aromatischen Aminen an. Dabei wird die salzsaure Lösung der Analysensubstanz mit katalytisch wirksamen Bromid-Ionen versetzt und mit Natriumnitritlösung titriert. Unter Verbrauch von Nitrit-Ionen wird die primäre aromatische Amino-Gruppe diazotiert. Da vom Redoxpaar Bromid/Brom nur Bromid vorhanden ist, fließt kein Strom. Im Äquivalenzpunkt wird Bromid durch überschüssiges Nitrit zu Brom oxidiert, dessen kathodische Reduktion durch plötzlichen Stromanstieg angezeigt wird. Dieser Stromanstieg kann auch durch kathodische Reduktion der salpetrigen Säure erklärt werden.

Beispiele der Ph.Eur.I und II für die elektrometrische Endpunktsbestimmung der Karl-Fischer-Titration sind

Calcii aminosalicylas und
Noradrenalinii tartras

für die elektrometrische Indikation der Diazo-Titration

Benzocainum und
Succinylsulfathiazolum.

5. Kapitel: Optische und spektroskopische Analysenmethoden

Optische und spektroskopische Analysenverfahren sind wegen des geringen Substanzbedarfs, der oft sehr hohen Spezifität und der großen Genauigkeit in der pharmazeutischen Analytik unentbehrlich. Die wichtigsten Verfahren und ihre Anwendung sind in nachfolgender Tab. 14 zusammengestellt.

Die Tab. zeigt die zunehmende Anwendung spektroskopischer Verfahren. So sind gegenüber dem DAB 7 im 2. Nachtr. bzw. der Ph.Eur.I und II die Flammenphotometrie und Infrarot-Absorptionsspektroskopie als neue Verfahren aufgenommen worden. Arzneibücher wie die USP XIX und die Ph.Eur.III wenden mit der quantitativen Infrarot-Absorptionsspektrometrie und der Atomabsorptionsspektrometrie zwei weitere spektroskopische Verfahren an.

Im Apothekenlabor werden spektroskopische Analysenverfahren wegen des hohen Preises der benötigten Geräte nur selten durchführbar sein. Auf die pharmazeutische Forschung beschränkt blei-

Tabelle 14. Anwendung optischer und spektroskopischer Analysenverfahren

Methode	Anwendung in		
	DAB 7; 2. Nachtr.	Ph.Eur.I, II	USP XIX; Ph.Eur.III
Refraktometrie	+	+	+
Polarimetrie	+	+	+
Flammenphotometrie	−	+	+
Atomabsorptionsspektrometrie	−	−	+
Fluorimetrie	−	(+)*	+
Absorptionsspektroskopie im sichtbaren und ultravioletten Bereich	+	+	+
Infrarot-Absorptionsspektroskopie			
qualitativ	−	+	+
quantitativ	−	−	+
Massenspektrometrie und Kernresonanzspektroskopie	−	−	−

* Die Methode wird beschrieben, aber nicht angewendet.

ben wegen des besonders hohen apparativen Aufwandes vorerst die Massenspektroskopie sowie die Kernresonanzspektroskopie.

1. Refraktometrie

Zur raschen Identifizierung, Charakterisierung und Reinheitsprüfung von Flüssigkeiten und Lösungen lassen Arzneibücher die Brechzahl bestimmen. Dieser ist temperaturabhängig und nimmt bei Flüssigkeiten pro Grad Temperaturerhöhung um etwa 4 bis 5 Einheiten in der 4. Dezimale ab. Er ist weiterhin abhängig von der Wellenlänge des Lichtes und steigt normalerweise mit kürzerer Wellenlänge an. Die Brechzahl wird meist als n_D^{20} angegeben. Die Indices besagen, daß der Meßwert bei 20° C ($\pm$ 0,3° C nach DAB 7, $\pm$ 0,5° C nach Ph.Eur.I) und bei der D-Linie des Natriumlichtes von $\lambda = 589{,}3$ nm erhalten wurde.

Trifft ein Strahl monochromatischen Lichtes aus dem luftleeren Raum oder Luft (Medium A) schräg auf die Grenzschicht einer Flüssigkeit oder eines Feststoffs (Medium B), so wird er zum Einfallslot hin abgelenkt (Abb. 28). Der Einfallswinkel α ist somit größer als der Ausfallswinkel β.

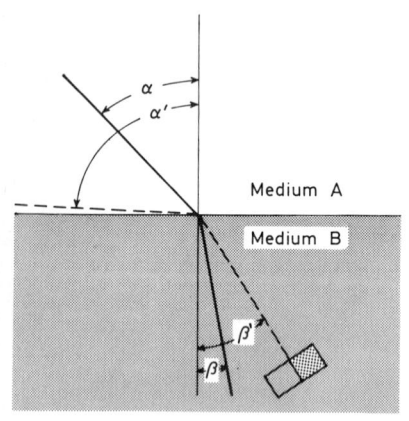

Abb. 28. Lichtbrechung an einer Grenzschicht. Erläuterung im Text.

Die Brechzahl n ist definiert als das Verhältnis der Lichtgeschwindigkeiten c_A im Vakuum und c_B im Medium B. Er wird aus dem Quotienten vom Sinus des Einfallswinkels α und Sinus des Ausfallswinkels β bestimmt:

$$n = \frac{c_A}{c_B} = \frac{\sin \alpha}{\sin \beta} \quad \text{(Gesetz von Snellius)}$$

1. Refraktometrie

Nach der Ph.Eur.I wird der Brechungsindex stets auf Luft als Medium A bezogen. Der so definierte Brechungsindex weicht aber von dem gegen einen luftleeren Raum als Medium A bestimmten Wert erst in der 4. Dezimalstelle ab, also innerhalb der Fehlergrenze der Messung nach DAB 7 und Ph.Eur.I.

Bestimmungsmethoden

Geräte zur Bestimmung der Brechzahl heißen **Refraktometer**. Sie müssen nach Ph.Eur.I eine Ablesegenauigkeit der Brechzahl von 3 Dezimalstellen erlauben, mit einem Thermometer zur Ablesung der Meßtemperatur von 20° C ($\pm$ 0,5°) versehen und thermostatisierbar sein. Diese Forderung erfüllt z. B. ein Abbe-Refraktometer, bei dem der Grenzwinkel der Totalreflexion (β' der Abb. 28) bestimmt wird. Man trägt wenige Tropfen der zu untersuchenden Lösung auf ein Meßprisma auf. Die Flüssigkeit mit der Brechzahl n ist dann nach Abb. 28 das Medium A, das Glas des Prismas mit bekannter Brechzahl N das Medium B. N ist größer als n. Brechzahlen zweier angrenzender Medien verhalten sich umgekehrt proportional wie die Sinusse der entsprechenden Brechungswinkel;

$$\frac{n}{N} = \frac{\sin \beta}{\sin \alpha} = \frac{\sin \beta'}{\sin \alpha'}$$

Fällt der in Abb. 28 gestrichelt gezeichnete Strahl streifend, also mit dem Einfallswinkel von fast 90° auf die Grenzschicht Flüssigkeit (Medium A)/Glasprisma (Medium B), dann wird er mit dem Grenzwinkel β' in das Glasprisma gelenkt. Blickt man vom rechten unteren Sektor der Abb. 28 in Richtung dieses ausfallenden, gestrichelt gezeichneten Lichtstrahls, dann beobachtet man innerhalb des Winkelbereichs β' eine Hellzone, außerhalb eine Dunkelzone mit scharfer Hell-Dunkel-Grenze. Da N bekannt und $\alpha = 90°$ ist, läßt sich nach obiger Gleichung aus dem gemessenen Grenzwinkel β' die gesuchte Brechzahl n bestimmen. Beim Abbe-Refraktometer wird trotz des zur Beleuchtung benutzten Kunst- oder Tageslichtes durch ein optisches Kompensationssystem die Brechzahl bei der Natrium-D-Linie angezeigt. Nach einem ähnlichen Prinzip ist auch das Pulfrich-Refraktometer aufgebaut.

Zur Kontrolle des Refraktometers können Flüssigkeiten mit bekannter Brechzahl wie Wasser ($n_D^{20} = 1,333$) oder 1-Bromnaphthalin ($n_D^{20} = 1,658$) verwendet werden.

Anwendung

Die Brechzahl ist eine Stoffkonstante wie der Schmelzpunkt, der Siedepunkt oder die Dichte einer Substanz. Er liegt bei Flüssigkeiten im Bereich von 1,3 bis 1,8.

Das DAB 7 gibt zur Charakterisierung von Stoffgemischen wie Ricinus-, Pfefferminz- und Olivenöl, von Lösungen wie Campherspiritus und von Reinsubstanzen wie Glycerin einen Bereich der Brechzahl an. Bei Fetten wie Schweineschmalz ist die Brechzahl bei höheren Temperaturen zu bestimmen. Auch zur Charakterisierung von Reagenzien wie Isooctan oder Acetylaceton (Ph.Eur.II) und zur Prüfung auf Reinheit (Beispiel: Dimercaprolum, Ph.Eur.I) wird die Brechzahl herangezogen.

Ein wichtiges Gebiet der Refraktometrie ist ferner die Konzentrationsbestimmung von Lösungen, da die Brechzahl mit der Konzentration ansteigt. Auch läßt sich das Mischungsverhältnis von zwei Flüssigkeiten bei unterschiedlichen Brechzahlen beider Komponenten aus der gemessenen berechnen.

2. Polarimetrie

Durchstrahlt man optisch aktive Flüssigkeiten oder Lösungen optisch aktiver Stoffe mit linear polarisiertem Licht, so wird die Schwingungsrichtung des Lichtes um den Winkel α gedreht (Abb. 29). Dieser Winkel wird als **Drehwert** oder nach der Ph.-Eur.I als **Drehungswinkel,** die Messung als Polarimetrie, das Meßgerät als Polarimeter bezeichnet. Der Drehwert ist abhängig von der Wellenlänge des verwendeten Lichtes und nimmt mit kürzerer Wellenlänge meist zu. Diese Eigenschaft nennt man Rotationsdispersion. Drehwerte werden daher mit monochromatischem Licht gemessen. Meist wird wie auch in DAB 7 und Ph.Eur.I gelbes Licht der Natrium-D-Linie von 589,3 nm verwendet. Bei aufwendigeren Geräten kann bei weiteren Wellenlängen wie den Linien einer Quecksilberlampe im sichtbaren Bereich bei 577, 546 und 436 nm sowie im ultravioletten Spektralbereich bei 365 nm gemessen werden.

Die Lichtquelle (Abb. 29) strahlt monochromatisches Licht ab. Der Polarisator, ein Nicolsches Prisma aus Kalkspat, läßt von den Lichtvektoren (a) nur eine Schwingungsrichtung durch (b). Man erhält linear polarisiertes Licht. Es durchstrahlt die Meßküvette und dann ein zweites, um die Achse des Lichtstrahls drehbar angeordnetes Nicolsches Prisma. Dieses mit einer Gradeinteilung versehene Prisma wird als Analysator bezeichnet. Durch Drehung des Analysators verändert man die Helligkeit des ausfallenden Lichtstrahls. Bei gleicher Einstellung von Polarisator und Analysator (c) wird das linear polarisierte Licht der Schwingungsrichtung b mit voller Intensität durchgelassen. Dreht man den Analysator, so wird die Lichtintensität immer mehr abgeschwächt, bis in Stellung d

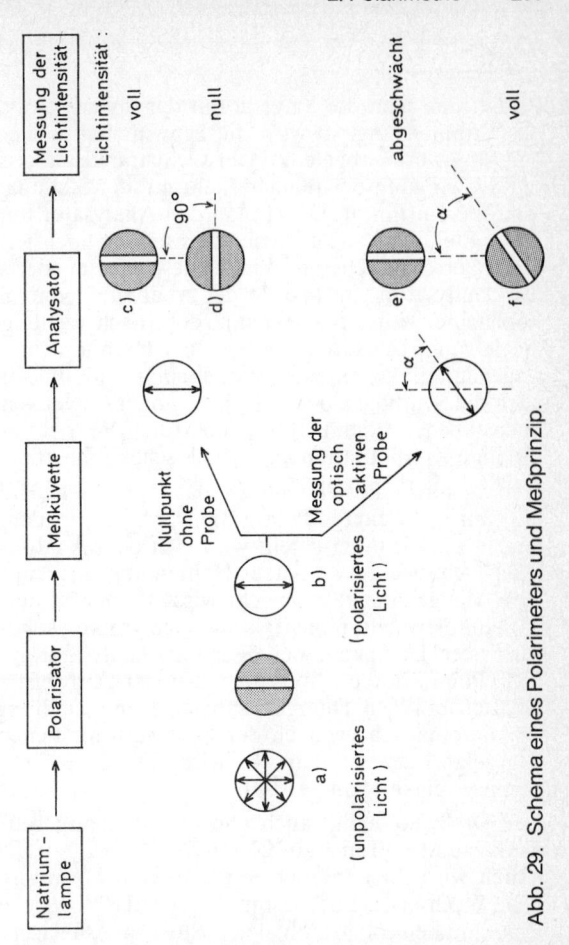

Abb. 29. Schema eines Polarimeters und Meßprinzip.

vollständige Auslöschung beobachtet wird. Hier bilden die optischen Achsen von Analysator und Polarisator einen Winkel von 90°.

Messung des Drehwerts und Versuchsauswertung

Zunächst wird der Nullpunkt des Geräts als Einstellung größter Lichtdurchlässigkeit festgelegt. Dabei wird vor der Messung von Flüssigkeiten die leere Küvette, vor der Messung von Lösungen die Küvette mit Lösungsmittel in den Lichtstrahl gebracht, wodurch Meßfehler infolge optisch aktiver Verunreinigungen des Lösungsmittels oder Ablenkungen durch die Küvettenfenster ausgeglichen werden.

Bringt man jetzt die Küvette mit der optisch aktiven Substanz in den Strahlengang, so wird die Schwingungsebene des Lichts um den Drehwert α abgelenkt. Der Lichtstrahl ist abgedunkelt, da dessen Schwingungsebene nicht mehr mit der Stellung e des Analysators übereinstimmt. Dreht man den Analysator um den Winkel α in die Stellung f, so ist wieder die Stellung höchster Lichtdurchlässigkeit erreicht. Diesen Winkel liest man an der Gradeinteilung des Analysators ab. Wurde der Analysator vom Standpunkt des Beobachters im Uhrzeigersinn, d. h. nach rechts gedreht, so war die Lösung rechtsdrehend, bei einer Drehung entgegen dem Uhrzeigersinn linksdrehend. Statt rechts- und linksdrehend werden auch die Symbole *d* oder (+) bzw. *l* oder (−) verwendet. Die Großbuchstaben D oder L geben nicht die Drehrichtung, sondern die absolute Konfiguration nach der Fischer-Projektion an.

Gebräuchliche Polarimeter wie das Lippichsche Halbschattengerät besitzen ein weiteres Polarisationsprisma, mit dem das Gesichtsfeld in zwei Hälften geteilt wird. Mit dem Analysatorprisma wird auf gleiche Helligkeit beider Hälften abgeglichen, womit eine höhere Meßgenauigkeit erreicht wird. Ferner ist der Nullpunkt bei diesen Polarimetern nicht der Bereich größter, sondern der Bereich geringster Helligkeit, bei dem das Analysatorprisma gegenüber dem Polarisator einen Winkel von 90° aufweist. Bei modernen Geräten erfolgen Helligkeitsabgleich und Drehung des Analysators automatisch, wonach der Drehwert mit Leuchtziffern digital angezeigt oder ausgedruckt wird. Diese Geräte erlauben eine Meßgenauigkeit von ± 0,001°.

Der Drehwert hängt auch von der Meßtemperatur ab, die nach DAB 7 und Ph.Eur.I auf 20° C (± 1° bzw. ± 0,5° C) konstantgehalten wird. Er ist ferner abhängig vom Lösungsmittel und kann beim Wechsel des Lösungsmittels sogar das Vorzeichen ändern. So ist Chloramphenicol in Äthanol rechts-, in Äthylacetat linksdrehend.

Der Drehwert ist proportional zur Schichtdicke der Lösung und meist auch proportional zur Konzentration. So ergibt eine Saccharoselösung der Konzentration 10,0 g/100 ml in einer 2-dm-Küvette den Drehwert von 13,34°. Dieser Drehwert verdoppelt sich bei einer Konzentration von 20,0 g/100 ml auf 26.64°. Als Stoffkonstante optisch aktiver Verbindungen wird für Lösungen die spezifische Drehung $[\alpha]_D^{20}$ nach folgender Formel berechnet:

$$[\alpha]_D^{20} = \frac{1000 \cdot \alpha}{l \cdot c}$$

α = Drehwert, gemessen bei 20° und der D-Linie des Natriumlichtes
l = Länge des Polarimeterrohres in cm
c = Konzentration der Substanz in Prozent (G/V).

Wird die Länge des Polarimeterrohres in dm angegeben, so ist in die Formel statt des Faktors 1000 der Zahlenwert 100 einzusetzen.

Die spezifische Drehung ist bei Lösungen definiert als derjenige Drehwert, den 1 g Substanz in 1 ml Lösungsmittel bei einer Schichtdicke von 1 dm ergeben würde.

Solch konzentrierte Lösungen sind aber kaum herzustellen. Man mißt daher in verdünnten Lösungen, berechnet aus dem gefundenen Drehwert α die spezifische Drehung und gibt zusätzlich das verwendete Lösungsmittel und die Konzentration an.

Bei unverdünnten Flüssigkeiten bestimmt man die spezifische Drehung aus dem Drehwert, der relativen Dichte d_{20}^{20} und der Schichtlänge l in cm:

$$[\alpha]_D^{20} = \frac{10 \cdot \alpha}{l \cdot d_{20}^{20}}$$

Gibt man die Länge l in dm an, so ist in dieser Formel der Faktor 10 durch die Zahl 1 zu ersetzen.

Für gelöste Substanzen wird die Konzentration c in Prozent (G/V) oder die Konzentration c' in Prozent (G/G) wie folgt berechnet, wobei die Schichtlänge in cm eingesetzt ist:

$$c = \frac{1000 \cdot \alpha}{l \cdot [\alpha]_D^{20}} \qquad c' = \frac{1000 \cdot \alpha}{l \cdot d_{20}^{20} \cdot [\alpha]_D^{20}}$$

Die Ablesegenauigkeit des Polarimeters muß nach Ph.Eur.I 0,02° betragen. Als Küvettenlänge werden vom DAB 7 10,0 cm, von der Ph.Eur.I normalerweise 20,0 cm vorgeschrieben.

Anwendung

Der Drehwert α oder die daraus zu berechnende spezifische Drehung $[\alpha]_D^{20}$ werden von den Arzneibüchern als Eigenschaft angegeben (Ph.Eur.I: Pilocarpinii nitras, Morphinii hydrochloricum) sowie zur Prüfung auf Identität (Ph.Eur.I: Digitoxinum, Riboflavinum) oder zur Reinheitsprüfung (Ph.Eur.II: Progesteronum, Chloramphenicolum, 2. Nachtr.: Noradrenalinhydrochlorid) herangezogen.

Mit der polarimetrischen Messung wird auch die optische Reinheit von Arzneistoffen geprüft. Dieser Nachweis ist bei synthetischen, aus optisch inaktiven Vorstufen durch Racemattrennung hergestellten optisch aktiven Arzneistoffen wichtig, da Antipoden trotz gleicher chemischer Struktur oft unterschiedliche Wirkung besitzen (Beispiele: Chloramphenicol, Methadon). Ferner erkennt man Verunreinigungen, die entweder optisch inaktiv sind oder eine von der Prüfsubstanz abweichende spezifische Drehung besitzen.

Ein weiteres Anwendungsgebiet der Polarimetrie ist die Konzentrationsbestimmung von Lösungen optisch aktiver Verbindungen wie Glucose, wobei optisch inaktive Verbindungen die Bestimmung nicht stören.

3. Grundlagen der Kolorimetrie, Photometrie und Spektroskopie (Spektrophotometrie)

3.1. Das elektromagnetische Spektrum

Man unterteilt das elektromagnetische Spektrum willkürlich in mehrere Bereiche. Die Strahlung einiger dieser Bereiche wird von Atomen und Molekülen absorbiert, wobei die Wellenlänge der absorbierten Strahlung Hinweise auf die Struktur der untersuchten Verbindung liefert.

Das elektromagnetische Spektrum umfaßt von den kurzwelligen, energiereichen Gammastrahlen bis zu den langwelligen Mikro- und Rundfunkwellen einen sehr großen Wellenlängenbereich (Abb. 30).

Sichtbares Licht von 400 bis 800 nm und Strahlung des angrenzenden Ultraviolettbereiches von etwa 150 bis 400 nm wird von den äußeren Elektronen der Moleküle und Atome absorbiert. Die Absorptionsspektroskopie in diesen Bereichen wird daher als **Elektronenspektroskopie** bezeichnet. Bei der flammenphotometrischen Bestimmung von Alkali- und Erdalkalimetallen wird die Lichtemission ebenfalls im sichtbaren und ultravioletten Spektralbereich gemessen.

An den roten Bereich des sichtbaren Lichtes schließt sich der Infrarotbereich an, dessen Ausschnitt von 2,5 bis 15 μm zur **Infrarot-Absorptionsspektroskopie** verwendet wird. Hier werden Schwingungen von Molekülen angeregt. Der Infrarotbereich erstreckt sich bis zu Wellenlängen von etwa 0,1 cm. Es schließt sich der Mikrowellenbereich bis etwa 100 cm Wellenlänge an, in dem wie auch im langwelligen Infrarotbereich Molekülrotationen ausgelöst werden. Bei Wellenlängen über 100 cm beginnt der Bereich der Radiowellen.

3. Grundlagen der Kolorimetrie, Photometrie und Spektroskopie

Wellenlänge λ:										
nm	10^8	10^7	10^6	10^5	10^4	10^3	10^2	10^1	10^0	10^{-1}
cm	10	1	10^{-1}	10^{-2}	10^{-3}	10^{-4}	10^{-5}	10^{-6}	10^{-7}	10^{-8}

Art der Strahlung:

Mikrowellen, Radiowellen
$> 10^{-1}$ cm

Infrarot : 0,8 - 1000 μm
nahes IR : 0,8 - 2,5 μm
mittleres IR : 2,5 - 50 μm
fernes IR : 50 - 1000 μm

Ultraviolett
10 - 400 nm
nahes UV: 200 - 400 nm
fernes UV: 10 - 200 nm

Röntgen-, Gammastrahlung
< 10 nm

sichtbares Licht
400 - 800 nm

Art der Anregung:

Molekülrotationen und −Schwingungen

Elektronen-übergänge in Valenzschalen

Kernnahe Elektronen-übergänge

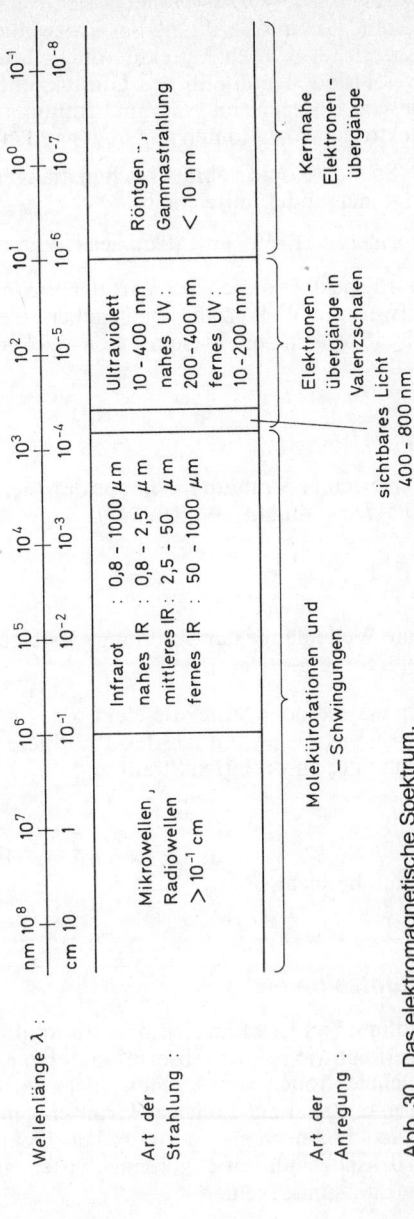

Abb. 30. Das elektromagnetische Spektrum.

Zum kurzwelligen Bereich hin erstreckt sich das Ultraviolettgebiet bis etwa 10 nm. Von der Strahlung des kurzwelligen ultravioletten Strahlungsbereiches werden Moleküle durch Spaltung kovalenter Bindungen ionisiert. Unterhalb des Ultraviolettbereiches beginnt der Bereich von Röntgen- und Gammastrahlung, in dem auch die inneren Elektronen von Atomen angeregt werden.

Die in der Spektroskopie gebräuchlichen Längeneinheiten lassen sich wie folgt ineinander umrechnen:

$$1 \text{ nm (Nanometer)} = 10^{-3} \mu\text{m (Mikrometer)} = 10^{-6} \text{ mm} = 10^{-7} \text{ cm}$$

In der Infrarotspektroskopie wird statt der Wellenlänge häufig als deren Kehrwert die Wellenzahl $\bar{\nu}$ angegeben. Der Infrarotbereich von 2,5 bis 15 μm entspricht somit den Wellenzahlen 4000 bis 667 cm^{-1}.

$$\bar{\nu} = \frac{1}{\lambda} \text{ (cm}^{-1}\text{)}$$

Die Frequenz ν einer Strahlung wird aus der Lichtgeschwindigkeit c von $3 \cdot 10^{10}$ cm s^{-1} und der Wellenlänge λ (cm^{-1}) berechnet:

$$\nu = \frac{c}{\lambda} \text{ (s}^{-1}\text{)}$$

Je kleiner die Wellenlänge der Strahlung, desto größer ist ihre Frequenz und ihre Energie.

Absorbieren Atome oder Moleküle elektromagnetische Strahlung, so gilt für den Energiegewinn ΔE des absorbierenden Stoffes und der Frequenz ν der absorbierten Strahlung:

$$\Delta E = h \cdot \nu$$

Der Faktor $h = 6{,}62 \cdot 10^{-34}$ Joule · s wird als Plancksches Wirkungsquantum bezeichnet.

3.2. Lichtemission

Die Abstrahlung von Licht im sichtbaren und ultravioletten Spektralbereich erfolgt wie bei der Absorption durch angeregte Zustände der Außenelektronen von Atomen oder Molekülen. Von Atomen erhält man dabei ein **Linienspektrum** mit meist weit auseinanderliegenden Linien monochromatischen Lichtes, von Molekülen ein **Bandenspektrum** mit eng benachbarten, als breite Banden registrierten Emissionslinien.

3. Grundlagen der Kolorimetrie, Photometrie und Spektroskopie

Lichtemission von Atomen

Die äußeren Elektronen von Atomen werden durch Zufuhr von Energie aus dem Grundzustand in energiereichere Bahnen gehoben. Diesen Vorgang bezeichnet man als Anregung. Sie erfolgt bei Alkali- und Erdalkalimetallen besonders leicht und wird hier bereits durch die thermische Energie einer Bunsenbrennerflamme ausgelöst. Aus diesem angeregten Zustand fallen die Außenelektronen rasch in den Grundzustand zurück. Die dabei freiwerdende Energie wird als monochromatisches Licht mit den für das Element charakteristischen Wellenlängen abgestrahlt. Da die Außenelektronen auf verschiedene Energieniveaus gehoben werden können, beobachtet man stets mehrere Spektrallinien, die zusammen als **Atomspektrum** bezeichnet werden. So kann ein Außenelektron des Natriumatoms im Dampfzustand aus dem Grundzustand E in den angeregten Zustand E' oder in das noch höhere Energieniveau E'' angehoben werden (Abb. 31).

Beim Zurückspringen werden die Energiedifferenzen $E'' - E^0$ und $E' - E^0$ als Strahlung frei.

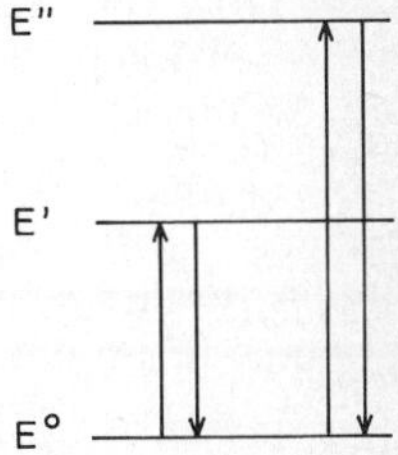

Abb. 31. Energieniveaus bei der Anregung von äußeren Elektronen der Atome.

Da die Energie der Wellenlänge umgekehrt proportional ist, ergibt im Emissionsspektrum des Natriumdampfes der Übergang $E \rightarrow E^0$ die Linie gelben Lichtes bei 589 nm, der Übergang $E'' \rightarrow E^0$ eine kurzwellige Linie im ultravioletten Spektralbereich bei 330 nm. Linien, die unter 330 nm im UV-Bereich emittiert werden, entsprechen weiteren, noch energiereicheren Übergängen.

Entsprechende Emissionslinien bei anderen Wellenlängen im sichtbaren und ultravioletten Spektralbereich werden nicht nur bei Alkali- und Erdalkalimetallen, sondern auch bei vielen Schwermetallen wie Eisen oder Mangan erhalten. Die Energiezufuhr durch die Bunsenbrennerflamme reicht hier zur thermischen Anregung nicht aus. Sie muß mit der höheren Temperatur einer Knallgasflamme oder eines elektrischen Lichtbogens zugeführt werden. Da die emittierten Linien eines Atomspektrums für das betreffende Element charakteristisch sind, erlauben sie wie bei der Spektroskopie von Alkali- und Erdalkalimetallen qualitative und darüber hinaus bei der Flammenphotometrie quantitative Aussagen.

Atomspektren werden nur von Atomen im Dampfzustand abgestrahlt. Erhitzt man feste Stoffe, so erhält man wie beim glühenden Wolframdraht einer Glühlampe wegen der zahlreichen zusätzlich angeregten Schwingungen ein kontinuierliches Spektrum ohne einzelne Spektrallinien, das sich über den sichtbaren Bereich hinaus in den Infrarot- und Ultraviolettbereich hinein erstreckt.

Lichtemission von Molekülen

Auch in Molekülen lassen sich Außenelektronen wie freie Elektronenpaare oder Bindungselektronenpaare auf ein höheres Energieniveau anheben. Die dazu benötigte Energie kann durch Absorption von Strahlung aufgenommen werden. Die meisten Verbindungen geben die aufgenommene Energie rasch durch Zusammenstöße mit Nachbar- oder Lösungsmittelmolekülen als Wärme wieder ab. Manche Moleküle geben aber nur einen Teil als Wärme ab, die restliche Energie wird als Strahlung emittiert.

Die Abstrahlung (Emission) von Licht nach vorheriger Bestrahlung (Absorption) wird als **Lumineszenz** bezeichnet, wobei weiter zwischen **Fluoreszenz** und **Phosphoreszenz** nach der Abklingzeit der Strahlung unterschieden wird.

Bei der Fluoreszenz laufen Anregung und Abstrahlung in der Zeitspanne von 10^{-8} bis 10^{-4} Sekunden ab. Bei der Phosphoreszenz ist die Abstrahlung verzögert. Die Lumineszenz von Lösungen bei Raumtemperatur ist stets eine Fluoreszenz.

Das abgestrahlte Licht ist bei Lösungen fluoreszierender Stoffe stets energieärmer und damit langwelliger als die Erregungsstrahlung. Bei der Anregung der Elektronen von Molekülen werden Schwingungen und Rotationen des Molekülgerüstes zusätzlich angeregt. Aus den dicht beieinander liegenden Energieniveaus der Anregungszustände wird die Energie wieder abgestrahlt. Man erhält daher meist breite Emissionsbanden, die aus den eng beieinander liegenden und vom Meßgerät nicht aufgelösten Linien bestehen.

Fluoreszenz von Arzneistoffen

Auch zahlreiche Arzneistoffmoleküle mit konjugierten Doppelbindungen, elektronenliefernden Gruppen und einem starren Grundgerüst fluoreszieren. Dazu gehören Chininsulfat und Riboflavin, die noch in hohen Verdünnungen starke Fluoreszenz zeigen. Weitere Arzneistoffe wie Thiaminhydrochlorid werden durch chemische Reaktionen in fluoreszierende Verbindungen übergeführt.

Die Fluoreszenz wird als qualitative Methode zur Prüfung auf Identität (Beispiele der Ph.Eur.I: Chininii chloridum, Ergotaminii tartras) oder zum Nachweis auf Dünnschichtchromatogrammen (Beispiel der Ph.Eur.II: Aethinyloestradiolum) herangezogen. Man strahlt ultraviolettes Licht der Wellenlänge von 365 nm ein, wodurch die Anregung der Elektronensysteme erfolgt.

Das Fluoreszenzlicht wird dabei vorwiegend im sichtbaren Bereich abgestrahlt.

Die quantitative Messung des Fluoreszenzlichtes ist eines der empfindlichsten Verfahren zur Gehaltsbestimmung. Sie wird von der USP XIX zur Bestimmung von Arzneistoffen wie Riboflavin in Arzneizubereitungen angewendet. Bei der Bestimmung von Riboflavin wird Erregerlicht der Wellenlänge 440 nm eingestrahlt und Fluoreszenzlicht der Wellenlänge 565 nm gemessen. Der Meßbereich liegt bei 1 µg/ml. Das DAB 7 läßt Aneurin in Tabletten, nach Oxidation zu einem fluoreszierenden Derivat, fluorimetrisch bestimmen.

3.3. Lichtabsorption

Atome und Moleküle absorbieren Strahlung solcher Wellenlängenbereiche, deren Energie mit den Energiedifferenzen zwischen Grund- und angeregtem Zustand im Atom oder Molekül übereinstimmt. Atome absorbieren Linien monochromatischen Lichtes, wodurch man ein **Linienspektrum** erhält. Moleküle ergeben bei der Lichtabsorption ein **Bandenspektrum** mit eng benachbarten und daher als Banden registrierten Linien.

Lichtabsorption von Atomen

Atome absorbieren Strahlung bei den gleichen Wellenlängen, die sie bei thermischer Anregung selbst ausstrahlen. Diese Erscheinung wird als **Resonanzabsorption** bezeichnet. So absorbiert Natriumdampf bei Durchstrahlung mit weißem Licht im sichtbaren Bereich bei 589 nm, also bei der Wellenlänge der entsprechenden Emissionslinie. Zerlegt man das durchfallende Licht mit einem Prisma, so beobachtet man im gelben Bereich des Spektrums eine dunkle Linie. Bei der Emissionsspektroskopie hätte man an der gleichen Stelle auf dunklem Grund eine gelbe Linie beobachtet. Auch die Fraunhoferschen Linien des Sonnenspektrums sind ein bekanntes Beispiel für solche Absorptionslinien. Sie werden von Atomen der Gashülle der Sonne aus dem weißen Sonnenlicht durch Resonanzabsorption herausgefiltert. Die Resonanzabsorption ist Grundlage der Atomabsorptionsspektrometrie, einer modernen Methode zur Bestimmung von Metallen und Halbmetallen.

Bei der Lichtabsorption von Atomen im sichtbaren und ultravioletten Spektralbereich werden ausschließlich Elektronen äußerer Bahnen angeregt. Innenelektronen werden erst durch sehr energiereiche Strahlung wie von schnellen Elektronen oder Röntgenstrahlung auf höhere Energieniveaus angehoben. Beim Zurückspringen dieser Innenelektronen wird Röntgenstrahlung frei.

Lichtabsorption von Molekülen

Auch Moleküle absorbieren Strahlung, wenn die Strahlungsenergie gleich der Energiedifferenz zwischen Grundzustand und einem angeregten Zustand des Moleküls ist. Die absorbierte Strahlung löst folgende Wirkungen aus:

Rotation des Moleküls um seinen Schwerpunkt,
Anregung von Schwingungen innerhalb des Moleküls,
Anhebung von Bindungs- oder Außenelektronenpaaren auf höhere Energieniveaus,
Spaltung von Bindungen und Ionisation.

Diese Vorgänge benötigen unterschiedliche Energien.

Die geringe Strahlungsenergie von **Mikrowellen** reicht zur Anregung von Rotationen des Moleküls um seinen Schwerpunkt aus. Durch die kurzwelligere und daher energiereichere **Infrarotstrahlung** werden Molekülschwingungen und zusätzlich mit jeder einzelnen Schwingung auch Rotationen des Moleküls mit angeregt. Eine Absorptionslinie der Schwingung ist also durch die gleichzeitige Auslösung von Rotationen in mehrere Linien aufgespalten, die vom Spektrometer meist nicht mehr aufgelöst werden. Man erhält im Infrarotbereich somit ein Bandenspektrum.

Die noch größere Strahlungsenergie im **sichtbaren** und **ultravioletten** Bereich führt zur Anregung von Bindungselektronen und freien Elektronenpaaren („Elektronenspektrum") und zusätzlich zu Gerüstschwingungen und Rotationen. In diesem Bereich werden daher Absorptionsspektren mit noch stärker als beim Infrarotspektrum verbreiterten Banden erhalten. Strahlungsenergie des **kurzwelligen Ultraviolettlichtes** sowie von **Röntgen- und Gammastrahlung** führt schließlich durch Spaltung des Molekülverbandes zur Ionisation.

Die Anregung von Rotationen, Schwingungen und äußeren Elektronen ist in Abb. 32 stark vereinfacht dargestellt. Mikrowellen liefern die Energie für den Übergang aus dem Grundzustand (E^0) in den angeregten Zustand der Rotation ($E^0 + R$). Durch Infrarotlicht wird zusätzlich zur Schwingung S die Rotation ($S + R$) angeregt. Durch sichtbares und ultraviolettes Licht können Elektronen (E'),

3. Grundlagen der Kolorimetrie, Photometrie und Spektroskopie

Elektronen und Rotationen ($E' + R$), Elektronen und Schwingung ($E' + S$) sowie Elektronen, Schwingung und Rotation ($E' + S + R$) angeregt werden. Da es mehrere Energieniveaus für Rotation, Schwingung und Elektronenanregung gibt, werden besonders bei Elektronenspektren breite Absorptionsbanden erhalten.

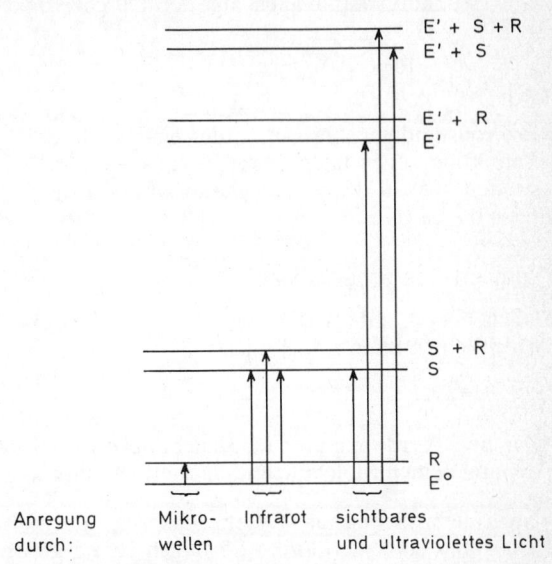

Abb. 32. Schematische Darstellung der Energieniveaus für Rotation (R), Schwingung (S) und Elektronenübergang (E').

3.4. Gesetz der Lichtabsorption

Eine Lösung wird von monochromatischem Licht durchstrahlt. Dabei verringert sich die Intensität I_0 des eingestrahlten Lichtes auf den Wert I. Die Differenz $I_0 - I$ wurde von der Lösung absorbiert. Die **Durchlässigkeit** D, häufig auch als **Transmission** bezeichnet, gibt das Intensitätsverhältnis von durchgelassenem zu eingestrahltem Licht in Prozent an:

$$D = \frac{I}{I_0} \cdot 100 \, (\%)$$

Bei vollständiger Absorption des eingestrahlten Lichtes ($I = 0$) beträgt die Durchlässigkeit 0%.

Die wichtigste Meßgröße für quantitative Bestimmungen ist die **Extinktion** E. Sie wird definiert als dekadischer Logarithmus des

Intensitätsverhältnisses von eingestrahltem zu durchgelassenem Licht:

$$E = \log \frac{I_0}{I}$$

Die Extinktion kann auch aus der Durchlässigkeit D berechnet werden:

$$E = \log \frac{100}{D} .$$

Bei vollständiger Absorption des eingestrahlten Lichtes strebt die Extinktion gegen unendlich, bei vollständiger Durchlässigkeit hat sie den Wert 0. Besonders genau läßt sich die Extinktion im Bereich 0,2 bis 0,75 messen.

Lambert-Beersches Gesetz

Nach dem Lambertschen Gesetz ist die Extinktion proportional zur durchstrahlten Schichtdicke:

$$E = k \cdot d$$

Bei einer Verdoppelung der Schichtdicke verdoppelt sich die Zahl der angeregten Moleküle und damit die Extinktion.

Nach dem Beerschen Gesetz, das nur für monochromatisches Licht und stark verdünnte Lösungen streng gültig ist, ist die Extinktion E der Konzentration proportional:

$$E = k' \cdot c$$

Bei doppelter Konzentration verdoppelt sich auch die Zahl der im Lichtstrahl befindlichen Moleküle und damit die Extinktion. Diese Beziehung ist in Abb. 33 anhand einer Eichkurve schematisch dargestellt. Das Maximum der Extinktionskurve, gegen die Konzentration c aufgetragen, gibt im Bereich der Meßpunkte eine Gerade.

Beide Beziehungen werden zum Lambert-Beerschen Gesetz zusammengefaßt, wonach die Extinktion proportional zur Konzentration und Schichtdicke ist.

$$E = \varepsilon \cdot c \cdot d$$

E = Extinktion (dimensionslos)
ε = molarer Extinktionskoeffizient (l mol^{-1} cm^{-1})
c = Konzentration der Probe (mol · l^{-1})
d = Schichtdicke der Probe (cm).

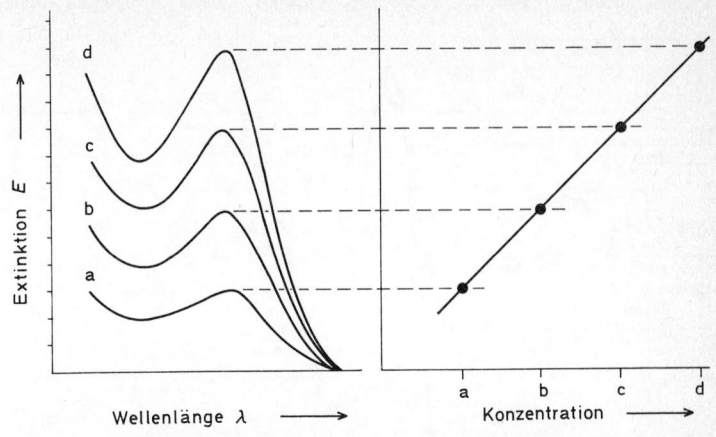

3. Grundlagen der Kolorimetrie, Photometrie und Spektroskopie

Abb. 33. Beersches Gesetz. Die Extinktionen im Maximum der vier Extinktionskurven sind gegen die Konzentrationen aufgetragen.

Nach dem Lambert-Beerschen Gesetz läßt sich also bei bekanntem Extinktionskoeffizienten aus der Schichtdicke und der Extinktion die Konzentration berechnen. Der **molare Extinktionskoeffizient** bei gegebener Wellenlänge und Lösungsmittel ist für die jeweilige Substanz eine Stoffkonstante und entspricht der Extinktion einer einmolaren Lösung bei der Schichtdicke von 1 cm ($c=d=1$).

Das DAB 7 und die Ph.Eur.I verwenden statt des molaren Extinktionskoeffizienten ε die **spezifische Extinktion** $E_{1\,cm}^{1\%}$. Dieser Wert gibt die Extinktion einer 1%igen Lösung (G/V) bei der Schichtdicke 1 cm an.

$$E = E_{1\,cm}^{1\%} \cdot c \cdot d$$

$E_{1\,cm}^{1\%}$ = spezifische Extinktion (ml g^{-1} cm^{-1})
c = Konzentration der gelösten Substanz (g/100 ml Lösung)
d = Schichtdicke (cm)

Die Verwendung von $E_{1\,cm}^{1\%}$ ist zur Konzentrationsberechnung bequemer als die Verwendung von ε, da die Konzentration statt in mol · l^{-1} direkt in Prozent erhalten wird.

Beide Extinktionskoeffizienten lassen sich ineinander umrechnen:

$$E_{1\,cm}^{1\%} = \frac{10 \cdot \varepsilon}{\text{molare Masse}}$$

Extinktionskurve

Die Extinktion einer Substanz ist abhängig von der Wellenlänge. Trägt man graphisch die Extinktion E als Funktion der einge-

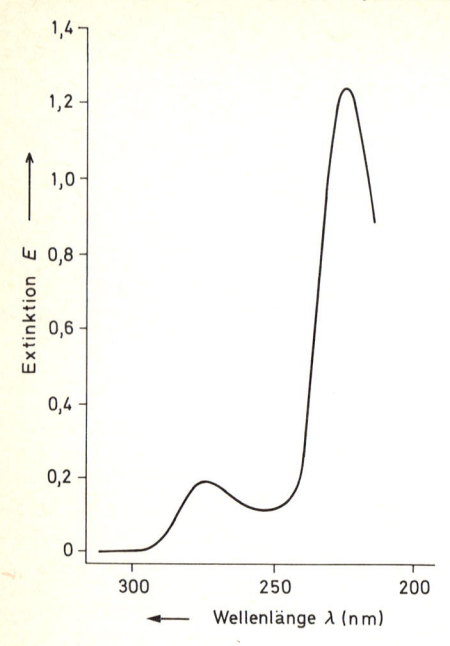

272   5. Optische und spektroskopische Analysenmethoden

Abb. 34. Absorptionsspektrum von Acetylsalicylsäure im UV-Bereich, $c = 2{,}87 \cdot 10^{-3}$ g/100 ml Äthanol, $d = 1$ cm.

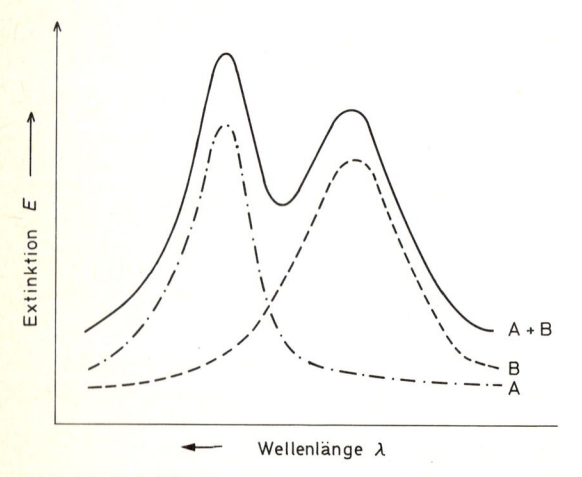

Abb. 35. Extinktionskurve einer Mischung der Komponenten A + B (———) sowie Extinktionskurven von A (·—·—·—) und B (– – – – –). A und B liegen in der gleichen Konzentration wie in der Mischung vor.

strahlten Wellenlänge auf, so erhält man die **Extinktionskurve**. Die Extinktionskurve eines Spektralbereichs wird als **Absorptionsspektrum** bezeichnet. Als Beispiel ist in Abb. 34 das Absorptionsspektrum einer äthanolischen Lösung von Acetylsalicylsäure im UV-Bereich abgebildet. Die Substanz absorbiert unterhalb 350 nm, der Meßbereich des verwendeten Spektralphotometers reicht bis 210 nm. Das Spektrum ist durch zwei Extinktionsmaxima (275 nm, $E_{1cm}^{1\%} = 68$; 229nm, $E_{1cm}^{1\%} = 437$) charakterisiert.

Die Gesamtextinktion einer Mischung mehrerer absorbierender Substanzen ist bei jeder Wellenlänge die Summe der Einzelextinktionen (Abb. 35). Dies ermöglicht die spektralphotometrische Reinheitsprüfung von Arzneistoffen sowie die Bestimmung von Mehrkomponentengemischen.

4. Kolorimetrie

Bei der Kolorimetrie wird die Lichtabsorption farbiger Lösungen visuell bestimmt. Dazu stellt man Lösungen bekannten Gehaltes in steigender Konzentration her und vergleicht deren Farbtiefe mit der Analyse. Bei gleicher Farbtiefe sind auch die Konzentrationen gleich. Man verwendet weißes Tages- oder Kunstlicht, mit dem Proben gleicher Schichtdicke durchstrahlt werden.

Die Herstellung der Vergleichslösungen ist umständlich. Bei einem verfeinerten Verfahren wird nur eine Standardlösung benötigt. Dabei verändert man die Schichtdicke der Analysen- oder Standardlösung, bis in beiden Proben gleiche Farbintensität und damit gleiche Extinktion festgestellt wird. Da sich nach dem Lambert-Beerschen Gesetz bei gleichen Extinktionen die Konzentrationen umgekehrt proportional zu den Schichtdicken verhalten, kann die Konzentration c_1 der Analysenlösung aus der Konzentration c_2 des Standards und den Schichtdicken d_1 und d_2 von Analyse und Standard berechnet werden:

$$\frac{c_1}{c_2} = \frac{d_2}{d_1}; \quad c_1 = \frac{d_2 \cdot c_2}{d_1}$$

Die Schichtdicke wird z. B. mit einem **Eintauchkolorimeter** nach Duboscq auf einfache Weise verändert. In Analysen- und Standardlösung tauchen Glasstempel ein, deren Eintauchtiefen jeweils durch Mikrometerschrauben veränderbar sind. Je tiefer die Glasstempel eintauchen, um so geringer wird die Schichtdicke als Abstand zwischen Stempel und von unten durchstrahltem Küvettenboden.

Die Genauigkeit des kolorimetrischen Verfahrens liegt bei nur etwa ± 5%, da das Auge Helligkeitsunterschiede schlecht erfaßt. Diese Genauigkeit reicht zur quantitativen Bestimmung von Arzneistoffen nicht aus. Die Arzneibücher wenden daher die Kolorimetrie nur zur Grenzprüfung auf Verunreinigungen an. So wird nach der Ph.Eur.I die Grenzkonzentration von 0,05% Salicylsäure in Acetylsalicylsäure kolorimetrisch festgelegt. Man stellt eine der Grenzkonzentration entsprechende Lösung von Salicylsäure her und fügt zur Farbentwicklung Eisen(III)-chlorid zu. Die Farbtiefe dieser Vergleichslösung wird visuell mit der Farbtiefe der ebenfalls mit Eisen(III)-chlorid versetzten Analysenlösung verglichen. Ähnliche kolorimetrische Grenzprüfungen werden bei weiteren Arzneistoffen ausgeführt. Die Ph.Eur.I läßt dazu als Farbstammlösungen die Farbtöne braun, bräunlich-gelb, gelb, grünlich-gelb und rot herstellen, aus denen durch Verdünnen die eigentlichen Vergleichslösungen erhalten werden.

Als Kolorimetrie wird in Erweiterung der vorstehenden Definition auch die Überführung farbloser Substanzen in Farbstoffe und deren photometrische Bestimmung im sichtbaren Bereich bezeichnet.

5. Photometrie

Während bei der Kolorimetrie weißes Licht für einen Farbvergleich verwendet wurde, bestimmt man bei der **Photometrie** die Durchlässigkeit der Probe mit weitgehend monochromatischem Licht. Dabei kann die Lichtintensität entweder visuell durch subjektiven Vergleich oder mit photoelektrischen Detektoren wie Photozellen, also objektiv gemessen werden. Diese Messung mit lichtelektrischen Photometern ist gegenüber dem visuellen Vergleich genauer und wird daher bei der Photometrie fast ausschließlich angewendet. Ferner können Messungen auch außerhalb des sichtbaren Bereiches im Ultraviolettbereich ausgeführt werden.

Das in Abb. 36 schematisch dargestellte **Einstrahlgerät** besteht aus einer Lichtquelle wie einer Glühlampe, einem austauschbaren Spektralfilter, der Küvette und der Photozelle mit dem Anzeigeinstrument.

Der auf die Photozelle auftreffende Lichtstrahl erzeugt einen Strom, dessen Stromstärke proportional zur Lichtintensität ist. Er wird mit einem Amperemeter angezeigt. Die Skala des Meßgerätes ist linear von 0 – 100 in % Durchlässigkeit und daneben logarithmisch in Extinktionseinheiten aufgeteilt.

Zur Messung wählt man ein Spektralfilter aus, dessen Durchlässigkeitsbereich möglichst mit dem Extinktionsmaximum der Analysensubstanz übereinstimmt. Da von einer farbigen Substanz die Komplementärfarbe absorbiert wird, muß das verwendete Filter für diese Komplementärfarbe durchlässig sein. So verwendet man bei einer blaugefärbten Lösung, die gelbes Licht absorbiert, ein Gelbfilter.

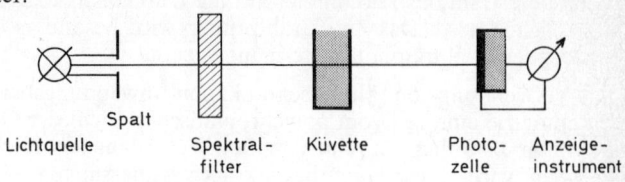

Abb. 36. Schema eines Photometers (Einstrahlgerät).

Vor der eigentlichen Extinktionsmessung wird die Küvette mit der Blindlösung, die aus dem Lösungsmittel mit allen verwendeten Reagenzien besteht, in den Strahlengang gebracht. Dann stellt man durch Veränderung der Lampenspannung, durch einen veränderlichen Spalt im Lichtweg oder durch Änderung der Verstärkung am Anzeigeinstrument eine Durchlässigkeit von 100% (Skalenteil 100 der linearen Skala) ein. Mit dieser vorbereitenden Messung werden Absorptionen durch Lösungsmittel und Reagenzien sowie die Reflexion an den Küvettenfenstern kompensiert.

Zur eigentlichen Messung wird die Analysenlösung in einer identischen Küvette in den Strahlengang gebracht, wonach an der linearen Skala des Instruments die Durchlässigkeit D oder an der logarithmisch eingeteilten Skala die Extinktion E abgelesen wird. Zur Auswertung der Messung wird das Lambert-Beersche Gesetz angewendet.

Beim **Einstrahlgerät** (Abb. 36) werden Vergleichs- und Meßlösung nacheinander im gleichen Strahlengang gemessen. Bei einem

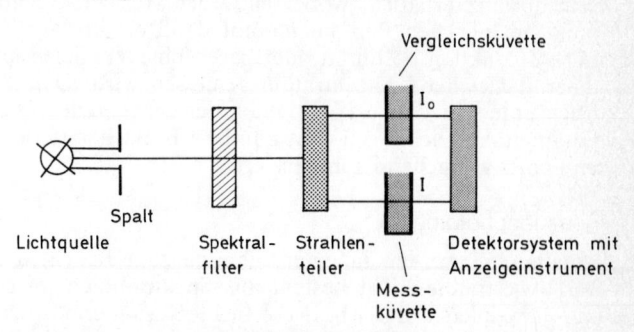

Abb. 37. Schema eines Photometers (Zweistrahlgerät).

Zweistrahlgerät (Abb. 37) ist der Lichtstrahl in **Vergleichs-** und **Meßstrahl** aufgeteilt.

Vergleichs- und Meßküvette werden entweder gleichzeitig oder nacheinander im raschen Wechsel durchstrahlt, wobei durch den Vergleichsstrahl das Photometer auf die Durchlässigkeit von 100% abgeglichen wird. Das Zweistrahlprinzip wird besonders bei registrierenden Spektralphotometern angewendet.

Die Verwendung von Filtern schränkt den Anwendungsbereich der Photometrie ein, weil vom polychromatischen Licht der Glühlampe durch das Filter ein relativ breiter Wellenlängenbereich durchgelassen wird. Dies kann bei Extinktionsmessungen zu fehlerhaften Ergebnissen führen. Streng monochromatisches Licht wird bei der Photometrie durch eine Quecksilber-Niederdrucklampe als Lichtquelle erhalten. Aus ihrem Linienspektrum wird durch Spektralfilter jeweils eine monochromatische Linie herausgefiltert. Die Messung ist jedoch auf die fünf intensivsten Linien des emittierten Lichtes bei 579, 546, 436, 405 und 365 nm beschränkt.

Vielseitiger anwendbar ist die Spektralphotometrie, bei der monochromatisches Licht jeder Wellenlänge zwischen etwa 220 bis 800 nm aus polychromatischem Licht durch Spektralzerlegung erhalten wird.

Die **Genauigkeit** der photometrischen Messung hängt von mehreren Faktoren wie vom verwendeten Gerät und von den Küvetten ab. So muß das verwendete Küvettenpaar gleiche Schichtdicke und spektrale Durchlässigkeit aufweisen.

Wird bei der photometrischen Gehaltsbestimmung die Konzentration aus der im Arzneibuch angegebenen spezifischen Extinktion $E_{1cm}^{1\%}$ berechnet, so liegt die Fehlergrenze bei etwa ± 2%.

Genauere Ergebnisse werden durch Vergleichsmessungen mit der Reinsubstanz erhalten, wobei entweder vor der Gehaltsbestimmung am gleichen Photometer mit der Reinsubstanz die spezifische Extinktion bestimmt oder gegen eine Vergleichslösung annähernd gleicher Konzentration gemessen wird. Damit sind die durch unterschiedliche Spaltbreiten der verwendeten Geräte oder die durch Abweichungen vom Lambert-Beerschen Gesetz bedingten Fehler weitgehend kompensiert.

Flammenphotometrie

Metallatome werden in einer Flamme zum Leuchten angeregt. Das abgestrahlte Licht besteht aus Spektrallinien im sichtbaren und ultravioletten Bereich. Diese Lichtemission ermöglicht z. B. bei Alkali- und Erdalkalimetallen nicht nur den qualitativen Nachweis, sondern bei der **Flammenphotometrie** zusätzlich die quantitative Bestimmung. Dazu mißt man die Lichtintensität einer Spektrallinie, die von dem zu untersuchenden Element abgestrahlt wird.

Das Flammenphotometer besteht aus dem Brenner, in dessen Flamme die Lösung eines Salzes eingesprüht wird. Nach Verdampfen des Lösungsmittels schmelzen die Salzpartikel. Durch die hohe Flammentemperatur dissoziiert ein Teil dieser Moleküle in Atome. Diese Atome emittieren ihr charakteristisches Linienspektrum, aus dem man eine Spektrallinie durch Filter oder einen Monochromator aussondert. Das Licht dieser Spektrallinie gelangt in eine Photozelle, deren Photostrom an einem Galvanometer abgelesen wird (Abb. 38).

Abb. 38. Schema eines Flammenphotometers.

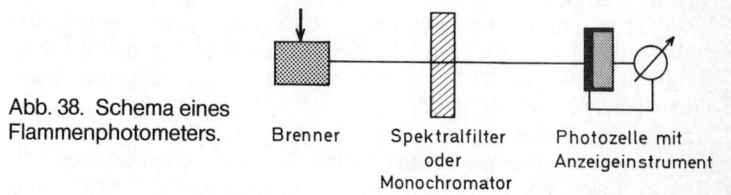

Brenner   Spektralfilter oder Monochromator   Photozelle mit Anzeigeinstrument

Die Menge des zu bestimmenden Elements ist proportional zur Lichtintensität und damit proportional zum angezeigten Photostrom. Das Flammenphotometer wird vor jeder Messung mit Lösungen bekannten Gehaltes geeicht.

Mit steigender Temperatur der Flamme nimmt auch die Intensität der Lichtemission zu. Je heißer die Flamme, desto empfindlicher wird demnach die Messung. Die stöchiometrische Mischung aus Wasserstoff und Luft ergibt eine Flammentemperatur von etwa 2000° C, aus Acetylen und Luft 2300° C. Höhere Flammentemperaturen sind mit reinem Sauerstoff anstelle von Luft zu erhalten (H_2/O_2: 2600° C, Acetylen/O_2: 3100° C). Bei diesen Temperaturen erreicht man extrem niedrige Nachweisgrenzen, die für Natrium bei 0,0005 µg/ml liegen. Die Flammenphotometrie zählt damit nicht nur zu den schnellsten, sondern auch empfindlichsten Analysenverfahren für Elemente.

Anwendungsbeispiele. Neben Natrium und Kalium lassen sich mindestens 20 weitere Elemente mit hoher Empfindlichkeit flammenphotometrisch bestimmen. Als Beispiel wird die Bestimmung von Kalium nach Ph.Eur.I in Natriumchlorid, das zur parenteralen Anwendung bestimmt ist, erläutert.

Man löst 1,00 g der Analysensubstanz in Wasser zu 100,0 ml. Diese Prüflösung darf nach Ph.Eur.I nicht mehr als 0,1%, also höchstens

10 µg Kalium pro ml enthalten. Vor der eigentlichen Messung eicht man das Gerät mit Standardlösungen von Kaliumsalzen. Aus den Lichtintensitäten der emittierten roten Kaliumlinie bei 768 nm und den bekannten Konzentrationen wird die Eichkurve aufgestellt. Nachdem die Prüflösung gemessen wurde, ermittelt man aus der Eichkurve graphisch die gesuchte Kaliumionenkonzentration und prüft diese durch flammenphotometrische Messung einer Standardlösung nach, deren Konzentration gleich der gefundenen Konzentration der Prüflösung ist.

Entsprechend wird nach der Ph.Eur.I auch Natrium in Kaliumchlorid bei 589 nm sowie nach der Ph.Eur.II Calcium in Adsorbat-Impfstoffen bei 620 nm bestimmt.

Bei der Flammenphotometrie sind zahlreiche systematische Fehler, etwa durch unterschiedliche Viskosität von Standard- und Analysenlösung oder durch störende Verunreinigungen in der Analyse möglich. Diese werden durch Verwendung eines inneren Standards weitgehend vermieden. Dazu bereitet man mehrere Meßlösungen durch Zugabe bekannter Mengen des zu bestimmenden Elements zur Analysenlösung, mißt flammenphotometrisch die Lichtemission einer Spektrallinie des Elements und erhält durch graphische Auswertung seine ursprüngliche Konzentration.

6. Absorptionsspektroskopie im ultravioletten und sichtbaren Bereich

6.1. Molekülanregung

Moleküle absorbieren immer dann elektromagnetische Strahlung, wenn die Frequenz dieser Strahlung ihrer Schwingungsfrequenz gleich ist. Bindungselektronen und nicht bindende Elektronen werden in einem Frequenzbereich angeregt, der ultraviolettem und sichtbarem Licht entspricht. Absorptionsspektren dieses Bereichs von etwa 220 bis 800 nm werden daher als Elektronenspektren bezeichnet. Ein UV-Spektrum umfaßt den ultravioletten Teilbereich, ein VIS-Spektrum (VIS = visible) den Abschnitt im sichtbaren Bereich.

σ-**Elektronen,** wie sie in C–C-Einfachbindungen vorliegen, werden erst von sehr kurzwelliger Ultraviolettstrahlung unterhalb 150 nm angeregt und absorbieren damit außerhalb des Meßbereichs der Elektronenspektroskopie. Moleküle, die wie Kohlenwasserstoffe nur σ-Bindungen enthalten, eignen sich daher als Lösungsmittel für die Messungen.

Gesättigte Verbindungen mit Heteroatomen wie O, N oder Halogen enthalten freie **n-Elektronenpaare**. Diese absorbieren bei längeren Wellenlängen als σ-Elektronen der aliphatischen Kohlenwasserstoffe. Dabei findet der Übergang eines n-Elektrons in den angeregten σ*-Zustand („σ-Stern") statt (n → σ*-Übergang). Die in Klammern angegebenen langwelligsten Absorptionsmaxima der nachstehend aufgeführten Verbindungen liegen bis auf Methyljodid, bei dem die n-Elektronen wegen des großen Atomradius des Jods weniger fest gebunden und daher leichter anregbar sind, ebenfalls außerhalb des Meßbereiches der Elektronenspektroskopie.

$H - \bar{\underline{O}} - H$ (167 nm), $R - \bar{\underline{O}} - H$ (185 nm), $R - \bar{\underline{O}} - R$ (185 nm),

$R - \bar{N}H_2$ (195 nm), $CH_3 - \underline{\overline{Br}}|$ (203 nm), $CH_3 - \underline{\bar{J}}|$ (263 nm).

Verbindungen mit Absorptionsmaxima unterhalb von 200 nm wie Alkohole oder Wasser sind ebenfalls als Lösungsmittel für die Elektronenspektroskopie verwendbar.

π-Elektronen liegen in C–C-Mehrfachbindungen von Alkenen und Alkinen vor. Sind mehrere solcher Bindungen wie im Benzol konjugiert, dann absorbieren die π-Elektronen im ultravioletten Meßbereich. Sie gehen hierbei in den angeregten π*-Zustand („π-Stern") über. Man bezeichnet diese Anregung daher als π → π*-Übergang. Sie ist bei den meisten Arzneistoffen Ursache der Lichtabsorption im ultravioletten Spektralbereich. Bei Gruppen wie der Carbonyl- oder Azo-Gruppe werden neben den π-Elektronen der Doppelbindung auch n-Elektronen der freien Elektronenpaare angeregt.

$>C = \bar{\underline{O}}$ $-\bar{N} = \bar{N}-$

Verbindungen mit diesen Gruppen können daher zwei Absorptionsmaxima aufweisen.

Chromophore

Den im ultravioletten oder sichtbaren Bereich absorbierenden Teil des Moleküls bezeichnet man als **Chromophor**. In einem Molekül können mehrere Chromophore enthalten sein. Sind diese durch mindestens zwei gesättigte Kohlenstoffatome voneinander getrennt, so ist keine Konjugation zwischen den chromophoren Gruppen möglich. Die Extinktionskurve dieser Verbindung ist dann aus den Extinktionskurven der chromophoren Gruppen additiv zusammengesetzt.

Stehen dagegen mehrere chromophore Gruppen miteinander in Konjugation, so erhält man ein von den Absorptionen der einzelnen Gruppen völlig unterschiedliches Absorptionsspektrum. Durch die Konjugation ist ein neuer Chromophor entstanden. Die zur Elektronenanregung benötigte Energie ist verringert und die Lichtabsorption zum langwelligen Bereich hin verschoben. Ist die Anzahl solcher konjugierter Gruppen groß genug, dann absorbiert die Verbindung im sichtbaren Bereich und ist farbig. So besteht der typische Chromophor von Azofarbstoffen aus zwei Benzolringen, die über eine Azogruppierung in Konjugation stehen.

6.2. Molekülstruktur und absorbiertes Licht

Doppelbindungen

Eine isolierte Doppelbindung wie im Äthylen absorbiert bei 185 nm, also außerhalb des üblichen Meßbereichs der Elektronenspektroskopie. Zwei konjugierte Doppelbindungen ergeben einen Chromophor, der wie im Butadien bei 217 nm absorbiert. Die Wellenlänge des Absorptionsmaximums und der molare Extinktionskoeffizient steigen mit zunehmender Zahl der konjugierten Doppelbindungen weiter an. Beispiele sind die Werte der Tab. 15 für eine Verbindungsreihe der Struktur $CH_3-(CH=CH)_n-CH_3$ mit $n = 3 - 6$.

Tabelle 15. Langwelliges Maximum und molarer Extinktionskoeffizient ε von Polyenen der Struktur $CH_3 - (CH = CH)_n - CH_3$

n	λ_{max} (nm)	ε
3	275	30 000
4	310	76 500
5	342	122 000
6	380	147 000

Auch Vitamin-A-Alkohol (Retinol) und β-Carotin sind Polyene mit einem Chromophor aus 5 bzw. 11 konjugierten Doppelbindungen. Retinol absorbiert bei 325 nm im Ultraviolettbereich, β-Carotin absorbiert blaues Licht bei 451 nm und ist orange gefärbt. Orange ist die Komplementärfarbe von Blau.

Aromaten

Aromaten absorbieren im ultravioletten Spektralbereich. Beim Benzol liegt die Bande größter Wellenlänge bei etwa 255 nm. Auch Acetylsalicylsäure (Abb. 34) absorbiert in diesem Bereich. Befinden sich am Benzolring Gruppen mit einsamen Elektronenpaaren, so wird das Maximum wie beim Phenol (270 nm) oder Anilin (280 nm) in den langwelligen Bereich verschoben („Rotverschiebung"). Ebenso wirkt sich die Konjugation mit weiteren Doppelbindungen wie in den polycyclischen Aromaten Naphthalin und Anthracen oder bei Styrol- und Stilben-Derivaten aus. Disubstituierte Benzol-Derivate mit paraständigen Gruppen entgegengesetzten elektronischen Effekts wie 4-Nitrophenol oder 4-Nitroanilin zeigen eine besonders starke Rotverschiebung, da der Chromophor des Benzolringes durch die elektronenliefernde Amino- oder Hydroxy-Gruppe und die elektronenziehende Nitro-Gruppe erweitert wurde.

Carbonyl-Gruppen

Bei Carbonyl-Gruppen von Aldehyden und Ketonen können sowohl der n → π^*- als auch der π → π^*-Übergang angeregt werden. Man beobachtet bei gesättigten Verbindungen eine wenig intensive Absorptionsbande des n → π^*-Überganges im Bereich von 275–295 nm, die bei α,β-ungesättigten Carbonylverbindungen in den Bereich von 300 bis 350 nm langwellig verschoben ist. Der π → π^*-Übergang wird bei gesättigten Carbonylverbindungen unterhalb 200 nm, bei α,β-ungesättigten Carbonylverbindungen oberhalb 220 nm angeregt. Das Absorptionsmaximum des π → π^*-Überganges für das α,β-ungesättigte Keton Testosteronpropionat liegt beispielsweise in Äthanol bei 241 nm mit einer spezifischen Extinktion $E_{1\,cm}^{1\%}$ von 485.

Auxochrome

Auxochrome Gruppen enthalten freie Elektronenpaare, die sich an der Mesomerie des Chromophors beteiligen. Dazu gehören Substituenten wie $-OH$, $-NH_2$, $-NHR$ und $-NR_2$. Sie erweitern das chromophore System und verschieben das Absorptionsmaximum nach größeren Wellenlängen.

Die nachfolgende Tab. 16 gibt am Beispiel von Stilben- und Azobenzolderivaten (X = $-CH=CH-$ bzw. $-N=N-$) eine Übersicht über die Rotverschiebung durch die Auxochrome $-OH$ und $-N(CH_3)_2$.

Besonders die Dimethylamino-Gruppe als Auxochrom hat eine Rotverschiebung um etwa 100 nm zur Folge. Sehr stark ist diese Verschiebung bei den beiden disubstituierten Verbindungen der Tab. 16. Wie bei Benzol-Derivaten ist die Nitro-Gruppe als Elektronenakzeptor an mesomeren Grenzstrukturen beteiligt und verschiebt durch Delokalisierung der Ladungen das Absorptionsmaximum zu größeren Wellenlängen.

5. Optische und spektroskopische Analysenmethoden

Tabelle 16. Absorptionsmaxima von Stilben- und Azobenzolderivaten

R^1—⟨_⟩—X—⟨_⟩—R^2

R^1	R^2	λ_{max} (nm)	
		X = –CH=CH–	X = –N=N–
H	H	305	318
OH	H	316	348
$N(CH_3)_2$	H	332	410
$N(CH_3)_2$	NO_2	425	478

Extinktionskoeffizienten. Die Extinktionskoeffizienten chromophorer Gruppen sind sehr unterschiedlich. So ergibt der n → π^*-Übergang einer Carbonylgruppe wie in aliphatischen Ketonen ein ε von etwa 20 bis 50, der n → σ^*-Übergang eines freien Elektrons am Jodatom von Alkyljodiden ein ε von etwa 500 und der $\pi \rightarrow \pi^*$-Übergang bei Doppel- und Dreifachbindungen ein ε der Größenordnung von 10^4. Bei Molekülen mit isolierten Chromophoren setzt sich der molare Extinktionskoeffizient bei einer Wellenlänge additiv aus den Extinktionskoeffizienten der einzelnen chromophoren Gruppen zusammen.

6.3. Spektralphotometer

Ein **Spektralphotometer** unterscheidet sich von Photometern (Abb. 37 und 38) durch die Verwendung eines **Monochromators** anstelle des Farbfilters, wodurch im gesamten Meßbereich von etwa 220 bis 800 nm monochromatisches Licht der gewünschten Wellenlänge erhalten wird. Wie bei Photometern gibt es Einstrahl- und Zweistrahlgeräte. Mit einem Zweistrahlgerät ist die Extinktionskurve der Abb. 35 registriert worden.

Das monochromatische Licht wird aus polychromatischer Strahlung durch spektrale Zerlegung mit einem Prisma oder Gitter erzeugt, wobei ein schmaler Wellenlängenbereich durch einen Spalt ausgeblendet wird. Das Gitter ist im Prinzip ein Spiegel mit etwa 1000 bis 2000 eingeritzten parallelen Linien pro mm. Bei Reflexion oder Durchstrahlung findet die Spektralzerlegung statt. Spektralphotometer sind mit UV-durchlässiger Optik ausgestattet. Sie besitzen als Strahlungsquelle für den VIS- und angrenzenden UV-Bereich eine Wolframglühlampe oder eine Halogenlampe, für den UV-Bereich eine Wasserstofflampe, die kontinuierliches Ultraviolett abstrahlt.

Die Wellenlängenskala eines Spektralphotometers wird durch Messung einer Holmiumperchloratlösung, für die in der Ph.Eur.I zahlreiche Absorptionsmaxima vom ultravioletten bis in den infraroten Bereich angegeben sind, geeicht.

Als **Lösungsmittel** für die Spektralphotometrie eignen sich alle Flüssigkeiten, die in reiner Form zu erhalten sind, im Meßbereich von 220 bis 800 nm keine oder nur geringe Eigenabsorption aufweisen und in denen die Analysensubstanzen gut löslich sind. Verwendet werden besonders Wasser, Äthanol, Methanol, Chloroform, Cyclohexan und Hexan.

Die Lage des Absorptionsmaximums ist lösungsmittelabhängig und wird mit steigender Polarität des Lösungsmittels meist zu größeren Wellenlängen hin verschoben.

6.4. Anwendungen

Strukturanalyse

Das Absorptionsspektrum einer unbekannten Verbindung gibt durch seinen Kurvenverlauf mit Anzahl, Lage und Extinktionskoeffizienten der Maxima Hinweise auf den Chromophor und dessen Substitution. Die Elektronenspektroskopie wird daher zur Strukturaufklärung besonders bei Polyenen, Polyinen, Aromaten, Heterocyclen und aliphatischen Carbonylverbindungen mit herangezogen. So sind z. B. nach empirischen Regeln bei einem α,β-ungesättigten Keton, dem Chromophor vieler Steroide, Substituenten in α- und β-Stellung zu erkennen. Entsprechende Regeln sind für α,β-ungesättigte Carbonsäuren, Ester, Nitrile und Amide aufgestellt worden.

Gehaltsbestimmung

Zur spektralphotometrischen Gehaltsbestimmung wird die **Extinktion** eines Maximums der Absorptionskurve bestimmt. Ist die Extinktion für eine Gehaltsbestimmung zu niedrig oder absorbiert die Substanz erst unterhalb von 220 nm, so ist die Substanz oft durch chemische Reaktionen in einen Farbstoff umzuwandeln, dessen Extinktion im sichtbaren Bereich bestimmt wird („Kolorimetrie"). Obwohl bei allen Gehaltsbestimmungen die Extinktion gemessen wird, ist die Auswertung der Versuche sehr unterschiedlich. Nachfolgend sind Beispiele für die Auswertung nach dem DAB 7 und der Ph.Eur. angeführt.

a) Über die **spezifische Extinktion** $E_{1\,cm}^{1\%}$. Nach dem Lambert-Beerschen Gesetz wird aus der Extinktion E, der Schichtdicke d und der angegebenen spezifischen Extinktion die Konzentration c_i für den Stoff i bestimmt:

$$c_i = \frac{E}{d \cdot E \vert_{1cm}^{1\%}}$$

So läßt die Ph.Eur.II Östron durch Extinktionsmessung der farblosen Verbindung im Ultraviolettbereich bei 280 nm bestimmen. Für diese Wellenlänge ist ein Zahlenwert der spezifischen Extinktion von 80 angegeben. Chromophor des Östrons ist der Aromat, wobei das Absorptionsmaximum durch die Hydroxy-Gruppe langwellig verschoben ist. Beispiel für die Gehaltsbestimmung einer farbigen Substanz ist Riboflavin, dessen Extinktion im sichtbaren Spektralbereich gemessen wird. $E\vert_{1cm}^{1\%}$ wird von der Ph.Eur.I bei 444 nm mit 323 angegeben.

b) Über die **Messung der spezifischen Extinktion** mit Standardsubstanzen. Bei den nicht genau reproduzierbaren Farbreaktionen werden von der Ph.Eur. keine spezifischen Extinktionen angegeben. Diese werden unter gleichen Bedingungen wie bei der Analyse bestimmt. Dazu führt man mit der Standardsubstanz (CRS, Chemische Referenz-Substanz) die Farbreaktion durch und mißt für Standard- und Analysensubstanz die Extinktionen bei der angegebenen Wellenlänge. Aus der bekannten Konzentration der Standardsubstanz wird nach dem Lambert-Beerschen Gesetz die spezifische Extinktion $E\vert_{1cm}^{1\%}$ und dann wie nach a aus der Extinktion der Analysensubstanz deren Konzentration berechnet. Durch diese Vergleichsmessung sind systematische Fehler bei kolorimetrischen Konventionsmethoden weitgehend vermeidbar. Beispiele sind die Bestimmung von Ergometrinii maleas nach der van Urk-Reaktion mit Dimethylaminobenzaldehyd oder von Corticoiden wie Betamethasonum mit Triphenyltetrazoliumchlorid.

c) Über eine **Eichkurve**. Dieses Verfahren wendet das DAB 7 bei der kolorimetrischen Bestimmung von Pyridoxinhydrochlorid in Tabletten an. Hier wird die farblose Substanz durch Umsetzung mit 2,6-Dichlorchinon-chlorimid in einen blauen Indophenolfarbstoff übergeführt, dessen Extinktion bei 620 nm bestimmt wird. Wie nach Methode b stellt man sich Stammlösungen der Reinsubstanz her und mißt deren Extinktionen. Anstelle einer Berechnung der spezifischen Extinktion wie in der Ph.Eur.I trägt man die Meßwerte in einem Diagramm gegen die bekannte Konzentration der Reinsubstanz auf, verbindet die Punkte und erhält die Eichkurve. Dann wird die Extinktion der Analysensubstanz unter gleichen Bedingungen gemessen und ihre Konzentration graphisch aus der Eichkurve ermittelt.

Auf ähnliche Weise wird Zink im Insulin bestimmt (USP XIX), wobei die Extinktion des Dithizonkomplexes bei 530 nm gemessen wird.

6. Absorptionsspektroskopie im ultravioletten Bereich

d) Über die **Angabe von Grenzen der Extinktion** oder der spezifischen Extinktion. Diese Methode ist prinzipiell eine Konzentrationsbestimmung wie bei **a**, es wird lediglich auf die Berechnung der Konzentration verzichtet. Entweder muß die gemessene Extinktion in einem angegebenen Intervall liegen (Beispiel: Drogen mit 1,8-Dihydroxyanthrachinon-Derivaten wie Aloe nach DAB 7) oder es wird aus der Extinktion die spezifische Extinktion $E\,|^{\%}_{cm}$ berechnet. Diese muß ebenfalls in einem angegebenen Bereich liegen. Beispiel für die zweite Variante ist die Gehaltsbestimmung von g-Strophanthin nach DAB 7.

e) Durch **Extinktionsmessung bei mehreren Wellenlängen**. Dieses Verfahren wird vom 2. Nachtr. zur Gehaltsbestimmung von Vitamin A wie in Heilbuttleberöl vorgeschrieben. Durch alkalische Hydrolyse der Probe erhält man Retinol (Vitamin A-Alkohol), dessen Polyenchromophor ein Absorptionsmaximum bei 325 nm besitzt. Die Absorptionskurve fällt zu beiden Seiten des Maximums steil ab.

Die Gehaltsbestimmung kann durch Verunreinigungen gestört werden, deren Absorptionskurve im Bereich von etwa 300 bis 340 nm annähernd geradlinig als Parallele zur Wellenlängenskala verläuft. Bei jeder Wellenlänge addieren sich wie in Abb. 35 die Extinktionen von Verunreinigung und Retinol zur Gesamtextinktion der Probe. Zur Gehaltsbestimmung wird die Extinktion bei 325 nm (E_{325}) und zusätzlich an den Flanken bei 310 und 334 nm gemessen. Bei diesen Wellenlängen ist die Extinktion des Retinols auf jeweils 6/7 verringert, während die Extinktionen der Verunreinigung konstant geblieben ist. Bei geradlinigem Verlauf der Fremdabsorption ist die Extinktion der Verunreinigung zu berechnen. Subtraktion dieses Wertes vom Meßwert E_{325} ergibt die korrigierte Extinktion reinen Retinols bei 325 nm (E_{korr}). Zur Berechnung von E_{korr} aus den gemessenen Extinktionen gibt der 2. Nachtr. eine Formel mit drei Konstanten an.

Reinheitsprüfung

Die **Extinktion** wird häufig zur **Reinheitsprüfung** von Reagenzien und Arzneistoffen herangezogen. Es sind mehrere Ausführungen üblich.

a) Bestimmung von Höchstwerten der Extinktion oder Bestimmung eines Extinktionsbereiches. So wird z. B. von der Ph.Eur.I Cyclohexan auf den Gehalt von Aromaten, wie Benzol, geprüft. Während Cyclohexan als aliphatischer Kohlenwasserstoff nicht absorbiert, weisen Aromaten durch den $\pi \to \pi^*$-Übergang der konjugierten Doppelbindungen hohe Extinktionen auf. Damit ist eine Verunreinigung mit Aromaten sehr empfindlich nachzuweisen. Die Ph.Eur.I läßt durch Extinktionsmessung bei 310 nm in Adrenalinii tartras auf die Synthesevorstufe Adrenalon prüfen, dessen Carbonylgruppe bei 310 nm absorbiert. Bei dieser Wellenlänge darf die Extinktion der Prüflösung nicht größer als 0,2 sein.

Zur Reinheitsprüfung wird neben der Extinktion auch die **Lage des Absorptionsmaximums** herangezogen. Es muß bei einer 0,01%igen äthanolischen Lösung von Äthinylöstradiol nach der Ph.Eur.II bei etwa 281 nm liegen. Die Extinktion dieser Lösung in einer Schichtdicke von 1 cm bei 281 nm gemessen, muß zwischen 0,69 und 0,73 betragen. Hier wird für die Extinktion statt eines Höchstwertes ein Intervall angegeben.

b) Extinktionsmessung bei verschiedenen Wellenlängen. Sie wird angewendet, wenn Arzneistoff und Verunreinigung im gleichen Bereich absorbieren, aber unterschiedliche Absorptionskurven aufweisen. Es werden beim Absorptionsmaximum des Arzneistoffes und zusätzlich bei mindestens einer weiteren Wellenlänge, meist bei einem Absorptionsminimum der Substanz, die Extinktionen gemessen. Zur Auswertung vergleicht man die Lage des Absorptionsmaximums und -minimums sowie das Extinktionsverhältnis oder die Extinktionsdifferenz mehrerer Wellenlängen mit den angegebenen Intervallen. So müssen beim Tubocurarinchlorid das Maximum der Absorptionskurve bei etwa 280 nm, das Minimum bei etwa 250 nm liegen (Ph.Eur.I). Das Verhältnis beider Extinktionen (E_{280}/E_{250}) muß etwa 3,8 betragen. Es würde durch Verunreinigungen, die bei 250 nm stärker als Tubocurarinchlorid absorbieren, erniedrigt. Beim Riboflavin läßt die Ph.Eur.I sogar das Verhältnis von drei Absorptionsmaxima zur Prüfung auf Reinheit bestimmen.

Identifizierung

Ähnlich wie bei der Reinheitsprüfung werden auch zur **Identifizierung** von Arzneistoffen die Lage der Absorptionsmaxima, die Extinktionswerte des Arzneistoffes oder seiner farbigen Derivate sowie das Extinktionsverhältnis bei verschiedenen Wellenlängen bestimmt. So läßt die Ph.Eur.I bei Ascorbinsäure zur Prüfung auf Identität die Wellenlänge des Absorptionsmaximums und die spezifische Extinktion einer Prüflösung messen und mit Sollwerten vergleichen.

Weitere Anwendungsgebiete

Strukturisomere, die sich durch konjugierte oder isolierte Doppelbindungen sowie durch *cis-trans*-Isomerie unterscheiden, sind spektralphotometrisch durch die Lage der Absorptionsmaxima zu identifizieren. Selbst Epimerengemische lassen sich bestimmen, wenn sie wie Tetracyclin und Epitetracyclin unterschiedliche spezifische Extinktionen aufweisen.

Andere Anwendungsbereiche der Photometrie sind die biochemische und klinische Analyse sowie die Mehrkomponentenanalyse von Arzneistoffgemischen. So ist die quantitative Bestimmung der Mischung aus Aminophenazon, Phenazon, Salicylsäureamid und Coffein ohne Auftrennung der Komponenten beschrieben. Nach der spektralphotometrischen Extinktionsmessung von Phenazon und Salacetamid wurden Aminophenazon und Coffein durch Überführung in Farbstoffe und deren Extinktionsmessung im sichtbaren Bereich bestimmt. Die Standardabweichung lag je nach Arzneistoff bei 0,7 bis 1,5%.

Ein neues Anwendungsgebiet der Spektralphotometrie ist die Bestimmung von Arzneistoffgemischen nach dünnschichtchromatographischer Auftrennung. Das entwickelte Dünnschichtchromatogramm wird mit einem Lichtstrahl abgetastet, wobei aus der Intensität des reflektierten monochromatischen Lichtes anhand von Eichkurven die Substanzmengen zu ermitteln sind.

6.5. Atomabsorptionsspektrometrie

Die Atomabsorptionsspektrometrie ist eine neue Methode zur quantitativen Bestimmung von Metallen. Sie dürfte eine große Bedeutung in der pharmazeutischen Analytik erlangen, da Elemente wie Arsen, Antimon, Blei und Quecksilber extrem empfindlich und selektiv mit Nachweisgrenzen unter 1 µg/ml bestimmbar sind. In der Ph.Eur.III, die für die Bundesrepublik ab 1979 verbindlich ist, wird sie zur Bestimmung von Zink-Ionen im Insulin vorgeschrieben.

Das Verfahren beruht auf dem Prinzip der Lichtabsorption durch Atome im Dampfzustand. Diese Atome können wie bei der Flammenphotometrie durch thermische Dissoziation des Salzes in einer

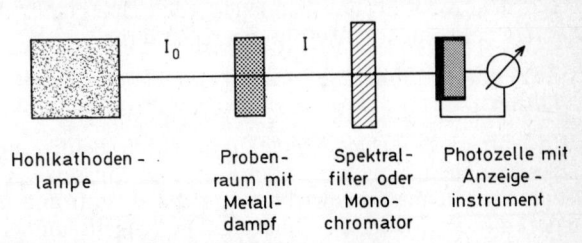

Abb. 39. Schema eines Atomabsorptionsspektrometers.

Flamme erzeugt werden. Die Flamme als Probenraum wird von dem in einer Hohlkathodenlampe erzeugten Linienspektrum des zu bestimmenden Elements durchstrahlt. Dabei schwächen die Atome durch Resonanzabsorption die Lichtintensität des eingestrahlten Linienspektrums ab. Aus dem durchfallenden Licht wird durch ein Gitter eine Spektrallinie ausgewählt und ihre Lichtintensität gemessen. Die Extinktion ist wie bei der Spektralphotometrie ein Maß für die Konzentration des Elements in der Probe.

7. Infrarot-Absorptionsspektroskopie

Der Infrarotbereich (IR-Bereich) schließt sich an den langwelligen Teil des sichtbaren Lichtes von 800 nm an und umfaßt die Strahlung bis zu Wellenlängen von etwa 1 mm. Vom Organismus wird Infrarotstrahlung als Wärme empfunden.

Im IR-Bereich wird meist die Wellenzahl $\bar{v}$ als reziproker Wert der Wellenlänge angegeben. Das übliche IR-Spektrum mit Wellenlängen von etwa 2,5 bis 15 µm entspricht somit Wellenzahlen von 4000 bis 667 cm^{-1}. Dieser Bereich wird auch von der Ph.Eur.I zur Messung von Infrarotspektren vorgeschrieben.

7.1. Molekülanregung

Die IR-Strahlung regt Molekülteile zu **mechanischen Schwingungen** an, wobei die Absorptionslinien durch zusätzliche Anregung von Molekülrotationen verbreitert sind und daher als Banden registriert werden. Jedes Molekül besitzt unter festgelegten Meßbedingungen ein charakteristisches Infrarot-(IR)-Spektrum, das sich vom Spektrum aller anderen Moleküle unterscheidet und durch Lage und Intensität der Absorptionsbanden zur Strukturaufklärung, Prüfung auf Reinheit, Identifizierung und quantitativen Bestimmung dienen kann.

Abb. 40 zeigt ein IR-Spektrum am Beispiel des Hydrocortisonacetats. Es besteht aus zahlreichen Banden der Molekülschwingungen. Diese Absorptionsbanden werden „hängend", d. h. mit nach unten zunehmender Amplitude, registriert.

Zweiatomige Moleküle wie HCl können nur eine Schwingung ausführen.

In Abb. 41 ist das HCl-Molekül durch die beiden mit einer Feder verbundenen Kugeln symbolisiert. Die Massen der Kugeln entsprechen den Atomgewichten von Wasserstoff und Chlor, die Federkraft der Stärke der Bindung. Die Kugeln können in Richtung der Bindungsachse schwingen, wobei sie sich periodisch nähern

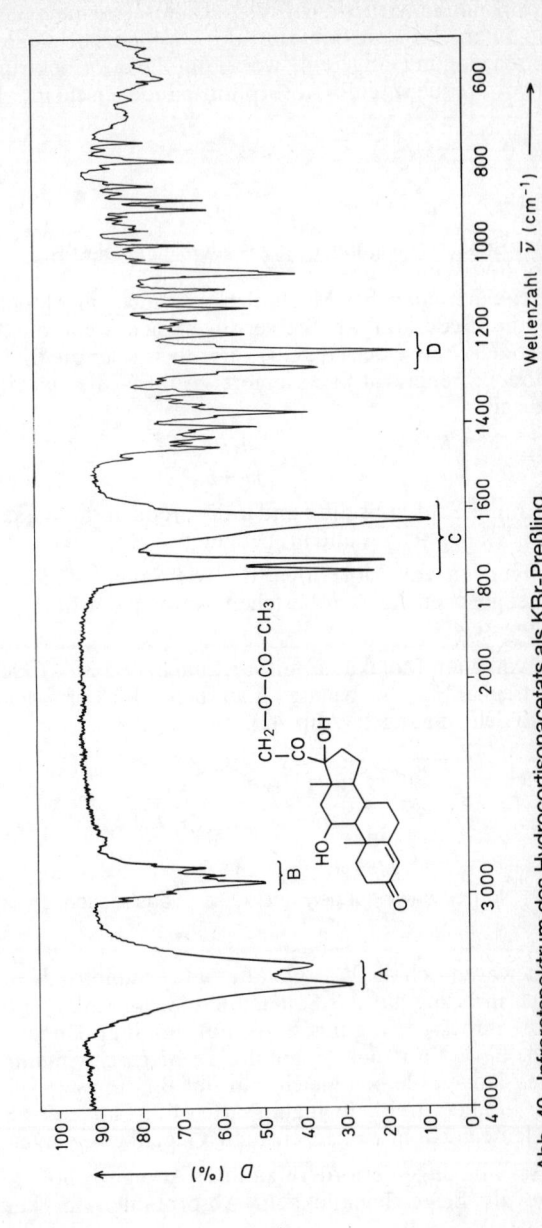

Abb. 40. Infrarotspektrum des Hydrocortisonacetats als KBr-Preßling. Charakteristische Absorptionsbanden: A = OH-Valenzschwingung, B = C–H-Valenzschwingungen, C = Carbonylbanden, D = C–O–C-Biegeschwingung des Esters.

und voneinander entfernen. Entsprechend wird auch das HCl-Molekül durch Infrarotstrahlung der Wellenzahl 2886 cm^{-1} zur Streckschwingung angeregt, wobei im Infrarotspektrum bei der gleichen Frequenz eine Absorptionsbande erscheint. Die Reso-

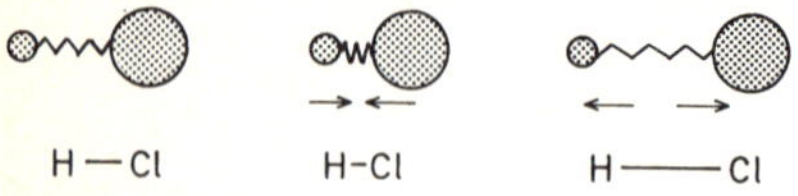

Abb. 41. Streckschwingung eines zweiatomigen Moleküls.

nanzfrequenz hängt bei Molekülen wie auch im Modell von der Masse und Federkraft ab. Sie verringert sich, wenn die Atommassen (Modell: Masse der Kugeln) vergrößert oder die Bindungsstärke (Modell: Federkraft) verkleinert wird. Für die Schwingungsfrequenz v gilt:

$$v = \frac{1}{2\pi}\sqrt{\frac{K}{\mu}} \qquad \mu = \frac{m_1 \cdot m_2}{m_1 + m_2}$$

wobei K die Kraftkonstante und μ die „reduzierte Masse" der Atome mit den Massen m_1 und m_2 bedeuten.

Schwingungen von Molekülen, die wie Sauerstoff und Stickstoff aus zwei gleichen Atomen bestehen, werden von Infrarotstrahlung nicht angeregt.

Bei gewinkelten Molekülen mit n Atomen sind $3n-6$ Schwingungen anregbar. So beobachtet man beim Wassermolekül ($n=3$) $9-6=3$ Schwingungen (Abb. 42).

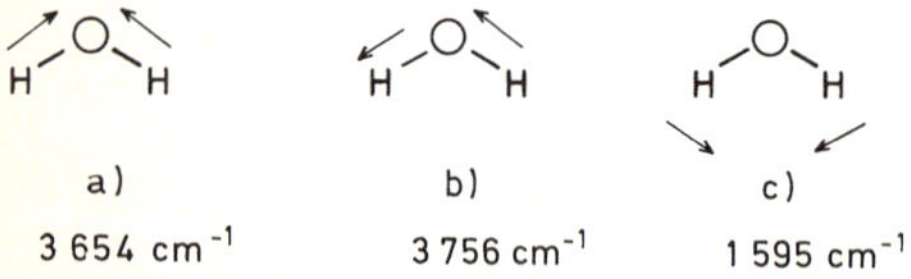

a) 3 654 cm^{-1} b) 3 756 cm^{-1} c) 1 595 cm^{-1}

Abb. 42. Normalschwingungen und Absorptionsfrequenzen des Wasser-Moleküls.

Bei a bewegen sich die Wasserstoffatome symmetrisch, bei b asymmetrisch in bezug auf das Sauerstoffatom. Es sind wie beim HCl-Molekül Streckschwingungen, da nur Bindungslängen verändert werden. Bei c führt das Molekül eine Biegeschwingung aus. Die Bindungslängen bleiben gleich, nur der Bindungswinkel wird verändert. In allen drei Schwingungsarten führt auch das Sauerstoffatom kleine, nicht mit eingezeichnete Gegenbewegungen aus.

Streckschwingungen erfordern zu ihrer Anregung höhere Energiebeträge als Biegeschwingungen. Absorptionen im kurzwelligen

Teil des IR-Spektrums von etwa 4000 bis 1500 cm^{-1} führen daher meist zur Anregung von Streckschwingungen, Absorptionen im langwelligen Bereich unter 1500 cm^{-1} zur Anregung von Biegeschwingungen. Die Streckschwingung beider Wasserstoffatome im Wasser bei 1595 cm^{-1} liegt wegen der geringen Atommassen bei ungewöhnlich hoher Wellenzahl. Streck- und Biegeschwingung werden unter dem Oberbegriff Normalschwingung zusammengefaßt. Zusätzliche Schwingungen und damit auch zusätzliche Absorptionsbanden können durch Überlagerung von Normalschwingungen nach Art eines gekoppelten Pendels auftreten. Man bezeichnet sie als Gerüstschwingungen. Im IR-Bereich werden auch Oberschwingungen, die bei der doppelten oder dreifachen Schwingungsfrequenz der Normalschwingung im Spektrum erscheinen, angeregt.

7.2. Absorptionsbereiche

Viele Strukturelemente organischer Moleküle weisen charakteristische Bereiche der Infrarotabsorption auf. Die IR-Spektroskopie ist daher besonders zum **Nachweis funktioneller Gruppen** in Molekülen geeignet. Da die umgebenden Molekülteile die Resonanzfrequenz beeinflussen, kann aus der genauen Bandenlage zusätzlich auf die chemische Umgebung dieser funktionellen Gruppe geschlossen werden. In folgender Tabelle sind an einigen Beispielen Absorptionsbereiche wichtiger Molekülteile angegeben.

Oberhalb der Wellenzahl 2000 cm^{-1} wurde in Tab. 17 aus Platzgründen ein verkleinerter Maßstab gewählt.

Alkane. Bei einem Molekül wie Propan mit 11 Atomen sind $3 \cdot 11 - 6 = 27$ Normalschwingungen möglich. Man findet jedoch im Infrarotspektrum nur einen Teil dieser Banden. Einige liegen außerhalb des Meßbereiches, andere sind nicht intensiv genug. Ferner absorbieren mehrere Gruppen bei annähernd gleicher Frequenz und geben deshalb nur eine Bande. Typische Absorptionsbanden von Alkanen sind die C–H-Streckschwingung bei 3000 bis 2800 cm^{-1} und die C–H-Biegeschwingung bei 1470 bis 1370 cm^{-1}.

Alkene. C–H-Streckschwingungen der Alkene treten zwischen 3125 und 3000 cm^{-1}, die Biegeschwingungen im langwelligen Bereich bei 970 bis 670 cm^{-1} auf. Die C=C-Streckschwingung der Alkene liegt bei 1700 bis 1600 cm^{-1}. In diesen Bereichen beobachtet man scharfe Absorptionsbanden, aus deren Lage auf den Substitutionstyp des Olefins (mono-, di- oder trisubstituiert, cis oder trans) geschlossen werden kann.

Alkine. Bei höheren Frequenzen als bei Alkanen und Alkenen wird die C–H-Streckschwingung von Alkinen registriert. Sie liegt bei 3350 bis 3250 cm^{-1}. Wegen der hohen Kraftkonstanten der Dreifachbindung absorbiert die Streckenschwingung der C≡C-Dreifachbindung bei höheren Frequenzen (2300 bis 2100 cm^{-1}) als die C=C-Doppelbindung.

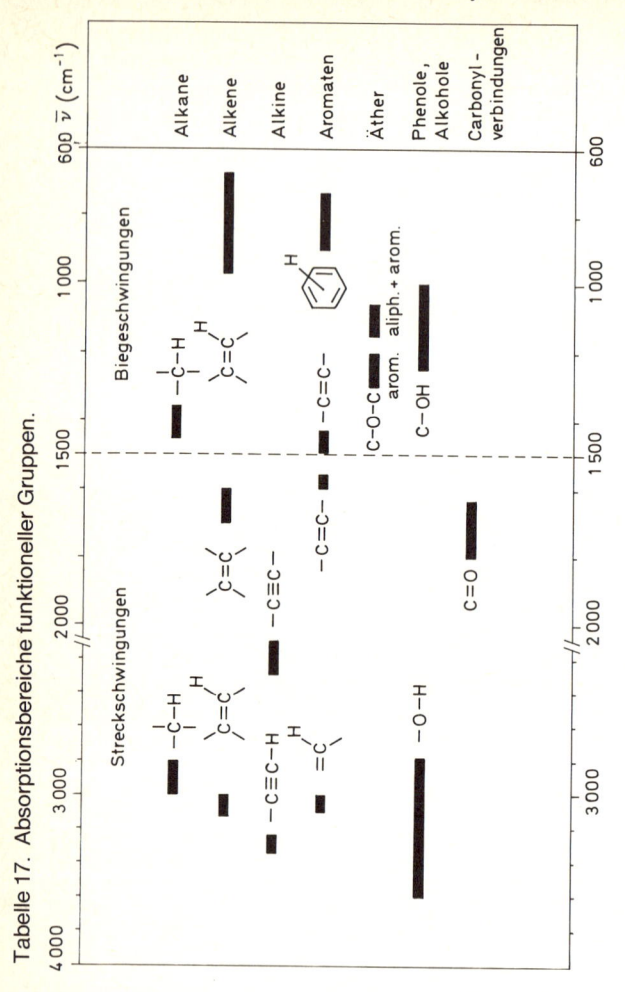

Tabelle 17. Absorptionsbereiche funktioneller Gruppen.

| | Alkane | Alkene | Alkine | Aromaten | Äther | Phenole, Alkohole | Carbonyl-verbindungen |

(Streckschwingungen und Biegeschwingungen im Bereich von etwa 600 bis 4000 cm^{-1}, mit Banden für: $-C-H$, $\underset{}{\overset{H}{C=C}}$, $-C\equiv C-H$, $\underset{}{\overset{H}{C=C}}$, aromatisches H am Benzolring, $-C\equiv C-$, $C-O-C$ (arom. aliph. + arom.), $-O-H$, $C-OH$, $C=O$)

Aromaten. Auch Aromaten zeigen charakteristische Absorptionsmuster. Man findet Banden für C=C-Streckschwingungen bei 1600 bis 1580 und 1500 bis 1430 cm^{-1}. C–H-Streckschwingungen werden bei 3100 bis 3000 cm^{-1} beobachtet. Wichtig zur Bestimmung des Substitutionsmusters bei Aromaten sind Banden der C–H-Biegeschwingungen unterhalb 900 cm^{-1}. Man erhält Absorptionsbanden für fünf bzw. vier benachbarte H-Atome entsprechend einem mono- bzw. ortho-disubstituierten Benzolring bei 770 bis 730 cm^{-1}, für drei benachbarte H-Atome wie im meta-substituierten Benzolring bei 810 bis 750 cm^{-1} und für zwei benachbarte H-Atome wie in para-substituierten Derivaten bei 860 bis 800 cm^{-1}.

Äther. Äther zeigen eine Bande der asymmetrischen C–O–C-Streckschwingung bei 1150 bis 1070 cm^{-1}, Phenoläther eine zusätzliche Bande bei 1275 bis 1200 cm^{-1}.

Alkohole, Phenole. O–H-Streckschwingungen findet man in flüssigen und festen Proben als breite Absorption zwischen 3600 bis 2800 cm^{-1}. In unpolaren Lösungsmitteln wie Tetrachlorkohlenstoff beobachtet man eine scharfe O–H-Streckschwingung zwischen 3650 und 3590 cm^{-1}, aus deren Lage die Art der OH-Gruppe sowie das Ausmaß von Wasserstoffbrückenbindungen zu erkennen sind. C–O-Streckschwingungen werden wie bei Äthern als starke Banden bei 1260 bis 1000 cm^{-1} registriert.

Amine. Bei primären Aminen ist die symmetrische und asymmetrische N–H-Streckschwingung bei 3400 cm^{-1} anzuregen. Man beobachtet in diesem Bereich zwei Banden. Primäre und sekundäre Amine lassen sich nach Protonierung durch charakteristische Verschiebung der Frequenzen der N–H-Streckschwingungen unterscheiden.

Carbonylverbindungen. Die intensive Absorptionsbande der C=O-Streckschwingung liegt im Bereich von 1800 bis 1650 cm^{-1}, der weitgehend frei von anderen Absorptionsbanden ist. Die genaue Lage der Carbonylschwingung sowie Kontrollbanden ermöglichen meist die Bestimmung der Substanzklasse sowie benachbarter Substituenten und geben Hinweise auf Wasserstoffbrückenbindungen der Carbonylgruppe. Aldehyde, Ketone, Carbonsäuren, Amide und Ester absorbieren im engen Bereich von 1750 bis 1620 cm^{-1}. Aldehyde zeigen als Kontrollbande eine Doppelbande der C–H-Streckschwingung des Protons an der Aldehydgruppe bei 2850 und 2750 cm^{-1}. Bei Carbonsäuren liegen Kontrollbanden bei 3000 cm^{-1} (Wasserstoffbrücke). Kontrollbande der Ester ist die C–O-Biegeschwingung bei 1200 cm^{-1}. Säurechloride absorbieren im kurzwelligen Ende des Carbonylbereiches bei 1800 bis 1770 cm^{-1}, Kontrollbanden primärer und sekundärer Amide sind die N–H-Streckschwingungen.

7.3. Infrarotspektrometer

Ähnlich wie ein Zweistrahlgerät für den sichtbaren und ultravioletten Spektralbereich (Abb. 37) ist auch das Infrarotspektrometer aufgebaut. Als Lichtquelle dient ein elektrisch beheizter, glühender Keramikstab, der Licht mit hohem Infrarotanteil abstrahlt. Das polychromatische Licht wird durch ein Prisma oder Gitter spektral zerlegt. Monochromatisches Infrarotlicht wird duch einen Spalt ausgeblendet und gelangt auf einen Infrarotdetektor, der die Strahlungsintensität mißt und in ein Spannungssignal umwandelt. Nach dem Prinzip des Zweistrahlgerätes unterteilt ein rotierender Spiegel den Lichtstrahl vor der Probe in einen Vergleichs- und Meßstrahl, die nacheinander in raschem Wechsel Vergleichs- und Meßküvette durchlaufen. Die nacheinander auf den Detektor auftreffenden Strahlenblitze des Vergleichs- und Meßstrahls mit den Intensitäten I_0 und I werden als Verhältnis I/I_0 (Durchlässigkeit) gegen die Wellenzahl registriert.

Da Glas oder Quarz im Infrarotbereich absorbieren, bestehen Prismen oder Küvettenfenster aus Natriumchlorid oder Kaliumbromid. Anstelle von Linsensystemen wird eine Spiegeloptik verwendet.

Lösungsmittel. Alle Lösungsmittel absorbieren selbst im Infrarotbereich. Man benutzt daher konzentrierte Lösungen in Lösungsmitteln wie CCl_4, CS_2, $CHCl_3$ oder Kohlenwasserstoffen, die nur wenige Infrarotbanden aufweisen und außerdem die Küvettenfenster aus Natriumchlorid nicht auflösen.

Untersuchung fester und flüssiger Substanzen

Zur Messung eines Infrarotspektrums benötigt man etwa 1 bis 20 mg Substanz. Notfalls ist die Substanzmenge durch Anwendung von Mikrotechniken auf wenige µg zu reduzieren. Die Substanzen bereitet man nach der Ph.Eur.I wie folgt zur Messung vor.

a) Flüssigkeiten als Film. Einige Tropfen der Flüssigkeit werden auf eine plangeschliffene Platte aus Natriumchlorid aufgebracht und mit einer zweiten Natriumchloridplatte bedeckt. Durch Zusammenpressen erhält man einen dünnen Film zwischen beiden Platten, der in den Meßstrahl gebracht wird. Flüssigkeiten können auch in Küvetten definierter Schichtdicke gemessen werden.

b) Flüssige oder feste Substanzen als Lösungen. Dazu wird eine 2- bis 20%ige Lösung der Substanz hergestellt und in Flüssigkeitsküvetten mit Natriumchloridfenstern gemessen. In den Vergleichsstrahl wird zur Kompensation der Lösungsmittelabsorption eine Küvette gleicher Schichtdicke mit reinem Lösungsmittel gebracht.

c) Feste Substanzen als Preßling. Bei diesem besonders häufig angewendeten Verfahren werden 1 bis 2 mg der Festsubstanz mit etwa 300 bis 400 mg Kaliumbromid sorgfältig verrieben und in einer Spezialform bei hohem Druck von etwa 10^4 kp gepreßt. Kaliumbromid sintert unter diesen Bedingungen und ergibt eine glasklar durchsichtige Tablette, in der die Festsubstanz eingebettet ist. Kaliumbromid ist wie Natriumchlorid im gesamten Meßbereich voll lichtdurchlässig.

d) Festsubstanzen als Suspension. Etwa 2 mg der Substanz werden in einer geeigneten Flüssigkeit wie Paraffinöl („Nujol") fein verrieben. Man erhält eine Suspension, die zwischen zwei Kochsalzplatten gemessen wird. Paraffinöl eignet sich besonders gut, da es nicht flüchtig ist und als aliphatischer Kohlenwasserstoff nur wenige Absorptionsbanden im Infrarotbereich aufweist.

Zum Identitätsnachweis werden Vergleichsspektren jeweils nach der gleichen Methode, die auch bei der Analysensubstanz angewendet wurde, gemessen.

7.4. Anwendungen

Wie auf S. 291 an einigen Beispielen gezeigt wurde, sind Substanzklasse, funktionelle Gruppen und bei Aromaten auch der Substitutionstyp durch charakteristische IR-Absorptionen zu erkennen.

Zur **Strukturanalyse** wird daher versucht, Absorptionsfrequenzen der unbekannten Verbindung anhand von Tabellen, von graphischen Darstellungen wie Tab. 17 oder von Spektrenkatalogen mit den Schwingungsfrequenzen funktioneller Gruppen- oder Substitutionsmuster zu identifizieren. Auf diese Weise ist die Strukturaufklärung zahlreicher Verbindungen durchgeführt worden.

Mit den herkömmlichen Methoden wie Schmelzpunkt, Drehwert oder Elektronenspektrum allein lassen sich kompliziert gebaute Arzneistoffe wie Steroide nicht mehr eindeutig identifizieren. Hierzu ist die Infrarotspektroskopie geeignet. Man vergleicht das IR-Spektrum der Probe (Abb. 40) mit dem nach gleichen Verfahren gemessenen Spektrum der Referenzsubstanz. Deckungsgleiche Spektren beweisen die Identität. Besonders durch die Gerüstschwingungen im langwelligen Bereich zeigen auch chemisch wenig voneinander verschiedene Verbindungen große Unterschiede im Bandenmuster. Infrarotspektren von Feststoffen gleicher chemischer Struktur, die als Kaliumbromidpreßling oder als Paraffinölsuspension gemessen wurden, können Unterschiede aufweisen. Ursache ist dann eine unterschiedliche Kristallform (Polymorphie) oder eingeschlossenes Lösungsmittel. In diesem Fall löst man die Probe und die Referenzsubstanz in Chloroform oder Aceton und wiederholt nach Eindampfen der Lösungen auf dem Wasserbad die IR-Messungen. Polymorphe Substanzen können auch als Lösungsmittelspektren verglichen werden. Beispiele für solche Identitätsprüfungen nach Ph.Eur.I und II sind Steroide wie Aethinyloestradiolum, Hydrocortisonum, Hydrocortisoni acetas (Abb. 40) und Prednisolon.

Neben der Identitätsprüfung ist die **Gehaltsbestimmung** ein wichtiges Anwendungsgebiet der IR-Spektroskopie. Sie wird von der USP XIX und dem N.F. XIII für zahlreiche Arzneistoffe vorgeschrieben. Besonders vorteilhaft ist die hohe Spezifität, da die Absorption nur an einer Bande des Spektrums gemessen wird. Verunreinigungen, die außerhalb des schmalen Meßbereiches absorbieren, stören die Gehaltsbestimmung nicht. Dagegen ist die IR-

Spektroskopie wegen der komplizierten und sich teilweise überlagernden Bandenmuster zur Reinheitsprüfung weniger geeignet.

8. Weitere spektroskopische Methoden

Bis vor etwa eineinhalb Jahrzehnten waren Elektronen- und Infrarotspektroskopie die wichtigsten spektroskopischen Verfahren zur Identifizierung und Strukturaufklärung organischer Moleküle. Sie sind auf diesen Anwendungsbereichen jetzt besonders durch die Kernresonanzspektroskopie und Massenspektroskopie ergänzt und weitgehend verdrängt worden. Die Grundlagen dieser Methoden werden daher kurz erläutert, obgleich sie wegen des hohen apparativen Aufwandes bisher als Arzneibuchmethoden nicht verwendet werden.

8.1. Kernresonanzspektroskopie

Die Kernresonanzspektroskopie wird abgekürzt auch als NMR-Spektroskopie (Nuclear Magnetic Resonance) bezeichnet. Ihre physikalische Grundlage ist der **Kernmagnetismus**. Atomkerne wie Wasserstoffkerne in einem organischen Molekül drehen sich um ihre Achse. Diese Drehung bezeichnet man als **Kernspin**. Da der Atomkern positiv geladen ist, baut seine Drehung ein lokales Magnetfeld („magnetisches Moment") mit Nord- und Südpol auf, wobei die Richtung des Magnetfeldes von der Drehrichtung des Kerns abhängt (Abb. 43).

Innerhalb der Probe weisen diese Magnetfelder in verschiedene Richtung und heben sich damit gegenseitig auf.

S ——(+)——▶ N   N ◀——(+)—— S

Abb. 43. Spin des Wasserstoffkerns mit Magnetfeld.

Legt man an die Substanzprobe ein starkes äußeres Magnetfeld an, so wird ein Teil dieser Kernmagnete in die Richtung der Feldlinien ausgelenkt. Die meisten Kernmagnete werden mit ihrem Südpol auf den Nordpol des äußeren Magneten ausgerichtet sein, da sich ungleichsinnige Magnetpole anziehen (A in Abb. 44). Wegen der Abstoßung gleichsinniger Magnetpole werden nur wenige Atome mit ihrem Südpol auf den Südpol des äußeren Magnetfeldes zeigen (B in Abb. 44). Die ausgerichteten Atome führen kreiselartige Bewegungen aus. Durch Einwirkung von Energie können diese Kreisel aus der energieärmeren Lage (A) in die energiereichere Ausrichtung (B) umgeklappt werden. Diese Energie führt man in Form von Strahlung zu. Die Wasserstoffatome im äußeren Magnetfeld werden somit bei einer bestimmten Frequenz, die der zum Umklappen der Kernmagnete benötigten Energie genau entspricht, Strahlung absorbieren. Ihre Messung ist die Kernresonanzspektroskopie.

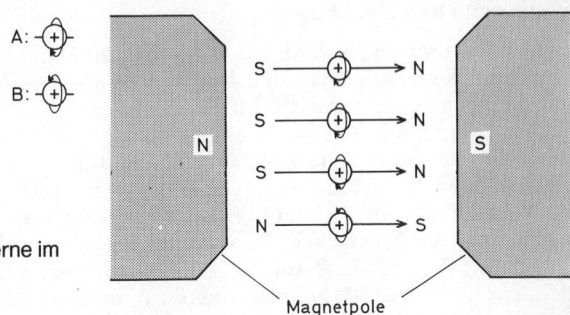

Abb. 44. Wasserstoffkerne im Magnetfeld.

Die Resonanzfrequenz ist proportional zur Feldstärke des äußeren Magnetfeldes. Zur NMR-Messung kann deshalb sowohl bei konstantem Magnetfeld die Strahlungsfrequenz als auch bei konstanter Frequenz das Magnetfeld verändert werden.

Wie das Wasserstoffisotop ^1H bauen auch andere Kerne wie ^{13}C, ^{19}F und ^{31}P ein Magnetfeld auf. Kerne mit gerader Massen- und Ordnungszahl wie ^{12}C besitzen kein magnetisches Moment und sind daher nicht meßbar. Bei konstanter Feldstärke beobachtet man für verschiedene Atomkerne und selbst für verschiedene Isotope unterschiedliche Resonanzfrequenzen. So weist zum Beispiel ein Molekül, welches als Atomsorten neben Wasserstoff und Kohlenstoff noch Fluor und Phosphor enthält, vier Resonanzsignale auf. Sie sind den 4 Atomsorten ^1H, ^{13}C, ^{31}P und ^{19}F zuzuordnen (Abb. 45). Da Wasserstoff und Kohlenstoff in allen organischen

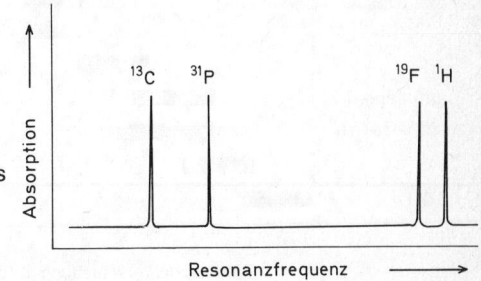

Abb. 45. Schematisches NMR-Spektrum einer Verbindung mit C, H, P und F bei konstanter Feldstärke.

298 5. Optische und spektroskopische Analysenmethoden

Verbindungen vorkommen, wird vor allem die ^{1}H- und ^{13}C-NMR-Spektroskopie angewendet.

Die wichtigsten Begriffe der NMR-Spektroskopie sind nachfolgend am Beispiel der Protonenresonanz angeführt und gelten entsprechend für andere Atomkerne.

Chemische Verschiebung

Die Atomkerne eines Moleküls sind von einer Elektronenwolke umgeben. Diese schwächt den Einfluß des äußeren Magnetfeldes auf die Atomkerne etwas ab. Im Vergleich zum freien Proton muß also zur Anregung der Kernresonanz von Wasserstoffatomen in Molekülen entweder die Frequenz der Strahlung oder die Feldstärke des Magnetfeldes etwas verändert werden. Den Betrag dieser Veränderung bezeichnet man als **chemische Verschiebung.** Sie ist ein Maß der Elektronendichte im betreffenden Molekülteil und gibt damit Rückschlüsse auf die Art der chemischen Bindung. Da man freie Wasserstoffatome als Standard nicht der Meßprobe beimischen kann, wird die chemische Verschiebung willkürlich auf die Resonanzfrequenz von Tetramethylsilan $(CH_3)_4Si$ (= Frequenz A) als Nullpunkt der NMR-Skala bezogen. Als chemische Ver-

Tabelle 18. Bereiche der chemischen Verschiebung für Protonen. Die Werte sind in δ = ppm angegeben und auf Tetramethylsilan = 0 bezogen.

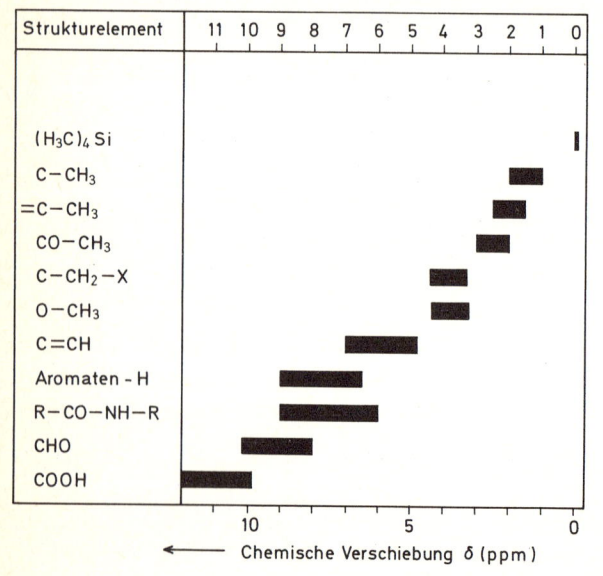

Strukturelement	Chemische Verschiebung δ (ppm)
$(H_3C)_4Si$	0
$C-CH_3$	1 – 2
$=C-CH_3$	1.5 – 2
$CO-CH_3$	2 – 2.5
$C-CH_2-X$	3 – 4
$O-CH_3$	3 – 4
$C=CH$	5 – 6.5
Aromaten-H	6.5 – 8
$R-CO-NH-R$	6 – 8.5
CHO	8 – 10
COOH	10 – 11

8. Weitere spektroskopische Methoden

schiebung wird aus praktischen Gründen nicht die Frequenz der betreffenden Protonensorte (= Frequenz B), sondern der Quotient (A − B)/A als δ-Wert in millionstel Einheiten (ppm = parts per million) angegeben.

Die Wasserstoffatome von Strukturelementen organischer Verbindungen besitzen charakteristische δ-Bereiche, von denen eine Auswahl in Tab. 18 aufgeführt ist.

Die Werte sind in δ = ppm angegeben und auf Tetramethylsilan = 0 bezogen.

Für Phenacetin als Beispiel für einen Arzneistoff würde man, entsprechend dieser Tabelle, für die unterschiedlichen Protonensorten nachfolgende Bereiche der chemischen Verschiebung erwarten:

```
6.0 - 9.0 ppm    HN—CO—CH₃    2.0 - 3.0 ppm
     H       H
      \     /
       \   /
        \ /        6.5 - 9.0 ppm
        / \
       /   \
      /     \
     H       H
         |
         O
         |
        CH₂    3.3 - 4.4 ppm
         |
        CH₃    1.0 - 2.0 ppm
```

Beim ^{1}H-NMR-Spektrum des Phenacetins (Abb. 46) werden diese Absorptionssignale im erwarteten Bereich beobachtet. Zur Aufnahme des Spektrums wurde als Lösungsmittel Deuterochloroform verwendet, in dem zur Vermeidung zusätzlicher Resonanzlinien das Wasserstoffatom durch Deuterium ersetzt ist. Die Resonanzfrequenz des Deuteriums und auch des Kohlenstoffisotops ^{13}C liegt weit außerhalb des Meßbereiches.

Ganz rechts in Abb. 46 liegt das Signal der Eichsubstanz Tetramethylsilan, mit dem die Skala des Gerätes auf δ = 0 ppm festgelegt ist. Die Signalgruppen um 1,2 ppm und 4,0 ppm stammen von den Methyl- bzw. Methylenprotonen der Äthoxy-Gruppe, das Signal bei 2,1 ppm von den Protonen der Acetyl-Gruppe. Die Aromatenprotonen und das Proton der Amid-Gruppe sind im linken Teil des Spektrums bei etwa 6,6 bis 8,4 ppm zu beobachten. Letztere sind durch einen Austauschversuch zu unterscheiden. Schüttelt man die Lösung mit einigen Tropfen Deuteriumoxid (D₂O), so wird nur das dissoziierbare H-Atom am Stickstoff durch Deuterium augetauscht. Mißt man das NMR-Spektrum erneut, so ist das breite Signal bei 8,1 ppm verschwunden. Es war somit das Signal des austauschbaren N − H-Protons gewesen.

Integration. Aus dem NMR-Spektrum sind als weitere Information die **Flächen** der Signalgruppe zu erhalten. Sie werden vom

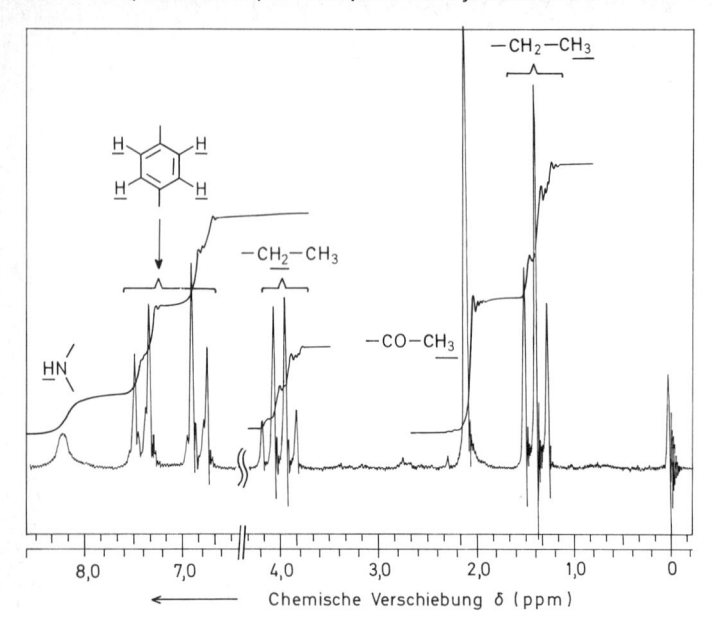

300 5. Optische und spektroskopische Analysenmethoden

Abb. 46. ^{1}H-NMR-Spektrum des Phenacetins in Deuterochloroform + Tetramethylsilan.

Schreiber des Geräts durch Integration registriert und sind proportional zur Anzahl von Protonen der jeweiligen Signalgruppe. Auch das Integralverhältnis beim NMR-Spektrum des Phenacetins (12 : 53 : 24 : 40 : 40 im Originalspektrum der Abb. 46) gibt innerhalb der Fehlergrenze die Anzahl der Protonen in den Molekülteilen des Phenacetins wieder: 1 H am Stickstoff, 4 Aromaten-H, 2 H$_2$C-, 3 H$_3$C–CO- und 3 H$_3$C-Protonen.

Spin-Spin-Kopplung. Die Aufspaltung von Signalen in Signalgruppen wird in charakteristischer Weise durch benachbarte Wasserstoffatome hervorgerufen. Sie wird als **Spin-Spin-Kopplung** bezeichnet. Die Zahl der Linien eines Molekülteils wird von der Zahl der Wasserstoffatome bestimmt, die sich am benachbarten Kohlenstoffatom befinden.

So ist dem Methylenteil (–CH$_2$–) der Äthoxy-Gruppe vom Phenacetin die Methyl-Gruppe – CH$_3$ mit n = 3 Wasserstoffatomen benachbart. Folge ist eine Aufspaltung der Methylenresonanz in n + 1 = 4 Linien. Umgekehrt wird auch die Methylresonanz durch die beiden benachbarten Methylenprotonen (n = 2) in n + 1 = 3 Linien aufgespalten. Die Methylprotonen der N-Acetyl-Gruppe erscheinen dagegen als eine Linie, da benachbarte Wasserstoffatome fehlen und damit keine Aufspaltung stattfindet.

^{13}C-NMR-Spektroskopie

Neuerdings kann auch die kernmagnetische Resonanz des Kohlenstoffisotops ^{13}C gemessen werden. Dies ist durch ein neues Meßprinzip möglich geworden, mit dem trotz der niedrigen Konzentration von ^{13}C im natürlichen Kohlenstoff (1,1%) und der damit verbundenen geringen Empfindlichkeit ^{13}C-Spektren zu erhalten sind. Das normale Kohlenstoffisotop ^{12}C besitzt wegen gleicher Ordnungs- und Massenzahl kein kernmagnetisches Moment.

Anwendungen. Sowohl die ^{1}H- als auch die ^{13}C-NMR-Spektroskopie sind die wichtigsten Methoden zur Strukturaufklärung organischer Moleküle geworden. Dies wird deutlich beim Vergleich von Elektronen-, Infrarot- und Protonenresonanzspektren. Während das Elektronenspektrum (Abb. 34) nur den Chromophor anzeigt, besteht das Infrarotspektrum (Abb. 40) selbst bei einfach aufgebauten Molekülen wie dem Phenacetin oder der Acetylsalicylsäure aus sehr vielen Banden, deren Zuordnung viel Erfahrung und Vergleichsspektren erfordert. Dagegen ist ein Protonenresonanzspektrum wie in Abb. 46 bereits mit Grundkenntnissen der NMR-Spektroskopie vollständig zuzuordnen.

Ein weiteres Anwendungsgebiet der NMR-Spektroskopie ist die Analyse von Arzneistoffgemischen. Aus der Integration der Signalgruppen der einzelnen Verbindungen ist die Zusammensetzung der Probe zu bestimmen. Daneben ist die NMR-Spektroskopie in vielen anderen Bereichen wie der Konformationsbestimmung oder der Bindung von Arzneistoffen an hochmolekulare Verbindungen unentbehrlich. Zur Messung eines ^{1}H-NMR-Spektrums benötigt man etwa 1 bis 50 mg, für ^{13}C-NMR-Spektren etwa 200 mg Substanz, die nach der Messung jeweils quantitativ zurückerhalten werden.

8.2. Massenspektrometrie

Die Massenspektrometrie ist neben der NMR-Spektroskopie die Standardmethode der Strukturaufklärung. Sie kommt mit sehr geringen Substanzmengen aus. Für die Aufnahme eines Massenspektrums werden nur etwa 1 Mikrogramm bis höchstens 0,5 mg Substanz benötigt.

Bei der Massenspektrometrie laufen folgende Vorgänge ab:

5. Optische und spektroskopische Analysenmethoden

Ionisierung der Moleküle, wobei positiv geladene Bruchstücke gebildet werden,
Beschleunigung der positiven Ionen durch ein elektrisches Feld,
Auftrennung der Ionen nach ihrem Verhältnis von Masse zu Ladung (m/e),
Nachweis und Registrierung dieser Ionen.

Zur Ionisierung wird die im Hochvakuum verdampfte Substanz mit Elektronen beschossen. Dabei werden aus dem Molekül Elektronen herausgeschlagen. Man erhält das einfach oder mehrfach positiv geladene **Molekülkation**. Ein Teil dieser Molekülkationen hat beim Auftreffen des Elektrons einen hohen Energiebetrag aufgenommen, der zu einem weiteren Zerfall des Molekülkations in kleinere Bruchstücke führt (Fragmentierung).

Molekülkationen und die positiv geladenen Bruchstücke werden durch eine Zugspannung beschleunigt und in den Analysatorteil des Massenspektrometers gelenkt. Dieser Teil besteht aus einem Metallrohr, das sich zwischen den Polschuhen eines Magneten befindet. Das Magnetfeld lenkt die geladenen Teilchen aus der geradlinigen Flugrichtung in gekrümmte Bahnen ab, wobei durch kontinuierliche Änderung des Magnetfeldes oder der Zugspannung die Kationen entsprechend ihrer Masse nacheinander als Massenspektrum registriert werden.

Ein solches Massenspektrum ist in Abb. 47 gezeigt. Als Abszisse wird das Verhältnis m/e der positiv geladenen Ionen, als Ordinate ihre relative Intensität aufgetragen. Die meisten der registrierten Bruchstücke sind einfach positiv geladen ($e=1$). Somit entspricht das Verhältnis m/e ihrer Masse. Die Linie höchster Masse ist beim Massenspektrum des Salicylsäuremethylesters (Abb. 47) das Molekülkation (M^+). Es wird bei der Massenzahl 152 registriert, womit das Molekulargewicht der Verbindung bestimmt ist. Das Molekül-

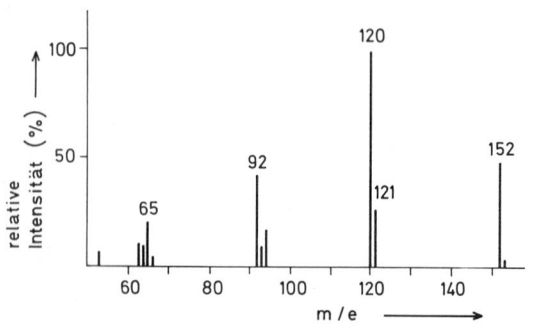

Abb. 47. Massenspektrum des Salicylsäuremethylesters.

kation zerfällt unter Abspaltung von OCH$_3$ (152 – 31 = 121). In einem weiteren Fragmentierungsprozeß wird Methanol abgespalten, wodurch das Fragment der Masse 120 entsteht:

$$\left[\begin{array}{c} \text{Struktur mit } O-CH_3 \end{array} \right]^{\oplus} \xrightarrow{-CH_3OH} \left[\begin{array}{c} \text{Struktur} \end{array} \right]^{\oplus}$$

M$^\oplus$, m/e = 152   m/e = 120

Dieses spaltet weiter Kohlenmonoxid zum Fragment der Masse 92 ab.

Bei größeren Molekülen laufen mehrere solcher Fragmentierungsprozesse nebeneinander ab. Damit werden meist kompliziertere Massenspektren erhalten, die schwieriger auszuwerten sind. Die Strukturaufklärung durch Massenspektrometrie ist daher nur durch Spektrenvergleich mit ähnlich aufgebauten Molekülen bekannter Struktur und durch Kombination mit anderen spektroskopischen Methoden wie IR- und NMR-Spektroskopie sicher durchzuführen.

6. Kapitel: Chromatographie

Die chromatographischen Verfahren sind Trennmethoden. Sie haben gegenüber den klassischen Trennmethoden wie Destillieren, Kristallisieren, Fällen, Extrahieren usw. den Vorteil der einfacheren Handhabung, des geringeren Zeitaufwandes und vor allem der größeren Empfindlichkeit. Die chromatographischen Verfahren kann man auch dann noch einsetzen, wenn wegen der geringen Menge an Probesubstanz, der Komplexität des zu trennenden Gemisches oder der Ähnlichkeit der zu trennenden Stoffe die klassischen Methoden versagen.

Papier-, Dünnschicht- und Säulenchromatographie können in jedem Apothekenlabor durchgeführt werden und eignen sich hervorragend zur Identifizierung und Reinheitsprüfung von Arzneimitteln, Arzneistoffgemischen, Zubereitungen und Drogeninhaltsstoffen. Außerdem kann man die Gehaltsbestimmungen durch chromatographische Vortrennung sehr oft vereinfachen, verbessern oder überhaupt erst ermöglichen.

Die einzelnen chromatographischen Verfahren können nach der Art der Stofftrennung oder nach den verwendeten Trennmaterialien unterschieden werden. Oft treten unterschiedliche Trennprinzipien gemeinsam auf. Zur Charakterisierung des Trennergebnisses hat man verschiedene Kenngrößen eingeführt.

Stofftrennung

Die Trennung eines Substanzgemisches durch **Verteilungschromatographie** beruht auf den unterschiedlichen **Verteilungskoeffizienten** der einzelnen Stoffe an zwei nur begrenzt mischbaren flüssigen Phasen.

Die Verteilungschromatographie gleicht einem fortgesetzten Ausschütteln nach dem Prinzip der gleichförmigen multiplikativen Verteilung. Die Trennwirkung ist sehr gut, weil nach dem Nernstschen Verteilungsgesetz bereits kleine Unterschiede zwischen den Verteilungskoeffizienten die Trennung günstig beeinflussen.

Nernstsches Verteilungsgesetz:

$$\frac{c_A \text{ Phase 1}}{c_A \text{ Phase 2}} = K$$

K = Nernstscher Verteilungskoeffizient
c_A Phase 1 = Konzentration des Stoffes A in der Phase 1
c_A Phase 2 = Konzentration des Stoffes A in der Phase 2

Die **Verteilungschromatographie** wird hauptsächlich zu analytischen Zwecken verwandt.

Die Stofftrennung durch **Adsorption** kommt durch die unterschiedliche Anreicherung von zwei oder mehr Stoffen an der „valenzungesättigten" Oberfläche (bezogen auf van der Waals-Kräfte u. ä.) eines festen Stoffes zustande. Dadurch wird ein Substanzgemisch infolge multiplikativer Adsorption und Desorption an der Oberfläche fester Adsorptionsmittel zerlegt. Die adsorbierte Substanzschicht ist meist monomolekular. Die Abhängigkeit der adsorbierten Substanzmenge von der Substanzkonzentration in Lösung wird durch die Langmuirsche Adsorptionsisotherme umschrieben:

$$\frac{K_1 \cdot c}{1 + K_2 \cdot c} = a$$

a = Adsorptionsisotherme, angegeben in g/cm² oder in g/(bzw. mol) / g Adsorbens
c = Lösungskonzentration
K_1 und K_2 = Konstanten.

K_1 und K_2 sind Konstanten, die bei gegebener Temperatur von der Art und Beschaffenheit des Adsorptionsmittels und des adsorbierten Stoffes abhängen.

In Abb. 48 sind eine ideale und eine reale Langmuirsche Adsorptionsisotherme graphisch dargestellt.

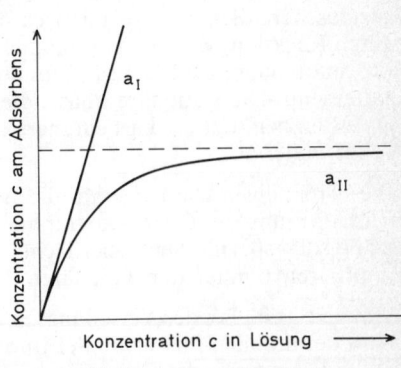

Abb. 48. Langmuirsche Adsorptionsisotherme.

a_I = ideale } Langmuirsche
a_{II} = reale } Adsorptionsisotherme

6. Chromatographie

Die **Adsorptionschromatographie** wird vorwiegend zur Trennung kleiner Substanzmengen eingesetzt.

Die Stofftrennung durch **Ionenaustausch** wird dadurch ermöglicht, daß ein Ionenaustauscher aus Lösungen eine Ionensorte bindet und dafür gleichgeladene Ionen abgibt, während die andere Ionensorte den Austauscher ungehindert passiert.

Eine Stofftrennung kann auch erreicht werden, wenn die Lösung eines Komponentengemisches mit einem unlöslichen, polymeren Träger in Berührung kommt, auf dessen Oberfläche ein **spezifischer Reaktionspartner** für eine der Komponenten fixiert ist. Dadurch wird diese an den immobilen Reaktionspartner gebunden, die übrigen Komponenten nicht.

Stofftrennung durch Gelpermeation beruht auf der **Molekularsiebwirkung** bei Filtration eines Komponentengemisches unterschiedlicher Molekülgröße durch ein gequollenes und vernetztes Trägermaterial (Gel). Die kleinen Moleküle diffundieren in das Gel und legen so einen längeren Weg zurück als die großen Moleküle.

Stationäre Phase. Zur Durchführung eines chromatographischen Verfahrens benötigt man zwei Phasen: Eine stationäre und eine mobile. Bei der Stofftrennung durch Verteilung ist die **stationäre Phase** eine meist hydrophile Flüssigkeit, die auf einem festen Träger wie Kieselgel, Aluminiumoxid, Zellulose usw. fixiert ist. Bei der Stofftrennung durch Adsorption verwendet man organische und anorganische feste stationäre Phasen. Zur Trennung hydrophiler Substanzen verwendet man meist organische Trägermaterialien, lipophile Substanzgemische lassen sich besser auf anorganischen stationären Phasen trennen. Zur Stofftrennung durch Ionenaustauscher benötigt man als stationäre Phase Kunstharz-Ionenaustauscher. Bei der Affinitätschromatographie (Stofftrennung durch Reaktion) werden makromolekulare, feste stationäre Phasen verwandt, die mit substanzspezifischen funktionellen Gruppen behaftet sind. Die stationäre Phase, die bei der Stofftrennung durch Diffusion benötigt wird, ist ein inertes, verquollenes und vernetztes Trägermaterial.

Die Trenneigenschaften und die Laufgeschwindigkeit bei der Durchführung der Chromatographie sind abhängig von der Korngröße, der spezifischen Oberfläche, dem Porendurchmesser und dem Porenvolumen der stationären Phase.

Mobile Phase. Bei der Verteilungschromatographie hängt die Auswahl der mobilen Phase von der Imprägnierung des Trägermaterials und somit von der Beschaffenheit der stationären Phase ab. Ist sie mit Wasser oder einem hydrophilen Lösungsmittel imprägniert, so verwendet man als **mobile Phase** ein organisches, mit Wasser beschränkt mischbares Lösungsmittel oder ein entsprechendes Lösungsmittelgemisch. Ist dagegen die stationäre Phase permanent mit einem lipophilen Lösungsmittel wie Paraffinöl oder Silikonöl getränkt, so wird mit hydrophilen Fließmitteln entwickelt, die mit dem Imprägnierungsmaterial gesättigt sind.

Bei der Adsorptionschromatographie richtet sich die Auswahl der mobilen Phase (Fließmittel) nach ihrem Elutionsvermögen. Die eluierende Wirkung nimmt parallel zur Dielektrizitätskonstante des Lösungsmittels zu. Man kann deshalb die Fließmittel in eine sog. eluotrope Reihe einordnen, in der das Eluierungsvermögen von oben nach unten zunimmt.

Eluotrope Reihe:

Petroläther
Cyclohexan
Tetrachlorkohlenstoff
Trichloräthylen
Toluol
Benzol
Dichlormethan
Chloroform
Diäthyläther
Äthylacetat
Aceton
Propanol
Äthanol
Methanol
Wasser

Zonenausbildung. Die Ausbildung von Zonen bei der Säulenchromatographie oder von Streifen bis kreisrunden Flecken bei der Papier- und Dünnschichtchromatographie kommt dadurch zustande, daß die Teilchen ein und desselben Stoffes die stationäre Phase in verschiedenen Zeiten verlassen. Die Zeit folgt einer statistischen Verteilung nach Art einer **Gaußschen Funktion** (s. Abb. 49).

Anschaulich läßt sich die Zonenbildung durch die Beschreibung der Vorgänge bei der Säulenchromatographie mit Stofftrennung durch Adsorption schildern. Zunächst werden die Bestandteile der zu chromatographierenden Probe abhängig von ihrer Konzentration und ihrer Affinität zum Adsorbens in den oberen Adsorptionsschichten reversibel adsorbiert. Durch Zusatz der mobilen Phase werden die weniger fest gebundenen Teilchen ganz oder teilweise von der Oberfläche des Adsorptionsmittels wieder abgelöst. Es kommt zu einer Gleichgewichtseinstellung zwischen adsorbierten und gelösten Teilchen. Das Gleichgewicht wird durch die am Adsorbens vorbeifließende mobile Phase immer wieder gestört. Es kommt zur wiederholten Adsorption und Desorption, wodurch mehr oder weniger scharfe Zonen ausgebildet werden, die

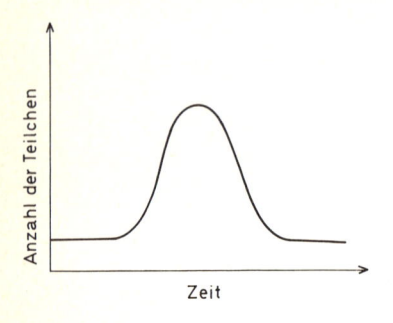

Abb. 49. Zeitlicher Verlauf der Desorption nach Art einer Gaußschen Funktion.

durch weiteres Nachgießen der mobilen Phase nach unten verschoben werden.

Die Zusammenhänge zwischen **Adsorptionsisothermen** und Zonenbildung sind in Abb. 50 a bis 50 c dargestellt. Dabei bedeutet
c_S = Konzentration am Adsorbens
c_L = Konzentration in Lösung.

Der Stoff A wird jeweils stärker adsorbiert als der Stoff B und hat daher eine steilere Adsorptionsisotherme. Die Konzentration an A am Adsorbens ist jeweils größer als die für B.

Im idealen Falle wären die Zonen scharf begrenzt und es bestünden innerhalb der Zonen keine Konzentrationsunterschiede (Abb. 50 a).

In Abb. 50 b ist ein Chromatogramm mit linearer Adsorptionsisotherme schematisch dargestellt. Die Abweichungen von 1 a ergeben sich durch Diffusion oder langsame Einstellung des Gleichgewichtes.

In Abb. 50 c sind die Verhältnisse eines realen Adsorptionschromatogramms wiedergegeben.

Die Verbreiterung der Zonen steht im Zusammenhang mit der Wanderstrecke. Je länger die Trennstrecke, desto größer ist die Bandenverbreiterung. Sie kommt durch das nicht ideale chromatographische Verhalten der gefüllten Trennsäule zustande und wird durch die van Deemter-Gleichung beschrieben.

$$HEPT = A + \frac{B}{u} + C \cdot u$$

Es bedeuten: HETP = heigh equivalent of one theoretical plate (= Höhe einer theoretischen Trennstufe h); A, B, C = Konstanten, die von den Betriebsbedingungen der Trennsäule und weiteren Parametern abhängig sind; A = Eddy-Diffusionstherm; B/u = Molekulardiffusionstherm; $C \cdot u$ = Nichtgleichgewichtstherm; u = lineare Strömungsgeschwindigkeit (cm · s^{-1}).

Bei der Papierchromatographie, die im wesentlichen auf einem Verteilungsvorgang beruht, wird die Substanz als kleiner Fleck am Startpunkt aufgetragen. Durch das Aufsteigen der mobilen Phase, die ständig mit der stationären, an das Trägermaterial adsorbierten Phase in Berührung kommt, tritt eine fortlaufende Verteilung der zu trennenden Substanz zwischen einer hydrophilen und einer lipophilen Phase ein, d. h. es kommt zu einer multiplikativen Ver-

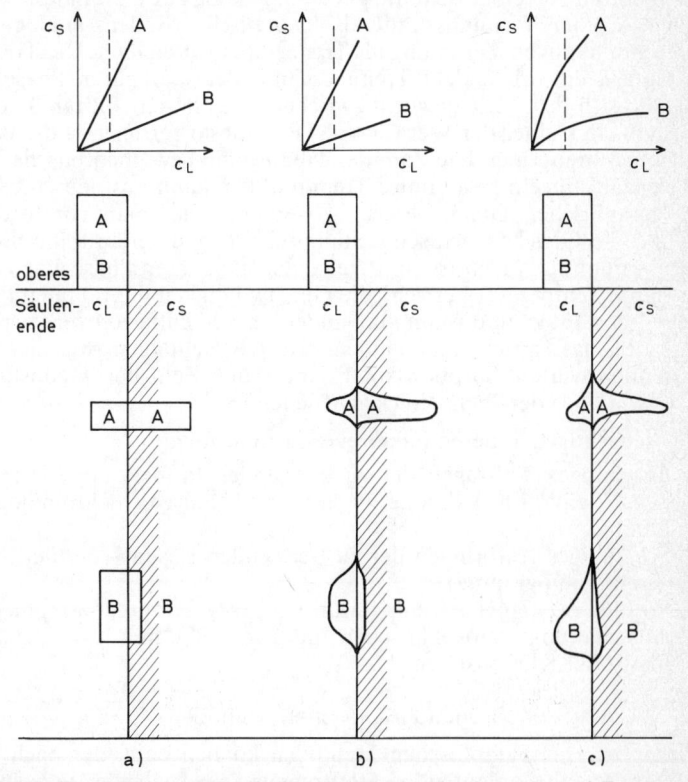

Abb. 50. Zusammenhänge zwischen Adsorptionsisothermen und Zonenbildung bei der Säulenchromatographie.
A und B: 2 zu trennende Stoffe. L: Lösungsmittel, S = Sorbens.

teilung, wodurch die Bestandteile der zu trennenden Substanz unterschiedlich schnell transportiert werden, was dann zur Ausbildung von Zonen, Streifen oder im Idealfall zu kreisrunden Flecken führt.

Das Trennergebnis eines chromatographischen Verfahrens kann durch innere und äußere Faktoren wesentlich beeinflußt werden. Die wichtigsten inneren Faktoren sind folgende:

Wahl einer geeigneten stationären Phase
Wahl einer geeigneten mobilen Phase
Optimalabstimmung zwischen stationärer und mobiler Phase

Trennstufen. Bei Einstellung des Gleichgewichtes zwischen der stationären und der mobilen Phase kann man die stationäre Phase in einzelne Trennabschnitte gliedern. Analog zur Destillation wird ein solcher Trennabschnitt als theoretischer Boden, analog zur multiplikativen Verteilung als **Trennstufe** h bezeichnet. Die Trennstufe h entspricht dem Trennabschnitt der stationären Phase, in dem sich das Gleichgewicht zwischen den Phasen vollständig einstellt. Je kleiner der Wert für HETP ist, desto geringer ist die Bandenverbreiterung. Die Zahl der Trennstufen bzw. theoretische Bodenzahl für ein bestimmtes Trennproblem kann aus den chromatographischen Daten berechnet werden, wenn man voraussetzt, daß die Gleichgewichtseinstellung sehr schnell verläuft, die Sorptionsfunktion linear ist, im Bereich der stationären Phase eine konstante Temperatur herrscht, die Geschwindigkeit der mobilen Phase konstant ist und wenn man außerdem die Diffusion vernachlässigt. Es lassen sich dann mathematische Beziehungen zwischen Retentionswerten, Sorptionskoeffizienten und Zahl der Trennstufen bzw. Länge der Trennstrecke aufstellen.

An wichtigen äußeren Faktoren sind zu nennen:

Sorgfältiges Auftragen der zu trennenden Probelösung als möglichst kleiner Fleck (bei der Papier- und Dünnschichtchromatographie)
Sorgfältiges Aufbringen der zu trennenden Lösung (bei der Säulenchromatographie)
Wahl der geeigneten Temperatur (bei der Gaschromatographie)
Ausschaltung atmosphärischer Einflüsse z. B. durch Kammersättigung oder Klimatisieren.

Einteilung der chromatographischen Methoden

Die chromatographischen Methoden können entweder nach der Art der dabei ablaufenden **Stofftrennung** oder nach den verwendeten **Phasen** eingeteilt werden. In der Praxis hat sich das zuletzt genannte Einteilungsprinzip bewährt.

Die **Papierchromatographie** ist nach dem für die Fixierung der flüssigen, stationären Phase verwendeten Material benannt.

Die **Dünnschichtchromatographie** verdankt ihre Bezeichnung der äußeren Form des als stationäre Phase verwandten Adsorptionsmittels, das in dünner Schicht auf einer festen Unterlage wie Glas oder Aluminiumfolie fixiert ist.

Zur Durchführung der **Säulenchromatographie** wird ein festes Sorptionsmittel in eine Glasröhre eingefüllt.

Die **Gaschromatographie** bedient sich spezieller Säulen, in die ein Sorptionsmittel eingefüllt ist, wobei als mobile Phase ein Gas verwandt wird.

Die **Hochdruckflüssigchromatographie** unterscheidet sich von der Gaschromatographie dadurch, daß anstelle des Gases eine Flüssigkeit unter hohem Druck durch die gefüllte Säule gepreßt wird.

Die **Ionenaustausch-Chromatographie** bedient sich der Kunstharzkationen- bzw. -anionenaustauscher als stationärer Phase.

Zur **Affinitätschromatographie** benötigt man als stationäre Phase makromolekulare Träger mit funktionellen Gruppen, die eine ausgeprägte Affinität oder Reaktionsbereitschaft zu bestimmten Molekülen besitzen.

Die **Gelchromatographie** verwendet zur Trennung ein Gel, das aus gequollenen, porösen Körnchen besteht.

Qualitative Kenngrößen

Der **Rf-Wert** ist eine charakteristische Größe der Papier- und Dünnschichtchromatographie. Er gilt als Maß für die Wanderungsgeschwindigkeit einer Substanz auf dem Chromatogramm, die unter konstanten Bedingungen eine charakteristische reproduzierbare Größe ist.

Der Rf-Wert ist definiert als Quotient aus der Entfernung der Substanz vom Ausgangspunkt und der Entfernung der Lösungsmittelfront vom Ausgangspunkt.

$$Rf = \frac{\text{Entfernung des Fleckmittelpunkts vom Start}}{\text{Entfernung der Fließmittelfront vom Start}}$$

Die Bezeichnung Rf-Wert ist abgeleitet von „ratio of fronts" bzw. „related to front".

Nach der oben gegebenen Definition hat eine Substanz, die mit der Lösungsmittelfront wandert, den Rf-Wert von 1,0. Eine Substanz, die dagegen am Startpunkt verbleibt, hat den Rf-Wert 0. In beiden Fällen ist keine Trennung eingetreten. Rf-Werte für getrennte Substanzen sind stets kleiner als 1 und theoretisch unabhängig von der Länge des Chromatographiepapiers bzw. der Dünnschichtplatte.

Die Rf-Werte werden durch folgende Faktoren beeinflußt:

Fließmittel
Trägermaterial (Art und Schichtdicke)
Temperatur
Sättigung der Kammer mit Fließmittel
Luftfeuchtigkeit
Konzentration und Zusammensetzung der Untersuchungslösung
Länge der Laufstrecke
Fremd-Ionen und Verunreinigungen der Lösungsmittel
Inhomogenitäten des Papiers
Faserrichtung des Papiers.

Die Reproduzierbarkeit der Rf-Werte hängt ab von der Qualität und gleichbleibenden Beschaffenheit der Sorptionsschichten und des Papiers, von der aufgetragenen Substanzmenge, von der Raumtemperatur und vom Sättigungsgrad der Trennkammer.

hRf-Wert. Um nicht mit Brüchen operieren zu müssen, gibt man in der Praxis oft anstelle des Rf-Wertes den hRf-Wert an. Es ist der mit 100 multiplizierte Rf-Wert. Die Angabe geschieht in ganzen Zahlen, die sich zwischen 1 und 99 bewegen.

Rst-Wert. Da sich bei der Ausführung der Dünnschicht- und Papierchromatographie in der Praxis kaum alle äußeren Faktoren konstant halten lassen, wird empfohlen, beim Chromatographieren eine Testsubstanz mit zu entwickeln und diese als Bezugsstandard zu werten. Unter dem Rst-Wert versteht man dann das Verhältnis der Laufstrecke der zu untersuchenden Substanz zur Laufstrecke der Testsubstanz.

$$Rst = \frac{\text{Entfernung der Substanz vom Start}}{\text{Entfernung der Testsubstanz vom Start}}$$

Rst-Werte sind unabhängig von den äußeren Versuchsbedingungen und können den Wert 1 übersteigen.

Retentionszeit. Bei der Gaschromatographie und allen anderen säulenchromatographischen Verfahren werden die analytischen Trennergebnisse in Zeitwerten angegeben. Die Verweildauer einer Substanz in der Trennsäule hängt von der Größe des Verteilungskoeffizienten ab. Uncharakteristisch ist die Zeit des Aufenthaltes einer Substanz in der Gasphase. Dagegen ist die Zeit, die eine

Substanz in der stationären Phase verbringt, für die betreffende Substanz charakteristisch und wird als Retentionszeit bezeichnet. Anstelle der Retentionszeiten kann man auch die Gasvolumenmenge (Zeit × Durchfluß), die während der gleichen Zeit strömt, verwenden. Diese Maßeinheit ist unabhängig von Änderungen der Strömungsgeschwindigkeit. Um vergleichbare Volumenwerte zu erhalten, sind Druck und Temperatur nach den geltenden Gasgesetzen zu berücksichtigen.

1. Papierchromatographie

Das der **Papierchromatographie** zugrundeliegende Prinzip ist die **multiplikative Verteilung** eines Stoffes zwischen zwei nicht miteinander mischbaren Flüssigkeiten. Von einem fortgesetzten Ausschütteln mit Hilfe von Scheidetrichtern unterscheidet sich die Papierchromatographie dadurch, daß die Unterphase als Wasser oder wasserhaltiges, polares Lösungsmittel an die Zellulose des Papiers stationär gebunden ist. Die Verteilung einer Substanz findet dann zwischen dem Zellulose-Wasser-Komplex und der darüber wandernden, mobilen Phase, einem wassergesättigten organischen Lösungsmittel bzw. Lösungsmittelgemisch statt.

Wenn auch die Papierchromatographie in erster Linie eine Verteilungschromatographie ist, so lassen sich Adsorptionsvorgänge, deren Umfang von der Art der verwendeten Lösungsmittel und der Beschaffenheit des Chromatographiepapiers abhängt, nicht ausschließen.

Chromatogrammpapiere bestehen aus langfaseriger, reiner Zellulose, die in gequollenem Zustand zusammen mit Wasser oder wasserhaltigem Lösungsmittel die stationäre Phase darstellt oder bei Imprägnierungen mit lipophilen Substanzen als Trägermaterial dient. An die Beschaffenheit der Zellulose werden hinsichtlich Reinheit, Gleichmäßigkeit, Saugfähigkeit und mechanischer Festigkeit besondere Anforderungen gestellt. Kapazität und Chromatographiedauer hängen von der Dicke und Saugfähigkeit bzw. Quellfähigkeit der Papiere maßgebend ab. Zwischen der Laufgeschwindigkeit und der Trennschärfe bestehen Zusammenhänge. Schnellaufende Papiere trennen in der Regel weniger gut. Langsam laufende Papiere trennen meist besser. Im Handel befinden sich verschiedene Chromatographiepapiere abgestufter Eigenschaften. Unterschiedlich sind dabei Laufgeschwindigkeit, Trennvermögen und mechanische Festigkeit. In der Regel ist die Laufrichtung durch einen Pfeil am Bogenrand angezeigt. Ist das nicht der Fall, so verläuft sie meist in Richtung der längeren Seite des Papierbogens. Die Größe des verwendeten Papierbogens hängt von der Größe der Entwicklungskammer und davon ab, wieviele Substanzen aufgetragen werden sollen.

Die Trenneigenschaften eines Papiers können durch Imprägnierung geändert werden. Das Imprägnieren erreicht man durch Eintauchen in oder Entwickeln mit einer geeigneten Lösung bzw. durch Aufsprühen.

Eine Änderung der Trenneigenschaften kann auch vor Herstellung des Chromatographiepapiers z. B. durch Acetylierung von Zellulose erfolgen. Für bestimmte Trennungen verwendet man acetylierte, phosphorylierte oder formylierte Papiere. Zur sog. Umkehrphasenchromatographie werden Handelspapiere mit lipophilen Stoffen wie Silikonöl, Paraffin, Vaseline oder Undekan imprägniert.

Bevor man eine Substanz papierchromatographisch charakterisieren oder trennen will, muß sie zuerst auf das Papier aufgetragen werden. Dazu wird sie in einem geeigneten Lösungsmittel gelöst und mit Hilfe einer graduierten Meßpipette (Blutzuckerpipette, selbstfüllenden Kapillarpipette, Konstriktionspipette oder Mikrospritze) punktförmig oder strichförmig aufgetragen. Für quantitative Arbeiten verwendet man Kolbenpipetten und Mikrospritzen. Die besten Ergebnisse erhält man mit automatisch arbeitenden Auftragegeräten. Die Konzentration der aufzutragenden Lösung soll 1 bis 5% betragen. Für ein punktförmiges Auftragen benötigt man ein Volumen von 1 bis 10 μl.

Die Trennschärfe hängt von der Größe der Startflecken ab. Je kleiner sie gehalten werden können, desto größer ist die Trennschärfe. Je flüchtiger das für die Auftragung verwendete Lösungsmittel ist, desto kleiner kann der Durchmesser der Startflecken erreicht werden. Zum Verdunsten des Lösungsmittels der aufgetragenen Probelösung verwendet man notfalls einen Fön.

Bevor man die zu trennende Substanz aufträgt, markiert man durch einen dünnen Bleistiftstrich eine Startlinie und auf dieser einzelne Startpunkte. Zur absteigenden Papierchromatographie wird die Startlinie etwa 15 cm vom Papierrand entfernt angebracht. Zur aufsteigenden Chromatographie ist ein Abstand von 4 bis 5 cm angemessen. Die Entfernungen der einzelnen Startflecke voneinander soll 1 bis 3 cm betragen.

Den Vorgang des Chromatographierens nennt man **Entwickeln.** Bei der Papierchromatographie unterscheidet man drei Entwicklungsarten:

1. Papierchromatographie

Aufsteigende Chromatographie
Absteigende Chromatographie
Horizontale Chromatographie.

Zur aufsteigenden Chromatographie hängt man einen Chromatographiebogen in eine mit der mobilen Phase gefüllten Wanne ein oder man formt den Papierbogen mit Hilfe von Kunststoffklammern zu einem Zylinder und stellt ihn in die beschickte Wanne ein.

Zur absteigenden Chromatographie hängt man einen Papierbogen mit dem oberen Ende in einen Trog ein, der die mobile Phase enthält.

Zur horizontalen Chromatographie bzw. zur Entwicklung von Ring-Chromatogrammen benutzt man zwei mit den Rändern aufeinandergelegte, entsprechend große Petrischalen als Entwicklungsgefäße. Das Fließmittel wird dabei von unten mit Hilfe einer Papierzunge oder eines Wattedochtes zum Mittelpunkt des Chromatogramms geleitet oder von oben durch eine Bohrung mit Hilfe einer geeigneten Pipette aufgetropft.

Zur Durchführung der Entwicklung benötigt man geeignete **Trennkammern.** Das sind dichtschließende Trogkammern verschiedener Größe und Form. Vor Ablauf des Entwicklungsvorganges wird auf den Boden der Entwicklungskammer etwas Fließmittel und etwas Wasser gebracht, wobei darauf zu achten ist, daß das Chromatographiepapier nicht unmittelbar benetzt wird. Nach sorgfältigem Verschließen der Chromatographiekammer läßt man das Chromatographierpapier in diesem Zustand 2 bis 3 Stunden zur Äquilibrierung bzw. Klimatisierung stehen. Es erreicht dabei einen System-abhängigen Sättigungszustand und Quellungsgrad. Anschließend wird zum Starten der Entwicklung in die am Boden befindliche Schale, in die der Chromatographiebogen bzw. der Chromatographiezylinder eingestellt ist, soviel Fließmittel eingegeben, daß das Papier etwa 5 cm eintaucht. Bei absteigender Chromatographie wird in entsprechender Weise der Chromatographietrog mit Fließmittel gefüllt. Wenn sich die Lösungsmittelfront bei aufsteigender Chromatographie auf 3 bis 5 cm dem oberen Papierrand und bei absteigender Chromatographie in gleichem Maße dem unteren Papierrand genähert hat, wird das Papier aus der Entwicklungskammer genommen und die Frontlinie mit Hilfe eines Bleistiftstriches markiert. Anschließend trocknet man das Chromatographiepapier im Trockenschrank oder mit Hilfe eines Föns.

Wird bei der ersten Entwicklung keine zufriedenstellende Auftrennung erreicht, so kann zweidimensional chromatographiert werden. Dazu wird das Papier nach dem Trocknen ein zweites Mal entwickelt, wobei es um 90° gedreht ist.

Bei schlecht wandernden Substanzen kann ein sog. Durchlaufchromatogramm, am besten mit Hilfe der absteigenden Chromatographie angefertigt werden. Durchlaufchromatogramme erhält man, wenn man mehrere Tage das Lösungsmittel durchlaufen läßt, d. h. die Chromatographie nicht unterbricht, wenn die Lösungsmittelfront am unteren Ende des Papierstreifens angelangt ist. Ein Rf-Wert kann dann nicht mehr ermittelt werden. Zur Identifizierung muß man Vergleichssubstanzen bekannter Eigenschaften mitlaufen lassen.

Die **Auswahl der Fließmittel** richtet sich nach der stationären Phase und orientiert sich an der eluotropen Reihe. Geeignete Fließmittel müssen in ihren chemisch-physikalischen Eigenschaften den Akzeptor- und Donatoreigenschaften, den Dipol-, Dispersions-, Koordinationskräften sowie dem Ionenbindungsvermögen der zu trennenden Proben entsprechen.

Eine rasche Orientierung über den Trenneffekt eines ausgewählten Fließmittels kann die sog. Mikrozirkular-Technik geben. Dazu wird das zu trennende Substanzgemisch punktförmig auf das Papier aufgetragen. Läßt man dann aus einer Pipette die mobile Phase zentral auftropfen, so kann man abschätzen, ob das gewählte Fließmittel geeignet ist oder nicht. Ein optimales Fließmittel wurde gewählt, wenn sich viele gut getrennte, koaxiale Ringe zeigen. Wandern die Substanzen alle in den Frontbereich, so ist das Fließmittel zu polar. Verbleiben die Substanzen in Startnähe, so ist die Polarität des Fließmittels zu gering.

Detektion. Bei Stoffen, die eine Eigenfarbe besitzen, kann die Auswertung des Chromatogramms unmittelbar visuell vorgenommen werden. Stoffe, die keine Eigenfarbe besitzen, müssen durch geeignete Nachweisverfahren sichtbar gemacht werden (Detektion). Häufig gebrauchte, physikalische Nachweisverfahren sind die Fluoreszenzanregung oder die Fluoreszenzlöschung. So lassen sich Verbindungen mit geeigneten Chromophoren durch Betrachten unter kurzwelligem (254 nm) oder längerwelligem (365 nm) UV-Licht anhand charakteristischer Fluoreszenzen nachweisen. Handelt es sich um Verbindungen, die bei Wellenlängen um 254 nm Strahlung absorbieren, so kann man die Fluoreszenzverminderung oder Fluoreszenzlöschung von Fluoreszenzindikatoren, die der stationären Phase beigegeben sind, zur Detektion benutzen. Es erscheinen dann, je nach Fluoreszenzindikator, dunkle Flecke auf farbig fluoreszierendem Untergrund. Am häufigsten werden chemische Nachweisverfahren angewandt. Dazu wird das Chromatogramm entweder in eine geeignete Gas-Atmosphäre eingebracht (Ammoniak-, Jod-, Osmiumtetroxid-Dämpfe) oder es wird mit geeigneten Reagenzlösungen besprüht.

Die **qualitative Auswertung** eines Chromatogramms erfolgt in direkter Weise visuell, durch Abmessung und Errechnen der Rf-Werte sowie Vergleich mit bekannten Substanzen.

Zur **quantitativen Auswertung** unterscheidet man indirekte und direkte Verfahren. Wird die zu bestimmende Substanz vor einer quantitativen Messung aus der stationären Phase extrahiert, so spricht man von einer indirekten Bestimmungsmethode. Zur Mengenbestimmung kommen beispielsweise in Frage: Mikrotitrimetrie, Messungen im sichtbaren und UV-Bereich, Refraktionsmessungen, polarographische Bestimmungen, fluorimetrische Messungen. Direkte quantitative Bestimmungen sind möglich durch visuellen Flächenvergleich der einzelnen Flecke, durch planimetrische Auswertung, durch die Densitometrie, durch spektralphotometrische Auswertung, durch Messung der Fluoreszenz oder durch Bestimmung der Radioaktivität.

Die Papierchromatographie, die in ihrer Durchführung komplizierter und aufwendiger ist als die Dünnschichtchromatographie, wird heute vor allem zur Trennung extrem hydrophiler Substanzklassen verwandt, wozu die Dünnschichtchromatographie weniger geeignet ist. Genannt seien hier folgende Stoffklassen:

Zucker
mehrwertige Alkohole
α-Aminosäuren
Phenole und Phenolcarbonsäuren
aliphatische, organische Säuren
Glycoside
anorganische Stoffe (Kationen).

2. Dünnschichtchromatographie

Die zur **Dünnschichtchromatographie** benötigte Ausrüstung und die Herstellung der Dünnschichtplatten werden kurz und prägnant in der Ph.Eur.I beschrieben:

„Die Ausrüstung besteht aus:

Einem Streichgerät, mit dessen Hilfe das Sorptionsmittel auf die Platte in gleichmäßiger Schicht und in gewünschter Schichtdicke ausgestrichen werden kann;

6. Chromatographie

> Platten von 200 mm Länge und einer Breite, die es ermöglicht, auf die Startpunkte die erforderliche Menge Untersuchungs- und Vergleichslösung aufzutragen;
>
> Einem Gefäß (Chromatographiekammer) aus durchsichtigem Material mit gut schließendem Deckel. Die Größe des Gefäßes muß der Platte angepaßt sein.
>
> Aus dem Sorptionsmittel wird eine dicke Suspension hergestellt, die auf die sorgfältig gereinigten Platten mit Hilfe des Streichgerätes in einer Schichtdicke von 0,25 bis 0,30 mm ausgestrichen wird, falls in der Monographie nichts anderes angegeben ist. Die beschichteten Platten werden zunächst an der Luft, dann 1 Stunde lang im Trockenschrank bei 100 bis 105° getrocknet, falls nichts anderes angegeben ist. Werden die Platten nicht sofort verwendet, so sind sie im Exsikkator über Silikagel aufzubewahren. Vor Verwendung werden sie 1 Stunde lang bei 100 bis 105° durch erneutes Trocknen aktiviert. An den beiden Längsseiten der Platte wird ein schmaler Streifen des Sorptionsmittels entfernt.
>
> Die Chromatographiekammer wird mit Filtrierpapier ausgekleidet und eine ausreichende Menge der mobilen Phase zur Sättigung des Papiers eingegossen, wobei der Boden der Kammer mit einer 1,5 cm hohen Laufmittelschicht bedeckt ist. Der gut schließende Deckel wird wieder aufgesetzt und – falls nichts anderes angegeben ist – 1 Stunde lang bei Raumtemperatur stehengelassen (Kammersättigung)."

Zur Herstellung kleinerer Dünnschichtplatten kann man auf die Benutzung eines Streichgerätes verzichten, wenn man die berechnete Menge einer Suspension, die aus dem Adsorptionsmittel und Wasser oder einer anderen Flüssigkeit hergestellt ist, auf die waagerecht gehaltenen Platten ausgießt. Außerdem stehen heute eine Auswahl gebrauchsfertiger Sorptionsschichten auf Glasplatten, Aluminiumfolie oder Kunststoffolien zur Verfügung (DC-Fertigplatten, DC-Folien). Zu erwähnen sind auch die HPTLC-Fertigplatten (**h**igh **p**erformance **t**hin **l**ayer **c**hromatography) für den ng-Bereich, die bei kleinen Auftragsvolumina höchste Trennschärfen bei extrem kurzen Analysenzeiten erlauben.

Die in der Dünnschichtchromatographie am häufigsten verwandten Adsorbentien sind **Kieselgel** und **Aluminiumoxid.** Das Kieselgel enthält meist einen Zusatz von Calciumsulfat zur Erhöhung der Haftfestigkeit. Es wird als universelles Adsorbens zur Chromatographie neutraler, saurer und basischer Substanzen gebraucht. Aluminiumoxid besitzt eine große Koordinationsfähigkeit und eignet sich deshalb gut zur Trennung von Substanzen mit unterschiedlichen funktionellen Gruppen. Von der Herstellung her ent-

2. Dünnschichtchromatographie

Tabelle 19. Sorptionsschichten und Trenneffekte

Adsorbentien:	Trennung durch:
Kieselgel	Adsorption und Verteilung
Aluminiumoxid, basisch	Adsorption und Kationenaustausch
Aluminiumoxid, neutral	Adsorption
Aluminiumoxid, sauer	Adsorption und Anionenaustausch
Polyamid	Adsorption
Zellulose	Verteilung
Magnesiumsilikat	Adsorption

halten Aluminiumoxide Alkali-Ionen und reagieren daher in wäßriger Suspension alkalisch. Durch Waschen mit Säuren erhält man daraus neutrale bis schwach sauer reagierende Sorten. Neben diesen beiden hochaktiven Adsorbentien wird in bestimmten Fällen das wenig aktive **Kieselgur** als Sorptionsschicht verwendet. Für bestimmte Trennungen werden ferner **Polyamid, Zellulose, Calcium-** und **Magnesiumsilikat** und imprägnierte Adsorptionsmitteln herangezogen. Tab. 19 informiert über die bei Verwendung bestimmter Sorptionsschichten hauptsächlich auftretenden Trenneffekte.

Entwicklung. Über die Durchführung der Dünnschichtchromatographie macht die Ph.Eur.I ebenfalls exakte und knappe Angaben:

„Die Untersuchungslösung wird so aufgetragen, daß gleichmäßige Flecke von höchstens 6 mm Durchmesser, 2,5 cm von der Unterkante und mindestens 2 cm von den Seitenkanten der Platte entfernt, entstehen. Wird die Untersuchungslösung für mehr als 1 Chromatogramm verwendet, sollten die Flecken mindestens 1,5 cm voneinander entfernt sein und sich parallel zur Unterkante der Platte befinden. Nach Verdunsten des Lösungsmittels der Untersuchungslösung wird die Platte vertikal in die Chromatographiekammer eingestellt, wobei die Startpunkte immer oberhalb des Niveaus der mobilen Phase bleiben müssen. Die Kammer wird geschlossen und bei einer Temperatur von 20 bis 25 °C gehalten. Wenn die mobile Phase die in der Monographie angegebene Laufstrecke durchlaufen hat, wird die Platte aus der Kammer genommen und an der Luft getrocknet."

Im übrigen gelten, was Auftragetechnik und Konzentration der zu untersuchenden Lösungen anbelangt, die unter „Papierchromatographie" gemachten Angaben.

Die Entwicklungsart der Dünnschichtchromatographie ist eine aufsteigende. Wie bei der Papierchromatographie ist hier auch eine zweidimensionale Chromatographie möglich. Daneben gibt es weitere Entwicklungsarten, von denen die Stufentechnik, die funktionelle Chromatographie, die TRT-Technik und die Gradient-Technik genannt seien.

Bei der Stufentechnik wird nach dem Entwickeln und Trocknen der Chromatographieplatte ein zweiter Entwicklungsgang angeschlossen, wobei das gleiche oder ein anderes Fließmittel verwandt werden können. Danach erfolgt ein weiterer Entwicklungsvorgang usw. Durch diese Mehrfachentwicklung mit gleicher oder veränderter mobiler Phase lassen sich in extremen Fällen bessere Trennergebnisse erreichen.

Von funktioneller Chromatographie spricht man, wenn die aufzutragende Untersuchungslösung der Einwirkung eines Gruppenreagenzes unterworfen wird oder, wenn am Startpunkt chemische Reaktionen z. B. Bromierung, Veresterung, Hydrolyse, Oxidation etc. erfolgen.

Wenn man bei einer zweidimensionalen Chromatographie zwischen den beiden Entwicklungsvorgängen chemische Veränderungen der Substanzen durchführt, so spricht man von der TRT-Technik, abgeleitet von Trennung-Reaktion-Trennung. Als Reaktionen kommen hier beispielsweise Halogenierung, Oxidation, Hydrolyse, Kupplungsreaktionen oder photochemische Umsetzungen in Frage.

Die Gradient-Techniken sind durch die kontinuierlichen Änderungen einer Phase gekennzeichnet. Entweder wird die Zusammensetzung des Fließmittels laufend geändert oder man verwendet Gradientschichten, die sich durch unterschiedliche Aktivität, Schichtdicke, Korngröße der Adsorptionsmittel oder unterschiedliche Imprägnierungen erreichen lassen. Ein oft unerwünschter Dampfphasen-Gradient bildet sich in jeder Trennkammer aus, wenn man mit einer zusammengesetzten mobilen Phase arbeitet, deren Komponenten einen unterschiedlichen Dampfdruck aufweisen. Da die Chromatographiekammern nicht hermetisch verschlossen sind, tritt eine zwar geringfügige aber kontinuierliche Änderung der Dampfphase ein.

Detektion. Für die Dünnschichtchromatographie kann man die unter Papierchromatographie genannten Nachweismethoden verwenden. Hinzu kommt die Möglichkeit der Anwendung aggressiver Reagentien, z. B. konzentrierter Schwefelsäure, die man in Form ätherischer Lösungen dann aufsprühen kann, wenn keine anderen Reagentien zu einer Farbreaktion führen. Bei anschließendem Erwärmen im Trockenschrank bilden sich durch Verkohlung der getrennten Substanzen dunkle Flecke.

Qualitative und quantitative Auswertung. Auch hier gelten die bei der Papierchromatographie gemachten Aussagen. Zur Identifizierung der getrennten Stoffe ist oft eine direkte Kupplung mit anderen Analysenmethoden wie Aufnahme einer UV-Absorptionskurve oder eines Fluoreszenzspektrums direkt vom Chromatogramm möglich, was natürlich einen entsprechenden apparativen Aufwand voraussetzt. Die gleichen Verfahren dienen auch der direkten quantitativen Auswertung.

Zur indirekten Bestimmung im Milligramm- und Mikrogramm-Bereich kratzt man die Sorptionsschichten, welche die getrennten Stoffe enthalten, mit einem geeigneten Spatel oder Schaber ab und extrahiert mit einem geeigneten Lösungsmittel. Anschließend lassen sich Mikrogravimetrie, Mikrotitrimetrie, Messungen im sichtbaren und UV-Bereich, Refraktionsmessungen, polarographische Bestimmungen usw. durchführen.

Anwendungsbereiche. Die Dünnschichtchromatographie ist heute fast universell anwendbar und wegen ihrer Schnelligkeit sowie dem extrem kleinen Substanzbedarf das ideale analytische Verfahren des Apothekenlabors. Sie kann dort eingesetzt werden für

Identitäts- und Reinheitsprüfungen von Arzneistoffen
zur Untersuchung pflanzlicher und tierischer Drogen
zur Prüfung von Arzneizubereitungen auf deklarationsgemäße Zusammensetzung der Wirkstoffkomponenten
zur quantitativen Bestimmung einzelner Wirkstoffe von Arzneistoffgemischen.

Ebenso wertvoll ist die Dünnschichtchromatographie zur Kontrolle chemischer Reaktionsschritte bei synthetischen Arbeiten, in der toxikologischen Analyse, zur Untersuchung von Körperflüssigkeiten, von Galenika, Kosmetika und Lebensmitteln.

Erwähnt sei auch die Möglichkeit der mikropräparativen Dünnschichtchromatographie. Dabei können 5- bis 20%ige Lösungen der zu trennenden Substanz aufgetragen werden. Die Schichtdicke kann bis zu 5 mm betragen. Die Lösungen werden bandförmig aufgetragen. Nach der Entwicklung schabt man die entsprechenden Bereiche des Chromatogramms aus und extrahiert mit geeigneten Lösungsmitteln. Auf diese Weise ist die Trennung im Milligrammbereich möglich.

3. Säulenchromatographie

Zur Säulenchromatographie aus Lösungen benötigt man geeignete Trennrohre, die mit Sorptionsmitteln gefüllt sind, sowie unterschiedliche Fließmittel. Die mit Sorptionsmitteln gefüllten Trennrohre bezeichnet man als **Trennsäulen**.

In Abhängigkeit vom Trennproblem benutzt man Filterrohre mit Glasfritten, die am unteren Ende verjüngt sind (Allihnsches Rohr) oder Glasrohre, die am unteren Ende verjüngt und mit einem Hahn versehen sind. Kugelrohre werden nur noch selten verwandt. Das Verhältnis von Rohrlänge zu Durchmesser liegt normalerweise bei 40 : 1. Der Wert 20 gilt als untere Grenze.

Das **Füllen der Trennrohre** mit dem Sorptionsmittel, das man auch als Packen der Säule bezeichnet, muß sehr sorgfältig vorgenommen werden, wobei es auf eine gleichmäßige Beschickung ankommt. Aluminiumoxid oder Kieselgel werden meist trocken in das Trennrohr eingefüllt. Damit sich die Füllung gleichmäßig setzt, wird das Rohr nach dem Einfüllen vibriert, geklopft oder leicht auf eine Holzplatte auffallen gelassen. Andere Sorptionsmittel müssen als Suspension eingefüllt werden, besonders dann, wenn sie mit dem Fließmittel quellen.

Als **Sorptionsmittel** kommen, ähnlich wie bei der Dünnschichtchromatographie **Kieselgele, Aluminiumoxide, Polyamide, Zellulose,** ferner auch **Aktivkohle** und **Puderzucker** in Frage.

Je nach **Entwicklungsart** unterscheidet man **Elutionschromatographie, Frontchromatographie** und **Verdrängungschromatographie**.

Am häufigsten angewandt wird die **Elutionschromatographie**. Dazu gibt man die konzentrierte Lösung des Untersuchungsmaterials auf die gepackte Säule auf und unmittelbar danach das Fließmittel, das man bei möglichst konstanter Temperatur und Strömungsgeschwindigkeit so lange fließen läßt, bis die Trennung erreicht ist. Das Substanzgemisch wird dabei in einzelne Zonen aufgetrennt. Als Zone bezeichnet man den Teil einer Trennsäule, der von einem bestimmten Stoff beansprucht wird.

Bei der **Frontchromatographie** wird die zu untersuchende Lösung kontinuierlich auf eine Säule gegeben. Die Lösung enthält Stoffe, die unterschiedlich stark, jedoch alle wesentlich stärker adsorbiert werden als das Lösungsmittel. Der Auslauf besteht so lange aus reinem Lösungsmittel, bis die ganze Säule mit den gelösten Stoffen belegt ist. Da sie sich gegenseitig verdrängen, erscheinen sie untereinander in scharf begrenzten Zonen, ohne Zwischenräume.

Zur Durchführung der **Verdrängungschromatographie** gibt man zunächst wiederum eine konzentrierte Lösung des Untersuchungsgutes auf die Säule. Es wird dann nicht mit reinem Lösungsmittel oder Fließmittelgemisch entwickelt, sondern mit der Lösung eines Stoffes, der stärker adsorbiert wird als sämtliche Komponenten des

Untersuchungsgutes. Der als Verdränger oder Displacer bezeichnete Stoff bewirkt eine Verschiebung aller anderen Komponenten, d. h. der zu trennenden Stoffe, wobei je einer als Verdränger für den vorhergehenden gilt.

Elution. Schnellwandernde Stoffe verlassen bereits während des Chromatographierens die Säule und erscheinen im Eluat, d. h. in der ablaufenden Flüssigkeit. Man sammelt das Eluat mit Hilfe einer ausreichenden Zahl Reagenzgläser fraktioniert auf und vereinigt dann die Fraktionen, die den gleichen Stoff enthalten. Muß der Durchlauf in sehr vielen Portionen aufgefangen werden, so benutzt man einen Fraktionssammler. Ein Fraktionssammler ist ein automatisches Gerät, das die als Auffanggefäße verwendeten Reagenzgläser nach bestimmten, einstellbaren Zeiteinheiten oder nach Erreichen eines bestimmten Füllvolumens selbsttätig wechselt.

Stoffe, die zu langsam wandern, werden während des Chromatographierens nicht eluiert. Sie verbleiben auf der Säule und werden nach Beendigung der Entwicklung und mechanischer Trennung der Säule durch Extraktion mit geeigneten Lösungsmitteln vom Sorptionsmittel eluiert.

Substanznachweis in der Säule und im Eluat. Sind die zu trennenden Stoffe farbig oder fluoreszieren sie bei Beleuchtung mit UV-Licht, so können sie während des Trennungsvorgangs in der Säule verfolgt und nachgewiesen werden. Wichtiger ist der Substanznachweis im Eluat, der mit Hilfe von Detektoren oder durch Farbreaktionen erbracht wird. Als Detektoren kommen in Frage:

Optische Detektoren nach Art eines Durchflußphotometers, die benutzt werden können, wenn die getrennten Stoffe im UV- oder sichtbaren Bereich Licht absorbieren,

Differentialrefraktometer, die bei unterschiedlicher Lichtbrechung der substanzführenden Eluate anwendbar sind,

Adsorptionsdetektoren, welche die Erwärmung anzeigen, die eine mit einem kleinen Thermistor verbundene Adsorptionsschicht erfährt, sobald mit der ablaufenden Lösung eine adsorbierbare Substanz aus der Säule austritt,

Leitfähigkeitsdetektoren, die bei wäßrigen oder wasserhaltigen Lösungen ionisierender Stoffe eingesetzt werden können.

Daneben existieren eine Reihe spezieller Detektoren, die für bestimmte Substanzklassen in Frage kommen. In den meisten Fällen wird man sich aber mit Hilfe von Mikro-Farbreaktionen, die mit einem Tropfen Eluat etwa auf der Tüpfelplatte durchgeführt werden, helfen können.

Anwendungsbereiche. Die Säulenchromatographie wird in erster Linie zur präparativen Gewinnung reiner Stoffe aus Gemischen eingesetzt, ferner aber auch zur Stofftrennung vor Ausführung quantitativer Bestimmungen, zur Reinigung organischer Lösungsmittel von leicht adsorbierenden Verbindungen (Wasser, Alkohole, Säuren, Hydroperoxide), schließlich sogar zur Trennung von Diastereomeren und Razematen. Die Razemattrennung setzt allerdings die Verwendung optisch aktiver Sorptionsmittel voraus.

4. Gaschromatographie

Die Gaschromatographie beruht wie andere chromatographische Verfahren auf der Verteilung der zu analysierenden Stoffe zwischen zwei sich berührenden aber nicht miteinander mischbaren Phasen. Die Verteilung wird dabei durch Adsorption oder Absorption oder beide Vorgänge erreicht. Als mobile Phase wird ein Trägergas eingesetzt. Je nach Aggregatzustand der stationären Phase unterscheidet man die Gas-Flüssig-Chromatographie und die Gas-Fest-Chromatographie. Als besondere Vorteile der Gaschromatographie sind kurze Analysenzeiten und große Trennschärfen hervorzuheben.

Die wesentlichen Teile eines Gaschromatographen sind Einlaßteil, Trennsäule und Detektor (Abb. 51).

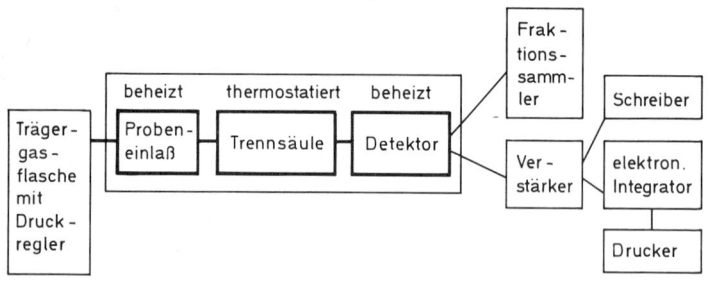

Abb. 51. Schematischer Aufbau eines Gaschromatographen.

Vorgeschaltet ist die Druckflasche für das Trägergas sowie ein Druckregler. Angeschlossen ist ein Registriergeräteteil, bei präparativen Gaschromatographen außerdem ein Fraktionssammler zum Auffangen der getrennten Substanzen.

Die Probe wird mit Hilfe einer Injektionsspritze in den Einlaßteil dosiert, wo sie momentan verdampft und mit dem Trägergas bei konstanter Volumengeschwindigkeit durch die Trennsäule geführt wird. Mit dem Trägergas verlassen die getrennten Komponenten die Säule und gelangen in den Detektor, der nach verschiedenen Prinzipien arbeiten kann. Der Detektor erzeugt ein Signal, das der mit dem Trägergas ankommenden Substanzmenge proportional ist. Der Schreiber liefert ein Chromatogramm, auf dem jede getrennte Komponente als Peak erscheint. Die so erhaltenen Konzentrationspeaks werden zeitabhängig registriert, wobei die Basislinie die Zeitachse darstellt.

Ein schematisches Gaschromatogramm ist in Abb. 52 wiedergegeben.

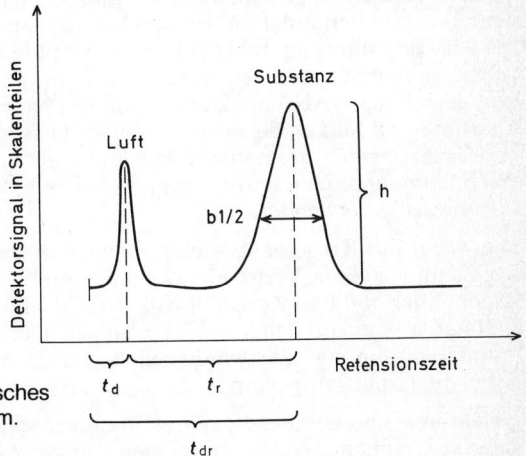

Abb. 52. Schematisches Gaschromatogramm.

t_d = Totzeit = Retentionszeit einer Substanz, die in der stationären Phase nicht festgehalten wird
t_{dr} = gesamte Retentionszeit
t_r = $t_{dr} - t_d$ = Retentionszeit = Aufenthaltsdauer eines Stoffes in der stationären Phase.
h = Peakhöhe
$b_{1/2}$ = Peakbreite in halber Höhe.

Trennsäulen. Grundsätzlich unterscheidet man die **gepackten Säulen** und die **Kapillaren.** Die **gepackten Säulen** sind meist spiralförmig aufgerollte, dünne Rohre aus Edelstahl, Kupfer, Messing, Aluminium, Kunststoff oder Glas. Heute bevorzugt man Edelstahl- und Glassäulen. Sie sind mit einem inerten, gekörnten Trägermaterial gefüllt, das an seiner Oberfläche die stationäre Phase beherbergt. Um den Träger zu belegen, wird die dünnflüssige bis viskose stationäre Phase in einem Hilfslösungsmittel gelöst und mit dem Trägermaterial vermischt. Das Lösungsmittel wird dann durch Verdampfen entfernt. Analytisch gepackte Säulen weisen einen

Durchmesser von 1 bis 6 mm auf, präparative Säulen besitzen einen Durchmesser von 8 bis 300 mm.

Die **Kapillaren** sind englumige Röhren von 0,25 bis 1 mm innerem Durchmesser und enthalten die stationäre Phase als Flüssigkeitsfilm an der Innenwand. Mit ihnen lassen sich die besten Trennergebnisse erzielen, wobei die Mengen der zu chromatographierenden Substanzen allerdings sehr gering zu halten sind.

Als **stationäre Phasen** zur Gaschromatographie eignen sich Flüssigkeiten, die einen gleichmäßigen, zusammenhängenden Film auf dem Trägermaterial der Säulen ergeben. Die stationäre Phase soll bei der Durchführung der Gaschromatographie flüssig bis niedrigviskos sein und weder chemische noch physikalische Veränderungen erleiden. Als unpolare stationäre Phasen verwendet man Paraffine und Silikonöle, als mittelpolare Phasen eignen sich Carbonsäureester und aromatische Polyäther, als polare Phasen werden Silikongummi mit Nitril-Gruppen, cyanäthylierte Glykole und Carbowachse verwendet.

Die Wahl des **Trägergases** richtet sich nach der Trennsäule und nach dem Detektor. Verwendet werden heute Wasserstoff, Helium, Argon, Stickstoff und Kohlendioxid. Wegen seiner geringen Viskosität hat Wasserstoff den Vorteil, bei langen Trennsäulen noch eine optimale Strömungsgeschwindigkeit zu erreichen. Von Nachteil ist dabei die Explosionsgefahr.

Detektoren sind Geräte, die bestimmte Eigenschaften der mit dem Trägergas ankommenden, getrennten Substanzen in mengenproportionale, elektrische Signale umwandeln. Sie dürfen dabei nicht auf das gleichzeitig durchströmende Trägergas ansprechen. Die Signale können entweder ohne chemische Veränderung der getrennten Komponenten oder mit Hilfe einer chemischen Umsetzung der Probekomponenten erzeugt werden. **Physikalische Detektoren** nutzen die mechanischen, thermischen, magnetischen, optischen, elektrischen und weitere Eigenschaften der Probenkomponenten aus. Ein vielgebrauchter physikalischer Detektor ist der **Wärmeleitfähigkeits-Detektor.**

Physikalisch-chemische Detektoren erzeugen ein Signal mit Hilfe der Oxidationswärme, Hydrierwärme, Verbrennungswärme, Lichtemission oder Lichtabsorption der Flamme, Ionenbildung in der Flamme usw. Ein physikalisch-chemischer Detektor, der vielseitig verwendbar ist, ist der **Flammenionisations-Detektor** (FID).

Qualitative und quantitative Auswertung

Die Identifizierung getrennter Untersuchungsproben kann mit Hilfe von Vergleichssubstanzen und durch Auswertung der erhaltenen Retentionswerte, die spezifische Stoffkonstanten darstellen, erfolgen. Anwendbar sind auch stoffspezifische Detektoren. Bei der Untersuchung unbekannter Substanzgemische oder Naturstoffe gibt oft eine vorgeschaltete chemische Reaktion wertvolle Hinweise. So kann man z. B. aus einem Kohlenwasserstoffgemisch die Olefine durch Waschen mit konzentrierter Schwefelsäure entfernen und erneut chromatographieren. Ist der Gaschromatograph mit einem Fraktionssammler versehen, so lassen sich mit den isolierten Substanzen chemische Reaktionen durchführen oder spektroskopische Verfahren anwenden. Besondere Bedeutung kommt heute der Kopplung von Gaschromatographen mit Massenspektrometern zu, die eine kontinuierliche, massenspektroskopische Analyse des gaschromatographischen Eluats erlauben.

Die quantitative Auswertung eines Gaschromatogramms beruht auf der Messung der Peakfläche, die im allgemeinen der Substanzkonzentration im Trägergas proportional ist. Die Flächenermittlung am Gaschromatogramm kann durch Ausschneiden und Wägen der Peaks, durch Planimetrieren oder durch Berechnung eines näherungsweise flächengleichen Dreiecks durch Multiplikation der Bandenhöhe (h) mit der Bandenbreite in halber Höhe ($b_{1/2}$) erfolgen.

Anwendungsbereiche

Grundsätzlich kann die Gaschromatographie bei allen Stoffen angewandt werden, die entweder gasförmig oder unzersetzt verdampfbar sind. Feste Stoffe können oft durch Derivatisierung verdampfbar gemacht werden. Man kann heute fast alle pharmazeutisch interessanten Verbindungen wie Alkaloide, Synthetika, Zukker, Fette, Steroide, Aminosäuren gaschromatisch trennen. Sogar polymere Verbindungen lassen sich gaschromatographisch charakterisieren, wenn man sie einer Pyrolyse unterwirft und die Fragmente untersucht. Die gaschromatographisch erhaltenen, analytischen Daten sind anderen physikalischen Kennzahlen wie Schmelzpunkt, Siedepunkt, Brechzahl usw. vergleichbar. Die quantitativen Daten entsprechen in ihrer Genauigkeit anderen quantitativen Laborverfahren. Bei entsprechender Ausrüstung können mit Hilfe der Gaschromatographie mikropräparative Mengen hochgereinigter Substanzen erhalten werden.

5. Hochdruck-Flüssig-Chromatographie

Die moderne Hochdruck-Flüssig-Chromatographie ist eine spezielle Art der Säulenchromatographie. Sie unterscheidet sich von der Gaschromatographie dadurch, daß anstelle des Gases eine Flüssigkeit als mobile Phase verwandt wird, die unter hohem Druck steht. Von der klassischen Säulenchromatographie unterscheidet sie sich in vier wesentlichen Merkmalen:

1. Es werden kurze Säulen verwendet, um die Analysenzeiten zu verkleinern.
2. Man benutzt dünne Säulen mit einem Durchmesser von 1 bis 3 mm, um die Trennung von Mikromengen zu ermöglichen.
3. Die Partikelgröße des Sorptionsmittels liegt unter 50 μ, womit eine hohe theoretische Bodenzahl erreicht wird.
4. Das Fließmittel wird mit Druck auf die Säule gegeben, um den Strömungswiderstand innerhalb der Säule zu kompensieren.

Daraus sind die Vorteile dieser schnellen Chromatographiemethode ersichtlich:

Kurze Analysenzeiten
Bestimmung von Mikromengen
hohe Trennleistung
schonende Bedingungen.

Der Vorteil der Hochdruck-Flüssig-Chromatographie gegenüber der Gaschromatographie liegt in ihrer breiteren Anwendbarkeit. Die Gaschromatographie ist bekanntlich nur für die Trennung flüchtiger oder durch Derivatebildung flüchtig gemachter Stoffe möglich, da als mobile Phase Gase verwendet werden. Durch die Anwendung einer flüssigen, mobilen Phase wird eine wesentlich größere Stoffzahl diesem Analysenverfahren zugänglich gemacht.

6. Ionenaustausch-Chromatographie

Ionenaustauscher sind Stoffe, die in Berührung mit Elektrolytlösungen positive oder negative Ionen aufnehmen und dafür äquivalente Mengen anderer Kationen oder Anionen, also Ionen gleichen Ladungszeichens abgeben.

Kationenaustauscher tauschen positiv geladene Ionen, **Anionenaustauscher** negativ geladene Ionen aus. Beide sind hochmolekulare Stoffe mit austauschaktiven Gruppen, die durch entsprechende, bewegliche Gegenionen kompensiert werden. Kationenaustauscher bestehen aus einer dreidimensionalen Polyanionenmatrix mit frei beweglichen Kationen, Anionenaustauscher sind dementsprechend aus einer Polykationenmatrix mit frei beweglichen Anionen aufgebaut.

Man kennt natürlich vorkommende, mineralische Austauscher und verfügt heute über eine Reihe synthetischer Austauscher auf Kunstharzbasis.

Die bekanntesten, mineralischen Ionenaustauscher sind die zu den Polysilikaten zählenden natürlich vorkommenden Zeolithe und die künstlich hergestellten Permutite. Beide sind in der Lage, Alkali-Ionen auszutauschen und zählen deshalb zu den Kationenaustauschern. Permutite entstehen bei Ersatz der Hälfte der Si-Atome des $(SiO_2)_n$-Raumnetzes durch Al-Atome. Es sind Salze mit den dreidimensionalen Anionen der Bruttoformel $[AlSiO_4]_n^{n\ominus}$, z. B. $Na[AlSiO_4] \cdot H_2O$. Zeolithe entstehen bei Ersatz von 1/3 der Si-Atome durch Al-Atome im $(SiO_2)_n$-Raumnetz. Man unterscheidet Typen wie: $Na[AlSi_2O_6] \cdot H_2O$ und $Na_2[Al_2Si_4O_{12}] \cdot 6\,H_2O$.

Für analytische Zwecke werden heute Ionenaustauscher auf Kunstharzbasis verwendet. Bei diesen handelt es sich um hochmolekulare, räumlich vernetzte Polymerisations- oder Kondensationsharze. **Kationenaustauscher** tragen saure Gruppen verschiedenen Dissoziationsgrades wie Sulfonsäure-Gruppen, Carboxyl-Gruppen oder phenolische OH-Gruppen. Man unterscheidet danach stark saure und schwach saure Ionenaustauscher.

In den **Anionenaustauschern** sind als ladungstragende Gruppen primäre oder sekundäre oder tertiäre Aminogruppen bzw. quartäre Ammoniumgruppierungen verankert. Ionenaustauscher mit quartären Ammoniumgruppen zählen zu den stark basischen Ionenaustauschern.

Um einen quantitativen, reproduzierbaren Ionenaustausch zu gewährleisten, müssen verschiedene Voraussetzungen erfüllt sein:

Gleichmäßige Körnung mit relativ geringem Durchflußwiderstand,
hohe mechanische Stabilität,
Unlöslichkeit in Wasser und den gebräuchlichen Lösungsmitteln,
Beständigkeit gegenüber nicht oxidierenden Säuren und Laugen,
Temperaturbeständigkeit,
Anwendbarkeit in einem weiten pH-Bereich,
Fehlen der Adsorption gegenüber frei beweglichen Gegenionen,
Regenerierbarkeit,
definierte Austauschkapazität und Austauschaktivität.

Regenerierung. Kationenaustauscher können in der Säureform oder Salzform bezogen und aufbewahrt werden. Anionenaustauscher erhält man meist nur in der Salzform. Wäscht man die Kationenaustauscher mit verdünnter, wäßriger Säure, so werden sie in die $H^{\oplus}$-Form überführt. Um die noch anhaftende Säure zu entfernen, wäscht man so lange mit Wasser nach, bis die ablaufende

Waschflüssigkeit neutral reagiert. In gleicher Weise werden die Kationenaustauscher nach Verwendung regeneriert.

Anionenaustauscher werden entsprechend mit verdünnter Alkalilauge gewaschen, wobei die stark basischen Anionenaustauscher in die hydroxidhaltige Polyammoniumbase übergehen, während die schwach basischen Anionenaustauscher zu freien Polyamminen umgewandelt werden. Auch hier ist ein Neutralwaschen nach Alkalibehandlung erforderlich. Das Regenerieren geschieht in gleicher Weise. In Abb. 53 ist die Regenerierung eines Kationenaustauschers schematisch dargestellt.

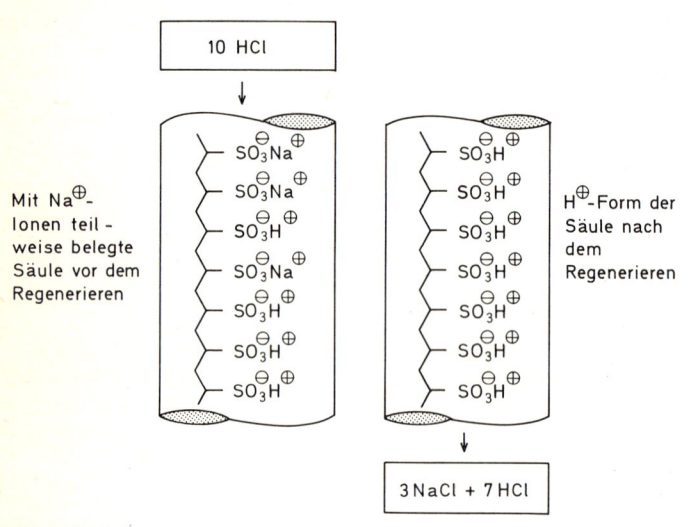

Abb. 53. Schematische Darstellung der Regeneration einer Kationenaustauscher-Säule.

Die **Austauschkapazität** ist das Maß für die Gesamtzahl der am Austauschprozeß beteiligten Gruppen pro Gramm des Austauschers. Sie gibt die für eine Umsetzung benötigte Menge eines Austauschers an und wird ausgedrückt in mmol Äquivalente, die 1 g Ionenaustauscher zu binden vermag. So muß z. B. die Austauschkapazität des stark basischen Anionenaustauschers nach dem 2. Nachtrag zum DAB 7 mindestens 3 mmol/Gramm, berechnet auf die getrocknete Substanz, betragen.

Sie wird nach Vorschrift des 2. Nachtrags in der Weise bestimmt, daß man den in einem Chromatographierohr befindlichen Austauscher mit Natronlauge bestimmter Konzentration so lange entwikkelt, bis Chlorid-Ionen in der ablaufenden Flüssigkeit nicht mehr nachweisbar sind. Dann wird mit kohlendioxidfreiem Wasser nachgewaschen, bis die abtropfende Flüssigkeit gegen Lackmus neutral reagiert. Nach dem Wechseln der Vorlage läßt man in einer genau festgelegten Durchlaufgeschwindigkeit Natriumchlorid-Lösung auf den Austauscher einwirken. Die Zeit und Menge muß dabei genau eingehalten werden, da nur auf diese Weise ein quantitativer Austausch der OH-Ionen gegen Cl-Ionen stattfindet. Läuft die Flüssigkeit zu schnell, werden u. U. nicht alle OH-Ionen vom Austauscher abgelöst. Bei zu langsamem Durchlaufen können u. U. Zersetzungen eintreten. Die im Eluat erscheinenden Hydroxid-Ionen werden mit 0,1 N-Salzsäure gegen Methylrotmischindikator titriert. Auf die wasserfreie Substanz bezogen müssen je Gramm Austauscher mindestens 30 ml 0,1 N Salzsäure verbraucht werden, was 3 mmol $\cdot$ g^{-1} entspricht.

Unter **Austauschaktivität** versteht man den Anteil an austauschaktiven Gruppen, die bei Anionenaustauschern in der austauschfähigen OH$^{\ominus}$-Form, bei Kationenaustauschern in der austauschfähigen H$^{\oplus}$-Form vorliegen.

Als Beispiel sei die Bestimmung der Austauschaktivität, wiederum am stark basischen Anionenaustauscher des 2. Nachtrags zum DAB 7 geschildert:

Der im Chromatographierohr befindliche Austauscher wird mit Wasser bedeckt 5 Minuten lang stehen gelassen und anschließend mit frisch ausgekochtem und wieder abgekühltem Wasser neutral gewaschen. Dann läßt man bei vorgegebener Durchlaufgeschwindigkeit eine 10%ige Natriumchlorid-Lösung auf den Austauscher einwirken und wäscht bei geöffnetem Hahn mit einer bestimmten Wassermenge nach. Die durch die Einwirkung der Natriumchlorid-Lösung in Freiheit gesetzten OH-Ionen werden im Eluat, wie bei der Bestimmung der Austauschkapazität, acidimetrisch bestimmt. Verlangt wird, daß pro Gramm Austauscher mindestens 75% der Menge an 0,1 N Salzsäure verbraucht werden, die bei der Bestimmung der Austauscherkapazität je Gramm benötigt wurden. Waren weniger als 75% Salzsäure bis zum Farbumschlag erforderlich, so ist der Austauscher nicht mehr voll aktiv und muß regeneriert werden.

Chromatographie mit Ionenaustauschern

Das Be- und Entladen von Ionenaustauschern führt man normalerweise im Becherglas durch und trennt anschließend den behandelten Ionenaustauscher mit Hilfe einer Saugfritte ab. Für analytische Zwecke ist es vorteilhafter, den Ionenaustauscher in ein Chromatographierohr einzufüllen, dessen Auslauf durch einen Glashahn regulierbar ist. Zur Verbesserung der Kapazität und zur Reinigung des Austauschermaterials ist es zweckmäßig, vor Gebrauch stets den gesamten Be- und Entladungszyklus durchzuführen.

Beim Chromatographieren mit Ionenaustauschern strömt die Lösung mit dem auszutauschenden Stoff von oben nach unten durch die Ionenaustauschschicht. Bei fortlaufendem Kontakt der zu trennenden Elektrolytlösung mit dem Ionenaustauscher kommt es zu Gleichgewichtsreaktionen. Die Säule wird stufenweise beladen, wobei die Konzentration des auszutauschenden Ions in der Strömungsrichtung abnimmt.

Anwendungsbereiche

Die Ionenaustauschchromatographie wird zu analytischen und präparativen Zwecken eingesetzt.

Analytische Anwendungsbereiche sind der quantitative Ionenaustausch zum Zweck der Gehaltsbestimmung, z. B. bei quartären Ammoniumsalzen, die Entfernung störender Ionen aus Wasser und Lösungsmitteln als Voraussetzung für die Durchführung empfindlicher quantitativer Bestimmungen, die Trennung von Ionen auf Grund unterschiedlicher Haftfestigkeiten, die Trennung von Aminosäuregemischen.

Präparative Anwendungen sind: Wasserenthärtung, schonende Darstellung empfindlicher Säuren und Basen aus ihren Salzen, Reinigung von Naturstoffen wie Zucker, Gelatine, Vitamine, Enzyme, Isolierung von γ-Globulin aus Blut, Isolierung von Alkaloiden, Entsäuerung von Weinen, Überführung von Natriumsalzen in Kaliumsalze, z. B. bei Penicillinen, Anreicherung einer Ionensorte aus hochverdünnten Lösungen usw.

Gehaltsbestimmungen mit Hilfe der Ionenaustauschmethode

Prinzipiell können mit Hilfe der quantitativ durchgeführten Ionenaustauschchromatographie sowohl Anionen als auch Kationen bestimmt werden. Man nutzt dabei den Austausch schwer zu bestimmender Kationen gegen Hydroxonium-Ionen aus, die bei Chromatographie an der $H^{\oplus}$-Form eines Kationenaustauschers im Eluat erscheinen und dort mit Hilfe von Lauge acidimetrisch erfaßt werden können.

In anloger Weise macht man sich den Austausch von Anionen gegen Hydroxid-Ionen zunutze, die bei der Chromatographie mit Hilfe von Anionenaustauschern in das Eluat gelangen und dort mit Säuren acidimetrisch erfaßt werden.

Ein Beispiel der Gehaltsbestimmung mit Hilfe der Ionenaustauschermethode ist die Bestimmung des Dimethylcarbamoyloxiphenyl-trimethylammonium-methylsulfats nach dem 2. Nachtrag zum DAB 7. Dieser Wirkstoff ist ein quartäres Ammoniumsalz der vereinfachten Formel I. Quartäre Ammoniumsalze lassen sich nicht nach dem für Salze primärer, sekundärer und tertiärer Amine üblichen Ausschüttelungsverfahren bestimmen. Beim Alkalisieren wird nicht das betreffende Amin in Freiheit gesetzt, sondern lediglich das Säureanion gegen das Hydroxid-Ion ausgetauscht:

$$\left[\begin{array}{c}CH_3\\|\\R-N-CH_3\\|\\CH_3\end{array}\right]^{\oplus} X^{\ominus} + NaOH \rightleftharpoons \left[\begin{array}{c}CH_3\\|\\R-N-CH_3\\|\\CH_3\end{array}\right]^{\oplus} OH^{\ominus} + NaX$$

I II

Das resultierende quartäre Ammoniumhydroxid II behält salzartigen Charakter, ist dissoziiert und bleibt daher in der wäßrigen Phase, wenn man mit organischen Lösungsmitteln auszuschütteln versucht.

Zur quantitativen Bestimmung wird hier mit Erfolg die Austauschermethode angewandt. Dazu läßt man die genau gewogene und zu einem bestimmten Volumen gelöste Untersuchungsprobe durch eine mit stark basischem Anionenaustauscher gefüllte Säule hindurchlaufen. In der Säule findet ein Austausch des Methylsulfations gegen das OH-Ion statt, so daß im Eluat nunmehr das quartäre Ammoniumhydroxid vorliegt, das analog Natrium- oder Kaliumhydroxid mit Mineralsäure titriert werden kann. Abb. 54 veranschaulicht den quantitativ ablaufenden Austauschervorgang.

Bei der praktischen Durchführung verfährt man so, daß das abtropfende Eluat, welches das stark alkalisch reagierende, organische Ammoniumhydroxid enthält, in überschüssiger 0,1 N Salzsäure aufgefangen wird. Diese Arbeitsweise ist notwendig, da im alkalischen Milieu die in der Molekel enthaltene Urethangruppe bei Raumtemperatur bereits langsam verseift wird. Dabei kann Dimethylamin abgespalten, und ein Mehrverbrauch an Salzsäure hervorgerufen werden.

Eine mögliche Fehlerquelle solcher Bestimmungen beruht darauf, daß auch Salze anderer Basen an der Austauschersäule zerlegt werden können und in Form der Hydroxide im Eluat erscheinen. Wäre die Substanz z. B. mit Natriumchlorid verunreinigt, so würde

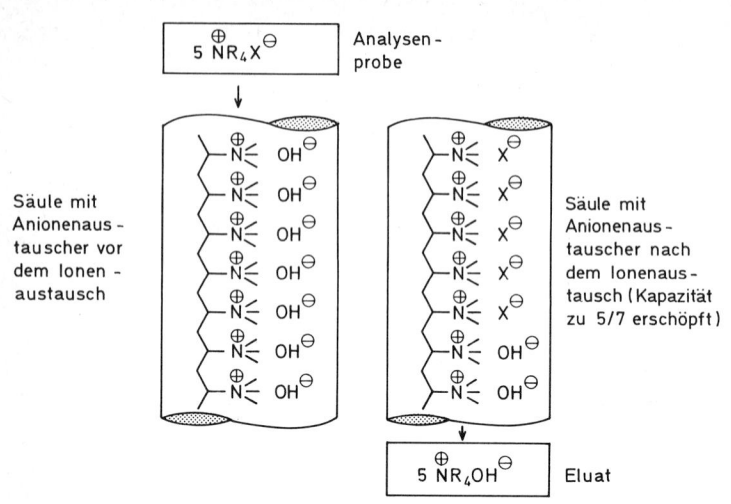

Abb. 54. Schematische Darstellung der Ionenaustausch-Chromatographie.

sich nach dem Austausch Natriumhydroxid bilden, das im Eluat mit erfaßt würde. Eine solche Verfälschung kann aber bei der Reinheitsprüfung des Wirkstoffes nach den Arzneibuchmethoden erkannt werden.

Eine Gehaltsbestimmung mit Hilfe der Ionenaustauschermethode ist auch in dem für die zusammengesetzte Chinatinktur beschriebenen Bestimmungsverfahren des 2. Nachtrags zum DAB 7 enthalten. Hier wird die Substanz an basischem Aluminiumoxid chromatographiert und das Eluat mit 0,1 N Salzsäure titriert. Das Aluminiumoxid hat die Funktion, Farb- und Ballaststoffe der Tinktur adsorptiv festzuhalten. Außerdem tritt aber beim Durchlaufen der auf die Aluminiumoxidsäule aufgegebenen Tinktur und Nachwaschen mit wäßrigem Äthanol Anionenaustausch ein. Dadurch werden die in der Tinktur vorliegenden Alkaloidsalze in die Alkaloidhydroxide umgewandelt, die dann im Eluat erscheinen.

Prinzipiell ist diese Methode auch zur Gehaltsbestimmung anderer alkaloidhaltiger Tinkturen und Lösungen anwendbar.

7. Affinitätschromatographie

Die **Affinitätschromatographie** ist eine Art Adsorptionschromatographie, bei der das Sorbens biologische Affinität zu der zu isolierenden Substanz aufweist. Bei den meisten molekularbiologischen Prozessen erkennen sich die Reaktionspartner wechselseitig und werden vor dem Beginn einer Umsetzung aneinander gebunden. Solche Partnerpaare sind z. B.

Antigen-Antikörper
Enzym-Substrat
Enzym-Inhibitor
Rezeptor-Arzneistoff
Carrier-Vitamin
Carrier-Hormon
Lectin-Polysaccharid.

Gelingt es, jeweils einen dieser Partner an eine hochmolekulare unlösliche Matrix zu binden, so erhält man Sorbentien mit spezifischer Affinität für den anderen Reaktionspartner.

In Abb. 55 ist der Vorgang der Affinitätschromatographie schematisch dargestellt. Die Probelösung enthält 3 Komponenten, von de-

Analysenprobe

Säule vor der
Chromatographie

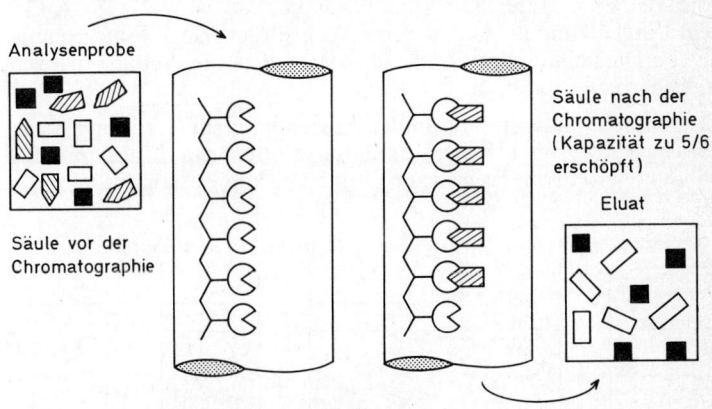

Säule nach der
Chromatographie
(Kapazität zu 5/6
erschöpft)

Eluat

Abb. 55. Schematische Darstellung der Affinitätschromatographie.

nen nur eine spezifische Affinität zu dem an der Matrix fixierten Reaktionspartner aufweist. Nach erfolgter Chromatographie kann der an das Sorbens gebundene Reaktionspartner durch Nachwaschen mit einer geeigneten Pufferlösung wieder eluiert werden.

8. Gelchromatographie

Die Gel- oder Molekularchromatographie ist eine Trennmethode, die auf den unterschiedlichen Molekulargewichten der zu trennenden Stoffe beruht. Sie gleicht äußerlich der Säulenchromatographie und wird mit Hilfe von granulierten Gelen durchgeführt. Gele, die für die Chromatographie geeignet sind, besitzen die Form poröser Perlen und ausreichende mechanische Stabilität. Es handelt sich um dreidimensionale Makromoleküle, die durch Kopolymerisation von mono- und bifunktionellen Monomeren oder durch nachträgliche Vernetzung von Polymerketten dargestellt sind. Sie besitzen hydrophile oder organophile Eigenschaften und quellen mit den entsprechenden Lösungsmitteln.

Zur Durchführung der Gelchromatographie wird das granulierte Gel in ein Chromatographierohr gefüllt und mit dem Lösungsmittel bedeckt. Nach Aufgeben der Untersuchungsprobe diffundieren die Moleküle, die kleiner sind als die Gelpore, in die Gelpartikel hinein, wobei sich ein Gleichgewicht einstellt. Verbindungen, deren Moleküle größer sind als die Durchmesser der Poren des Gels, können nicht eindiffundieren. Wäscht man mit reinem Lösungsmittel nach, so erscheinen die größeren Moleküle zuerst im Eluat, die kleineren später. Die größeren haben, da sie nicht in das Gel eindringen können, den kürzeren Weg zurückgelegt. Eine schematische Darstellung der Gelchromatographie ist in Abb. 56 wiedergegeben.

Die Gelchromatographie findet Anwendung zur Trennung hochmolekularer von niedermolekularen Stoffen, zur Fraktionierung homologer Polymerer und zur Entsalzung von Lösungen.

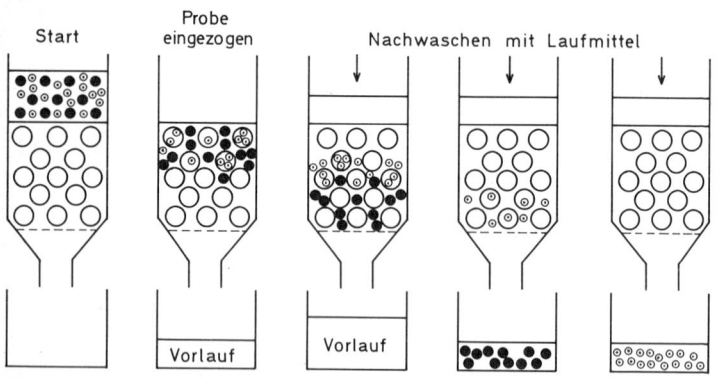

○ = gequollenes Sorbens (Molekularsieb)
● = große Molekel
⊙ = kleine Molekel
⊚ = Sorbens mit eindiffundierten, kleinen Molekeln

Abb. 56. Schematische Darstellung der Gelchromatographie.

7. Kapitel: Analytische Methoden des Deutschen und des Europäischen Arzneibuchs

In diesem Abschnitt werden, sofern das nicht schon in den vorangehenden Kapiteln geschehen ist, spezielle analytische Methoden der Arzneibuchteile beschrieben, die ab 1. 1. 76 für die Bundesrepublik Deutschland verbindlich sind.

Es sind dies:

Deutsches Arzneibuch, 7. Ausgabe	= DAB 7
2. Nachtrag zum Deutschen Arzneibuch, 7. Ausgabe	= 2. Nachtr.
Europäisches Arzneibuch Bd. I	= Ph.Eur.I
Europäisches Arzneibuch Bd. II	= Ph.Eur.II.

Auf die analytischen Methoden der Mikobiologie, Biologie, Pharmakologie, pharmazeutischen Biologie (Pharmakognosie) und pharmazeutischen Technologie (Galenik) wird hier nicht eingegangen. Sie werden lediglich tabellarisch aufgezählt, um einen möglichst vollständigen Überblick über die analytischen Methoden der derzeit gültigen Arzneibücher zu geben.

Erläuterungen dieser Methoden sind in den zutreffenden Teilen der Taschenbuchreihe Pharmazie zu finden.

Mikrobiologie, Biologie und Pharmakologie

DAB 7: Prüfung auf Sterilität
Prüfung auf pyrogene Soffe (Ziffer 89) *
Prüfung auf Verträglichkeit (Ziffer 90) *
Prüfung auf blutdrucksenkende Stoffe (Ziffer 91) *
Biologische Vitamin-D-Bestimmung (Ziffer 92). *

2. Nachtr.: Prüfung auf pyrogene Stoffe
Prüfung auf Verträglichkeit
Prüfung auf blutdrucksenkende Stoffe
Biologische Vitamin-D-Bestimmung

Ph.Eur.II: Mikrobiologische Wertbestimmung von Antibiotika
Prüfung auf Sterilität
Prüfung auf Pyrogene
Prüfung auf anomale Toxizität

Pharmazeutische Technologie

DAB 7: Saugfähigkeit von Watte und Verbandsstoffen (Ziffer 86)
Zerfallszeit von Tabletten (Ziffer 87) *
Wasserbeständigkeit der inneren Oberfläche von Glasgefäßen (Ziffer 88).

2. Nachtr.: Bestimmung der Zerfallszeit von Tabletten
Ph.Eur.II: Unterscheidung der Glasarten I und II.

Pharmazeutische Biologie

DAB 7: Mikroskopische Größenmessung (Ziffer 80)
Mikroskopische Untersuchung (Ziffer 81)
Mikrosublimation (Ziffer 82) *
Mikrodestillation (Ziffer 82)
Quellzahl (Ziffer 83) *
Bitterwert (Ziffer 84) *
Bestimmung des ätherischen Öls in Drogen (Ziffer 85) *

2. Nachtr.: Histochemische Nachweise
Drüsenhaare
Fremde Bestandteile
Mikrosublimation
Bestimmung des Bitterwertes
Bestimmung der Quellzahl
Bestimmung der unlöslichen Anteile
Bestimmung des ätherischen Öls

Ph.Eur.I: Fremde Bestandteile
Spaltöffnung und Spaltöffnungsindex
Salzsäureunlösliche Asche

Ph.Eur.II: Bestimmung der hämolytischen Wirkung saponinhaltiger Drogen.

1. Physikalische Kennzahlen

Das DAB 7 beschreibt in Abschnitt **„Allgemeine Bestimmungen und Erläuterungen"** folgende **physikalische Kennzahlen:**

Nachprüfung der Thermometeranzeigen
Schmelztemperatur (Ziffer 24) *
Tropfpunkt (Ziffer 25) *
Erstarrungstemperatur (Ziffer 26)
Erstarrungstemperatur am rotierenden Thermometer (Ziffer 27) *
Siedetemperatur (Ziffer 28)
Dichte (Ziffer 29)
Dichtebestimmung von Wachs (Ziffer 30)
Viskosität (Ziffer 31) *
Brechungsindex (nach SI: Brechzahl) (Ziffer 32)
Optische Drehung (Ziffer 33)
Lichtabsorption (Ziffer 34)
Spektrophotometrische Bestimmung von Vitamin A (Ziffer 35)
pH-Wert (Ziffer 36)
Trocknungsverlust (Ziffer 42) *

---

* Diese Methoden des DAB 7 sind durch die oft nur verbal veränderten Vorschriften des 2. Nachtr. abgelöst!

1. Physikalische Kennzahlen

Trockenrückstand (Ziffer 43) *
Füllvolumen (Ziffer 48)
Äthanolgehalt (Ziffer 49). *

Der 2. Nachtr. führt unter **„Methoden der Physik und der physikalischen Chemie"** folgende Kennzahlen auf:

Bestimmung des Schmelzpunktes
Bestimmung des Schmelzpunktes von Fetten
Bestimmung des Tropfpunktes
Bestimmung der Erstarrungstemperatur am rotierenden Thermometer
Bestimmung der Viskosität
spektrophotometrische Bestimmung von Vitamin A
Säulenchromatographie
Bestimmung des Trocknungsverlustes von Drogen und Extrakten
Bestimmung des Trockenrückstandes
Bestimmung der Asche **.

In der Ph.Eur.I sind unter **„Methoden der Physik und der physikalischen Chemie"** folgende Kennzahlen genannt:

Prüfung auf Klarheit oder Opaleszenz von farblosen Lösungen
Prüfung auf Färbung von Lösungen
Bestimmung des pH-Wertes
Bestimmung des Erstarrungspunktes
Bestimmung des Schmelzpunktes
Bestimmung des Siedepunktes
Bestimmung des Siedebereichs
Bestimmung der relativen Dichte
Bestimmung der optischen Drehung
Bestimmung des Brechungsindex (Brechzahl)
Bestimmung der Extinktion
Bestimmung von IR-Absorptionsspektren
Flammenphotometrie
Chromatographie
Bestimmung von Wasser durch azeotrope Destillation
Trocknungsverlust
Potentiometrie

In der Ph.Eur.II enthält der Abschnitt **„Methoden der Physik und der Physikalischen Chemie"** folgende Methoden:

Fluorimetrie
Gaschromatographie
Amperometrische Titrationen.

**Die Bestimmung der Asche ist sachgemäß eine chemische Kennzahl und wird deshalb in diesem Buch unter die chemischen Kennzahlen eingereiht.

1.1. Temperaturmessungen mit Thermometern

Nachprüfung der Thermometeranzeigen

Für die experimentelle Überprüfung der Thermometeranzeigen eignen sich die Festlegung der **Fixpunkte** wie **Eispunkt** oder Vergleich des **Siedepunktes** bekannter Lösungsmittel mit den entsprechenden Skalenteilen des Thermometers. Im ersten Falle ist eine Nachprüfung der Thermometeranzeigen nur möglich, wenn der Eispunkt im Skalenbereich des Thermometers liegt.

Zur praktischen Durchführung der **Thermometerkorrektur** macht der 2. Nachtr. folgende Angaben:

„Zur Nachprüfung der Thermometeranzeige ist der Eispunkt zu bestimmen. Dazu wird das Thermometer bis über den Nullgrad-Strich in ein Gefäß mit geschabtem, sauberem Eis gebracht, das mit destilliertem Wasser gewaschen worden ist. Das Eis wird fest um das Thermometer gedrückt; nach 6 bis 8 Minuten wird abgelesen. Beim Ablesen darf das Thermometer nicht aus dem Eis herausgenommen werden; das Eis muß von der Ablesestelle so weit entfernt werden, daß die Quecksilberkuppe sichtbar wird. Weicht die bei der Nachprüfung für den Eispunkt gefundene Korrektur k_N von der auf dem Eichschein angegebenen Korrektur k_E ab, so ist zu sämtlichen auf dem Eichschein angegebenen Korrekturen die Differenz $k_N - k_E$ zu addieren."

Schmelzpunkt, Schmelztemperatur

Der von der Ph.Eur.I und dem 2. Nachtr. gebrauchte Begriff **„Schmelzpunkt"** und der vom DAB 7 benutzte Ausdruck **„Schmelztemperatur"** sind gleichwertig.

Man versteht darunter die Temperatur, bei der ein Stoff vom festen in den flüssigen Aggregatzustand übergeht.

Da auch bei reinen Substanzen meist Temperaturintervalle beobachtet werden, wäre es zweckmäßiger von einem **Schmelzbereich** bzw. von einem **Schmelzintervall** zu sprechen. Schmelzpunkte können in Abhängigkeit von der angewandten Methode oder der eingesetzten Apparatur unterschiedlich sein.

DAB 7 und Ph.Eur.I geben zwei unterschiedliche Schmelzpunktmethoden an, die **Kapillar-Methode** und die **Sofortschmelzpunkt--Methode.** Demnach erfolgt die Bestimmung der Schmelztemperatur entweder durch Erhitzen der in einer Kapillare befindlichen Substanz im Flüssigkeitsbad oder durch Aufstreuen der Substanz auf einen erhitzten Metallblock.

Bei Durchführung der Kapillar-Methode nach DAB 7 wird die
Substanz von Raumtemperatur bis zur Temperatur, bei der das
Schmelzen erfolgt, allmählich aufgeheizt. Bei der Sofortschmelz-
punktmethode findet keine längere Hitzeeinwirkung statt. Deshalb
findet man bei thermolabilen Substanzen mit dieser Methode höhere Schmelzpunkte.

Kapillar-Methode. Die Ph.Eur.I gibt folgende Definition:

„Unter dem Schmelzpunkt nach der Kapillar-Methode wird die
Temperatur verstanden, bei der das letzte Teilchen einer kleinen
Substanzsäule im Schmelzpunktröhrchen schmilzt."

Zur Durchführung der Kapillar-Methode beschreibt die Ph.Eur.I
die in **Abb. 57** wiedergegebene Apparatur, die aus einem Thermometer (A), einem Schmelzpunktröhrchen (Glaskapillare B), einem
Becherglas (C) und einem Rührer (D) besteht. In das Becherglas
wird eine geeignete Badflüssigkeit gefüllt. Die Glaskapillare ist so
anzubringen, daß ihr unteres Ende das Thermometer berührt, wobei die zu untersuchende Substanz sich etwa auf der Höhe des
Quecksilbergefäßes befindet. Eine Eichung der Apparatur kann
mit Hilfe geeigneter Testsubstanzen bekannten Schmelzpunkts
durchgeführt werden.

Zur Ausführung schreibt die Ph.Eur.I folgendes vor:

„In die Glaskapillare wird eine ausreichende Menge von fein-
gepulverter Substanz – zuvor im Vakuum über Silikagel 24

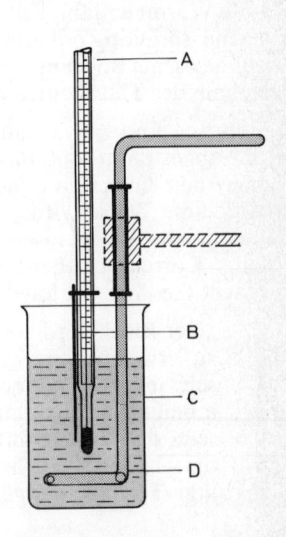

Abb. 57. Apparatur zur Bestimmung des
Schmelzpunktes (Kapillar-Methode).

> Stunden lang getrocknet — so eingefüllt, daß eine etwa 3 mm hohe, kompakte Säule entsteht. Die Temperatur der Heizflüssigkeit wird genügend schnell auf etwa 10 °C unterhalb des zu erwartenden Schmelzpunkts erhöht, wobei mit Hilfe des Rührers immer eine gleichmäßige Temperatur der Heizbadflüssigkeit gesichert wird. Die Aufheizgeschwindigkeit wird auf etwa 1 °C pro Minute eingestellt. Wenn diese Aufheizgeschwindigkeit erreicht ist, und sich die Temperatur 5 °C unterhalb des zu erwartenden Schmelzpunkts befindet, wird die an dem Thermometer befestigte Glaskapillare in die Heizbadflüssigkeit eingetaucht. Die Temperatur, bei der das letzte Substanzteilchen schmilzt, wird abgelesen."

Das DAB 7 läßt die Schmelztemperatur nach Ziffer 24 a auf ähnliche Weise bestimmen, wobei jedoch die in der Kapillare befindliche Substanz von Anfang an mit erhitzt wird. Der wesentliche Unterschied zwischen den Methoden der beiden Arzneibücher ist der, daß beim Arbeiten nach der Ph.Eur.I praktisch eine **Sofortschmelzpunktbestimmung** erfolgt, da die in der Kapillare befindliche Substanz erst in das Heizbad gebracht wird, wenn die Temperatur nur noch 5 °C unterhalb des zu erwartenden Schmelzpunktes liegt.

Sofortschmelzpunkt-Methode. Zur Durchführung der **Sofortschmelzpunkt-Methode** schreibt die Ph.Eur.I einen Metallblock vor, der folgende Eigenschaften besitzen muß:

Indifferenz gegenüber der zu untersuchenden Substanz
gute Wärmeleitfähigkeit
ebene, sorgfältig polierte Oberfläche
zylindrische Bohrung parallel zur polierten Oberfläche zur Aufnahme des Thermometers.

Bohrung und Abmessungen des Thermometers sind so aufeinander abgestimmt, daß das Thermometer bis zum Ende des herausragenden Quecksilberfadens in die Bohrung hineingleiten kann. Auf diese Weise wird erreicht, daß die gesamte Quecksilbersäule die gleiche Temperatur wie der Schmelzpunktblock aufweist und eine Korrektur überflüssig ist. Zur Ausführung der Methode macht die Ph.Eur.I folgende Angaben:

> „Der Block wird genügend schnell auf etwa 10° unterhalb des zu erwartenden Schmelzpunkts erhitzt und die Aufheizgeschwindigkeit auf etwa 1 °C pro Minute eingestellt. Das Thermometer kann allmählich eingeführt werden, um sicher zu sein, daß die gesamte Quecksilbersäule die gleiche Temperatur wie der Block hat. In regelmäßigen Abständen werden einige Teilchen der gepulverten Substanz in Höhe des Quecksil-

bergefäßes des Thermometers auf den Block gestreut. Die Substanz wird zuvor – falls erforderlich – nach den Angaben unter Kapillar-Methode getrocknet. Die Oberfläche ist nach jedem Aufstreuen zu reinigen. Es wird die Temperatur t_1 abgelesen, bei der die Substanz zum ersten Mal sofort schmilzt, sobald sie das Metall berührt. Das Aufheizen wird beendet. Während des Abkühlens werden einige Teilchen der Substanz in regelmäßigen Abständen auf den Block gestreut, wobei die Oberfläche nach jedem Aufstreuen zu reinigen ist. Es wird die Temperatur t_2 abgelesen, bei der die Substanz aufhört, sofort zu schmelzen, sobald sie das Metall berührt."

Der **Sofort-Schmelzpunkt** ergibt sich aus folgender Formel:

$$\frac{t_1 + t_2}{2}$$

Mit der Sofortschmelzpunkt-Methode erhält man bei stabilen Substanzen oft die gleichen Werte wie mit der konventionellen Kapillar-Methode. Unterschiedliche Ergebnisse werden jedoch bei thermolabilen Stoffen (z. B. bei Adrenalin oder Ascorbinsäure) erhalten und bei solchen, die zu Umwandlungen in polymorphe Modifikationen neigen. Hier erhält man mit der Sofortschmelzpunkt-Methode höhere Werte, da die Temperatureinwirkung während des Aufheizens entfällt. Ähnliche Ergebnisse, wie mit dem in der Ph.Eur.I beschriebenen Metallblock werden mit der **Kofler-Heizbank** erreicht. Die Verwendung des im DAB 7 beschriebenen Schmelzpunktblockes führt zu identischen Ergebnissen, allerdings ist dort wegen des herausragenden Quecksilberfadens eine Korrektur zu berechnen.

Mischschmelzpunkt und Eutektische Temperatur. Im Rahmen der Arzneistoffanalytik wird der Schmelzpunkt einer Verbindung als charakteristische Stoffkonstante bevorzugt zu deren Identifizierung herangezogen.

Da Verunreinigungen den Schmelzpunkt erniedrigen, kann die Bestimmung der Schmelztemperatur auch zur Reinheitsprüfung von festen Stoffen benutzt werden. Dabei muß aber berücksichtigt werden, daß verschiedene Substanzen zufällig die gleiche Schmelztemperatur aufweisen können:

Beispiele sind in Tab. 20 zusammengestellt.

Findet man also bei einer untersuchten Substanz die geforderte Schmelztemperatur, so kann zunächst nur ausgesagt werden, daß die Substanz praktisch rein ist, sofern die angenommene Identität stimmt.

Tabelle 20. Ähnliche Schmelzpunkte verschiedener Verbindungen

Verbindung	Schmelzpunkt
Nicotinamid	128 – 132° C
Butyl-bromallyl-barbitursäure	129 – 132° C
Diäthylstilböstroldipropionat	104 – 108° C
Methylnaphthochinon	105 – 108° C
Desoxycorticosteronacetat	154 – 161° C
Procainhydrochlorid	154 – 157° C
Chinin	174 – 178° C
Phenyläthylbarbitursäure	174 – 178° C
Sulfanilthiocarbamid	175 – 178° C
Testosteron	152 – 157° C
Bromisovalerianylcarbamid	150 – 155° C
Dihydroxyanthrachinon	188 – 194° C
Sulfanilguanidin	188 – 192° C

Mischschmelzpunkt. Mischt man die zu untersuchende Substanz mit authentischer Substanz – die beispielsweise noch im Standgefäß war, deren Identität zu einem früheren Zeitpunkt ermittelt wurde – und erhält dann den vorgeschriebenen Schmelzpunkt, so ist mit diesem Mischschmelzpunkt sowohl die Identität als auch die Garantie für weitgehende Reinheit erbracht. Wären die neue und die alte Substanz, die zwar für sich gleiche Schmelztemperaturen zeigen, verschieden, so würde das Gemisch tiefer schmelzen.

Wäre die neue Substanz verunreinigt, so würde man ebenfalls eine tiefere Schmelztemperatur beobachten.

Die Schmelzpunktsdepression eines Stoffgemisches läßt sich am besten mit einem Schmelzpunktmikroskop beobachten. Bei der Identitätsermittlung durch den Mischschmelzpunkt darf auch im Schmelzbeginn zwischen der Mischung der zu untersuchenden und der authentischen Substanz keine Abweichung auftreten.

Eutektische Temperatur. Erhitzt man die Mischung zweier, nicht identischer Stoffe, so tritt im allgemeinen – sofern sie nicht zufällig isomorph sind und keine Mischungslücke der flüssigen Phasen vorliegt, eine Schmelzpunktsdepression ein. Dieses, zur Identitätsermittlung durch den Mischschmelzpunkt nutzbare Phänomen kann in einer weiteren Form analytisch ausgewertet werden. Man setzt der zu untersuchenden Substanz eine zweite, absichtlich nicht

1. Physikalische Kennzahlen

identische Testsubstanz zu und ermittelt den Schmelzbeginn des Gemisches, der als eutektische Temperatur bezeichnet wird. Der Schmelzbeginn eines Gemisches zweier, nicht identischer Stoffe ist konstant, d. h. unabhängig vom Mischungsverhältnis der beiden Substanzen. Vom Mischungsverhältnis abhängig ist lediglich die Menge des Anteils, der bei der eutektischen Temperatur schmilzt und damit das Schmelzende.

Abb. 58 zeigt das Schmelzdiagramm für die Mischung der Substanzen A und B. Die Kurve a – c entspricht dem Gleichgewicht zwischen festem A und der Schmelze, die man als gesättigte Lösung von A in B betrachten kann. Die Kurve c – b symbolisiert das Gleichgewicht zwischen festem B und der Schmelze, die man als gesättigte Lösung von B in A auffassen kann. Im Phasenraum I liegt eine homogene Schmelze vor.

Bei jedem beliebigen Mischungsverhältnis der Komponenten A und B liegt der Schmelzbeginn bei der eutektischen Temperatur,

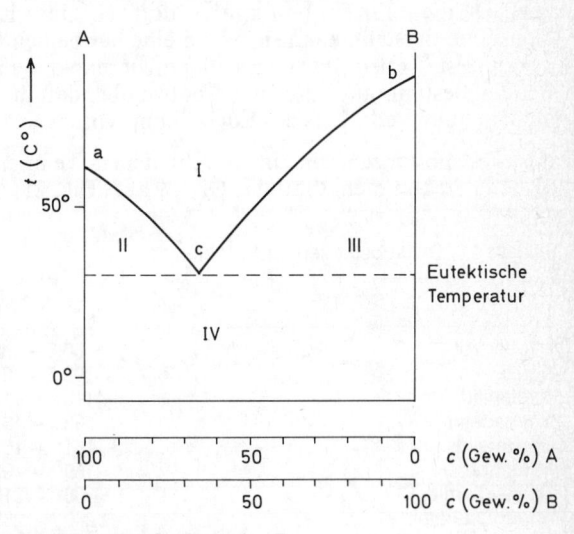

Abb. 58. Phasendiagramm des Systems A – B.

Phasenraum I: homogene Schmelze
Phasenraum II: festes A und Schmelze
Phasenraum III: festes B und Schmelze
Phasenraum IV: Gemisch aus festem A und B

a = Schp. von A (62° C)
b = Schp. von B (95° C)
c = Eutektischer Punkt (31° C)

wenn auch nur der Anteil schmilzt, der dem eutektischen Mischungsverhältnis – hier 35% A : 65% B – entspricht. Liegt ein eutektisches Mischungsverhältnis vor, so schmilzt die gesamte Substanz bei C.

Von der Bestimmung der **eutektischen Temperatur** zur Identifizierung von Arzneistoffen macht das Österreichische Arzneibuch (9. Ausgabe) reichlich Gebrauch.

Hier ein informatives Zitat dieser Pharmakopöe:

„Die beim Schmelzen eines Gemisches zweier nicht identischer Substanzen auftretende Schmelzpunktserniedrigung erreicht bei einem bestimmten Mischungsverhältnis der beiden Komponenten (eutektisches Gemisch, Eutektikum) ihren größten Wert. Der Schmelzpunkt dieses Gemisches (eutektische Temperatur) ist so scharf wie der einer einheitlichen Substanz. Alle übrigen Gemische zeigen ein mehr oder weniger breites Schmelzintervall, dessen untere Grenze jedoch immer bei der eutektischen Temperatur liegt. Da diese für ein bestimmtes Stoffpaar eine charakteristische Konstante darstellt, kann sie, wenn eine der beiden Komponenten bekannt ist (Testsubstanz), zur Identifizierung der anderen dienen. Bei der Bestimmung ist es nicht notwendig, daß die beiden Stoffe im Mischungsverhältnis des Eutektikums vorliegen."

Als Testsubstanzen, die in verschiedenen Temperaturbereichen in Betracht kommen, führt das ÖAB 9 auf (Tab. 21):

Tabelle 21. Testsubstanzen für Eutektika

	Schmelzintervall:
Azobenzol	66,5 – 68° C
Benzil	93,5 – 95° C
Acetanilid	113 – 115° C
Phenacetin	133 – 135° C
Benzanilid	161 – 163° C
Salophen	189 – 192° C
Dicyandiamid	208 – 210° C
Phenolphthalein	260 – 265° C

Bestimmung des Schmelzpunktes von Fetten

Diese Methode, die als Ziffer 24c im DAB 7 und im 2. Nachtrag zum DAB 7 beschrieben ist, wird als physikalische Kennzahl für Fette verwandt, die bekanntlich Gemische verschiedener Glyceride darstellen und keinen definierten Schmelzpunkt aufweisen. Mit der angegebenen Methode bestimmt man die Temperatur des Flüssigwerdens nach Art eines Steigschmelzpunktes.

Der **Steigschmelzpunkt** ist die Temperatur, bei der die Adhäsion des Fettes an der Wand der Kapillare durch den hydrostatischen Druck einer 4 cm hohen Wasserschicht überwunden wird.

Die Durchführung der Methode ist im 2. Nachtr. folgendermaßen beschrieben:

> „Zur **Bestimmung des Schmelzpunktes der Fette und fettähnlicher Substanzen** dient eine dünnwandige, an beiden Enden offene Kapillare von 1,0 bis 1,2 mm lichter Weite und 50 bis 80 mm Länge. In das Röhrchen wird die Substanz in etwa 10 bis 12 mm hoher Schicht eingefüllt. Bei Anwendung geschmolzenen Fettes wird die Kapillare nach der Füllung mindestens 24 Stunden lang unterhalb 10° C aufbewahrt. Die Kapillare wird an einem Thermometer derart befestigt, daß die Substanz sich in gleicher Höhe mit dem Quecksilbergefäß befindet. Ein 30 mm weites Reagenzglas wird mit Wasser so weit gefüllt, daß das eingeführte Thermometer mit Kapillare bis etwa 1 cm über den Boden des Reagenzglases herabreicht und etwa 4 cm tief in das Wasser eintaucht. Das Reagenzglas wird allmählich unter häufigem Umrühren so erwärmt, daß der Temperaturanstieg des Wassers in der Nähe der zu erwartenden Schmelztemperatur 1° C je Minute beträgt. Der Schmelzpunkt ist erreicht, wenn das Fettsäulchen in die Höhe schnellt."

Wird ein Fett oder eine fettähnliche Substanz zur Bestimmung des Schmelzpunktes in geschmolzenem Zustand in die Kapillare gebracht, so ist diese vor Ausführung der Methode – wie im 2. Nachtr. beschrieben – mindestens 24 Stunden bei 10° C aufzubewahren. Mit dieser Vorschrift will man erreichen, daß die zu untersuchende Substanz in der „normalen", einheitlichen Modifikation vorliegt, die unmittelbar nach dem Erstarren, wo verschiedene, ineinander übergehende Modifikationen auftreten können, noch nicht erreicht ist.

Erstarrungspunkt

„**Erstarrungstemperatur**" des DAB 7 und „**Erstarrungspunkt**" der Ph.Eur.I sind identisch. Man verwendet sie zur physikalischen Charakterisierung einheitlicher Stoffe oder Stoffgemische, die unter Normalbedingungen flüssig sind oder niedrige Schmelzpunkte aufweisen.

Definition nach Ph.Eur.I:

7. Methoden des Deutschen und Europäischen Arzneibuchs

„Der Erstarrungspunkt ist die Temperatur, bei der die Erstarrung einer flüssigen oder geschmolzenen Substanz während ihres Temperaturabfalls beginnt."

Die Ph.Eur.I schreibt vor, daß während der Bestimmung eine Unterkühlung zu vermeiden ist.

Die benötigte Apparatur besteht aus 2 koaxial miteinander verbundenen Glasrohren mit Planschliffverschluß, Thermometer, Rührstab und Öffnung zur Einführung von Impfkristallen und ist in Abb. 59 wiedergegeben.

Durchführung nach Ph.Eur.I:

„Die in der Monographie vorgeschriebene Menge Substanz wird in die Apparatur eingefüllt und, falls erforderlich, geschmolzen. Die Flüssigkeit bedeckt das Quecksilbergefäß des Thermometers. Die Apparatur wird in die Kühlflüssigkeit eingetaucht, deren Temperatur etwa 5 °C unterhalb des zu erwartenden Erstarrungspunktes der zu untersuchenden Substanz liegen muß. Die Substanz wird während des Abkühlens gerührt, bis die Temperatur mehr als 2 °C unterhalb des zu erwartenden Erstarrungspunktes liegt. Wenn die Erstarrung nicht eingetreten ist, kann sie durch Einbringung eines Kristalles der zu untersuchenden Substanz eingeleitet werden.

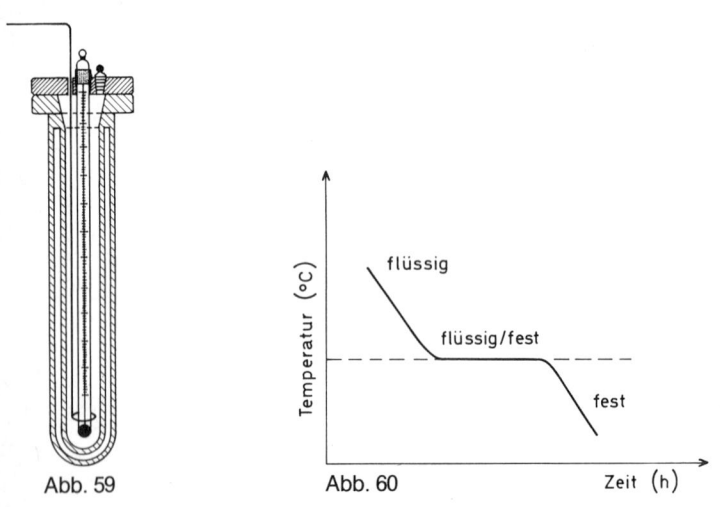

Abb. 59. Abb. 60.

Abb. 59. Apparatur zur Bestimmung des Erstarrungspunktes.
Abb. 60. Temperaturverlauf beim Erstarrungsvorgang.

1. Physikalische Kennzahlen

> Die Erstarrungstemperatur ist die während des Erstarrens beobachtete höchste Temperatur."

Trägt man die beim Erstarrungsvorgang beobachtete Temperatur gegen die Zeit auf, so resultiert eine **Erstarrungskurve**, deren waagerechter Verlauf der Erstarrungstemperatur entspricht (s. Abb. 60).

Der in Abb. 60 dargestellte Temperaturverlauf gilt in umgekehrter Richtung bei der Ermittlung des Schmelzpunktes.

Erstarrungstemperatur am rotierenden Thermometer

Diese, im DAB 7 und 2. Nachtr. aufgeführte physikalische Kennzahl benutzt man zur Charakterisierung solcher Kohlenwasserstoffgemische, Fette und fettähnlicher Stoffe, die keinen definierten **Erstarrungspunkt** aufweisen. Untersucht werden mit dieser Methode hauptsächlich Salbengrundlagen, deren Erstarren sich über relativ große Temperaturintervalle hinzieht.

Definition:

Die **Erstarrungstemperatur** ist die Temperatur, bei der das erstarrte Tröpfchen unter den unten angegebenen Versuchsbedingungen der Rotation des Thermometers zu folgen beginnt.

Zur Durchführung der Kennzahl benötigt man ein Spezialthermometer genau beschriebener Abmessungen, das mit Hilfe eines durchbohrten Stopfens in einem kurzen, als Luftbad dienenden Reagenzglas befestigt wird (Abb. 61).

> Zur Durchführung nach 2. Nachtr. „wird eine ausreichende Menge Substanz in einem Becherglas im Wasserbad unter Rühren bis auf etwa 10 °C über die zu erwartende Erstarrungstemperatur zur klaren Schmelze erwärmt. Gleichzeitig

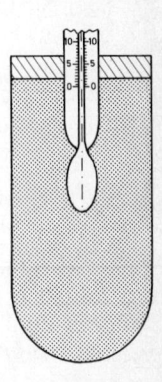

Abb. 61.

wird das Luftbad mit einem eingesetzten Thermometer im Wasserbad auf die gleiche Temperatur wie die geschmolzene Probe erwärmt. Das Thermometer wird für kurze Zeit dem Luftbad entnommen, mit dem gesamten Quecksilbergefäß in die Schmelze getaucht und mit anhaftender Substanz wieder im Luftbad befestigt. In horizontaler Lage wird das Thermometer mit möglichst gleichförmiger Geschwindigkeit von etwa 1 Umdrehung in 2 Sekunden um seine Längsachse gedreht."

Siedepunkt, Siedetemperatur

„**Siedepunkt**" der Ph.Eur.I und „**Siedetemperatur**" des DAB 7 sind identisch.

Definition:

Der Siedepunkt ist die korrigierte Temperatur, bei der der Dampfdruck einer Flüssigkeit 760 Torr erreicht.

Die aus zwei koaxial miteinander verbundenen Glasrohren bestehende Apparatur, deren inneres Rohr zur Aufnahme von Substanz und Thermometer dient, ist in Abb. 62 wiedergegeben.

„Die Bestimmung wird mit 0,5 ml der zu untersuchenden Substanz unter Zusatz einiger Siedesteinchen durchgeführt. Das Thermometer wird mit Hilfe eines daran befestigten Drahtes in die Apparatur so eingeführt, daß das Quecksilbergefäß die 3 unteren Dornen erreicht. Die Flüssigkeit wird mit kleiner Flamme so zum Sieden erhitzt, daß die Flammenspitze gerade das Drahtnetz berührt. Die Temperatur, bei der die zurückfließende Flüssigkeit die Spitze der Quecksilbersäule erreicht, wird abgelesen.

Der Siedepunkt, korrigiert auf den Luftdruck von 760 Torr, wird nach folgender Formel errechnet:

$$T = t + k\,(760 - b)$$

T = korrigierte Temperatur
t = abgelesene Temperatur
k = Korrekturfaktor, der einer Tabelle des Arzneibuchs zu entnehmen ist
b = Luftdruck in Torr während der Bestimmung."

Zwei wesentliche Vorteile sind der geringe Substanzbedarf und das Entfallen einer Korrektur für den Thermometerfaden. Nachteilig wirkt sich die Tatsache aus, daß die Rücklaufgrenze des Kondensats nicht immer deutlich zu erkennen ist.

Siedebereich

Die Bestimmung des **Siedebereichs** ist in der Ph.Eur.I beschrieben.

Definition:

Der **Siedebereich** ist der auf 760 Torr korrigierte Temperaturbereich innerhalb dessen die Substanz oder ein bestimmter Anteil davon unter den im Arzneibuch angegebenen Bedingungen destilliert.

Dazu werden 50,0 ml der zu untersuchenden Flüssigkeit schnell zum Sieden erhitzt „und die Aufheizgeschwindigkeit so eingestellt, daß die Flüssigkeit mit einer konstanten Geschwindigkeit von 2 bis 3 ml pro Minute destilliert. Die Destillation wird unterbrochen sobald das in der Monographie vorgeschriebene Volumen in dem Meßzylinder aufgefangen worden ist. Es wird die Temperatur abgelesen, bei der der erste Tropfen in den Meßzylinder fällt und die Temperatur, bei der der Rest der Flüssigkeit destilliert. Die so erhaltenen Werte des Siedebereichs werden" nach der für den korrigierten Siedepunkt angegebenen Formel errechnet (s. Bestimmung des Siedepunktes).

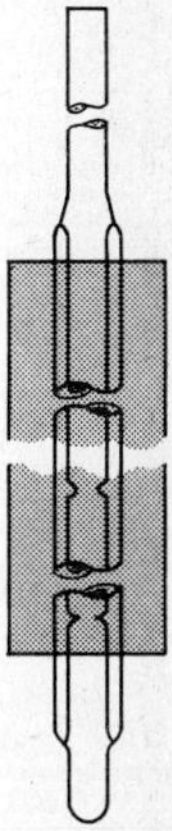

Abb. 62. Apparatur zur Bestimmung des Siedepunktes.

Tropfpunkt

Neben der Erstarrungstemperatur, der Erstarrungstemperatur am rotierenden Thermometer und dem Steigschmelzpunkt dient auch der **Tropfpunkt** zur Charakterisierung von Fetten und fettähnlichen Stoffen.

Definition:

Der **Tropfpunkt** ist die Temperatur, bei der sich unter vorgeschriebenen Bedingungen der erste Tropfen vom Probegefäß ablöst.

Zur Bestimmung des Tropfpunktes nach DAB 7 und 2. Nachtr. benötigt man das in Abb. 63 wiedergegebene Tropfpunktthermometer nach Ubbelohde. Es handelt sich um ein Einschlußthermometer mit einem Meßbereich von 0 bis 110 °C, das durch Sperrhaken und Klemmbacken mit einem Probegefäß verbunden ist. Zur Bestimmung wird

> „die Substanz unter Vermeidung von Luftblasen in das Probegefäß eingefüllt.

Nach dem Glattstreichen der Substanz an der Oberkante des Gefäßes wird dieses parallel zu seiner Achse bis zu den Sperrhaken der aufgeschraubten Metallhülse eingeführt und die an der Unterkante des Gefäßes herausgepreßte Substanz abgestrichen. Ist ein bläschenfreies Einstreichen nicht möglich, so

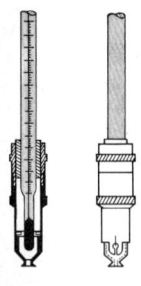

Abb. 63.
Tropfpunktthermometer
nach Ubbelohde

> kann die Substanz vorsichtig geschmolzen werden und, sobald sie blasenfrei und homogen ist, in das Probegefäß gegossen werden. Die überschüssige Substanz wird, so lange sie noch weich ist, abgeschnitten. Anschließend wird sofort das angewärmte Thermometer mit der Hülse bis zum Anschlag in das Gefäß gedrückt. Das Gerät wird in der Mitte eines Reagenzglases von 30 mm Durchmesser und 200 mm Länge, das als Luftbad dient, mit Hilfe eines durchbohrten Stopfens, der zum Druckausgleich an der Seite eine Einkerbung besitzt, befestigt. Das Reagenzglas wird zu etwa 2/3 seiner Länge in ein mit einer klaren und farblosen Badflüssigkeit gefülltes Becherglas von etwa 500 ml Inhalt getaucht. Dann wird so erwärmt, daß von etwa 10 °C unterhalb des zu erwartenden Druckpunktes an die Temperatur um 1 °C in der Minute steigt."

1.2. Dichte

Wie Schmelzpunkt, Siedepunkt oder Brechungsindex (Brechzahl) ist die Dichte eine wichtige, stoffspezifische Größe. Sie dient zur

1. Physikalische Kennzahlen

Identitäts-, Konzentrations- und Reinheitsprüfung von Wirkstoffen, Hilfsstoffen und Arzneizubereitungen.

Eine Übersicht über die Beziehungen zwischen Dichte, Volumenprozent und Gewichtsprozent bei Äthanol-Wasser-Mischungen ist in der Anlage II des DAB 7 enthalten.

Definition:

Die **Dichte** ist das Verhältnis der Masse eines Stoffes zu seinem Volumen.

Nach DAB 7 wird als Masseeinheit Gramm, als Volumeneinheit Milliliter verwandt. Dabei beziehen sich die Angaben, sofern in den Monographien nichts anderes angegeben ist, auf die Temperatur von 20,0 °C. Die Berechnung erfolgt nach der Formel:

$$\varrho^{20°} = \left(\frac{m}{w} \cdot 0{,}99703 + 0{,}0012 \right) \left[\frac{g}{ml} \right]$$

m = Masse der zu untersuchenden Flüssigkeit, gewogen in Luft
w = Masse des gleichen Volumens Wasser, gewogen in Luft

Beide Volumina müssen bei 20,0 °C abgelesen werden.

0,99703 = Faktor für die Dichte des Wassers bei 20 °C
= Masse von 1 ml Wasser, gewogen in Luft bei 20 °C
0,0012 = Korrektur für den Luftauftrieb.

Nach Ph.Eur.I wird die relative Dichte bestimmt.

Unter relativer Dichte versteht man das Gewichtsverhältnis gleicher Volumenteile der zu untersuchenden Substanz und Wasser, beide in Luft und bei 20° C gemessen.

Als Symbol für die relative Dichte benutzt die Ph.Eur.I: d_{20}^{20}.

Die zahlenmäßigen Beziehungen zwischen Dichte des DAB 7 und relativer Dichte der Ph.Eur.I sind folgende:

$$\varrho^{20°} = 0{,}998203 \, d_{20}^{20}$$
$$d_{20}^{20} = 1{,}001800 \, \varrho^{20}$$

Nach DAB 7 sind die Zahlenwerte für Dichten bis zur dritten Dezimale angegeben, d. h. Abweichungen von ± 3 Einheiten dürfen erst in der vierten Dezimale eintreten. Daher müssen die Dichtebestimmungen mit Pyknometern durchgeführt werden, die eine Messung bis zur vierten Dezimale erlauben.

Nach Ph.Eur.I wird die relative Dichte mit Hilfe eines Pyknometers oder einer hydrostatischen Waage oder eines Aräometers bestimmt, wobei sich das zu verwendende Gerät nach der angegebenen Anzahl von Dezimalstellen richtet. Der Luftauftrieb ist bei der Wägung zu vernachlässigen.

Bestimmungsmethoden für Flüssigkeiten

Pyknometermethode. Das Prinzip dieser Methode beruht auf der Ermittlung der Masse einer Flüssigkeit und der Ermittlung des Raumes, den diese Flüssigkeit einnimmt. Man benötigt dazu Wägegefäße, die als **Pyknometer** bezeichnet werden. Der vom Pyknometergefäß umschlossene Raum wird durch Auswägen mit Wasser bestimmt. Nach der Apothekenbetriebsordnung sind geeichte Pyknometer zu verwenden, auf denen der Rauminhalt in ml und die Bezugstemperatur (20 °C) angegeben sind. Verwendet man bei der Bestimmung der Dichte nach DAB 7 geeichte Pyknometer, so entfällt die Ermittlung der in der Formel angegebenen Wassermasse w. Die Berechnung wird dadurch vereinfacht und erfolgt nach der Formel:

$$\varrho^{20°} = \left(\frac{m}{V} + 0{,}0012\right) \text{g/ml}.$$

m = Masse der bei 20,0 °C abgemessenen Untersuchungsflüssigkeit, gewogen in Luft
V = Volumen des Pyknometers
0,0012 = Korrektur für den Luftauftrieb.

Die Genauigkeit der Pyknometermethode läßt sich bis zu einem gewissen Optimum durch Vergrößerung des Pyknometervolumens steigern. Das Optimum liegt bei etwa 30 ml Rauminhalt.

In der Praxis haben sich besonders 2 Pyknometertypen bewährt, der **Flaschentyp** und der **Pipettentyp**. Pyknometer vom Flaschentyp sind mit einem Glasstopfen verschließbare kleine Meßkolben. Der Pipettentyp besteht aus einer gebogenen Pipette, die durch Ansaugen gefüllt und zur Wägung mit einem Draht an den Waagebalken gehängt wird.

Abb. 64 zeigt je einen Vertreter des Flaschen- und des Pipettentyps.

Bestimmung mit der hydrostatischen Waage. Dieser Bestimmungsart liegt das **Prinzip von Archimedes** zugrunde, wonach ein Körper, der in eine Flüssigkeit getaucht wird, so viel an Masse verliert, wie das von ihm verdrängte Flüssigkeitsvolumen wiegt.

1. Physikalische Kennzahlen

Mit diesem Prinzip läßt sich die Dichte einer Flüssigkeit bei Verwendung eines Tauchkörpers bekannter Größe bestimmen. Dabei wird der Auftrieb durch die Mohr-Westphalsche Waage gemessen. In Abb. 65 ist eine Mohr-Westphalsche Waage skizziert. Der gläserne Senkkörper S hängt an einem Waagebalken, der in 10 gleiche Abschnitte gekerbt ist und durch ein Gegengewicht G äquilibriert wird.

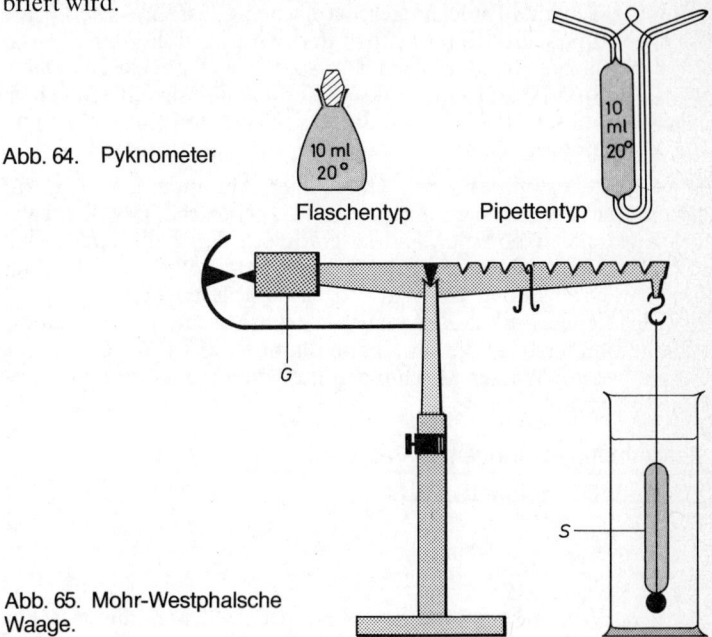

Abb. 64. Pyknometer

Flaschentyp Pipettentyp

Abb. 65. Mohr-Westphalsche Waage.

In der Luft ist die Waage im Gleichgewicht, wenn:

$$G = S - V \cdot 0{,}0012$$

V = Volumen des Senkkörpers
$0{,}0012$ = Korrektur für den Luftauftrieb.

Wird der Senkkörper zur Ermittlung der Dichte in die zu untersuchende Flüssigkeit eingetaucht, so ist die Waage im Gleichgewicht, wenn:

$$G = S - V \cdot d + m$$

V = Volumen des Senkkörpers
d = Dichte der Flüssigkeit
m = Masse des auf den Waagebalken gesetzten Reiters.

Der Vorteil der Dichtebestimmung mit der Mohr-Westphalschen Waage liegt in dem geringen Zeitaufwand und der leichten Durchführbarkeit.

Bestimmung mit Hilfe eines Aräometers. Die Bestimmung der Dichte mit Hilfe eines **Skalenaräometers (Senkwaage, Spindel)** beruht auf dem Ablesen der Eintauchtiefe einer einseitig beschwerten und an beiden Enden zugeschmolzenen Glasröhre. Die Dichte ist proportional der Eintauchtiefe und wird in Höhe der Flüssigkeitsoberfläche von der Skala am Spindelstiel abgelesen. Dabei muß die Spindel frei und senkrecht in der Flüssigkeit schweben. Nachteile dieser Methode sind die relativ geringe Genauigkeit und das Vorhandensein einer relativ großen Flüssigkeitsmenge.

Die Dichtebestimmung mit Hilfe eines Aräometers ist nur für orientierende Untersuchungen oder für technische Zwecke geeignet. Spezielle Aräometer sind so graduiert, daß man den Gehalt einer Substanz der untersuchten Lösung unmittelbar an ihrer Skala in Volumen oder Gewichtsprozenten ablesen kann. So prüft man in der Technik z. B. Äthanol-Wasser-Mischungen mit einem Alkoholometer oder die im Akkumulator eines PKWs enthaltene Schwefelsäure-Wasser-Mischung mittels einer entsprechend graduierten Spindel.

Bestimmungsmethoden für Festkörper

Nach der Definition der Dichte:

$$\varrho = \frac{m}{V} \text{ (Masse : Volumen)}$$

kann bei bekanntem Volumen V eines Festkörpers die Masse m durch Wägung bestimmt werden.

Das Volumen V läßt sich bei Körpern mit regelmäßiger Oberfläche aus der geometrischen Form berechnen.

Zur **Dichtebestimmung fester Körper,** deren Volumina nicht berechenbar sind, d. h. also von Festkörpern mit unregelmäßiger Oberfläche, wird V durch die Verdrängung eines Flüssigkeitsvolumens bestimmt.

Dabei bedient man sich der sog. **Schwebemethode.** Dazu wird eine Flüssigkeit durch Mischung oder Lösung zweier Komponenten so bereitet, daß der zu untersuchende Stoff in ihr gerade schwebt. Ist dies der Fall, so ist die Dichte der Flüssigkeit und des darin schwebenden Festkörpers dieselbe. Die Dichte der Flüssigkeit kann dann mit Hilfe des Pyknometers oder der Mohr-Westphalschen Waage oder eines Aräometers bestimmt werden. Von dieser

Methode macht das DAB 7 bei der Bestimmung der Dichte von Wachsen Gebrauch.

Dichtebestimmung von Wachs. Aus der zu untersuchenden Substanz werden in der vom DAB 7 vorgeschriebenen Weise kleine, würfelartige Stücke geformt, von denen man 10 in 25 ml 38,8%iges Äthanol gibt. Dabei sinken die Stücke zu Boden. Anschließend wird in das auf 19 bis 20 °C temperierte Gemisch unter Rühren mit einem Thermometer so lange Wasser aus einer Bürette zugesetzt, bis die Wachsstückchen gleichmäßig schweben oder an die Oberfläche zu steigen beginnen, wobei das Gemisch auf 20 °C zu temperieren ist. Aus dem Wasserverbrauch ergibt sich anhand einer Tabelle des Arzneibuches die zugehörige Dichte. Man nutzt also zur Bestimmung der Dichte von Wachsen das Schwebeverfahren aus, wobei anschließend die Dichte der benutzten Flüssigkeit nicht experimentell bestimmt werden muß, sondern anhand der verbrauchten Wasserwerte aus einer Tabelle entnommen wird. Da Wachse und Alkohol-Wasser-Mischungen verschiedene kubische Ausdehnungskoeffizienten aufweisen, sind die angegebenen Temperaturen während der Bestimmung unbedingt einzuhalten.

1.3. Viskosität

Nach DAB 7 und 2. Nachtr. wird die **Viskosität,** falls nichts anderes angegeben ist, bei 20,0 °C in einem geeigneten Viskosimeter gemessen und in Centipoise (cP) angegeben. Zur Messung benötigt man eine Stoppuhr. Die Viskosität wird als Mittelwert aus mindestens 5 Messungen errechnet.

Unter Viskosität versteht man den Koeffizienten der inneren Reibung (Zähigkeit) einer Flüssigkeit.

Die innere Reibung ist der Widerstand, den benachbarte Flüssigkeitsschichten ihrer gegenseitigen Verschiebung entgegensetzen. Sie tritt dann auf, wenn sich benachbarte Flüssigkeitsschichten verschieden schnell bewegen. Nach dem Gesetz von Newton ist sie proportional der Berührungsfläche der einzelnen Flüssigkeitslamellen sowie der Gleitgeschwindigkeit (Geschwindigkeitsgefälle).

$$R = \eta \cdot F \cdot \frac{dv}{dy}$$

R = innere Reibung
η = Viskosität
F = Berührungsfläche der Flüssigkeitslamellen
$\frac{dv}{dy}$ = Gleitgeschwindigkeit (Geschwindigkeitsgefälle).

7. Methoden des Deutschen und Europäischen Arzneibuchs

Die Stoffkonstante η wird als **dynamische Viskosität** bezeichnet. Sie besitzt im CGS-System die Dimension:

$$[\eta] = \frac{dyn \cdot sec}{cm^2} = \frac{g}{cm \cdot sec} = Poise$$

DAB 7 und 2. Nachtr. machen sämtliche Angaben in **Centipoise (cP)**, die den 100. Teil eines Poise darstellen und bringen dadurch gleichzeitig zum Ausdruck, daß die Viskositätsangaben und Messungen dieser Arzneibücher auf die dynamische Viskosität bezogen sind.

Nach dem neuen **SI-System** ist die gesetzliche Einheit für die dynamische Viskosität: **Pascal · Sekunde = Pa · s**. Diese Dimension ist identisch mit

$$\frac{Newton \cdot Sekunde}{Meter^2} = Ns/m^2.$$

Die Beziehungen zu **Poise** sind folgende:

$$Pa \cdot s = Ns/m^2 = 10 \, P \, (Poise)$$
$$1 \, P = 0{,}1 \, Pa \cdot s = 1 \, g/cm \cdot s.$$

In anderen Arzneibüchern ist anstelle der dynamischen Viskosität die **kinematische Viskosität** v vorgeschrieben. Unter kinematischer Viskosität versteht man den Coeffizienten aus dynamischer Viskosität und Dichte:

$$v = \frac{\eta}{\varrho}$$

Die Einheit für die **kinematische Viskositätsangabe** war bisher 1 **Stokes (St)**. Nach dem neuen SI-System wird die kinematische Viskosität in cm²/sec bzw. mm²/sec angegeben. Die Beziehungen sind:

$$1 \, St \, (Stokes) = cm^2/s$$
$$1 \, cSt \, (Centistokes) = 0{,}01 \, St = mm^2/s.$$

Für die Durchführung der Viskositätsmessungen schreiben weder DAB 7 noch 2. Nachtr. ein bestimmtes Gerät vor. Beide Arzneibücher sprechen nur von einem geeigneten Viskosimeter.

Als geeignet für die pharmazeutische Praxis erwiesen sich **Kapillar-Viskosimeter** und **Kugelfall-Viskosimeter**.

Kapillarviskosimeter

Es wird die Auslaufzeit der zu untersuchenden Flüssigkeit aus einer Kapillare gemessen. Dabei kann η nach dem **Hagen-Poiseuilleschen Gesetz** bestimmt werden:

$$\eta = k \cdot \varrho \cdot t$$

d. h. die dynamische Viskosität der ausströmenden Flüssigkeit ist der Dichte ρ und der Durchlaufzeit t proportional.

t = die Zeit, in der ein bestimmtes Flüssigkeitsvolumen unter Einwirkung seines eigenen hydrostatischen Druckes durch eine senkrecht stehende Kapillare strömt. Die Konstante k, die man als Eichfaktor des Gerätes bezeichnen kann, wird durch Vergleich mit einer Flüssigkeit bekannter Viskosität ermittelt.

Ein Präzisionsinstrument unter den **Kapillar-Viskosimetern** ist das „**Ubbelohde-Viskosimeter** mit hängendem Kugelniveau", bei dem es nicht nötig ist, eine abgemessene Flüssigkeit als Menge einzufüllen, da sich eine gleichmäßige Druckhöhe selbständig einstellt.

Das **Kapillar-Viskosimeter nach Ostwald,** das den Anforderungen des DAB 7 und des 2. Nachtr. genügt, ist zwar preiswerter, erfor-

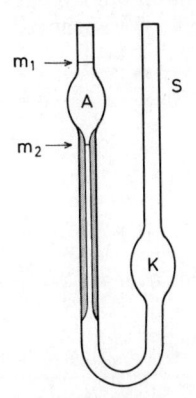

Abb. 66. Kapillarviskosimeter nach Ostwald.

S = Einfüllschenkel
K = Auffangkugel
A = Hohlkugel
m_1 = Obere Marke
m_2 = untere Marke

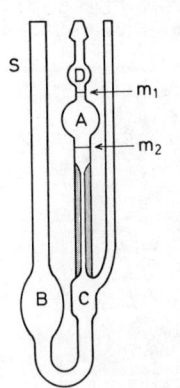

Abb. 67. Kapillarviskosimeter nach Ubbelohde.

S = Einfüllschenkel
B = Auffanggefäß
D = obere Hohlkugel
A = untere Hohlkugel
C = Hohlgefäß
m_1 = obere Marke
m_2 = untere Marke

dert aber das Einfüllen einer genau gemessenen Flüssigkeitsmenge bzw. das Einstellen auf eine Einfüllmarke.

Wie aus dem **Hagen-Poiseuilleschen Gesetz** hervorgeht, ist zur Bestimmung der dynamischen Viskosität η neben der Messung des Faktors t mit Hilfe eines Kapillar-Viskosimeters die Bestimmung der Dichte ϱ notwendig.

Kugelfall-Viskosimeter

Hier wird die Viskosität aus der Fallzeit einer genormten Kugel ermittelt. Die aus Stahl oder Glas bestehende Kugel rollt in einem schrägstehenden Glasrohr bestimmter Abmessungen, das die zu untersuchende Flüssigkeit enthält, mit konstanter Geschwindigkeit nach unten. Das genormte Fallrohr enthält 2 Marken für die Zeitmessung. Zur Berechnung muß das **Hagen-Poiseuillesche Gesetz** etwas abgewandelt werden, indem anstelle der Dichte ϱ die Differenz der Dichten der Kugel (ϱ_K) und der Flüssigkeit (ϱ_{Fl}) gesetzt werden:

$$\eta = k \cdot (\varrho_K - \varrho_{Fl}) \cdot t.$$

Die Proportionalitätskonstante k wird auch hier durch Eichung mit einer Flüssigkeit bekannter Viskosität bestimmt. Ein in der Praxis bewährtes Gerät dieser Art ist das **Höppler-Viskosimeter** (Abb. 68).

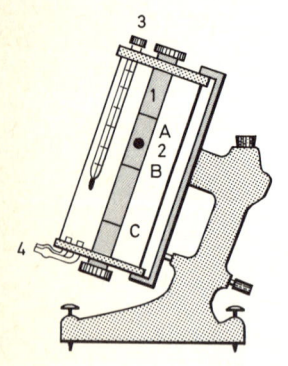

1 = Füllrohr
2 = Kugel
3 = Thermometer
4 = Zu- und Ablauf für den Thermostaten
A = obere Ringmarke
C = untere Ringmarke
B = halbe Fallhöhe

Abb. 68. Kugelfallviskosimeter nach Höppler.

1.4. Äthanolgehalt

Die **Bestimmung des Äthanolgehaltes** nach DAB 7 wird durchgeführt, um in Tinkturen, Lösungen, Schüttelmixturen und anderen flüssigen Arzneizubereitungen den prozentualen Anteil an Äthanol zu ermitteln. Dazu unterwirft man die zu untersuchende, äthanolhaltige Flüssigkeit nach Zugabe von Wasser der Destillation, wobei Äthanol und Wasser als azeotropes Gemisch übergehen. Das Destillat wird dann mit Wasser auf ein bestimmtes Volumen aufgefüllt. Von der auf diese Weise erhaltenen Flüssigkeit wird die Dichte bestimmt, die als direktes Maß für den Alkoholgehalt dient.

Bei der Bestimmung des Äthanolgehaltes ist darauf zu achten, daß die zu untersuchende Flüssigkeit keine weiteren flüchtigen Bestandteile wie ätherische Öle, flüchtige Säuren, oder ähnliches enthält. In diesem Falle würden solche Stoffe ebenfalls ins Destillat gelangen und dessen Dichte verändern. Eine Störung durch ätherische Öle läßt sich beheben, indem man vor der Destillation Wasser zusetzt, aussalzt und die ätherischen Öle mit Petroläther extrahiert. Flüchtige Säuren können durch Neutralisation unwirksam gemacht werden.

Zur Durchführung der Bestimmung läßt das DAB 7 20,00 ml Substanz in einem 150-ml-Fraktionierkolben mit 30,0 ml Wasser verdünnen.

> „Nach Zusatz einiger Siedesteinchen werden langsam 40 bis 45 ml in ein Pyknometer von 50 ml Inhalt destilliert. Nach dem Auffüllen mit Wasser wird die Dichte der Flüssigkeit bestimmt."

Den Äthanolgehalt des aufgefüllten Destillats in Volumenprozent kann man direkt aus der Anlage II des DAB 7 entnehmen. Da die ursprünglich eingesetzen 20 ml mit 30 ml Wasser, d. h. um den Faktor 2,5 verdünnt wurden, erhält man durch Multiplikation mit 2,5 den Äthanolgehalt der untersuchten Substanz in Volumenprozent.

Die Bestimmung des Äthanolgehaltes nach 2. Nachtr. wird mit Hilfe der in Abb. 69 wiedergegebenen Apparatur vorgenommen. Die Apparatur ist mit der in Ph.Eur.II beschriebenen identisch. Sie besteht aus einem Rundkolben (A), einer Destillierbrücke (B), einem absteigenden Kühler (C), dessen enger Vorstoß in einen 100-ml-Meßkolben führt. Der Meßkolben steht in einem Eiswassergemisch (E). Das Erhitzen erfolgt über ein Drahtnetz mit einer runden Öffnung von 6 cm im Durchmesser, damit ein Verkohlen von sich absetzender Substanz vermieden wird.

Zur Bestimmung des Äthanolgehaltes werden 25 ml Substanz eingesetzt, die mit 100 bis 150 ml Wasser destilliert werden. Dabei müssen mindestens 90 ml Flüssigkeit in den 100-ml-Meßkolben übergehen, worauf das Destillat auf 20° C gebracht und mit Wasser zu 100 ml aufgefüllt wird.

Analog dem Verfahren des DAB 7 wird die relative Dichte bei 20° C mit einem Pyknometer bestimmt. Der Äthanolgehalt in Prozent V/V oder in Prozent G/G wird einer Alkoholtabelle des 2. Nachtr. entnommen. Durch Multiplikation mit der Zahl 4 erhält man den Äthanolgehalt der untersuchten Flüssigkeit.

Die Ph.Eur.II gibt folgende Definition:

„Der Äthanolgehalt einer Flüssigkeit gibt die Volumenteile Äthanol in 100 Volumenteilen der Flüssigkeit bei 20 °C an."

Dieser Zahlenwert ergibt den „Äthanolgehalt in Prozent V/V."
Die Gehaltsangabe kann auch als die Anzahl Gramm Äthanol in

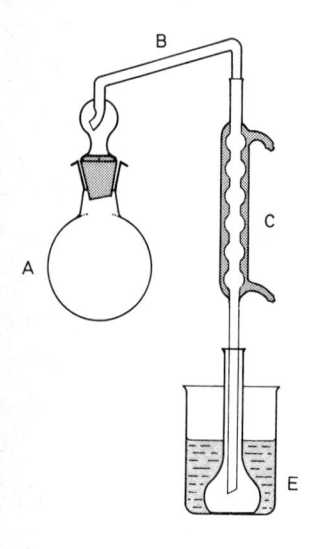

Abb. 69. Apparatur zur Bestimmung des Äthanolgehaltes.

100 g der Flüssigkeit ausgedrückt werden und gibt dann den „Äthanolgehalt in Prozent G/G" an.

Zur Durchführung verwendet man die oben beschriebene Apparatur. Neben der Bestimmung mit einem Pyknometer, die unter den im 2. Nachtr. dargelegten Bedingungen durchgeführt wird, beschreibt Ph.Eur.II eine Bestimmung mit Hilfe eines Aräometers. Dazu werden anstelle der 25 ml Flüssigkeit hier 50 ml eingesetzt, die mit 200 bis 300 ml destilliertem Wasser erhitzt werden. Es müssen mindestens 180 ml Destillat übergegangen sein, bevor mit Wasser bei 20 °C auf 200 ml aufgefüllt wird. Weicht bei der Messung die Temperatur von 20 °C ab, kann der abgelesene Wert an Hand einer Tabelle korrigiert werden. Durch Multiplikation des korrigierten Wertes mit 4 erhält man den Äthanolgehalt der untersuchten Probe.

1.5. Trocknungsverlust und Trockenrückstand

Trocknungsverlust

Definition:

Der **Trocknungsverlust** ist der in Prozent (G/G) angegebene Gewichtsverlust einer Substanz oder einer Droge, der beim Trocknen unter den jeweils angegebenen Bedingungen bestimmt wird.

Die Kennzahl „**Trocknungsverlust**" der Ph.Eur.I ist in fünf Ausführungsmethoden untergliedert.

Die gleichlautende Kennzahl des DAB 7 unterscheidet die Ausführungen a und b.

Die Methode b ist identisch mit der „**Bestimmung des Trocknungsverlustes von Drogen und Extrakten**" des 2. Nachtr.

> Ausführung nach Ph.Eur.I: „Die in der Monographie vorgeschriebene Menge Substanz wird in ein Wägeglas, das zuvor unter den Bedingungen der verwendeten Methode getrocknet wurde, genau eingewogen. Die Substanz wird bis zum konstanten Gewicht oder bei der angegebenen Temperatur und der vorgeschriebenen Zeit getrocknet, gemäß den unten angegebenen Verfahren:"

a) Bei Raumtemperatur und Atmosphärendruck im Exsikkator über Phosphor(V)-oxid.
b) Bei Raumtemperatur und einem Druck unterhalb 20 Torr im Vakuum über Phosphor(V)-oxid.
c) Bei erhöhter Temperatur und einem Druck unterhalb 20 Torr im Vakuum über Phosphor(V)-oxid.
d) Bei 100 bis 105 °C im Trockenschrank.
e) Bei einer von 100 bis 105 °C abweichenden Temperatur im Trockenschrank.

DAB 7-Methode a:

> „Falls nichts anderes angegeben ist, wird 1,0 g der zuvor gepulverten Substanz in einem verschließbaren, vorher bei der vorgeschriebenen Temperatur bis zum konstanten Gewicht getrockneten Wägeglas, genau gewogen. Unter den jeweils angegebenen Bedingungen wird mindestens 2 Stunden lang und dann bis zum konstanten Gewicht getrocknet. Nach jeder Trocknung läßt man im Exsikkator erkalten."

DAB 7, Methode b:

> „Zur **Bestimmung des Trocknungsverlustes von Drogen und Extrakten wird,** falls nichts anderes angegeben ist, 1,0 g der ggf. zuvor mittelfein gepulverten Droge (Sieb 5) oder des ge-

> pulverten Extraktes in einem vorher bei 105° C getrockneten, verschließbaren Wägeglas von 45 bis 55 mm Durchmesser und 20 bis 30 mm Höhe mit ebener Bodenfläche genau gewogen, 2 Stunden lang bei 105° C getrocknet und im Exsikkator erkalten gelassen."

Die **Bestimmung des Trocknungsverlustes** ist eine Qualitätskontrolle für chemisch einheitliche Arzneimittel, Stoffgemische und Drogenzubereitungen. Bei der Ausführung der Bestimmung wird in erster Linie das enthaltene Wasser erfaßt, darüber hinaus aber auch alle flüchtigen Bestandteile des Untersuchungsgutes. Chemisch einheitliche Stoffe können Wasser als Kristallwasser oder als Feuchtigkeit, die bei der Lagerung aufgenommen wurde, enthalten. Von der Herstellung her können Lösungsmittelreste vorhanden sein.

Die **Bestimmung des Trocknungsverlustes von Drogen und Extrakten** ist eine Konventionsmethode. Außer Wasser werden bei der Durchführung dieser Kennzahl auch flüchtige Inhaltsstoffe erfaßt. Beim Trocknen ist mit dem Eintreten chemischer Umsetzungen zu rechnen. Es ist also verständlich, daß man Größe und Gestalt des Wägegläschens festgelegt hat und auch darauf verzichtet, bis zur Gewichtskonstanz zu trocknen.

Trockenrückstand

Definition:

Als **Trockenrückstand flüssiger Substanzen** wird der in Prozent (G/G) angegebene Rückstand bezeichnet, der nach dem Verdampfen des Lösungsmittels und dem anschließenden Trocknen zurück bleibt.

Im DAB 7 ist die Kennzahl „Trockenrückstand", im 2. Nachtr. die Kennzahl „**Bestimmung des Trockenrückstandes**" beschrieben. Beide Kennzahlen sind identisch.

> „Zur Bestimmung werden, falls nichts anderes angegeben ist, 3,00 g Substanz, genau gewogen, in dem unter Bestimmung des „Trocknungsverlustes von Drogen und Extrakten" angegebenen, vorher bei 105° C bis zum konstanten Gewicht getrockneten Wägeglas auf dem Wasserbad zur Trockne eingedampft; der Rückstand wird 2 Std. lang bei 105° C getrocknet und im Exsikkator erkalten gelassen."

Die Kennzahl „**Trockenrückstand**" dient der Charakterisierung flüssiger Arzneizubereitungen, in erster Linie Tinkturen. Sie ist wie die Methode b des Trocknungsverlustes nach DAB 7 eine Konventionsmethode.

1.6. Wassergehalt

Die **Bestimmung des Wassergehaltes** richtet sich sowohl nach der Konsistenz der zu untersuchenden Probe als auch nach der Größe der zu erwartenden oder zulässigen Wassermenge.

In vielen Fällen ist die Bestimmung des Wassergehaltes identisch mit der Ermittlung des **Trocknungsverlustes** bei bestimmten Temperaturen. Sehr kleine Wassermengen werden durch die **Wasserbestimmung nach Karl Fischer** erfaßt (s. S. 406 f.). Bei Substanzen von teigiger, pastenartiger, salbenartiger oder hochviskoser Konsistenz verwendet man zweckmäßig die **Wasserbestimmung durch azeotrope Destillation** mit Hilfe eines geeigneten Lösungsmittels, das mit Wasser nicht mischbar ist. Eine solche Kennzahl ist in der Ph.Eur.I enthalten:

Bestimmung von Wasser durch azeotrope Destillation. Zur Ausführung benutzt man die in Abb. 70 wiedergegebene Apparatur,

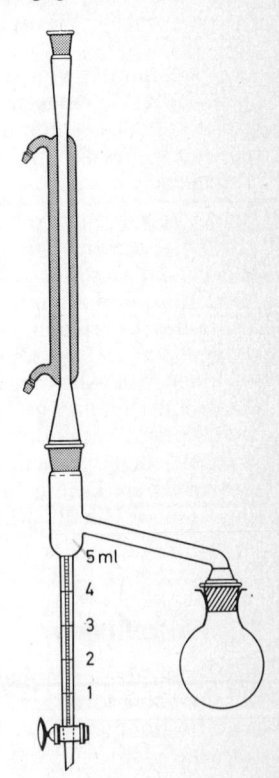

Abb. 70. Apparatur zur Bestimmung von Wasser durch azeotrope Destillation.

wobei als Heizquelle ein elektrisches Heizbad mit Widerstandsregler oder ein Ölbad verwendet werden soll. Die Apparatur wird zunächst mit 200 ml Toluol und etwa 2 ml Wasser beschickt, worauf man 2 h lang destilliert und 1/2 h lang abkühlen läßt. Dann wird die in der graduierten Kapillare angesammelte Wassermenge notiert. Anschließend gibt man die vorgeschriebene Menge der zu untersuchenden Probe in den Kolben und destilliert erneut unter festgelegten Bedingungen. Zum Schluß wird die Größe der Wassermenge abgelesen und notiert.

Der Wassergehalt der Substanz in Prozent (V/G) wird nach der folgenden Formel errechnet:

$$\frac{100 \, (n' - n)}{e}$$

e = Einwaage der Substanz in Gramm
n = Milliliter Wasser bei der 1. Destillation
n' = Milliliter Wasser nach beiden Destillationen.

Die Bestimmung von Wasser durch azeotrope Destillation dient je nach Untersuchungsgut als Qualitätskontrolle, als Wert- oder als grobe Gehaltsbestimmung. Man kann sie als Umkehrung der Bestimmung des ätherischen Öls durch „Wasserdampfdestillation" auffassen.

Beide Verfahren beruhen darauf, daß sich die Dampfdrucke der nicht miteinander mischbaren Flüssigkeiten addieren. Die Mengen der im Destillat erscheinenden Komponenten stehen im umgekehrten Verhältnis zu ihren Dampfdrucken. Bei der Bestimmung des ätherischen Öles wird durch Erhitzen mit einer großen Menge Wasser bzw. Durchleiten von Wasserdampf das ätherische Öl einer Untersuchungsprobe übergetrieben und durch Niveaueinstellung in einer geeigneten Kapillare gesammelt. Bei der „Toluol-Dampfdestillation" wird das in der Probe enthaltene Wasser übergetrieben, das sich im Destillat abscheidet und sich wegen seiner größeren Dichte in der tiefliegenden Kapillare ansammelt. Das Toluol fließt währenddessen in den Destillationskolben zurück.

1.7. Füllvolumen

Die Kennzahl „**Füllvolumen**" dient der physikalischen Charakterisierung pulverförmiger Substanzen. Man versteht darunter das von einer bestimmten Gewichtsmenge (in g) eingenommene Volumen (in ml).

Im Rahmen der Technologie werden oft zwei ähnliche Kennzahlen, nämlich **Schüttgewicht** und **Stampfvolumen** gebraucht.

Unter **Schüttgewicht** versteht man die reziproke Größe, d. h. das von einem bestimmten Volumen pulverförmiger Substanz (in ml) ermittelte Gewicht (in g).

Das **Stampfvolumen** ist ein unter bestimmten Bedingungen erhaltenes Füllvolumen. Es ist dadurch gekennzeichnet, daß die Substanz nach Einfüllen in einen Meßzylinder durch vorsichtiges Aufstoßen des Gefäßes ein vermindertes Volumen einnimmt.

Exakter definiert sind die Kennzahlen **Schüttvolumen** (anstelle von Füllvolumen) und **Schüttdichte** (anstelle von Schüttgewicht).

Schüttvolumen:	Das von 1 g Substanz eingenommene Volumen in cm^3 (cm^3/g)
Schüttdichte:	Das von 1 cm^3 Substanz ermittelte Gewicht in g (g/cm^3).

Zur Durchführung der Kennzahl nach DAB 7 wird in einen in 1 ml unterteilten 250-ml-Meßzylinder bestimmter Abmessungen durch einen Trichter bestimmter Abmessungen die vorgeschriebene Menge Substanz locker eingefüllt. Nachdem die Oberfläche mit einem Pinsel vorsichtig eingeebnet ist, wird nach einer Wartezeit von 1 Minute das Volumen der Substanz abgelesen.

Die Ermittlung des Füllvolumens ist für solche pulverförmigen Stoffe von Bedeutung, die als Bestandteile von Pulvermischungen oder in unvermischtem Zustand nach Volumen dosiert werden, d. h. die z. B. teelöffelweise oder eßlöffelweise eingenommen werden. Um eine gleichmäßige Qualität und damit eine gleichmäßige Dosierung zu garantieren, muß man bei der Abgabe oder Zubereitung solcher pulverförmiger Mittel von Chargen gleichen Füllvolumens ausgehen. Das Füllvolumen wird z. B. ermittelt bei Calciumcarbonat, basischem Magnesiumcarbonat oder Magnesiumoxid.

2. Chemische Kennzahlen

Das DAB 7 beschreibt im Abschnitt „Allgemeine Bestimmungen und Erläuterungen" folgende chemische Kennzahlen:

Asche (Ziff. 45)
säureunlösliche Asche (Ziff. 46)
Sulfatasche (Ziff. 47)

Verhalten gegen Schwefelsäure (Ziff. 58) *
Säurezahl (Ziff. 62) *
Buchner-Zahl (Ziff. 63)
Verseifungszahl (Ziff. 64) *
Esterzahl und Verhältniszahl (Ziff. 65)
Hydroxylzahl (Ziff. 66) *
Jodzahl (Ziff. 67) *
Peroxidzahl (Ziff. 68) *
Unverseifbare Anteile (Ziff. 69) *.

Der 2. Nachtr. führt unter „Methoden der Chemie" folgende Kennzahlen auf:

Verhalten gegen Schwefelsäure
Bestimmung des Äthanolgehaltes **
Bestimmung der Säurezahl
Bestimmung der Verseifungszahl
Bestimmung der Hydroxylzahl
Bestimmung der Jodzahl
Bestimmung der Peroxidzahl
Bestimmung der unverseifbaren Anteile.

In der Ph.Eur.I und in der Ph.Eur.II sind unter **„Methoden der Chemie"** keine Kennzahlen der vorgenannten Art zu finden. Es werden dort lediglich Identitätsreaktionen für Ionen, funktionelle Gruppen und organische Verbindungstypen, Grenzprüfungen, Einzelprüfungen auf Verunreinigungen und Gehaltsbestimmungsmethoden beschrieben. Eine Ausnahme macht die „Bestimmung des Äthanolgehaltes" in der Ph.Eur.II, die aber aus sachlichen Gründen unter die physikalischen Kennzahlen einzureihen ist. Die Kennzahl „Sulfatasche" ist in der Ph.Eur.I unter den „Grenzprüfungen" und die „Säureunlösliche Asche" unter den „Methoden der Pharmakognosie" zu finden.

2.1. Bestimmung der Asche

Definition:

Unter **Asche** werden die in Prozent angegebenen, nichtflüchtigen Anteile verstanden, die beim Verbrennen und anschließendem Glühen einer organischen Substanz oder einer Droge zurückbleiben.

---

* Diese Methoden des DAB 7 sind durch die oft nur verbal veränderten Vorschriften des 2. Nachtr. abgelöst!
** Die Bestimmung des Äthanolgehaltes ist sachgemäß eine physikalische Kennzahl und wird deshalb in diesem Buch unter die physikalischen Kennzahlen eingereiht!

DAB 7 und 2. Nachtr. machen detaillierte Angaben über die Durchführung.

Die Bestimmung der Kennzahl „**Asche**" wird zur Ermittlung des Gehaltes an anorganischen, nicht flüchtigen Bestandteilen in Drogen und Naturprodukten durchgeführt. Sie ist demnach eine Qualitäts- oder Reinheitsprüfung.

Bestimmung der säureunlöslichen Asche

Zur Bestimmung dieser Kennzahl wird die erhaltene Asche unter den im DAB 7 bzw. in der Ph.Eur.I vorgeschriebenen Bedingungen mit Salzsäure erhitzt und nach dem Abfiltrieren sowie Neutralwaschen erneut verascht.

Die Bestimmung der **säureunlöslichen Asche** ist eine Reinheitsprüfung auf Sand und Staub bei Drogen. Die natürlichen Pflanzenaschen enthalten normalerweise keine oder nur geringfügige Mengen an säureunlöslicher Asche.

Bestimmung der Sulfatasche

Definition:

Unter **Sulfatasche** werden die in Prozent angegebenen, nicht flüchtigen Anteile verstanden, die beim Glühen einer mit Schwefelsäure versetzten Substanz zurückbleiben. DAB 7 und Ph.Eur.I machen genaue Angaben zur Durchführung dieser Kennzahl, die in erster Linie bei Reinsubstanzen bestimmt wird.

Die Sulfatasche ist eine empfindliche Reinheitsprüfung für organische Substanzen auf anorganische Verunreinigungen (Kationen und Silikat), die in erster Linie aus der Herstellung stammen. Bei der Durchführung der Methode „**Sulfatasche**" werden gewisse Schwankungen und Fehler der Methode „Asche" vermieden, so z. B. die Verflüchtigung von Alkalichloriden oder die Zersetzung von Erdalkalikarbonaten. In Anwesenheit von Schwefelsäure entstehen die entsprechenden Sulfate, die auch bei höheren Temperaturen beständig sind.

2.2. Säurezahl

Die **Säurezahl** gibt an, wieviel Milligramm Kaliumhydroxid zur Neutralisation der in 1 g Substanz vorhandenen freien Säure notwendig sind.

Zur Durchführung nach DAB 7 und 2. Nachtr. werden normalerweise 10 g Substanz in einem Gemisch gleicher Teile Äther und Äthanol gelöst und mit 0,1 N Natronlauge gegen Phenolphthalein-

Lösung titriert. Die Berechnung erfolgt nach der Formel:

$$\text{Säurezahl} = \frac{a \cdot 5{,}611}{e}$$

a = Verbrauch ml 0,1 N Natronlauge
e = Einwaage in Gramm.

5,611 ist die Anzahl mg Kaliumhydroxid, die in 1 ml 0,1 N Kalilauge enthalten sind. Man verwendet aber anstelle der Kalilauge Natronlauge, weil diese titerkonstanter und billiger ist.

Die Säurezahl ist eine der zahlreichen Kennzahlen zur Charakterisierung von Fetten, fetten Ölen und Wachsen.

Je nach Untersuchungsmaterial dient sie zur Identitätsermittlung oder als Reinheitsprüfung. Wachse enthalten in frischem Zustand à priori freie Fettsäuren. Hier ist die Säurezahl eine Identitätsprüfung. Bei Fetten, fetten Ölen oder synthetischen Triglycerinen sowie auch anderen hochmolekularen Estern erhöht sich die Säurezahl mit fortschreitender Hydrolyse. Sie ist hier deshalb als Reinheitskriterium zu betrachten.

2.3. Buchner-Zahl

Definition:

Die **Buchner-Zahl** gibt an, wieviel mg Kaliumhydroxid zur Neutralisation der aus 1 g Substanz mit Äthanol bestimmter Konzentration extrahierbaren freien Säure notwendig sind.

Nach den Angaben des DAB 7 werden normalerweise 5 g Substanz mit 100 ml eines vorgeschriebenen Äthanol-Wasser-Gemisches zum Rückfluß erhitzt. Nach dem Abkühlen werden 50 ml des Lösungsmittelgemisches mit 0,1 N Natronlauge gegen Phenolphthalein titriert. Die Berechnung erfolgt nach der Formel:

$$\text{Buchner-Zahl} = a \cdot 2{,}244.$$

a = Verbrauch ml 0,1 N Natronlauge.

Da die Einwaage ursprünglich 5 g betrug und 100 ml Extraktionsflüssigkeit verwendet wurden, dann aber nur der aliquote Teil von 50 ml Flüssigkeit zur Titration eingesetzt wurde, muß der Wert für 0,1 Äquivalent KOH (5,612) durch 2,5 geteilt werden, woraus sich die Zahl 2,244 berechnet.

Die Buchner-Zahl ist ein Reinheitskriterium für natürliche Wachse. In den Wachsen können neben den von Natur aus enthaltenen **„Wachssäuren"** als Verunreinigung freie **Fett-** und **Harzsäuren** enthalten sein. Die Wachssäuren sind bei Raumtemperatur in dem angewandten Äthanol-Wasser-Gemisch schwer bis unlöslich. Deshalb muß auch nach der Wärmeextraktion die Untersuchungslösung 24 Stunden bei 15 bis 17° C aufbewahrt werden. Den Gehalt an reinen Wachssäuren, die vorhanden sein dürfen, erkennt man an Hand der Differenz aus Säurezahl und Buchner-Zahl.

Unter **Wachssäuren** versteht man höhere ω-Hydroxycarbonsäuren (C_8 bis C_{36}), die wahrscheinlich als Anhydride (Estolide) vorliegen.

Harzsäuren sind Diterpencarbonsäuren wie Abietinsäure, Paludrinsäure, Pinarsäure.

2.4. Verseifungszahl

Definition:

Die **Verseifungszahl** gibt an, wieviel mg Kaliumhydroxid zur Bindung der freien Säure und zur Verseifung der Ester von 1 g Substanz notwendig sind.

Zur Durchführung nach DAB 7 und 2. Nachtr. werden im allgemeinen 2 g Substanz in 25 ml 0,5 N äthanolischer Kalilauge zum Rückfluß erhitzt und die noch heiße Lösung mit 0,5 N Salzsäure gegen Phenolphthalein titriert. Unter den gleichen Bedingungen wird ein Blindversuch durchgeführt.

Die Berechnung erfolgt nach der Formel:

$$\text{Verseifungszahl} = \frac{(b-a) \cdot 28{,}06}{e}$$

a = Verbrauch ml 0,5 N Salzsäure im Hauptversuch
b = Verbrauch ml 0,5 N Salzsäure im Blindversuch
e = Einwaage in g.

Aus der Differenz ($b - a$) ergibt sich der tatsächliche Verbrauch an 0,5 N äthanolischer Kalilauge. Die Zahl 28,06 entspricht dem Zahlenwert der Masse eines halben Mols Kaliumhydroxid.

Durch die Verseifungszahl werden sowohl die freien als auch die veresterten Säuren eines Fettes, fetten Öls, eines Wachses oder synthetischer, fettähnlicher Ester erfaßt. Sie dient als wichtiges Kriterium für Identität und Reinheit der genannten Stoffgemische.

Die Größe der ermittelten Verseifungszahl ist außerdem ein Maß für das mittlere Molekulargewicht der im Untersuchungsmaterial vorliegenden veresterten Fettsäuren. Enthält ein Fett vorwiegend unsubstituierte Stearinsäure, so werden Verseifungszahlen um 190 gefunden. Ist viel Palmitinsäure enthalten, so liegen die Werte bei 200 bis 210. Der Gehalt an größeren Mengen niedermolekularer Fettsäuren wie Myristin- oder Laurinsäure läßt die Werte auf 240 bis 250 ansteigen.

2.5. Esterzahl

Definition:

Die **Esterzahl** gibt an, wieviel mg Kaliumhydroxid zur Verseifung der in 1 g vorhandenen Ester verbraucht werden.

Diese Kennzahl des DAB 7 wird nicht experimentell ermittelt, sondern errechnet sich als Differenz aus Verseifungszahl und Säurezahl:

$$\text{Esterzahl} = \text{Verseifungszahl} - \text{Säurezahl.}$$

Bei der Ermittlung der Esterzahl als Differenz von Verseifungs- und Säurezahl muß man davon ausgehen, daß die Untersuchungsprobe weder Anhydride noch Lactone enthält. Diese Voraussetzung ist bei Wachsen gegeben, zu deren Charakterisierung die Esterzahl hauptsächlich verwandt wird.

2.6. Verhältniszahl

Definition:

Die **Verhältniszahl** ist der Quotient aus Esterzahl und Säurezahl.

Auch diese Kennzahl des DAB 7 wird nur rechnerisch ermittelt!

$$\text{Verhältniszahl} = \frac{\text{Esterzahl}}{\text{Säurezahl}}$$

Da das Verhältnis von veresterten zu freien Fettsäuren bei natürlichen und nicht verunreinigten Wachsen sehr konstant ist, erlaubt die Verhältniszahl Aussagen zur Reinheit von Wachsen. Abweichungen nach oben oder unten deuten auf Verfälschungen hin.

2.7. Jodzahl

Definition:

Die **Jodzahl** gibt an, wieviel g Halogen, berechnet als Jod, von 100 g Substanz gebunden werden.

Bei der Ausführung bedienen sich DAB 7 und 2. Nachtr. der Vorschrift nach **Kaufmann**. Die Einwaagen der Untersuchungssubstanzen richten sich nach der Höhe der zu erwartenden Jodzahl und sind einer Tabelle zu entnehmen. Als Lösungsmittel dient Chloroform und als Reagenz eine absolut-methanolische, natriumbromidgesättigte Bromlösung. Das Reagenz wird der im Chloroform gelösten Untersuchungsprobe als 0,2 N Lösung zugesetzt. Nach der vorgeschriebenen Zeit wird die Reaktion durch Zusatz von Kaliumjodid-Lösung abgestoppt und das ausgeschiedene Jod dann sofort mit 0,1 N Natriumthiosulfat-Lösung unter Verwendung von Stärkelösung als Indikator in bekannter Weise zurücktitriert. Unter gleichen Bedingungen ist jeweils ein Blindversuch durchzuführen.

Die Berechnung erfolgt nach

$$\text{Jodzahl} = \frac{(b-a) \cdot 1{,}269}{e}$$

a = Verbrauch an 0,1 N Natriumthiosulfat-Lösung im Hauptversuch
b = Verbrauch an 0,1 N Natriumthiosulfat-Lösung im Blindversuch
e = Einwaage in Gramm.

Die Zahl 1,269 entspricht dem reinen Zahlenwert der Masse von 0,01 mol Atome Jod. Der Zusatz von Natriumbromid zur methanolischen Bromlösung setzt den Dampfdruck des Broms herab, wodurch die Lösung titerkonstant wird. Natriumbromid reagiert mit Brom, so wie es zwischen Kaliumjodid und Jod bekannt ist:

$$NaBr + 2\,Br \rightleftharpoons NaBr_3$$

$NaBr_3$ verhält sich unter den angewandten Bedingungen gegenüber den olefinischen Doppelbindungen, die in den Triglyceriden enthalten sind wie freies Brom:

$$-CH=CH- \;+\; NaBr_3 \longrightarrow \;-\underset{Br}{CH}-\underset{Br}{CH}- \;+\; NaBr$$

Auch gegenüber Kaliumjodid, das vor der Rücktitration des überschüssigen Reagenzes zugesetzt wird, verhält sich $NaBr_3$ wie molekulares Brom:

$$2\,KJ \;+\; NaBr_3 \longrightarrow NaBr \;+\; 2\,KBr \;+\; J_2$$

<u>Die Jodzahl ist ein Reinheits- und Identitätskriterium für Fette. Sie ist ein pauschales Maß für den Gehalt an ungesättigten Verbindungen.</u>

Die am häufigsten (als Triglyceride) in natürlichen Fetten anzutreffenden, ungesättigten Säuren sind die Ölsäure, die Linolsäure und die Linolensäure. Ölsäure enthält eine, Linolsäure zwei, Linolensäure drei olefinische Doppelbindungen, die jeweils isoliert sind.

Ölsäure: $H_3C-(CH_2)_7-CH=CH-(CH_2)_7-COOH$

Linolsäure: $H_3C-(CH_2)_4-CH=CH-CH_2-CH=CH-(CH_2)_7-COOH$

Linolensäure: $H_3C-CH_2-CH=CH-CH_2-CH=CH-CH_2-CH=CH-(CH_2)_7-COOH$

Isolierte Doppelbindungen werden unter den Bedingungen der Jodzahl vom $NaBr_3$ in glatter Reaktion bromiert. Enthalten die

Fettsäuren der Triglyceride dagegen konjugierte Doppelbindungen, so läuft in erster Linie eine 1,4-Addition ab, d. h. die Halogenaddition erfolgt nicht quantitativ.

1,4-Addition:

$$R^1-CH=CH-CH=CH-R^2 \xrightarrow{Br_2} R^1-\underset{Br}{CH}-CH=CH-\underset{Br}{CH}-R^2$$

Daneben können Substitutionsreaktionen eintreten und zwar dort, wo sich bewegliche Wasserstoffatome befinden. Das ist bei Fetten in Nachbarschaft zur Carbonylgruppe und zu olefinischen Gruppierungen der Fall:

z. B.
$$R-\underset{\uparrow}{CH_2}-CH=CH-\underset{\uparrow}{CH_2}-(CH_2)_n-\underset{\uparrow}{CH_2}-COOR$$

Aus den geschilderten Gründen ist zu entnehmen, daß die Jodzahl-Bestimmung eine Konventionsmethode ist und keine absoluten Werte liefert.

Neben der Methode nach **Kaufmann**, die vom DAB 7 vorgeschrieben ist, existieren einige weitere z. T. ältere Jodzahl-Verfahren. Gebräuchlich sind heute auch die Methode nach **Wijs**, die mit JCl arbeitet und die nach Hanus, die JBr als Reagenz verwendet.

Die Bezeichnung „Jodzahl" rührt daher, daß man ursprünglich Jod als Reagenz zur Ermittlung des Anteils an ungesättigten Gruppen in Fetten und fetten Ölen verwandt hatte. Da wegen der Vergleichbarkeit der verschiedenen Jodzahlmethoden jeweils auf ein bestimmtes Halogen umgerechnet werden muß, besteht keine Veranlassung diesen Namen zu ändern.

2.8. Peroxidzahl

Definition:

Die **Peroxidzahl** gibt an, wieviel Milliäquivalente Sauerstoff in 1000 g Substanz unter den Bedingungen eines festgelegten Verfahrens erfaßbar sind.

DAB 7 und 2. Nachtr. benutzen dazu das in Abb. 71 wiedergegebene Gerät.

In der abgebildeten Apparatur werden 10 ml Eisessig und 10 ml Chloroform bei aufgesetztem Kühler zum Sieden erhitzt und dann mit einer Lösung von 1,0 g Kaliumjodid in 1,3 ml Wasser versetzt, wobei das Sieden nicht unterbrochen werden darf. Färbt sich die siedende Mischung bereits gelb, so ist ein neuer Ansatz zu machen. Direkte Lichteinwirkung ist bei der Durchführung zu vermeiden. Mit Hilfe eines Mikrobechers und eines geeigneten Glasstabes wird die etwa 1 g wiegende Probe ohne Unterbrechung des Siedens in den Kolben eingeführt und 3 bis 4 Minuten erhitzt. Dann wird in einem Guß mit 50 ml eisgekühltem Wasser versetzt und nach dem Abkühlen unter fließendem Wasser auf Raumtempera-

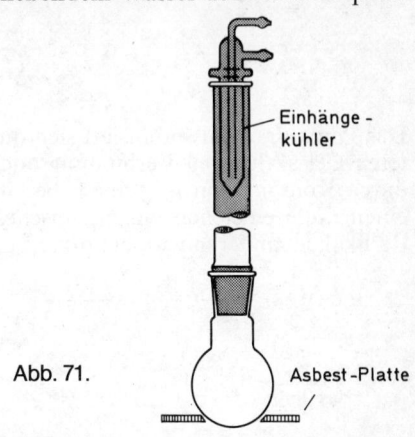

Abb. 71. — Einhänge-kühler / Asbest-Platte

tur mit 0,01 N Natriumthiosulfat-Lösung titriert. Die Berechnung erfolgt nach der Formel:

$$\text{Peroxidzahl} = \frac{a \cdot 10}{e}$$

a = Verbrauch an ml 0,01 N Natriumthiosulfat-Lösung
e = Einwaage in Gramm.

Die **Peroxidzahl** ist ein Maß für den Frischezustand bzw. die Autoxidation eines Fettes oder fetten Öles. Sie dient daher als Kennzahl zur Beurteilung der Qualität bzw. Verdorbenheit. Je länger ein Fett bei der Lagerung mit Sauerstoff in Berührung kommt, desto höher wird der Anteil an peroxidisch gebundenem Sauerstoff.

Die Autoxidation ist eine radikalische Kettenreaktion. Sie wird durch Radikalbildung eingeleitet, die besonders leicht an Triglyceriden mit ungesättigten Fettsäureestern eintritt. Durch homolytische Abspaltung eines Wasserstoffradikals – identisch mit einem Wasserstoffatom – entsteht ein C-Radikal, das mit Luftsauerstoff ein Peroxid-Radikal bildet.

$-\overset{|}{\underset{|}{C}}-H \longrightarrow -\overset{|}{\underset{|}{C}}\cdot \ + \ H\cdot$
C-Radikal   Wasserstoffradikal

$-\overset{|}{\underset{|}{C}}\cdot \ + \ \overline{\underline{O}}=\overline{\underline{O}} \longrightarrow -\overset{|}{\underset{|}{C}}-\overline{\underline{O}}-\overline{\underline{O}}\cdot$
Peroxidradikal

Aktivierte, leicht homolytisch abspaltbare H-Atome befinden sich in α-Position zu einer Carbonyl-Gruppe oder zu einer olefinischen Doppelbindung (= Allylstellung), bei Äthern am C-Atom, das den Äther-Sauerstoff trägt:

$$\underset{O}{\overset{\diagdown}{C}}-\underset{H}{\overset{|}{C}}-\underset{|}{\overset{|}{C}}- \qquad \underset{\diagup}{\overset{\diagdown}{C}}=\underset{|}{\overset{|}{C}}-\underset{H}{\overset{|}{C}}-\underset{|}{\overset{|}{C}}- \qquad -\underset{|}{\overset{|}{C}}-O-\underset{H}{\overset{|}{C}}-$$

Das Peroxidradikal stabilisiert sich durch Reaktion mit einer weiteren CH-aktivierten Verbindung oder in untergeordnetem Maße durch Kombination mit einem bereits gebildeten C-Radikal. Im einen Falle entstehen ein organisches Hydroperoxid und ein C-Radikal, im anderen wird ein organisches Peroxid gebildet:

$$-\overset{|}{\underset{|}{C}}-\bar{O}-\bar{O}\cdot \ + \ -\overset{|}{\underset{|}{C}}-H \ \longrightarrow \ -\overset{|}{\underset{|}{C}}-O-O-H \ + \ -\overset{|}{\underset{|}{C}}\cdot$$

organ. Hydroperoxid

$$-\overset{|}{\underset{|}{C}}-\bar{O}-\bar{O}\cdot \ + \ -\overset{|}{\underset{|}{C}}\cdot \ \longrightarrow \ -\overset{|}{\underset{|}{C}}-O-O-\overset{|}{\underset{|}{C}}-$$

organ. Peroxid

Das neu entstandene C-Radikal reagiert mit einem weiteren O_2-Molekül zu einem weiteren Peroxidradikal, das die Kettenreaktion fortsetzt.

Die enthaltenen Peroxid-Gruppen oxidieren bei der Durchführung der Peroxidzahl das zugesetzte Jodid zu Jod, das dann durch Titration mit 0,01 N Natriumthiosulfat-Lösung erfaßt wird:

$$R^1-O-O-R^2 \ + \ 2\,J^\ominus \ + \ 2\,H^\oplus \ \longrightarrow \ R^1-OH \ + \ R^2-OH \ + \ J_2$$

organ. Peroxid

$$R-O-O-H \ + \ 2\,J^\ominus \ + \ 2\,H^\oplus \ \longrightarrow \ R-OH \ + \ H_2O \ + \ J_2$$

organ. Hydroperoxid

Hydroperoxide zerfallen leicht weiter in Aldehyde, Säuren und flüchtige Abbauprodukte. Die Konzentration dieser organoleptisch wahrnehmbaren Folgeprodukte ist jedoch so gering, daß die meisten Fettkennzahlen dadurch nicht verändert werden.

Fette und fette Öle dienen oft als Vehikel für Arzneistoffe in Zubereitungen. Enthalten sie durch Autoxidation gebildete Peroxide, so können diese als starke Oxidationsmittel auf oxidationsempfindliche Arzneistoffe einwirken.

2. Chemische Kennzahlen

2.9. Unverseifbare Anteile

Definition:

Als **unverseifbare Anteile** bezeichnet man die nach der Verseifung der Substanz aus der wäßrigen Lösung mit organischen Lösungsmitteln extrahierbaren, bis 105 °C nicht flüchtigen Anteile.

DAB 7 und 2. Nachtr. geben zwei etwas unterschiedliche Methoden an. In beiden Fällen werden jeweils 5 g Substanz zunächst mit Kaliumhydroxid unter Verwendung von Äthanol als Lösungsmittel verseift und nach dem Verdünnen mit Wasser durch Benzin bzw. Äther ausgeschüttelt. Nach Waschen der organischen Phase wird in der vorgeschriebenen Weise bei 105 °C bis zum konstanten Gewicht getrocknet. Bei der Verseifung tierischer und pflanzlicher Fette, die im wesentlichen Triglyceride enthalten, entstehen zwei wasserlösliche Bestandteile, nämlich Glycerin und Seifen. Der meist sehr geringe Anteil unverseifbarer Begleitstoffe, die in Wasser nicht löslich und nach dem Ausschütteln beim Trocknen bis an 105 °C nicht flüchtig sind, besteht aus Sterinen, Kohlenwasserstoffen und höheren Alkoholen. Bei der Verseifung der Wachse entsteht neben Seifen ein wesentlicher Teil wasserunlöslicher höherer Alkohole. Aus diesem Grunde sind die Verseifungszahlen bei Wachsen relativ hoch, bei fetten Ölen relativ niedrig. Durch Verfälschung mit Mineralölen werden die unverseifbaren Anteile von Fetten erhöht. Die Bestimmung der unverseifbaren Anteile ist deshalb in erster Linie ein Kriterium für die Reinheit von Fetten.

2.10. Hydroxylzahl

Definition:

Die **Hydroxylzahl** gibt an, wieviel mg Kaliumhydroxid der von 1 g Substanz bei der Acetylierung gebundenen Essigsäure äquivalent sind.

Zur Durchführung lassen DAB 7 und 2. Nachtr. eine bestimmte Einwaage, die sich nach der Höhe der zu erwartenden Hydroxylzahl richtet, mit einem bestimmten Volumen Acetylierungsgemisch im Acetylierungskölbchen zum Rückfluß erhitzen. Nach dem Erkalten wird Wasser zugefügt, umgeschüttelt, nochmals erhitzt und mit 0,5 N äthanolischer Kalilauge gegen Phenolphthalein titriert. Unter gleichen Bedingungen ist ein Blindversuch durchzuführen. Als Acetylierungsgemisch wird eine Mischung von Acetanhydrid und Pyridin verwandt.

Die Berechnung erfolgt nach der Formel:

$$\text{Hydroxylzahl} = \frac{(b-a) \cdot 28{,}06}{e} + \text{Säurezahl}$$

a = Verbrauch ml 0,5 N äthanolische Kalilauge im Hauptversuch
b = Verbrauch ml 0,5 N äthanolische Kalilauge im Blindversuch
e = Einwaage in Gramm.

Die Zahl 28,06 entspricht der halben molaren Masse von Kaliumhydroxid. Da bei der Titration auch die enthaltene freie Säure miterfaßt wird und in der Zahl a erscheint (nicht aber in b!), wodurch ein zu niedriger Wert vorgetäuscht würde, muß die ermittelte Säurezahl bei der Berechnung berücksichtigt werden. Da sie mit a abgezogen wurde, zählt man sie dem errechneten Wert der Hydroxylzahl wieder zu.

Der Bestimmung liegen drei Reaktionen zugrunde:

a) Acetylierung mit Acetanhydrid/Pyridin:

$$R-OH + (H_3C-CO-)_2O \longrightarrow R-O-CO-CH_3 + H_3C-COOH$$

b) Verseifung des überschüssigen Acetanhydrids:

$$(H_3C-CO-)_2O + H_2O \longrightarrow 2\ H_3C-COOH$$

c) Titration der bei den Reaktionen a) und b) entstandenen Essigsäure mit 0,5 N äthanolischer Kalilauge bzw. Verdrängungstitration des gebildeten Pyridiniumacetats:

$$H^\oplus + OH^\ominus \longrightarrow H_2O$$

$$\text{Pyridinium-NH}^\oplus + OH^\ominus \longrightarrow H_2O + \text{Pyridin}$$

Die Hydroxylzahl, die auch als Acetylzahl bezeichnet wird, dient allgemein zur quantitativen Bestimmung der in einem Stoff oder Stoffgemisch enthaltenen Hydroxy-Gruppen, die durch Acetylierung erfaßbar sind. Sie ist keine Fettkennzahl, obwohl sie auf diesem Gebiet gelegentlich auch zur Charakterisierung z. B. bei der Untersuchung von Rizinusöl mit herangezogen wird. Die Bestimmung der Hydroxylzahl bei Polymerhomologengemischen läßt Aussagen über das mittlere Molekulargewicht der untersuchten Probe zu. Das ist z. B. bei der Hydroxylzahlbestimmung der Polyäthylenglykole der Fall. Je höher die Hydroxylzahl, desto niedriger ist die mittlere molare Masse.

Polyäthylenglykol

Mit steigender Polymerisationszahl n werden der prozentuale Anteil an OH-Gruppen und somit die Hydroxylzahl kleiner!

3. Prüfungen auf Verunreinigungen und Verfälschungen

Das DAB 7 läßt die Hydroxylzahl bestimmen bei Polyäthylenglykolen, Polyäthylenglykol-Derivaten, Polyäthylenglykolsalbe, Rizinusöl, Menthol und Pfefferminzöl.

Die nach Verseifung des Rizinusöls erhaltene Fettsäurefraktion besteht zu rund 85% aus 12-Hydroxyölsäure (= Ricinolsäure). Die Bestimmung der Hydroxylzahl des Rizinusöls sagt daher etwas über dessen Reinheit.

Menthol ist ein Monoterpenalkohol mit 3 asymmetrischen C-Atomen. Es existieren daher 4 Diastereomerenpaare, deren Hydroxylzahl den theoretischen Wert 359 besitzt. Neomenthol und Neoisomenthol lassen sich jedoch aus sterischen Gründen sehr viel schwerer acetylieren als Menthol und Isomenthol. Arbeitet man unter den vom Arzneibuch angegebenen Bedingungen, so werden Neo- und Neoisomenthol nicht erfaßt. Eine verkleinerte Hydroxylzahl deutet daher auf Verunreinigung durch diese beiden Diastereomeren!

Zwei wesentliche Bestandteile des Pfefferminzöls sind Menthol und Menthylacetat.

Menthol   Menthylacetat

Hier ist die Hydroxylzahl eine quantitative Bestimmung des Mentholanteils, während der Anteil an Menthylacetat durch Verseifungstitration (s. S. 168 f.) ermittelt wird.

3. Nachweisreaktionen, Identitätsprüfungen, Grenzprüfungen, Prüfungen auf Verunreinigungen und Verfälschungen

3.1. Nachweisreaktionen

Zum Nachweis von Kationen und Anionen benutzen DAB 7 und 2. Nachtr. bestimmte, immer wiederkehrende Reaktionen, die in Kap. 1 dieses Buches beschrieben, die aber nicht im Abschnitt „Allgemeine Bestimmungen und Erläuterungen" des DAB 7 bzw. im Abschnitt „Analysenmethoden" des 2. Nachtr. zusammengestellt sind. Die Reaktionen sind jeweils in den einzelnen Monographien enthalten.

Das Europäische Arzneibuch bringt dagegen, und zwar in Teil I, Abschnitt „Methoden der Chemie", die Identitätsreaktionen für Kationen und Anionen.

Im einzelnen werden folgende Kationen aufgeführt:

Aluminium
Ammonium
Antimon
Arsen
Blei
Calcium
Eisen
Kalium
Magnesium
Natrium
Quecksilber
Silber
Wismut
Zink.

An Identitätsreaktionen für Anionen sind zu finden:

Acetat
Benzoat
Bromid
Carbonat und Hydrogencarbonat
Chlorid
Citrat
Jodid
Lactat
Nitrat
Phosphat
Salicylat
Silikat
Sulfat
Tartrat.

Alle genannten Nachweise sind im Teil I des Buches beschrieben.

Weitere Nachweisreaktionen der Ph.Eur.I sind außerdem:

Acetyl (Essigsäureester)
Schwefel, organisch gebundener.

Zum **Nachweis des Acetylrestes** in organischen Verbindungen läßt die Ph.Eur.I eine vorgeschriebene Menge Substanz mit Phosphorsäure erhitzen. Dabei tritt Verseifung unter Bildung von Essigsäure ein, die an einen hängenden Tropfen Lanthannitratlösung geleitet wird. Der Tropfen wird anschließend auf eine Tüpfelplatte ge-

3. Prüfungen auf Verunreinigungen und Verfälschungen

bracht, mit stark verdünnter Jod-Lösung und Ammoniaklösung vermischt, wobei eine Blaufärbung den Nachweis des Acetylrestes signalisiert.

Die Reaktion ist nach Verseifung des Essigsäureesters in ihrem Mechanismus identisch mit dem in Kapitel I dieses Buches beschriebenen Acetatnachweis mit Hilfe von Lanthannitrat (S. 55).

Zum Nachweis **organisch gebundenen Schwefels** gibt die Ph.Eur.I zwei Methoden an.

Methode **a**:

Die Substanz wird mit Zink-Natriumcarbonat-Reagenz gemischt und geglüht. Dabei wird sie reduktiv abgebaut. Das noch heiße Reagenzglas taucht man dann in wenig Wasser ein, wobei es zerspringt und das gebildete Sulfid in Lösung geht. Anschließend wird mit Salzsäure angesäuert, worauf Schwefelwasserstoffdämpfe entstehen, die man an der Bräunung oder Schwärzung von Bleiacetatpapier erkennen kann.

Methode **b**:

Die Substanz wird nach der **Schöniger-Methode** verbrannt, wobei verdünnte Wasserstoffperoxid-Lösung als Absorptionsmittel verwendet wird. Bei diesem oxidativen Abbau der Substanz entsteht Sulfat, das in bekannter Weise nachgewiesen wird (s. S. 16).

3.2. Identitätsprüfungen

Alkaloide

> Ph.Eur.I: „Einige mg Alkaloid werden – wenn nötig unter Zusatz von 1 Topfen verdünnter Salzsäure – in 5 ml Wasser gelöst. Nach Zusatz von 1 ml Dragendorffs-Reagenz entsteht sofort ein orangefarbener oder orangeroter Niederschlag."

Dragendorffs-Reagenz, eine Lösung von $K[BiJ_4]$ ist eines der zahlreichen Fällungsreagenzien für den Nachweis stickstoffhaltiger Basen. Mit Alkaloiden bildet es in Wasser schwer lösliche, farbige, komplexe Salze.

Amine, primäre aromatische

> Ph.Eur.I, (a): „Wird ein primäres aromatisches Amin mit Dimethylaminobenzaldehyd-Lösung versetzt, tritt eine Gelb- bis Orangefärbung auf."

Die Farbreaktion beruht auf der Bildung eines Azomethins (s. S. 74).

> Ph.Eur.I, (b): „Die Lösung eines primären aromatischen Amins wird mit einigen Tropfen Natriumnitrit-Lösung versetzt und die Mischung mit verdünnter Salzsäure angesäuert. Nach 1 bis 2 Minuten werden einige Tropfen 2-Naphthollösung hinzugefügt. Es tritt eine intensive Orange- bis Rotfärbung auf."

Es handelt sich um die Diazotierung und Kupplung eines Anilinderivates zu einer Azoverbindung (s. S. 74).

Barbiturate

> Ph.Eur.I: „30 bis 50 mg Barbiturat werden in 2 ml einer 0,2%igen methanolischen Lösung von Kobalt(II)-acetat gelöst. Die erwärmte Lösung wird mit 30 bis 50 mg feingepulvertem Natriumtetraborat versetzt, die Mischung zum Sieden erhitzt. Es tritt eine blauviolette Färbung auf."

Zum allgemeinen Nachweis von Barbitursäurederivaten eignen sich Kobalt(II)-salze in alkalischem Milieu. Dieser, im deutschen Sprachbereich als Zwikker-Reaktion geläufige Nachweis geht auf Parri zurück, wurde von Zwikker und später von Bodendorf variiert und optimiert.

Unabhängig vom Anion des eingesetzten Kobalt(II)-salzes bildet sich ein Kobalt(II)-barbiturat der Zusammensetzung $(Barb)_2Co$. Dieses Salz liegt entweder als Solvatkomplex vor, was unter den Bedingungen der o.g. Vorschrift der Fall sein dürfte oder es ist in Gegenwart von Aminen als Diaminokomplex stabilisiert.

Die Zwikker-Reaktion ist nicht spezifisch für Barbitursäurederivate. Sie fällt auch mit ähnlichen Verbindungen wie Hydantoinen, bestimmten Purinen, Pyridin- und Piperidinderivaten sowie einigen Sulfonamiden positiv aus.

Ester

> Ph.Eur.I: „Eine Mischung von etwa 30 mg Ester mit 0,5 ml einer 7,0%igen methanolischen Lösung von Hydroxylaminhydrochlorid und 0,5 ml einer 10%igen äthanolischen Lösung von Kaliumhydroxid wird zum Sieden erhitzt und nach dem Abkühlen mit Salzsäure angesäuert. Nach Zusatz einiger Tropfen Eisen(III)-chlorid-Lösung R 1, die 1 : 10 verdünnt ist, tritt eine rote oder bläulichrote Färbung auf."

Bei dieser Reaktion entstehen Hydroxamsäuren, die mit Eisen(III)-chlorid gefärbte Chelate liefern (vgl. S. 78).

Xanthine

Ph.Eur.I: „Einige mg eines Xanthin-Derivates werden mit 5 Tropfen konzentrierter Wasserstoffperoxid-Lösung und 5 Tropfen verdünnter Salzsäure auf dem Wasserbad zur Trockne eingedampft. Der gelblichrote Rückstand färbt sich nach Zusatz von 1 Tropfen verdünnter Ammoniak-Lösung rotviolett."

Es handelt sich um einen Gruppennachweis für Harnsäure und Xanthin-Derivate. Das Purinringsystem wird oxidativ abgebaut, wobei der Pyrimidinring erhalten bleibt. Durch Kondensation zweier Pyrimidinbruchstücke über eine Amino-Gruppe entstehen Purpursäure oder bei Verwendung von Coffein, Theophyllin und Theobromin methylsubstituierte Purpursäuren, die bei Ammoniakzusatz in die violett gefärbten Ammoniumsalze übergehen:

Identifizierung von Steroidhormonen

Die Ph.Eur.II gibt zur Identifizierung von 14 Steroidhormonen ein dünnschichtchromatographisches Verfahren an, wobei die einzelnen Hormone durch Vergleich mit Referenzsubstanzen charakterisiert werden. Die Chromatogramme der jeweiligen Untersuchungs- und Vergleichslösung müssen in bezug auf Rf-Wert, Farbreaktion und Fluoreszenz übereinstimmen (s. S. 317 ff., Dünnschichtchromatographie).

Farbreaktionen auf Penicilline

Die Ph.Eur.II beschreibt für 6 verschiedene Penicillinarten Färbungen, die durch Erhitzen mit Chromotropsäure und Schwefelsäure erhalten werden.

Es handelt sich dabei um eine Konventionsmethode. Die in Abständen von 30 Sekunden zu prüfenden Färbungen werden mit den Angaben in einer Tabelle verglichen.

Der genaue Mechanismus dieser Farbreaktionen ist nicht bekannt. Die Reaktion ist an die Partialgruppierung der Phenoxyessigsäure, der Phenylessigsäure bzw. der Aminophenylessigsäure geknüpft.

Phenoxyessigsäure wird unter den angewandten Versuchsbedingungen teilweise zur Glykolsäure und Phenol hydrolysiert, die Glykolsäure zu Formaldehyd, Kohlenmonoxid und Wasser fragmentiert. Der entstandene Formaldehyd kondensiert mit 2 Mol Chromotropsäure (s. Grenzprüfung Methanol; S. 387 f.) zu einem Xanthen-Derivat.

3.3. Grenzprüfungen

Zur Ermittlung von Verunreinigungen in Arzneistoffen ist es meist nicht notwendig, die genaue Konzentration an Verunreinigung zu ermitteln. Es genügt, festzustellen, ob die Verunreinigung ein gewisses, meist sehr tief liegendes Limit nicht übersteigt. Deshalb legen die modernen Arzneibücher für Verunreinigungen bestimmte Grenzwerte fest, deren Ermittlung mit Hilfe von Vergleichslösungen bekannter Konzentration durchgeführt wird. Dazu sind jeweils zwei gleichzeitig und unter gleichen Bedingungen durchzuführende Versuche notwendig, wobei einmal die entsprechend der Arzneibuchvorschrift verdünnte Probelösung, zum anderen eine vorgeschriebene Vergleichslösung eingesetzt werden. Solche vergleichenden Untersuchungen nennt man Grenzprüfungen.

Kationen

Grenzprüfungen für Kationen sind enthalten im DAB 7, im 2. Nachtr. und in der Ph.Eur.I.

Im einzelnen sind die folgenden Grenzprüfungen aufgeführt:

DAB 7: Prüfung auf Arsen (Ziff. 50)
Prüfung auf Schwermetall-Ionen (Ziff. 51) *
Prüfung auf Eisen-Ionen (Ziff. 52)
Prüfung auf Calcium-Ionen (Ziff. 53)
Prüfung auf Magnesium-Ionen (Ziff. 54) *
Prüfung auf Ammonium-Ionen (Ziff. 55).

2. Nachtr.: Magnesium
Schwermetalle

Ph.Eur.I: Ammonium
Arsen
Calcium
Eisen
Kalium
Schwermetalle.

---

* Diese Grenzprüfungen des DAB 7 sind durch die Vorschriften des 2. Nachtrags abgelöst!

3. Prüfungen auf Verunreinigungen und Verfälschungen

In der Ph.Eur.II ist ferner die Grenzprüfung „Blei in Zuckern" enthalten.

Über die von den Arzneibüchern angewandten Methoden gibt Tab. 2 an Hand der eingesetzten Reagenzien Auskunft. Die Reaktionen selbst sind auf S. 26 (Nachweis wichtiger Kationen) erläutert.

Bemerkungen zu einzelnen Grenzprüfungen

Arsen: Zur Durchführung der Grenzprüfung auf Arsen nach Methode A der Ph.Eur.I wird die in Abb. 72 wiedergebene Apparatur benutzt. Das Steigrohr besteht aus 2 plangeschliffenen Teilen, die durch Zugfedern zusammengehalten werden. An dieser Stelle

Tabelle 22. Grenzprüfungen auf Kationen

Kation	Arzneibuch	Reagenz
Ammonium	DAB 7 und Ph.Eur.I	a) rotes Lackmuspapier b) Neßlers Reagenz
Arsen *	DAB 7	a) Hypophosphit b) Zink/Salzsäure/$SnCl_2$/KJ; Silberdiäthyldithiocarbamat
	Ph.Eur.I	a) Zink/Salzsäure/$SnCl_2$/KJ; Quecksilber(II)-bromid-Papier b) Hypophosphit
Calcium	DAB 7 und Ph.Eur.I	Ammoniumoxalat
Eisen	DAB 7	Thioglykolsäure
	Ph.Eur.I	a) Br_2; Kaliumthiocyanat b) Thioglykolsäure
Kalium	Ph.Eur.I	Natriumhexanitrocobaltat(III)
Magnesium	DAB 7 und 2. Nachtr.	Titangelb/NaOH
Zink	Ph.Eur.	Kaliumhexacyanoferrat(II)
Schwermetalle	DAB 7, 2. Nachtr. und Ph.Eur.	Thioacetamid

* Vergleiche Arsennachweis, S. 39 f., 44.

wird als Reagenz das Quecksilber(II)-bromid-Papier eingelegt. In den unteren Teil des Steigrohrs bringt man etwas Blei(II)-acetat-Watte oder Bleiacetat-Papier zur reaktiven Bindung evtl. entstandenen Schwefelwasserstoffs.

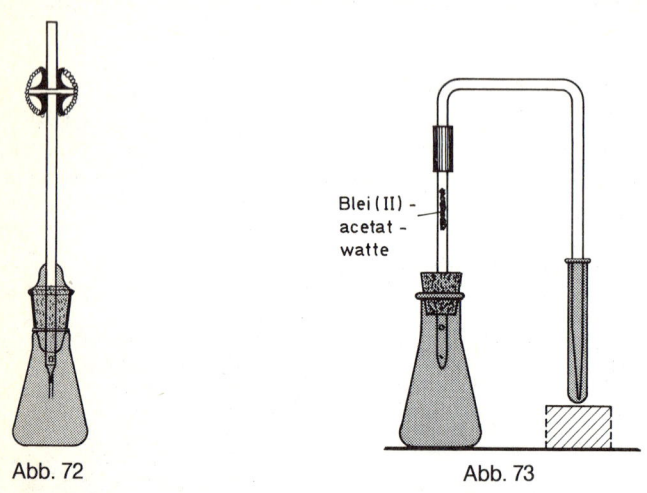

Abb. 72

Abb. 73

Abb. 72. Apparat zur Grenzprüfung auf Arsen (nach Ph.Eur.I).

Abb. 73. Apparatur zur Grenzprüfung auf Arsen (nach DAB 7).

Zur Durchführung der Grenzprüfung auf Arsen nach Methode **b** des DAB 7 wird die in Abb. 73 benutzte Apparatur verwandt. Das Steigrohr besteht auch hier aus 2 Teilen, die mit einem antimonfreien Gummischlauchstück miteinander verbunden sind. In den unteren Teil des Steigrohrs bringt man Blei(II)-acetat-Watte zur Bindung evtl. entstandenen Schwefelwasserstoffs ein. In dem als Vorlage dienenden Reagenzglas befindet sich das Nachweisreagenz: Silberdiäthyldithiocarbamat-Lösung.

Grenzprüfung auf Calcium. Zur Durchführung dieser Prüfung lassen DAB 7 und Ph.Eur.I jeweils eine Ammoniumoxalat-Lösung verwenden, die bereits eine geringe Menge Calcium-Ionen enthält. Dadurch wird das Reagenz wesentlich empfindlicher. (Vgl. Grenzprüfung auf Sulfat S. 387!) Der Zusatz von Äthanol dient ebenfalls der Steigerung der Empfindlichkeit.

Grenzprüfung auf Eisen. Bei Durchführung der Methode A nach Ph.Eur.I wird die Probe zunächst mit Bromwasser versetzt und der Bromüberschuß nach 5 Minuten durch Einleiten eines Luftstromes entfernt. Durch diese Reaktion sollen evtl. vorliegende Eisen(II)- zu Eisen(III)-salzen oxidiert werden, die mit der anschließend zugegebenen Thiocyanat-Lösung eine Farbreaktion ergeben, während dies Eisen(II)-salze nicht tun.

Grenzprüfung: Blei in Zuckern. Die in der Ph.Eur.II enthaltene Vorschrift ist ein visuell-kolorimetrischer Farbvergleich zweier Lösungen. Der auf Blei zu untersuchende Zucker wird in geeigneter Pufferlösung mit einer 0,002%igen Lösung von Dithizon in Chloroform ausgeschüttelt. Dabei bildet sich ein purpur bis blau gefärbtes Bleidithizon-Chelat, das in die Chloroformphase übergeht.

An Hand eines Blindversuches, dem man eine bestimmte Menge Blei-Standard-Lösung zugesetzt hat, wird der Farbvergleich vorgenommen.

Zur Struktur und Bildung des Dithizonchelats vgl. man den Zinknachweis c auf S. 36.

Mit Blei(II)-Ionen tritt eine analoge Umsetzung ein.

Grenzprüfungen auf Anionen

DAB 7 und Ph.Eur.I lassen Verunreinigungen durch Chloride und Sulfate in Form von Grenzprüfungen erfassen. Als Reagenz für den Chloridnachweis dient Silbernitrat-Lösung. Für den Sulfatnachweis wird Bariumchlorid-Lösung eingesetzt. In beiden Arzneibuchvorschriften enthält die zum Sulfatnachweis eingesetzte Bariumchlorid-Lösung bereits eine bestimmte, geringe Konzentration an Sulfat-Ionen. Dadurch wird das Reagenz empfindlicher gemacht. Die Ionenkonzentration reicht in die Nähe des Löslichkeitsproduktes bzw. es sind bereits winzige Impfkristalle gebildet.

Grenzprüfungen auf verschiedene Verbindungen

Neben Kationen und Anionen werden die folgenden Verbindungen nach Art einer Grenzprüfung erfaßt:

Methanol (DAB 7, 2. Nachtr., Ph.Eur.II) *
Isopropanol (2. Nachtr., Ph.Eur.II) *
höhere Alkohole (DAB 7, 2. Nachtr.)
freier Formaldehyd (Ph.Eur.II) *
Kohlenmonoxid in medizinischen Gasen (Ph.Eur.II)
Fremde Steroide in Cortico-Steroidhormonen (Ph.Eur.II).

Methanol. Zur **Grenzprüfung auf Methanol** läßt das DAB 7 das bei der Bestimmung des Äthanolgehaltes erhaltene, mit Wasser verdünnte Destillat mit Kaliumpermanganat-Phosphorsäure behan-

---
* In Ph.Eur.II unzweckmäßig unter „Gehaltsbestimmungsmethoden" eingereiht.

deln. Dabei wird enthaltenes Methanol zu Formaldehyd oxidiert. Das überschüssige Kaliumpermanganat wird durch Zugabe von Oxalsäure verbraucht. Der Nachweis des gebildeten Formaldehyds geschieht durch Erwärmen mit Chromotropsäure und Schwefelsäure. Nach dem Erkalten darf die Probelösung nicht stärker gefärbt sein als eine nach Vorschrift zu bereitende Vergleichslösung, die eine geringe Menge Methanol enthält.

Bei der sehr empfindlichen Farbreaktion mit Chromotropsäure entsteht hauptsächlich ein violettes Xanthylium-Kation. Es handelt sich um eine Kondensationsreaktion zwischen 2 Mol eines Phenols und einem Aldehyd, in diesem Falle dem sehr reaktionsfähigen Formaldehyd, in Anwesenheit einer wasserentziehenden Säure.

Oxidation des Methanols zu Formaldehyd:

$$5\ CH_3OH + 2\ MnO_4^{\ominus} + 6\ H^{\oplus} \rightarrow 5\ HCHO + 2\ Mn^{2\oplus} + 8\ H_2O$$

Entfernung des überschüssigen Permanganats:

$$2\ MnO_4^{\ominus} + 5\ (COOH)_2 + 6\ H^{\oplus} \rightarrow 2\ Mn^{2\oplus} + 10\ CO_2 + 8\ H_2O$$

Kondensation zum 3,4,5,6-Dibenzo-xanthylium-Kation:

Nach 2. Nachtr. und Ph.Eur.II wird das nachzuweisende Methanol im Destillat der **„Bestimmung des Äthanolgehaltes"** ebenfalls mit Permanganat-Phosphorsäure zum Formaldehyd oxidiert. Danach wird aber mit Schiffs-Reagenz (Fuchsinschweflige Säure) in mineralsaurer Lösung geprüft, wobei unter festgelegten Bedingungen keine Färbung entstehen darf. Es handelt sich um die Reaktion nach Denigès. Das Reagenz: Fuchsinschweflige Säure entsteht durch Addition der schwefligen Säure an das farbige Fuchsin, wobei eine farblose C-Sulfonsäure gebildet wird (vgl. S. 17, Nachweis von schwefliger Säure). Dieses Reagenz enthält außerdem überschüssige schweflige Säure. Setzt man nun Formaldehyd zu, so entsteht nach einer Art Mannich-Reaktion eine Aminomethansulfonsäure. Anschließend wird vom tertiären C-Atom ein Sulfonsäurerest als Hydrogensulfit-Ion eliminiert, wodurch ein aromatischchinoides, farbiges System entsteht:

Isopropanol. Nach 2. Nachtr. und Ph.Eur.II wird eine bestimmte Menge des Destillates, das bei der „Bestimmung des Äthanolgehaltes" erhalten wurde, mit einer vorgeschriebenen Menge Quecksilber(II)-sulfat-Lösung versetzt und zum Sieden erhitzt, wobei kein Niederschlag entstehen darf.

Diese Reaktion wird auch als Denigès-Probe bezeichnet. Im positiven Falle entsteht ein weißer Niederschlag, der etwa die folgende Zusammensetzung hat:

$(2\ HgSO_4 \cdot 3\ HgO)_3(CH_3-CO-CH_3)_4$

Höhere Alkohole. Die **Prüfung auf höhere Alkohole** nach DAB 7 und 2. Nachtr. wird ebenfalls mit dem Destillat, das bei der „Bestimmung des Äthanolgehaltes" erhalten wurde, durchgeführt. Man unterschichtet mit 3-Nitrobenzaldehyd-Schwefelsäure, wobei an der Berührungsfläche innerhalb von 10 Minuten keine Rotfärbung auftreten darf. Da die Rotfärbung auch durch ätherische Öle oder flüchtige Inhaltsstoffe alkoholischer Zubereitungen verursacht sein kann, wird im positiven Falle mit medizinischer Kohle geschüttelt und danach die Prüfung wiederholt. Bei dieser Behandlung werden solche flüchtigen Stoffe, die höhere Alkohole vortäuschen könnten, beseitigt. Höhere Alkohole, besonders Isopropanol, liefern beim Erwärmen mit aromatischen Aldehyden in Gegenwart konzentrierter Schwefelsäure rotgetönte Färbungen.

Zur Durchführung der Reaktion wird entweder 3-Nitrobenzaldehyd oder 4-Dimethylaminobenzaldehyd verwandt. Der Mechanismus der Farbreaktion mit Isopropanol ist untersucht. Durch Einwirkung der konzentrierten Schwefelsäure auf Isopropanol bilden sich verschiedene Kohlenwasserstoffe, die z. T. zu Cyclopentenylcarbenium-Ionen cyclisieren, woraus mit aromatischen Aldehyden Fulven-artige Verbindungen entstehen. Außerdem werden Polymethinfarbstoffe gebildet. Die Reaktion verläuft aber auch bei Propyl-, Isobutyl- und Amylalkohol positiv, wobei mit ähnlichen Reaktionsprodukten zu rechnen ist.

Freier Formaldehyd. Nach Ph.Eur.II wird die entsprechend verdünnte Substanz mit einer $NH_4^{\oplus}$-haltigen Acetylaceton-Lösung versetzt und unter vorgeschriebenen Bedingungen erwärmt. Die so behandelte Lösung darf nicht stärker gefärbt sein als eine unter gleichen Bedingungen hergestellte Vergleichslösung mit einem bestimmten Formaldehydgehalt.

Der Mechanismus dieser Farbreaktion ist ein Beispiel für die Dihydropyridinsynthese nach Hantsch.

Die von der Ph.Eur.II vorgeschriebene Methode beruht auf der Kondensation des Pentandions-(2,4) mit Formaldehyd und Ammoniak zu 3,5-Diacetyl-2,6-dimethyl-1,4-dihydro-pyridin. Der Ammoniak ist in Form von Ammoniumacetat in der verwendeten Acetylaceton-Lösung enthalten. Die Gelbfärbung in Anwesenheit von Ammoniumsalzen beruht auf der Ausbildung einer zwitterionischen Struktur.

Pentandion-(2,4) ⇌ Enolform

s. folgende Seite

3,5-Diacetyl-2,6-dimethyl-1,4-dihydro-pyridin

Kohlenmonoxid in medizinischen Gasen. Diese Grenzprüfung ist in Ph.Eur.II beschrieben. Man benötigt dazu die in Abb. 74 wiedergegebene Apparatur:

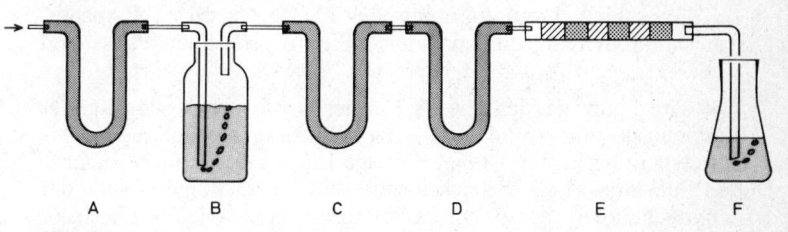

Abb. 74.

Das U-Rohr A enthält Silikagel, das mit Chrom(VI)-oxid imprägniert ist. Die Waschflasche B enthält 40%ige Kalilauge. Im U-Rohr C befindet sich Kaliumhydroxid in Pastillen. Das U-Rohr D ist mit Phosphor(V)-oxid beschickt, das auf granuliertem und zuvor geglühtem Bimsstein verteilt ist. Im Glasrohr E befindet sich gekörntes Jod(V)-oxid, das zuvor bei 200 °C getrocknet wurde und das während der Bestimmung auf 120 °C gehalten wird. Das Rohr ist abwechselnd mit Jod(V)-oxid und Glaswolle beschichtet. Die Flüssigkeit im Kolben F besteht aus Kaliumjodid-Lösung und Stärkelösung als Indikator.

Zur **Prüfung auf Kohlenmonoxid** in medizinischen Gasen wird die gesamte Apparatur zuerst mit 5 l kohlenmonoxidfreier Luft gespült. Danach wird das in der Menge angegebene Volumen des zu untersuchenden Gases mit der angegebenen Strömungsgeschwindigkeit durch die Apparatur geleitet. Enthält das Gas Kohlenmonoxid, so tritt folgende Umsetzung ein:

$$J_2O_5 + 5\,CO \rightarrow 5\,CO_2 + J_2$$

Um auch die letzten Spuren des ausgeschiedenen Jods im Reaktionskolben zu sammeln, wird die Apparatur anschließend noch einmal mit 1 l kohlenmonoxidfreier Luft gespült. Das ausgeschiedene Jod wird mit 0,002 N Natriumthiosulfat-Lösung titriert. Unter gleichen Bedingungen ist ein Blindversuch mit dem in der Monographie angegebenen kohlenmonoxidfreien Gas durchzuführen. Das Arzneibuch nennt die Volumendifferenz an 0,002 N Natriumthiosulfat-Lösung bei der 1. und der 2. Titration. Dieser Wert darf nicht überschritten werden.

Durch das Chrom(VI)-oxid im U-Rohr A werden reduzierende Verunreinigungen abgefangen, die das Jod(V)-oxid im Glasrohr E zu Jod reduzieren könnten. Der Inhalt der Waschflasche B und des U-Rohres C dient zum Abfangen saurer Substanzen, die ebenfalls eine Störung hervorrufen könnten. Im U-Rohr D wird das durchströmende Gas getrocknet.

Fremde Steroide in Corticosteroidhormonen. Die Ph.Eur.II gibt ein dünnschichtchromatographisches Verfahren mit zwei Ausführungsmethoden an, die sich hinsichtlich der mobilen Phase und einer Vergleichslösung unterscheiden.

Auf eine Platte werden jeweils 1 μl der Untersuchungslösung, der Vergleichslösung a und der Vergleichslösung b aufgetragen. Die Untersuchungslösung ist eine 1,5%ige Lösung der zu untersuchenden Substanz. Die Vergleichslösung a ist eine 1,5%ige Lösung der entsprechenden chemischen Referenzsubstanz. Die Vergleichslösung b enthält zu je 0,03% drei (Methode A) bzw. vier (Methode B) Vergleichssubstanzen. Nach dem Entwickeln des Chromatogramms muß der Hauptfleck der Untersuchungslösung dem Hauptfleck der Vergleichslösung in bezug auf Rf-Wert, Größe und Farbreaktion ähnlich sein. Keiner der im Chromatogramm der Untersuchungslösung auftretenden Nebenflecke darf größer als der entsprechende Fleck des Chromatogramms der Vergleichslösung b sein.

Durch dieses dünnschichtchromatographische Verfahren wird einmal die untersuchte Substanz an Hand einer Referenzsubstanz identifiziert, zum anderen wird festgestellt, ob sich Verunreinigungen durch strukturähnliche Steroidhormone in Grenzen um oder unterhalb 2% bewegen.

3.4. Prüfung auf Verunreinigungen und Verfälschungen

Sauer oder alkalisch reagierende Verunreinigungen

Das DAB 7 läßt in wenigen Monographien eine **potentiometrische pH-Bestimmung** (nach Ziffer 36) durchführen. In den meisten Fällen wird jedoch hierauf verzichtet. Statt dessen werden (nach Ziffer 37) Lösungen auf sauer oder alkalisch reagierende Verunreinigungen mit **Indikatoren** oder durch **Grenztitrationen** geprüft. Die Umschlagsbereiche der verwendeten Indikatoren in gepufferten Lösungen sind aus einer Tabelle des DAB 7 (Tab. 23) zu entnehmen.

Tabelle 23. Indikatoren zur pH-Bestimmung

Indikator	pH-Bereich	Farbumschlag
Metanilgelb	1,2 – 2,3	rot nach gelb
Dimethylgelb	2,8 – 4,4	rot nach gelb
Bromphenolblau	3,0 – 4,6	gelb nach blauviolett
Methylorange	3,1 – 4,4	rot nach gelb
Bromkresolgrün	3,6 – 5,2	gelb nach blau
Methylrot	4,2 – 6,3	rot nach gelb
Bromkresolpurpur	5,2 – 6,8	gelb nach violett
Bromthymolblau	6,0 – 7,6	gelb nach blau
Phenolrot	6,8 – 8,4	gelb nach rot
Phenolphthalein	8,2 – 10,0	farblos nach rot
Thymolphthalein	9,3 – 10,5	farblos nach blau

Ein Beispiel für die Ermittlung des ungefähren pH-Wertes mit Indikatoren sei durch den Text der **„Prüfung auf sauer oder alkalisch reagierende Verunreinigungen"** in der Monographie „Natriumsalicylat" gegeben:

> „Je 1,0 ml Prüflösung darf sich auf Zusatz von 0,05 ml Methylrot-Lösung II nicht rot und auf Zusatz von 0,05 ml Bromthymolblau-Lösung nicht blau färben."

Damit ist der pH-Wert auf einen Bereich zwischen 4,2 und 7,6 eingegrenzt, da Methylrot im pH-Bereich 4,2 bis 6,3 und Bromthymolblau im Bereich 6,0 bis 7,6 umschlagen (s. Tab. 23).

Als Beispiel für die pH-Wert-Ermittlung mit Hilfe einer Grenztitration sei die **„Prüfung auf alkalisch oder sauer reagierende Verunreinigungen"** in der Monographie „Calciumlactat" zitiert:

> „10,0 ml Prüflösung werden mit 0,10 ml Phenolphthalein-Lösung versetzt. Die Lösung muß auf Zusatz von 0,10 ml 0,01 N Salzsäure farblos sein und sich nach anschließendem Zusatz von 0,60 ml 0,01 N Natronlauge rosa färben."

Hier werden die erlaubten Abweichungen von einem mittleren pH-Wert durch den Verbrauch an 0,01 N Salzsäure bzw. 0,01 N Natronlauge ermittelt.

Nach Ph.Eur.I wird auf saure oder alkalische Verunreinigungen durch Bestimmung des pH-Wertes der Probe mit Hilfe zweier kolorimetrischer Methoden geprüft.

Die erste Methode arbeitet mit **Indikatorpapieren** und besteht lediglich im Aufbringen eines Tropfens der zu untersuchenden Lösung auf das Indikatorpapier. Bei äthanolischen Lösungen wird das Papier zuvor mit Wasser befeuchtet.

Die andere Methode arbeitet mit Hilfe von **Vergleichslösungen.**

„Die Bestimmung beruht auf dem Vergleich der Färbung der zu untersuchenden Flüssigkeit, die mit einem geeigneten Indikator versetzt wird, mit den Färbungen von Vergleichslösungen mit bekanntem pH-Wert, die mit demselben Indikator in derselben Konzentration versetzt werden. Dieses Verfahren kann für klare und farblose Lösungen und für leicht gefärbte oder leicht trübe Lösungen verwendet werden."

Die Umschlagsbereiche der verschiedenen Indikatoren sind in einer Tabelle der Ph.Eur.I (Tab. 24) wiedergegeben:

Tabelle 24. Umschlagsbereich der Indikatoren

Indikator	pH-Bereich	Farbumschlag
Thymolblau	1,2 – 2,8	rot nach gelb
Bromphenolblau	2,8 – 4,4	gelb nach blau
Methylrot	4,4 – 6,0	rot nach gelb
Bromthymolblau	5,8 – 7,4	gelb nach blau
Kresolrot	7,0 – 8,6	gelb nach rot
Thymolblau	8,0 – 9,6	olivgrün nach blau
Alizaringelb	9,8 – 11,4	blaßgelb nach bräunlichgelb

Zur Einkreisung des pH-Wertes bzw. zur Feststellung, ob der pH-Wert der zu untersuchenden Probelösung innerhalb des vorgeschriebenen pH-Bereiches liegt, benötigt man drei Reagenzgläser.

„In ein Reagenzglas werden 2,0 ml der zu untersuchenden Lösung eingefüllt, in die beiden anderen 2,0 ml der den vorgeschriebenen pH-Grenzwerten entsprechenden Vergleichslösungen. Jede der drei Lösungen wird mit 2 Tropfen des entsprechenden Indikators versetzt. Die Färbungen werden in horizontaler Durchsicht gegen einen weißen Hintergrund verglichen. Die Färbung der zu untersuchenden Lösung muß im Übergangsgebiet der Färbung der beiden Vergleichslösungen liegen."

Die Herstellung der Vergleichslösungen und die Verwendung der Indikatoren für verschiedene pH-Bereiche sind in einer ausführlichen Tabelle des Arzneibuches festgelegt.

Nach der Definition der Ph.Eur.I ist „der pH-Wert eine Zahl, die konventionsgemäß die Acidität oder Alkalität einer wäßrigen Lösung angibt".

3. Prüfungen auf Verunreinigungen und Verfälschungen

Verhalten gegen Schwefelsäure

Da viele organische Stoffe bei der Einwirkung konzentrierter Schwefelsäure unter Wasserabspaltung verkohlen und mehr oder weniger stark gefärbte Reaktionsprodukte liefern, kann das **Verhalten gegen Schwefelsäure**, wie es im DAB 7 und 2. Nachtr. beschrieben wird, zur Reinheitsbeurteilung einer Substanz herangezogen werden.

Zur Durchführung nach 2. Nachtr. wird die vorgeschriebene Menge Substanz in 5 ml konz. Schwefelsäure unter Schütteln gelöst. Nach 5 Minuten wird die Lösung visuell begutachtet. Sie muß entweder farblos sein oder darf nicht stärker gefärbt sein als die jeweils angegebene Vergleichslösung. Wichtig ist dabei, daß die verwendeten Reagenzgläser vorher mit konz. Schwefelsäure zu reinigen sind, da bereits Staubteilchen Färbungen hervorrufen können.

Durch diese Prüfung wird nicht nur die ursprüngliche Reinheit einer Substanz beurteilt, sondern auch festgestellt, ob durch Verpackung und Lagerung Verunreinigungen wie Staub, Korkstückchen, Zellulose usw. hineingelangt sind.

Prüfung auf Baumwollsamen- und Kapoköl

Der Zusatz von **Baumwollsamen- und Kapoköl** zu pflanzlichen und tierischen Fetten läßt das DAB 7 mit Hilfe der **Halphenschen Reaktion** nachweisen, wozu die Substanz mit einer Lösung von Schwefel in Schwefelkohlenstoff und Isoamylalkohol unter bestimmten Bedingungen erhitzt wird. Eine Rotfärbung deutet auf Verunreinigung mit Baumwollsamen- und Kapoköl hin. Die Farbreaktion beruht auf der in diesen Ölen in geringer Menge enthaltenen Sterculsäure (Δ9,10-Cyclopropyliden-nonadecensäure):

$$H_3C-(CH_2)_7-\underset{\triangledown}{}-(CH_2)_7-COOH$$

Sterculsäure

Man weiß, daß die Reaktion am chemisch und thermisch labilen Cyclopropenring einsetzt. Die Konstitution des gebildeten roten Farbstoffes bzw. der farbigen Produkte ist nicht bekannt.

Prüfung auf Verdorbenheit

Neben der quantitativen Erfassung primärer Autoxidationsprodukte durch die Peroxidzahl läßt das DAB 7 als **„Prüfung auf Verdorbenheit"** einen qualitativen Test, nämlich die **Kreis-Reaktion** durchführen. Mit dieser Reaktion wird Malondialdehyd nachgewiesen, der als Folgeprodukt des Peroxidzerfalls auftritt und nur wenig beständig ist.

Zur Durchführung wird die Substanz mit konzentrierter Salzsäure und Resorcin-Lösung geschüttelt und nach 5 Min. mit der jeweils angegebenen Vergleichslösung verglichen. Im positiven Falle tritt eine Rotfärbung auf, die auf der Bildung eines Polymethin-Kations beruht. Es entsteht durch Kondensation des Malondialdehyds mit 2 mol Resorcin in saurer Lösung:

3. Prüfungen auf Verunreinigungen und Verfälschungen

Wasserlösliche Anteile in ätherischen Ölen

Zur Durchführung dieser Reinheitsprüfung läßt das DAB 7 10 ml ätherisches Öl mit 20 ml Natriumchlorid-Lösung in einem 50-ml-Meßzylinder schütteln. Nach dem Entmischen darf das Volumen der Ölschicht nicht verändert sein.

Es handelt sich um eine rasch durchführbare Reinheitsprüfung. Enthält das ätherische Öl polare Verbindungen wie Wasser, niedere Alkohole, Glycerin, Glykole usw., so gehen diese in die wäßrige Phase über und man beobachtet eine Volumensverminderung des ätherischen Öles.

Halogenhaltige Verunreinigungen in ätherischen Ölen

Halogenhaltige Verunreinigungen können natürlichen ätherischen Ölen vorsätzlich als Verfälschungen zugesetzt sein. Bei synthetischen Riechstoffen können sie aus der Herstellung stammen und auf ungenügende Fraktionierung hinweisen.

Das DAB 7 läßt halogenhaltige Verunreinigungen in ätherischen Ölen durch die Verbrennungsmethode feststellen. Dazu wird ein Filtrierpapierstück mit der vorgeschriebenen Menge ätherischen Öles getränkt. Die so vorbereitete Probe wird verbrannt, die Verbrennungsgase aufgefangen und in Wasser gelöst. Nach dem Ansäuern mit Salpetersäure wird mit Silbernitratlösung auf entstandenes Halogenid geprüft und mit den Ergebnissen eines Blindversuches verglichen.

Die Verbrennungsmethode ist ein zuverlässiges Prüfungsverfahren. Beim Verbrennen organischer, halogenhaltiger Verbindungen entstehen die entsprechenden Halogenide, die man leicht nachweisen kann.

Fremde Ester in ätherischen Ölen

Ätherische Öle, deren Qualität nach ihrem Estergehalt bewertet wird, können mit billigen fremden Estern verschnitten sein. Das DAB 7 läßt auf solche Verfälschungen durch Verseifung mit äthanolischer Kalilauge prüfen. Nach dem Abkühlen darf innerhalb 30 Minuten keine kristalline Ausscheidung entstehen.

Sind z. B. Ester der Benzoesäure, Bernsteinsäure, Zitronensäure, Oxalsäure, Phthalsäure oder Zimtsäure enthalten, so fallen die in Äthanol unlöslichen Kalisalze aus. Die Empfindlichkeit ist von Ester zu Ester verschieden. Äthylphthalat wird mit dieser Reaktion noch in einer Konzentration von 1% erfaßt, während z. B. Benzoesäureester immerhin schon in einer Konzentration von 2,5% vorliegen müssen, damit eine Fällung nach einiger Zeit auftritt.

Fette Öle oder Verharzungsprodukte in ätherischen Ölen

> Das DAB 7 schreibt vor: „0,05 ml ätherisches Öl, müssen sich nach dem Auftropfen auf Filtrierpapier innerhalb 24 Stunden von dem frei aufgehängten Papier ohne Hinterlassung eines transparenten Fleckes verflüchtigen."

Mit dieser sog. Fettfleckprobe kann in einfacher Weise festgestellt werden, ob ätherische Öle durch fette Öle oder auch flüssiges Paraffin verschnitten wurden, die beim Verdunsten auf dem Papier einen bleibenden Fettfleck hinterlassen.

4. Quantitative Bestimmungsverfahren

4.1. Bestimmung von Elementen

Schöniger-Methode (Verbrennung in Sauerstoff)

Zur quantitativen Erfassung von Halogenen und Schwefel in organischen Verbindungen, die eine Mineralisierung der Substanz voraussetzt, schreibt Ph.Eur.I die **Schöniger-Methode** vor. Diese Methode wird auch als Kolbenverbrennung oder als Oxygen-Flask-Combustion (USP XIX und BP 73) bezeichnet.

Zur Durchführung nach Ph.Eur.I benötigt man einen 500-ml-Erlenmeyerkolben aus Borosilikatglas mit Glasstopfen, an dem ein geeigneter Substanzträger aus Platin oder Platin-Iridium angebracht ist.

Die vorgeschriebene Menge Substanz wird in Filtrierpapier gewickelt, am Substanzträger befestigt und in den mit Sauerstoff gefüllten Kolben gegeben. Anhand eines herausragenden Filtrierpapierstreifens werden Filter und Substanz entzündet und der Kolben sofort verschlossen. Ist die zu untersuchende Substanz flüssig, so wird sie auf einen kleinen Filtrierpapierstreifen gegeben, der sich in einer Kapsel aus Methylzellulose befindet. Die Kapsel wird ebenfalls mit einem Filtrierpapierstreifen zum Anzünden versehen. Der Kolben ist mit einer Absorptionsflüssigkeit beschickt, die die entstandenen Verbrennungsprodukte aufnimmt. Die Verbrennung in reinem Sauerstoff, der zuvor aus der Stahlflasche in die Apparatur geleitet wurde, erfolgt quantitativ in wenigen Sekunden. Aus den eingesetzten, halogenhaltigen Proben entstehen die zugehörigen Halogenide oder – je nach Elektronegativität – die entsprechenden Elemente. Schwefelhaltige Verbindungen werden zu einem Gemisch von SO_2, SO_3 und S-freien Produkten oxidiert.

Die Schöniger-Verbrennung **bromhaltiger organischer Verbindungen** liefert u. a. neben Kohlendioxid und Wasser molekulares

Brom als Reaktionsprodukt. Beim Auffangen der Reaktionsprodukte in schwefelsaurer Wasserstoffperoxid-Lösung wird das Brom zu Bromid reduziert:

$$Br_2 + H_2O_2 \rightleftharpoons 2\,Br^\ominus + 2\,H^\oplus + O_2$$

Anschließend führt man die zur Bestimmung des Bromids übliche Fällungstitration nach Volhard durch. Die Berechnung erfolgt nach der Formel:

$$\%\ Brom = \frac{0{,}4\,(n_2 - n_1)}{e}$$

Br = 79,909 × 0,005
≙ 0,399545

n_1 = Verbrauch an ml 0,05 N Ammoniumthiocyanat-Lösung im Hauptversuch
n_2 = Verbrauch an ml 0,05 N Ammoniumthiocyanat-Lösung im Blindversuch
e = Einwaage der Substanz in Gramm.

Die Zahl 0,4 entspricht der Masse von 0,005 mol Brom (genau 0,3995).

Bei der Verbrennung **chlorhaltiger organischer Verbindungen** nach Schöniger entsteht u. a. neben CO_2 und H_2O Chlorid bzw. Chlorwasserstoff. Die Verbrennungsprodukte werden in Natronlauge aufgefangen. Nach dem Ansäuern mit Salpetersäure titriert man das entstandene Chlorid nach Volhard.

Die Berechnung erfolgt nach der Formel:

$$\%\ Chlor = \frac{0{,}1773\,(n_2 - n_1)}{e}$$

Cl = 35,453 × 0,005
≙ 0,177265

n_1 = Anzahl ml 0,05 N Ammoniumthiocyanat-Lösung im Hauptversuch
n_2 = Anzahl ml 0,05 N Ammoniumthiocyanat-Lösung im Blindversuch
e = Einwaage der Substanz in Gramm.

Die Zahl 0,1773 entspricht der Masse von 0,005 mol Chlor.

Aus **fluorhaltigen organischen Verbindungen** entsteht bei der Schöniger-Verbrennung neben den üblichen Reaktionsprodukten Fluorid bzw. Fluorwasserstoff. Deshalb muß auch hier als Adsorptionsflüssigkeit Alkalilauge verwendet werden. Nach Zusatz von Alizarin-Lösung als Indikator wird angesäuert und mit 0,01 M Thoriumnitrat-Lösung bis zum Farbumschlag von Gelb nach Rötlichgelb titriert. Die Titration beruht auf der Gleichung:

$$Th^{4\oplus} + 4\,F^\ominus \rightarrow ThF_4$$

Der Farbumschlag beruht auf der Bildung eines Thorium-Alizarinchelates am Äquivalenzpunkt.

Daneben wird ein Vergleichsversuch durchgeführt, wozu 5 ml einer 400-ppm-Fluor-Standard-Lösung eingesetzt und mit 0,01 M Thoriumnitrat-Lösung titriert werden.

Die Berechnung erfolgt nach der Formel

$$\% \text{ Fluor} = \frac{0{,}2 \cdot n_1}{e \cdot n_2}$$

n_1 = Verbrauch an ml 0,01 M Thoriumnitrat-Lösung im Hauptversuch
n_2 = Verbrauch an ml 0,01 M Thoriumnitrat-Lösung im Blindversuch
e = Einwaage der Substanz in Gramm.

Die Zahl 0,2 kommt folgendermaßen zustande:

5 ml 400 ppm Fluorid-Standard-Lösung enthalten $5 \cdot 0{,}0004$ g Fluor = 0,002 g Fluor.

Wenn beim Hauptversuch n_2 ml 0,01 M Thoriumnitrat-Lösung verbraucht werden, so gilt:

$$0{,}002 : n_2 = x : n_1 \qquad x = \frac{0{,}002 \cdot n_1}{n_2}$$

Um den prozentualen Anteil zu erhalten, muß man mit 100 multiplizieren und durch die Einwaage dividieren, so daß die folgende Formel resultiert:

$$x = \frac{0{,}002 \cdot 100 \cdot n_1}{e \cdot n_2}$$

Die **Schöniger**-Verbrennung **jodhaltiger organischer Verbindungen** liefert elementares Jod. Beim Auffangen der Verbrennungsprodukte in Natronlauge disproportioniert Jod zu Jodid und Hypojodit. Nach der Vorschrift der Ph.Eur.I wird dann Natriumhypobromit-Lösung im Überschuß zugesetzt und die Lösung zum Sieden erhitzt. Dabei werden Jodid und Hypojodit durch die Einwirkung des Hypobromites zum Jodat oxidiert. Beim anschließenden Zusatz von Kaliumhydrogenphthalat wird die Lösung so abgepuffert, daß überschüssiges Hypobromit mit Bromid zu molekularem Brom komproportioniert, das durch Verkochen vertrieben wird. Setzt man anschließend Kaliumjodid zu, so tritt zwischen Jodat und Jodid eine Komproportionierung ein, die Jod liefert, das anschließend mit 0,1 N Natriumthiosulfat-Lösung in bekannter Weise titriert wird. Auf diese Weise, ausgedrückt durch die folgenden fünf Gleichungen, entsteht aus einem in der organischen Verbindung enthaltenen Atom Jod die sechsfache Menge Jod, die dann schließlich titriert wird. Dadurch ergibt sich ein besonders günstiger Umrechnungsfaktor, d. h. die Empfindlichkeit der Methode ist dadurch wesentlich erhöht.

$$J_2 + 2\ OH^\ominus \rightleftharpoons J^\ominus + JO^\ominus + H_2O$$
$$J^\ominus + JO^\ominus + 5\ BrO^\ominus \rightleftharpoons 2\ JO_3^\ominus + 5\ Br^\ominus$$
$$BrO^\ominus + Br^\ominus + 2\ H^\oplus \rightleftharpoons Br_2 \uparrow + H_2O$$
$$JO_3^\ominus + 5\ J^\ominus + 6\ H^\oplus \rightleftharpoons 3\ J_2 + 3\ H_2O$$
$$J_2 + 2\ Na_2S_2O_3 \rightarrow 2\ NaJ + 2\ NaS_2O_3$$

Die Berechnung erfolgt nach der Formel:

$$\%\ \text{Jod} = \frac{0,2115\ (n_1 - n_2)}{e}$$

n_1 = Verbrauch an ml 0,1 N Natriumthiosulfat-Lösung im Hauptversuch
n_2 = Verbrauch an ml 0,1 N Natriumthiosulfat-Lösung im Blindversuch
e = Einwaage der Substanz in Gramm.

Die Zahl 0,2115 kommt durch Division der relativen Teilchenmasse von Jod (126,90) durch die Zahlen 6 (s. o.!) und 100 zustande.

Bei oxidativen Auschlüssen **schwefelhaltiger organischer Verbindungen** nach Art der Schöniger-Methode entstehen u. a. nebeneinander SO_2 und SO_3. Die Verbrennungsgase werden deshalb in einer oxidierenden Adsorptionsflüssigkeit aufgefangen. In diesem Falle geht sowohl das SO_2 durch Einwirkung von H_2O_2 als auch das SO_3 durch Einwirkung von Wasser in Sulfat über:

$$SO_2 + H_2O_2 \rightarrow SO_4^{2\ominus} + 2\ H$$
$$SO_3 + H_2O \rightarrow SO_4^{2\ominus} + 2\ H^\oplus$$

Enthält die zu bestimmende organische Schwefelverbindung weder Halogene noch Phosphor, so wird anschließend das gebildete Sulfat mit 0,05 M Bariumperchlorat-Lösung gegen Alizarin titriert. Alizarin bildet mit freien Barium-Ionen ein rötlichorange gefärbtes Chelat. Die Titration läuft nach der folgenden Gleichung ab:

$$SO_4^{2\ominus} + Ba^{2\oplus} \rightarrow \underline{BaSO_4}$$

Die Berechnung erfolgt nach der Formel:

$$\%\ S = \frac{0,1603 \cdot n}{e}$$

n = Anzahl ml 0,05 M Bariumperchlorat-Lösung
e = Einwaage der Substanz in Gramm.

Die Zahl 0,1603 erhält man aus der Division der relativen Teilchenmasse des Schwefels durch 100.

Sind in der zu bestimmenden organischen **Schwefelverbindung Halogene und Phosphor** enthalten, so muß die anschließende Erfassung des gebildeten Sulfates etwas empfindlicher gestaltet werden. Hierzu arbeitet man in äthanolischer Lösung und titriert mit

0,025 M Bariumperchlorat-Lösung gegen Naphtharson-Lösung als Indikator. Dadurch werden methodische Fehler, beispielsweise Mitfällung von Fremdionen, verringert. Außerdem läßt das Arzneibuch einen Blindversuch durchführen. Die Berechnung erfolgt nach der Formel:

$$\% \, S = \frac{0{,}08 \, (n_1 - n_2)}{e}$$

n_1 = Verbrauch an ml 0,025 M Bariumperchlorat-Lösung im Hauptversuch
n_2 = Verbrauch an ml 0,025 M Bariumperchlorat-Lösung im Blindversuch
e = Einwaage der Substanz in Gramm.

Die Zahl 0,08 entspricht dem halben Wert von 0,1603 (s. o.!).

Kjeldahl-Bestimmung

Abgesehen von wenigen Spezialfällen (van Slyke-Titration, Formol-Titration) ist es im allgemeinen notwendig, zur Bestimmung des organisch gebundenen Stickstoffs die Substanz zu zerstören, wobei der Stickstoff in ein entsprechendes Ammoniumsalz übergeht. Nach der Methode von Kjeldahl wird mit Hilfe von konzentrierter Schwefelsäure abgebaut. Enthaltener Stickstoff liefert dabei eine äquivalente Menge Ammoniumsulfat. Man macht dann die Lösung vorsichtig alkalisch, destilliert den freigesetzten Ammoniak in eine abgemessene Menge überschüssiger Säure bekannter Konzentration und bestimmt anschließend den Überschuß an Säure, woraus sich die Ammoniakmenge und die in der organischen Substanz enthaltene Stickstoffmenge berechnen läßt. Nach der Vorschrift der Ph.Eur.I wird die Substanz zunächst mit einer Mischung von 10 Teilen wasserfreiem Natrium- oder Kaliumsulfat versetzt, die 1 Teil Kupfer(II)-sulfat enthält. Dann gibt man die zehnfache Menge Schwefelsäure zu und außerdem 1 Teil konzentrierte Wasserstoffperoxid-Lösung. Der Kolben wird anschließend so lange über offener Flamme erhitzt, bis eine klare Lösung entstanden ist. Der Zusatz von Natrium- oder Kaliumsulfat dient der Erhöhung der Siedetemperatur. Kupfersulfat und Wasserstoffperoxid sind Zersetzungskatalysatoren. Nach anderen Vorschriften werden auch Selen, Selenoxid, Perchlorsäure, Phosphorsäure und Quecksilber(II)-Verbindungen als Katalysatoren eingesetzt.

Nach dem Abkühlen muß die Mischung sehr vorsichtig mit der vorgeschriebenen Menge Wasser verdünnt werden, worauf sie an eine Destillationsapparatur angeschlossen wird. Nach Zusatz von überschüssiger Natronlauge wird sofort unter Einleiten von Wasserdampf destilliert und das Destillat in einem genau abgemessenen Volumen an 0,1 N Salzsäure aufgefangen. Dann wird gegen Methylrot-Mischindikator mit 0,1 N Natriumhydroxid-Lösung zurücktitriert. Unter gleichen Bedingungen muß ein Blindversuch unter Verwendung von Glucose als Blindsubstanz vorgenommen werden.

Die Berechnung erfolgt nach folgender Formel:

$$\% \text{ Stickstoff} = \frac{0,14 \cdot (n_2 - n_1)}{e}$$

n_1 = Verbrauch an ml 0,1 N Natriumhydroxid-Lösung im Hauptversuch
n_2 = Verbrauch an ml 0,1 N Natriumhydroxid-Lösung im Blindversuch
e = Einwaage in Gramm.

Es ist darauf hinzuweisen, daß die Kjeldahl-Bestimmung nicht universell anwendbar ist. Bestimmte Verbindungen, z. B. solche, die Azogruppierungen enthalten, spalten während des Erhitzens mit Schwefelsäure molekularen Stickstoff ab, der sich damit der Erfassung entzieht. Pyridin- und Chinolin-Derivate werden unter Kjeldahl-Bedingungen nur schwer abgebaut und sind oft nicht quantitativ erfaßbar.

4.2. Bestimmung von Kationen

Komplexometrie

Zur Bestimmung bestimmter zwei- und dreiwertiger Kationen schreibt die Ph.Eur.I die **komplexometrische Titration** vor (s. S. 198 ff.). Die im einzelnen zu bestimmenden Kationen, die bei der Titration verwendeten Indikatoren sowie die Art der Bestimmung sind in Tab. 25 zusammengefaßt:

Tabelle 25. Komplexometrische Titrationen der Ph.Eur.I

Kation	Indikator	Titration
Aluminium	Xylenolorange	Zusatz von 0,05 M Natrium-EDTA Rücktitration mit 0,05 M Pb $(NO_3)_2$
Blei	Xylenolorange	mit 0,05 M Natrium-EDTA
Calcium	Calcon	mit 0,05 M Natrium-EDTA
Magnesium	Eriochromschwarz T-Mischindikator	mit 0,05 M Natrium-EDTA
Wismut	Xylenolorange	mit 0,05 M Natrium-EDTA
Zink	Xylenolorange	mit 0,05 M Natrium-EDTA

Aluminium in Adsorbat-Impfstoffen

Zur **Bestimmung von Aluminium in Adsorbat-Impfstoffen** läßt die Ph.Eur.II eine 5 bis 6 mg Aluminium enthaltende Substanzmenge mit Salpetersäure zunächst veraschen. Die erhaltene Lösung wird neutralisiert und mit überschüssiger 0,02 M Natrium-EDTA-Lösung sowie Acetatpuffer-Lösung pH 4 versetzt und nach Zusatz von Pyridylazonaphthol-Lösung als Indikator mit 0,02 M-Kupfer(II)-sulfat-Lösung zurücktitriert.

Der erhaltene Wert wird an Hand eines Blindversuches korrigiert. Die Rücktitration ist notwendig, weil für die direkte Titration von Aluminium kein Indikator zur Verfügung steht.

Calcium in Adsorbat-Impfstoffen

Zur **Bestimmung von Calcium in Adsorbat-Impfstoffen** wird nach Ph.Eur.II die zu untersuchende Substanz homogenisiert, mit verdünnter Salzsäure angesäuert und mit Wasser zu einem bestimmten Volumen verdünnt. Der Gehalt an Calcium wird mit Hilfe der Flammenphotometrie bei 620 nm bestimmt (s. S. 276 ff.).

4.3. Bestimmung funktioneller Gruppen

Bestimmung des Stickstoffs in primären aromatischen Aminen.

In den modernen Arzneibüchern werden eine Reihe von Wirkstoffen beschrieben, die Anilinderivate sind. Als gemeinsame Strukturmerkmale besitzen sie einen substituierten oder kondensierten aromatischen Ring und eine unsubstituierte Amino-Gruppe.

Solche primären aromatischen Amine werden nach Ph.Eur.I durch Diazotierung mit 0,1 M Natriumnitrit-Lösung quantitativ bestimmt. Man arbeitet in salzsaurer Lösung und in Gegenwart von Kaliumbromid.

$$Ar\text{-}NH_2 + HNO_2 + HCl \longrightarrow [Ar\text{-}N\equiv N]^{\oplus} Cl^{\ominus} + 2 H_2O$$

Der Endpunkt wird elektrometrisch oder mit Hilfe eines geeigneten, in der jeweiligen Monographie angegebenen Indikators bestimmt.

Ist die Endpunktbestimmung mit Hilfe der Elektrometrie durchzuführen, so wird dafür die in der Ph.Eur.I vorgeschlagene Apparatur zur Anwendung des Dead-stop-Verfahrens verwandt (s. S. 252 ff.).

Während der Titration, d. h. solange die zugegebene Natriumnitrit-Lösung durch die Diazotierung laufend verbraucht wird, herrscht an den zwei identischen Elektroden Gleichspannung. Ist der Endpunkt erreicht, so werden die nun vorhandenen $NO_2^{\ominus}$-Ionen kathodisch zu NO reduziert und anodisch zu NO_2 oxidiert. Dadurch setzt ein Stromfluß ein, der einen plötzlichen und bleibenden Anstieg der Stromstärke bewirkt, was für die Dead-stop-Methode charakteristisch ist.

Die Zugabe von Kaliumbromid dient der Verbesserung des Potentialsprungs am Ende der Titration.

Anwendungsbeispiele der Ph.Eur.I für die Bestimmung des Stickstoffs in primären aromatischen Aminen sind: Calcii und Natrii aminosalicylas, Procainii chloridum, Sulfadimidinum.

4.4. Bestimmung von Verbindungen

Bestimmung von Basen und Säuren

Zur quantitativen Erfassung von basischen und sauren Substanzen, die sich in wäßriger Lösung nicht oder nur ungenau titrieren lassen, schreibt die Ph.Eur.I die Titration in wasserfreiem Medium vor (s. S. 178 ff.).

Bestimmung von Basen. Nach der Vorschrift der Ph.Eur.I wird die Substanz in dem angegebenen Lösungsmittel gelöst, mit dem angegebenen Indikator versetzt und mit 0,1 N, 0,05 N oder 0,02 N Perchlorsäure titriert. Es ist jeweils ein Blindversuch durchzuführen.

Sollen Halogensalze organischer Basen bestimmt werden, so wird die Substanz nach dem Lösen mit einer bestimmten Menge Quecksilber(II)-acetat-Lösung, die sich nach den Milliäquivalenten Halogensalz in der Substanzprobe richtet, versetzt. Dann erfolgt Zusatz des Indikators und Titration mit Perchlorsäure.

Da Eisessig einen relativ großen Ausdehnungskoeffizienten besitzt, läßt Ph.Eur.I das verbrauchte Volumen an Perchlorsäure-Lösung (die ja bekanntlich mit Eisessig als Lösungsmittel hergestellt ist) dann korrigieren, wenn die Titration bei einer anderen Temperatur (t_2) erfolgt als die Einstellung der Perchlorsäurelösung (t_1).

Die Korrektur wird wie folgt berechnet:

$$V_c = V[1 + (t_1 - t_2) \cdot 0{,}0011]$$

V = ml Perchlorsäure-Lösung, die bei der Titration verbraucht wurden (Titrationsvolumen)
V_c = korrigiertes Volumen
t_1 = Temperatur bei der Einstellung der Lösung
t_2 = Temperatur bei der Titration
0,001 = Änderung der relativen Dichte je Grad C für Eisessig.

Bestimmung von Säuren. Nach der Vorschrift der Ph.Eur.I wird die Substanz in dem angegebenen Lösungsmittel gelöst, gegebenenfalls mit dem angegebenen Indikator versetzt und mit einer annähernd 0,1 N Alkoholat-Lösung titriert. Als solche finden Lithium-, Natrium- oder Kaliummethylat-Lösungen Verwendung. Es ist jeweils ein Blindversuch vorgeschrieben.

Bei der Durchführung der Gehaltsbestimmung ist auf Ausschluß von Kohlendioxid und Feuchtigkeit zu achten. Die Ph.Eur.I empfiehlt, die Temperatur der Maßlösung während der Titration nicht zu berücksichtigen, sondern gleichzeitig einen Vergleichsversuch mit reiner Benzoesäure vorzunehmen. Sofern für die Endpunktbestimmung der Titration kein geeigneter Indikator zur Verfügung steht, wird die Titration potentiometrisch durchgeführt (s. S. 227 ff.).

Von der Titration basischer Substanzen in wasserfreiem Medium machen sowohl Ph.Eur.I als auch DAB 7 reichlichen Gebrauch. Es handelt sich in erster Linie um Alkaloide und Alkaloidsalze aber auch um andere stickstoffhaltige Wirkstoffe wie beispielsweise Pyridoxinchlorid oder Tetracainhydrochlorid und um Natriumsalze wie Natriumcitrat, Natriumbenzoat oder Saccharin-Natrium.

Nach Ph.Eur.I werden bei Chininhydrochlorid, Physostigminsalicylat und Pilocarpinnitrat potentiometrische Endbestimmungen verlangt. Für die Titration saurer Substanzen mit Alkoholaten in wasserfreiem Medium sind weder in DAB 7 noch in Ph.Eur.I bisher Beispiele vorhanden.

Bestimmung von Wasser. Sowohl DAB 7 als auch Ph.Eur.I enthalten Vorschriften zur Bestimmung von Wasser nach der Karl-Fischer-Methode. Dieses Verfahren wird angewandt, wenn die Bestimmung des Wassers durch Ermittlung des Trocknungsverlustes nicht exakt möglich ist oder wenn kleine Mengen Wasser zu erfassen sind. Unter den Bedingungen der Ph.Eur.I und des DAB 7 kann man die Karl-Fischer-Methode als Halbmikrobestimmung von Wasser betrachten.

Das Prinzip dieser Methode beruht auf der Tatsache, daß das Jod und Schwefeldioxid nur in Gegenwart von Wasser miteinander nach der folgenden Gleichung reagieren:

$$J_2 + SO_2 + 2\,H_2O \rightarrow H_2SO_4 + 2\,HJ$$

Dabei können Jod und Schwefeldioxid in getrennten Lösungen – so macht es das DAB 7 – eingesetzt oder in einer Lösung vereint als Karl-Fischer-Lösung angewandt werden. Das letztere ist in der Ph.Eur.I der Fall. In der Praxis benötigt man ein Lösungsmittel, das sowohl Schwefeldioxid als auch Jod in ausreichender Konzentration zu lösen vermag. Außerdem soll der SO_2-Dampfdruck in der Lösung möglichst gering sein. Ferner muß berücksichtigt werden, daß polare Untersuchungssubstanzen in Lösung gebracht werden müssen. Aus diesen Gründen verwendet man Pyridin und Methanol als Lösungsmittel.

Die Karl-Fischer-Lösung nach Ph.Eur.I enthält Methanol, Pyridin, SO_2 und Jod. Nach DAB 7 unterscheidet man 2 Lösungen: Karl-Fischer-Lösung I: sie enthält Methanol, Pyridin und SO_2. Karl-Fischer-Lösung II: sie enthält Jod und Methanol. Die oben formulierte Reaktion läuft praktisch nur quantitativ ab, wenn der gebildete Jodwasserstoff durch eine zugesetzte Base abgefangen wird. Das Pyridin erfüllt einen doppelten Zweck. Einmal bildet es mit Schwefeldioxid eine Additionsverbindung, wodurch der SO_2-Dampfdruck erniedrigt wird, außerdem bindet es Jodwasserstoff als Pyridinumjodid.

Bei der stöchiometrischen Betrachtung der Karl-Fischer-Reaktion ist zu berücksichtigen, daß in Abwesenheit von Methanol pro mol Wasser ein halbes mol Jod verbraucht wird. In Anwesenheit von Methanol ist das Verhältnis 1 : 1, d. h. 1 mol Wasser verbraucht 1 mol Jod (J_2):

$$J_2 + SO_2 + H_2O + CH_3OH \rightarrow H_3C-OSO_3H + 2\,HJ$$

In Anwesenheit von Pyridin und Methanol kann man ein zweistufiges Reaktionsschema formulieren:

Zur Durchführung der Bestimmung beschreibt die Ph.Eur.I eine Apparatur, die den Luftausschluß gewährleistet und eine Endpunktbestimmung nach der Dead-stop-Methode zuläßt (s. S. 252 ff.).

Während der Titration verlaufen die o. a. Gleichungen irreversibel von links nach rechts. Dabei herrscht ein minimaler Stromfluß. Sobald der Äquivalenzpunkt erreicht ist, der durch das Auftreten von überschüssigem Jod bzw. von überschüssigem Jod-Pyridinaddukt gekennzeichnet ist, wird an der Kathode Jod zu Jodid reduziert, während anodisch Jodid wieder zu Jod oxidiert wird unter Abgabe von 2 Elektronen. Dadurch tritt ein Stromfluß ein, der zu einem Anstieg der Stromstärke führt. Das Arzneibuch läßt auf einen etwa 15 Sekunden bestehen bleibenden Zeigerausschlag des Galvanometers titrieren.

Es sind zwei Methoden angegeben. Nach Methode A werden 20 ml wasserfreies Methanol in die vorgeschriebene Apparatur gegeben und die Karl-Fischer-Lösung bis zum elektrometrisch ermittelten Endpunkt zugesetzt. Anschließend wird die genau gewogene Substanz hinzugefügt und erneut mit Karl-Fischer-Lösung bis zum elektrometrisch ermittelten Endpunkt titriert.

Nach Methode B wird zunächst ähnlich verfahren. Man gibt aber dann überschüssige Karl-Fischer-Lösung hinzu, läßt 1 Minute reagieren und titriert den Überschuß mit Methanol, das eine bekannte Menge Wasser enthält – etwa 0,25% – bis zum elektrometrisch ermittelten Endpunkt zurück.

Das DAB 7 verwendet zur Wasserbestimmung nach Karl Fischer zwei Lösungen (s. oben). Durch die getrennte Aufbewahrung der methanolischen Jodlösung (Karl-Fischer-Lösung II) und der Schwefeldioxid-Lösung in einem Pyridin-Methanol-Gemisch (Karl-Fischer-Lösung I) wird die Beständigkeit erhöht. Zur Durchführung der Titration wird die Untersuchungssubstanz in einer angemessenen Menge Karl-Fischer-Lösung I aufgelöst und mit Karl-Fischer-Lösung II titriert. Der Endpunkt wird nach DAB 7 visuell festgestellt; ein Verfahren, das nicht so genau arbeiten kann wie die Dead-stop-Titration der Ph.Eur.I. Das Arzneibuch läßt in gleicher Weise einen Blindversuch durchführen. Die Einstellung des Wirkungswertes wird durch Titration gegen eine genau gewogene Wassermenge laufend überprüft. Die Rechnung, die man auch auf das Verfahren der Ph.Eur.I anwenden kann, erfolgt nach der Formel:

$$\% \, H_2O = \frac{(a-b) \, F}{10 \, e}$$

F = Wirkungswert der Karl-Fischer-Lösung in mg Wasser je ml
a = Verbrauch ml Karl-Fischer-Lösung II im Hauptversuch
b = Verbrauch ml Karl-Fischer-Lösung II im Blindversuch
e = Einwaage der Substanz in Gramm.

Zur Einstellung des Wirkungswertes werden 1 bis 1,3 g Wasser genau gewogen und mit Methanol zu 250 ml aufgefüllt. 20 ml dieser Lösung werden unter den Bedingungen des Hauptversuches titriert. Der Wirkungswert F ergibt sich aus folgender Gleichung:

$$F = \frac{80 \cdot w}{c-b}$$

c = Verbrauch ml Karl-Fischer-Lösung II bei der Bestimmung des Wirkungswertes
b = Verbrauch ml Karl-Fischer-Lösung II im Blindversuch der Gehaltsbestimmung
w = Einwaage an Wasser in Gramm.

Die Zahl 80 kommt aus dem Verhältnis 250 : 1000 = 20 : 80 zustande.

Die Aufbewahrung der Karl-Fischer-Lösung bzw. Lösungen und die Durchführung der Titration müssen unter sorgfältigem Ausschluß von Feuchtigkeit erfolgen. Bei häufiger Anwendung der Karl-Fischer-Titration benutzt man Dead-stop-Apparaturen, die mit einer automatischen Bürette ausgestattet sind.

Beispiele für die Anwendung der Karl-Fischer-Methode im DAB 7 sind: Noradrenalinhydrogentartrat, Folsäure und verschiedene Lösungsmittel, die als Reagenzien gebraucht werden. Nach Ph. Eur.I werden Aceton, Calcii aminosalicylas, Dioxan, Essigsäure, 0,1 N Perchlorsäure, wasserfreies Pyridin und Suxamethonii chloridum nach Karl Fischer quantitativ auf den Wassergehalt hin untersucht.

Phenol in Sera und Impfstoffen. Zur quantitativen Bestimmung von Phenol in Sera und Impfstoffen schreibt Ph.Eur.II ein photometrisches Verfahren vor. Mit Hilfe von Vergleichslösungen, die 5, 10, 15, 20 und 30 µg Phenol je ml enthalten, wird eine Eichkurve aufgestellt, an der die Phenolkonzentration der zu untersuchenden Lösung abgelesen werden kann. Die homogenisierte Probe und die Eichlösungen werden auf einen pH von etwa 9 gepuffert und dann mit Aminoantipyrin-Lösung und Kaliumhexacyanoferrat(III)-Lösung versetzt. Die Farbintensität wird nach einer Wartezeit von 10 Minuten bei 546 nm gemessen.

Der Reaktion liegt folgender Mechanismus zugrunde:

Spektrophotometrische Bestimmung von Vitamin A. Diese, im DAB 7 und 2. Nachtr. beschriebene Methode wurde bereits auf S. 285 erläutert.

Bestimmung des Alkanolgehaltes.

Siehe „Physikalische Kennzahlen" (S. 361)!

Weiterführende Literatur

Zu Kapitel 1

Qualitative anorganische Analyse

G. Jander u. E. Blasius, *Lehrbuch der analytischen und präparativen anorganischen Chemie,* 10. Aufl., S. Hirzel Verlag, Stuttgart 1973

G. Jander u. E. Blasius, *Einführung in das anorganisch-chemische Praktikum,* 9. Aufl., S. Hirzel Verlag, Stuttgart 1973

Qualitative organische Analyse

O. Neunhöffer, *Analytische Trennung und Identifizierung organischer Substanzen,* 2. Aufl., W. de Gruyter & Co., Berlin-New York 1965

R. Pohloudek-Fabini u. T. Beyrich, *Organische Analyse (unter bes. Berücksichtigung von Arzneistoffen),* Akademische Verlagsges. Geest & Portig, Leipzig 1975

H. Auterhoff u. K. H. Kovar, *Identifizierung von Arzneistoffen,* 3. Aufl., Wissenschaftl. Verlagsges. mbH, Stuttgart 1977

Zu Kapitel 2 und 3

Gravimetrie

H. J. Roth u. K. Eger, *Gravimetrische Bestimmungen der gültigen Arzneibücher;* in: Pharmazeutisches Taschenbuch (Herausg. H. J. Roth), 7. Aufl., S. 153 ff., Wiss. Verlagsges. mbH, Stuttgart 1976

Maßanalyse

W. Poethke, *Praktikum der Maßanalyse,* Verlag Harri Deutsch, Zürich und Frankfurt 1973

H. J. Roth u. K. Eger, *Maßanalytische Bestimmungen der gültigen Arzneibücher;* in: Pharmazeutisches Taschenbuch (Herausg. H. J. Roth), 7. Aufl., S. 134 ff., Wiss. Verlagsges. mbH., Stuttgart 1976

W. Huber, *Titrationen in nichtwäßrigen Lösungen;* in: Methoden der Analyse in der Chemie, Band 1, Akad. Verlagsges., Frankfurt a. M. 1964

G. Kraft u. I. Fischer, *Indikation von Titrationen,* W. de Gruyter, Berlin-New York 1972

Gravimetrie und Maßanalyse

F. Seel, *Grundlagen der analytischen Chemie,* 6. Aufl., Verlag Chemie, Weinheim 1976

Weiterführende Literatur

G. O. Müller, *Lehrbuch der angewandten Chemie;* Band III: Quantitativ-anorganisches Praktikum, 2. Aufl., S. Hirzel Verlag, Leipzig 1975

H. Lux, *Praktikum der quantitativen anorganischen Analyse,* 6. Aufl., Verlag Bergmann, München 1970

G. Jander u. E. Blasius, *Einführung in das anorganisch-chemische Praktikum,* 9. Aufl., S. Hirzel Verlag, Stuttgart 1973

Zu Kapitel 4

M. Kliem u. R. Streck, *Elektrochemische und optische Analyse in der Pharmazie,* Wiss. Verlagsges. mbH, Stuttgart 1976

G. Kraft, *Elektrische Methoden der chemischen Analyse,* Umschau Verlag, Frankfurt a. M. 1962

S. Ebel u. W. Parzefall, *Experimentelle Einführung in die Potentiometrie,* Verlag Chemie, Weinheim 1975

H. Hoffmann, *Polarographische Arzneimittelanalyse,* Pharmazie in uns. Zeit **1,** 151 (1972)

Zu Kapitel 5

Spektroskopie im UV- und VIS-Bereich

G. Rücker, *Spektroskopie im sichtbaren und ultravioletten Spektralbereich;* in: Spektroskopische Methoden in der Pharmazie, Bd. I, S. 15 ff., Wiss. Verlagsges. mbH, Stuttgart 1976

D. H. Williams u. I. Fleming, *Spektroskopische Methoden in der organischen Chemie,* 2. Aufl., Georg Thieme Verlag, Stuttgart 1971

IR-Spektroskopie

G. Rücker, *Spektroskopie im infraroten Spektralbereich;* in: Spektroskopische Methoden in der Pharmazie, Bd. I, S. 43 ff., Wiss. Verlagsges. mbH, Stuttgart 1976

F. Moll, *Infrarotspektroskopie von Arzneistoffen,* Mitt. dtsch. pharmaz. Ges. **41,** 119, 145 (1971)

^{1}H-NMR-Spektroskopie

G. Rücker, *Kernresonanzspektroskopie;* in: Spektroskopische Methoden in der Pharmazie, Bd. II, S. 1 ff., Wiss. Verlagsges. mbH, Stuttgart 1976

Massenspektrometrie

F. Moll, *Massenspektrometrische Analyse von Natur- und Arzneistoffen,* Mitt. dtsch. pharmaz. Ges. **39,** 125 (1969)

G. Rücker, *Massenspektrometrie,* in: Spektroskopische Methoden in der Pharmazie, Bd. II, S. 33 ff. Wiss. Verlagsges. mbH, Stuttgart 1976

Zu Kapitel 6

G. Hesse, *Chromatographisches Praktikum,* in: Methoden der Analyse in der Chemie, Bd. 6, Akadem. Verlagsges., Frankfurt a. M. 1972

Papierchromatographie

F. Cramer, *Papierchromatographie,* 4. Aufl., Verlag Chemie, Weinheim 1957

Papier- und Dünnschichtchromatographie

H. Wagner, *Papier- und dünnschichtchromatographische Methoden zur Analyse von Arzneistoffen, Drogen und ihren Zubereitungen;* in: Pharmazeutisches Taschenbuch (Herausg. H. Kaiser), 6. Aufl., S. 478 ff., Wiss. Verlagsges. mbH, Stuttgart 1960

Dünnschichtchromatographie

E. Stahl, *Dünnschichtchromatographie,* 2. Aufl., Springer Verlag, Berlin-Heidelberg-New York 1967

U. Randerath, *Dünnschichtchromatographie,* 2. Nachdr. der 2. Aufl. (1965), Verlag Chemie, Weinheim 1975

Gaschromatographie

E. Bayer, *Gaschromatographie,* 2. Aufl., Springer Verlag, Berlin-Heidelberg-New York 1962

K. H. Kubeczka, *Gaschromatographie,* Mitt. dtsch. pharmaz. Ges. **41,** 277 (1971)

Hochdruckflüssigchromatographie

H. Blume, *Hochdruck-Flüssigkeits-Chromatographie;* in: Pharmazie heute **2,** 67 (1977), Beilage in Dtsch. Apoth.-Ztg.

Ionenaustauschchromatographie

J. Büchi, *Ionenaustauscher und ihre Anwendung in der Pharmazie und Medizin,* Fortschr. Arzneimittelforschung **1,** S. 11 ff., Birkhäuser Verlag, Basel 1959

Gelchromatographie

H. Determann, *Gelchromatographie,* Springer Verlag, Berlin-Heidelberg-New York 1967

Affinitätschromatographie

H. Bende, *Affinitäts-Chromatographie,* Chemie in uns. Zeit **8,** 17 (1974)

Zu Kapitel 7

H. Böhme u. K. Hartke, *Kommentar zum Deutschen Arzneibuch,* 7. Ausg., 2. Aufl., Wiss. Verlagsges. mbH, Stuttgart, und Govi-Verlag GmbH, Frankfurt 1973

H. Böhme u. K. Hartke, *Kommentar zum Europäischen Arzneibuch, Bd. I u. Bd. II,* Wiss. Verlagsges. mbH, Stuttgart, und Govi-Verlag GmbH, Frankfurt 1976

Sachverzeichnis

A

Ablauffehler 115
Ablesefehler 115
Absorptionsbereiche, IR 291 ff.
Absorptionsspektrum 273
Acetacidium-Ion 186
Acetamino-hydroxaphenyl-arsonsäure 211
Acetanhydrid 169
Acetanhydrid/Pyridin 111
Acetat, Nachweis 55
Acetat-Ion 186
Acetondicarbonsäure 58
Acetylrest, Nachweis 380
Acetylsalicylsäure 158, 168
Acetylsalicylsäure, Absorptionsspektrum 272
Acidimetrie 145
9-Acylamino-xanthene 78
Acyloine 81
1,4-Addition 374
Adsorptionsindikatoren 142
Ädetsäure 199
Affinitätschromatographie 334
Aggregation 106
Aktivitätskoeffizienten 98
Aktivkohle 1
Aldehyde 70
Aldole 81
Alizaringelb 132
Alkalimetall-Ionen 26
Alkalimetrie 145
Alkaloidtitrationen 175
Alkoholgehalt, Bestimmung 409
Alkene 60
Alkine 62
Alkohole 65, 389
Alkoxybenzoesäuren 64
Alkylhalogenide 64
S-Alkyl-isothiuroniumpikrate 64
Allylsenföl 216
Alterung 101, 102
Aluminate 31
Aluminium 206
–, Nachweis 30
– in Adsorbat-Impfstoffen 404

Amadori-Umlagerung 83
Ameisensäure 156
Amidosulfonsäure 15
Amine 72
–, araliphatische 76
–, aromatische primäre 76
–, primäre, sekundäre und tertiäre – Trennung 75f.
–, sekundäre, aliphatische 76
– –, aromatische 76
–, tertiäre 76
1,2-Aminoalkohole 81
p-aminosalicylsaures Natrium 196
4-Aminosalicylsäure 158 f.
α-Aminosäuren 83
Ammoniumdodecamolybdato-arsenat 20
Ammoniumdodecamolybdatophosphat 19
Ammonium-Ion, Nachweis 27
Ammoniummolybdat 19
Ammoniumoxalat 29
Ammoniumsulfid 107
Amperometrie 227, 248 ff.
Ampholyte 180
Amphotere Verbindung 31
Amylose 7, 140
Analysen, gravimetrische, Berechnung 103
Analysator 258
Analysenwaage, Genauigkeit 92
–, Empfindlichkeit 91
Aneurinchloridhydrochlorid 164
Anionen, metallhaltige 11 f.
–, eisenhaltige, komplexe 23
–, halogenhaltige 9 ff.
–, Nachweis 3
–, sauerstoffhaltige mit oxidierenden Eigenschaften 9 ff.
–, schwefelhaltige 16 ff.
–, –, Trennung von 18 f.
–, stickstoffhaltige 12 ff.
–, störende 48
Anionensäuren 167
Anthracen 63

Sachverzeichnis

Anthrachinon 63
Antimon, Nachweis 41
Antimonbisbrenzkatechin-disulfonsaures Natrium 213
Antimonnachweis in org. Verbindungen 54
Antimon(III)-sulfid 41
Antimon(V)-sulfid 41
Antipyrin 15
Apparativer Aufbau (schematisch)
  Atomabsorptionsspektrometer 287
  Coulometrie 238
  Flammenphotometer 277
  Polarimeter 259
  Photometer, Einstrahlgerät 275
  –, Zweistrahlgerät 275
  Potentiometrie 228
  Refraktometer 256
Äquivalentkonzentration 126
Aräometer 354, 356
Archimedes, Prinzip von 354
Argentometrische Bestimmung nach Fajans 143
– – – Mohr 143
Aromaten, Lichtabsorption 280 f.
Aroylbenzoesäuren 63
Arsenat, Nachweis 20
– und Phosphat, Trennung von 20 f.
Arsenate, Nachweis 40
Arsen, Nachweis 39 f.
Arsenite, Nachweis 40
Arsennachweis in org. Verbindungen 54
Arsen(III)-oxid 129
Arsen-Spiegel 54
Arsen(III)-sulfid 20
Arsen(V)-sulfid 20
Arsen(III)-Verbindung, Nachweis 40
Arsen(V)-Verbindung, Nachweis 40
Arsenwasserstoff 40
Arsin 40, 54
Ascaridol 210
Asche 368 f., 369
–, säureunlöslich 369
Ascorbinsäure 213
Äthanolgehalt 360, 362
–, Bestimmung 360 f., 388
Äther 68
Ätherische Öle, fette Öle oder Verharzungsprodukte 398

Ätherische Öle, fremde Ester 397
– –, halogenhaltige Verunreinigungen 397
– –, wasserlösliche Anteile 397
Äthinylöstradiol 161
Äthoxychrysoidin 138, 139
Äthylendiaminotetraessigsäure 199
Äthylenglykol 225
Äthylmorphinhydrochlorid 166
Äthylpiperidin 111
Atomabsorptionsspektrometrie 287 f.
Atomspektrum 265
Aufschluß Erdalkalisulfate 49
–, Freiberger 50
Aufschlußmethoden für schwer lösliche, anorganische Substanzen 49
Aufschluß, Lassaigne 52
– Oxide, hochgeglühte 49
– Pyrosulfat 50
– Silberhalogenide 50
– Silikate 49
Autoprotolyse 180
Auxochrome 281
Azomethine 74
Azoverbindung 14
Azoverbindungen, Kupplung 74

B

Baeyersche Probe 61
Bandenspektrum 264, 267
Barbitursäuren, 5,5-disubstituierte 161
Barium, Nachweis 30
Bariumchlorid 106, 110
Base, Stärke 147
–, korrespondierend 145
Basen, Bestimmung 405
Baumwollsamen, Prüfung auf 395
Beersches Gesetz 270
Beilstein-Probe 53, 64
Benetzungsfehler 115
Benzoat, Nachweis 57
Benzoesäure 156
–, Nachweis 57
Benzoylchlorid 169
Benzolsulfonylchlorid 76
Benzylisothioharnstoff 79
S-Benzylisothiuroniumsulfonate 79
Berliner Blau 7, 33

Sachverzeichnis

Berliner Blau, löslich 7
– –, unlöslich 7
Bezugselektrode 228, 230 f.
Biegeschwingung 290
Bifunktionelle Verbindungen 80
Bisoxime 84
Bis-phenylhydrazone 82
Blei, Nachweis 37
Bleitetraacetat 80 f., 172
Bleitiegel 3, 22
Borsäure 162
–, Nachweis 22 f.
Borsäuremethylester 22
Brechungsindex, s. Brechzahl
Brechzahl 256 ff.
Bromat, Nachweis 10
Bromhaltige organische Verbindungen 398
Bromid, Nachweis 5, 6
Bromkresolgrün 132 f.
Bromkresolpurpur 132 f.
Bromometrie 217 ff.
4-Bromphenacylester 77
Bromphenolblau 131, 133
Bromthymolblau 132 f.
Buchner-Zahl 370 f.
Büretten 113, 115

C

Cadmium, Nachweis 39
–, polarographisch 241 f.
Calcein 141, 142
Calcium, flammenphotometrisch 278
–, Nachweis 29
– in Adsorbat-Impfstoffen 404
Calciumoxalat 29
Calcon 141, 142
Carbaminsäureester 65
Carben-Reaktion 73
Carbonat, Nachweis 21
– und Hydrogencarbonat, Trennung von 21
Carbonsäure-Derivate 77
–, Bestimmung von 168
Carbonsäureester 78
Carbonsäuren 77, 156
Carbonyl-Gruppen, Lichtabsorption 281
Carbonylverbindungen 70
D-Carvon 171
Campher 171
Centipoise 357, 358

Cerimetrie 220 ff.
0,1 N Cer(IV)-nitrat 129
Cetrimid 223
CH-acide Verbindungen 161
Chelaplex II 199
– III 199
Chelatbildner 198
chemische Verschiebung 298
Chinidinsulfat 166
Chininsulfat 166
Chinone 63, 71
Chinonimine 74
Chinoxalin-Derivate 84
Chloralhydrat 170
Chloramin-T 6, 7, 8, 10, 210
Chlorat, Nachweis 9
Chlordinitrobenzol 111
Chloressigsäure 68
Chlorhaltige organische Verbindungen 399
Chlorid, Nachweis 4, 5
Chrom, Nachweis 35
Chromat, Nachweis 11
Chromatographie 304 ff.
–, Adsorption 305
–, Adsorptionschromatographie 306
–, Adsorptionsisotherme 308
–, Desorption 308
–, Eluotrope Reihe 307
–, Gasvolumenmenge 313
–, Gauß'sche Funktion 307, 308
–, hRF-Wert 312
–, Ionenaustausch 306
–, Langmuirsche Adsorptionsisotherme 310
–, Molekularsiebwirkung 306
–, Nernst'sches Verteilungsgesetz 304
–, Phase, mobile 306, 307
–, Phase, stationäre 306
–, Retentionszeit 312, 313
–, Rf-Wert 311
–, Rst-Wert 312
–, Startpunkt 309
–, Stofftrennung 304
–, Trennstufen 310
–, van Deemter-Gleichung 308
–, van der Waals-Kräfte 305
–, Verteilungschromatographie 304, 305
–, Verteilungskoeffizient 304
–, Zonenausbildung 307
Chromophore 279 f.

Sachverzeichnis

Chromotropsäure 388
Chromperoxid 11
Chrom(III)-salze, Nachweis 35
Citral 171
Citrat, Nachweis 58
Citronenöl 171
Citronensäure 109, 156, 157
Colchicin 169
Corticosteroidhormone, fremde Steroide 392
Coulometrie 226, 237 ff.
Criegee-Reaktion 80
Curcumapapier 22
Curcumin 23
Cyanid, Nachweis 7
Cyanide, komplexe 33

D

Dead-Stop 227, 252 ff.
Denigès, Reaktion 389
Diacetyldioxim 32, 108
1,2-Diaminobenzol 84
Diäthylstilböstroldipropionat 168
Diazoalkane 68
Diazomethan 67
Diazoniumsalz 14
Diazotierung 74
Diazotierungsreaktion, Mechanismus 75
2,6-Dichlorchinonchlorimid 68
2,6-Dichlorphenolindophenolnatrium 82
Dichromat, Nachweis 11
Dichte 352 ff.
– relative 353 f.
Dichtebestimmung, feste Körper 356 f.
–, Wachs 357
Dielektrizitätszahl 181
Diffusionsgrenzschicht 242
Dihydroxyfumarsäure 56
1,2-Dihydroxyverbindungen 80
1,2-Diketone 84
1,3-Diketone 85
Dinatriumhydrogenphosphat 108
3,5-Dinitrobenzoylchlorid 65, 69
2,4-Dinitrophenylhalogenide 72
2,4-Dinitrophenylhydrazin 70
2,4-Dinitrophenylhydrazone 70
Dimedon 71
4-Dimethylaminobenzaldehyd 74
Dimercaprol 213
5,5-Dimethylcyclohexan-1,3-dion 71

Dimethylgelb 131, 132, 133, 135
Diphenylamin 13, 138
N,N'-Diphenyläthylendiamin 71
N,N'-Diphenylbenzidin 13
Diphenyl-benzidinviolett 138
N,N'-Diphenyl-diphenochinondiimin 13
Diphenylthiocarbazon 36
2,2'-Dipyridyl 48
Dissoziation von Komplexen 99
Dissoziationskonstante 99
Disulfonamide 76
Dithiocarbaminsäure, alkyliert 73
Dithiocarbaminsäure, dialkyliert 73
Dithizon 36
Doppelbindungen, Lichtabsorption 280
Drehwert 258
Drehungswinkel s. Drehwert
Dünnschichtchromatographie 317
–, Adsorptionsmittel 318
– –, Aluminiumoxid 318
– –, Calciumsilikat 319
– –, Kieselgel 318
– –, Kieselgur 319
– –, Magnesiumsilikat 319
– –, Polyamid 319
– –, Zellulose 319
–, Auswertung, qualitativ 321
–, Auswertung, quantitativ 321
–, Entwicklung 319
–, Fertigplatten 318
–, funktionelle 320
–, Gradient-Technik 320
–, HPTLC-Fertigplatten 318
–, Platten 318
–, Streichgerät 317
–, Stufentechnik 320
–, Trennkammer 318
–, TRT-Technik 320
Durchlässigkeit 269

E

Edelmetall-Ionen 42 f.
EDTA 199
0,1 M EDTA 130
Einhorn, Reaktion nach 65
Einschluß 102
Einschlußverbindung 140
Einstrahlgerät 274 f.
Eisen, Nachweis 3, 33 f.
Eisen(II)-hexacyanoferrat (II/III) 33

Eisen(III)-hexacyanoferrat(II) 33
Eisen(II)-hexamin-Komplex 138
Eisen(III)-hexamin-Komplex 138
Eisen(II)-salze, Nachweis 33
Eisen(III)-salze, Nachweis 33 f.
Eisen(II)-sulfat 221
Eispunkt 340
Eiweißfehler 137
Elektrogravimetrie 226, 234 ff.
Elektrometrie 226 ff.
Elektronenspektroskopie 262
Elementarsubstanzen 1
Elemente, Nachweis 1
–, Nachweis in org. Verbindungen 50 ff.
Enolacetat 67
Enole 66, 67
Eosin 6, 143
Epoxide 61
Epoxidierung 61
Erdalkalimetall-Ionen 28
Eriochromschwarz 141, 142
Erstarrungskurve 349
Erstarrungspunkt 347 ff.
Erstarrungstemperatur 347, 349
Essigsäure 156
Ester, Bestimmung von 168
Esterzahl 372
Estolide 157
Eutektikum 346
Eutektische Temperatur 343, 344, 346
Eutektisches Gemisch 346
Extinktion 269
–, spezifische 271, 283
Extinktionskoeffizient 271
Extinktionskurve 271 f.

F
Fällen 87
Fällungsindikatoren 143
Fällungsreagenzien, anorganische 105 ff.
–, organische 108 ff.
Fällungstitrationen 191 ff.
Faradaysche Gesetze 234, 237 f.
Farblack 29, 31
Farbreaktion, Penicilline 383 f.
Fehlingsche Lösung 71
Fentons Reagenz 56
Ferriin 138
Ferroin 138
Fettfleckprobe 398
Fixpunkte 340

Flammenfärbung, gelb 26
–, karminrot 26
–, rot 29
–, violett 27
–, ziegelrot 29
Flammenphotometer 277
Flammenphotometrie 276 ff.
Fluorescein 6, 143
Fluoreszenz 266 f.
Fluorhaltige organische Verbindungen 399
Fluorid, Nachweis 3, 4
Fluorwasserstoff 4
Formaldehyd 46, 388
–, freier 390
Formaldehydlösung 214
Formoltitration 164, 165
Friedel-Crafts-Acylierung 63
Fuchsin 17
Fuchsinschweflige Säure 388
Füllvolumen 366
Funktionelle Gruppen, Bestimmung 404
– –, Nachweis in organischen Verbindungen 60 ff.
– –, Nachweis durch IR-Spektrum 291

G
Gaschromatographie 324
–, Detektoren 326
–, Flammenionisationsdetektor (FID) 326
–, Wärmeleitfähigkeitsdetektor 326
Gaschromatogramm 325
Gaschromatograph 324
–, Phasen, stationäre 326
–, Trägergase 326
–, Trennsäulen 325
– –, gepackte 325
– –, Kapillaren 325, 326
Gehalt 116
Gehaltsbestimmung, IR-spektrometrisch 295 f.
–, spektralphotometrisch 283 ff.
Gelchromatographie 335
Gewichtsanalyse 86 ff.
Gipswasser 30
Gitterenergie 95
Glaselektrode 229 f.
Glassintertiegel 89
–, Porosität von 89
Glühen 90 f.

418 Sachverzeichnis

Glycerin 172, 224
Glycerin, wasserfrei 172
Glykolaldehyd 56
Glykole 224
1,2-Glykole 80
Glykolspaltung 172, 224 f.
Glyoxylsäure 57
Gravimetrie 86 ff.
Gravimetrische Grundoperationen 87 ff.
Gravimetrischer Faktor 103
Grenzprüfungen 384 ff.
Grenzprüfung, Anionen 387
–, Arsen 385 f.
–, Blei in Zuckern 387
–, Calcium 386
–, Eisen 386
–, Methanol 387
Grenzwertbestimmung 46
Grundelektrolyt 243
Guajacol 59
Gutzeit-Reaktion 40

H
Hagen-Poiseuillesches Gesetz 359 f.
Halbedelmetall-Ionen 42
Halbmikrowaagen 91
Halbstufenpotential 242
Halogenide, Nachweis 3
–, Trennung 8, 9
– und Pseudohalogenide, Trennung von 9
Halogennachweis in org. Verbindungen 52
Halphensche Reaktion 395
Harnstoff 15
Harnstoffe, substituierte 72
Harzsäuren 370 f.
Hexacyanoferrat(II) 7
Hexacyanoferrat(II), Nachweis 23
Hexacyanoferrat(III), Nachweis 23
Hexamethylentetramin 174
Hinsberg-Trennung 76
Hochdruck-Flüssig-Chromatographie 327
Höppler-Viskosimeter 360
Hydratisomerie 35
Hydrazine 85
Hydrocortisonacetat, IR-Spektrum 289
Hydrogencarbonat, Nachweis 21
Hydroperoxid 376

Hydroperoxide, organische 69
Hydroxamsäuren 78
Hydroxostannat(II) 41
Hydroxostanat(IV) 41
4-Hydroxybenzoesäure-äthylester 65
4-Hydroxybenzoesäure-methylester 219
4-Hydroxybenzoesäure-propylester 219
8-Hydroxychinolin 109
α-Hydroxyketone 81
Hydroxylamin 70, 78, 84, 85
Hydroxylzahl 377 ff.
2-Hydroxy-1-nitrosonaphthalin-3,6-disulfonsäure 32
Hydroxyphenyl-methylaminoäthanoltartrat 219
9-Hydroxyxanthen 78 f.
Hypophosphit 40

I
Identifizierung, Steroidhormone 383
Identitätsprüfungen 381 ff.
Identitätsprüfung, Alkaloide 381
–, Amine, primäre aromatische 381 f.
–, Barbiturate 382
–, Ester 382
–, Xanthine 383
Idranal II 199
– III 199
Ilkovič-Gleichung 242
Impfen 100
Indikatorbedingte Fehler 136
Indikatoren 130 ff.
–, „acidobasische" 131
–, einfarbige 136
–, Säure-Base 131
–, zweifarbige 136
Indikatorpapiere 393
Indophenolfarbstoffe 68
Infrarot-Absorptionsspektroskopie 262, 288 ff.
Infrarotspektrometer 293
Infrarotstrahlung, Anregung von Schwingungen 268, 288 ff.
Integration, NMR-Spektrum 299 f.
Ionenaustausch-Chromatographie 328
–, Anionenaustauscher 328, 329
–, Austauschaktivität 331

Sachverzeichnis

Ionenaustausch-Chromatographie, Austauschkapazität 330
—, Kationenaustauscher 328, 329
—, Regenerierung 329
Isocyanate 65, 72
Isoelektrischer Punkt 106
Isonitrile 73
Isonitrilreaktion 73
Isopropanol 389
Isoxazole 85

J
Jodat, Nachweis 10, 11
Jodhaltige organische Verbindungen 400 f.
Jodhydroxychinolinsulfonsäure 211
Jodid, Nachweis 6, 7
Jodpentoxid 51
Jodstärke 5, 139
Jodwasserstoffsäure 69
Jodzahl 60, 372 ff.
—, Kaufmann 372

K
Kalibrierungsfehler 115
Kalium flammenphotometrisch 277 f.
—, Nachweis 27
Kaliumhexacyanoferrat(II) 33, 35, 39
Kaliumhexacyanoferrat(III) 3, 33
Kaliumhexahydroxoantimonat(V) 26
Kaliumhydrogenphthalat 129
Kaliumhydrogentartrat 27
Kaliumjodat 130
Kalium-tetrajodomercurat(II) 28
Kaliumpermanganat 210
0,1 N Kaliumpermanganat 129
Kalium-Zink-hexacyanoferrat(II) 35
Kalomel 43
Kalomelelektrode 230 f., 241
Kapillar-Methode 340 ff.
— -Viskosimeter 358 f.
— —, Ostwald 359
Kapoköl, Prüfung auf 395
Kationen, Bestimmung 403 f.
—, Nachweis von 26, 44 ff.
Kationensäuren 163
Kationentrennungsgang 46 ff.
Karl-Fischer-Methode 406 ff.
— — -Titration, elektrometrische Indizierung 253

Kathodenpotential 235, 237
Keimbildung 100
Kennzahlen, chemische 367 ff.
—, physikalische 338 ff.
Kernmagnetismus 296
Kernresonanzspektroskopie 296 ff.
Kernspin 296
Ketone 70
β-Ketosäureester 85
Kieselsäure, polymere 22
Kieselwolframsäure 110
Kjeldahl-Bestimmung 402 f.
Kobalt, Nachweis 31
Kofler-Heizbank 343
Kohle, medizinische 1
Kohlenmonoxid in medizinischen Gasen 391
—, Prüfung 391
Kohlenstoff, Nachweis 1
Kohlenstoffdisulfid 66
Kolbenverbrennung 398
Kolorimetrie 273 f.
Komplexbildung 97 f.
Komplexbildungstitration 198 ff.
Komplexe, Dissoziation von 99
Komplexometrie 198 ff., 403
Komplexometrische Titration 403
Komplexon II 199
— III 199
Konduktometrie 227, 244 ff.
Konzentration 117
Kreis-Reaktion 395
Kresolrot 132 f.
Kristallviolett 135 f.
Kristallwachstum 101
Kugelfall-Viskosimeter 358, 360
Kümmelöl 171
Kupfer, elektrogravimetrisch 235 f.
—, Nachweis 38 f.
Kupfertetramminkomplex 38

L
Lactat, Nachweis 58 ff.
Lactid, cyclisch 157
Lactone, Bestimmung von 168
Lambert-Beersches Gesetz 270
Lambertsches Gesetz 270
Lanthannitrat 55
—, basisch 55
Lassaigne-Methode 53
Lassaignesche Probe 51
Lavendelöl 168

Leitfähigkeit 244
Leitfähigkeitszelle 244
Lichtabsorption, Atome 267 f.
–, Moleküle 268 f.
–, Gesetze der 269 ff.
Lichtemission, Atome 265 f.
–, Moleküle 268 f.
Linienspektrum 264, 267
Linolensäure 373
Linolsäure 373
Lithium, Nachweis 26
Lobelinhydrochlorid 166
Lösen 87
Löslichkeit 93
Löslichkeitsbeeinflussung 97, 98
–, fremdionige Zusätze 98
–, gleichionige Zusätze 97
Löslichkeitskurven 94, 96
–, geknickte 95
Löslichkeitsprodukt 93
Lösung, volumetrische 124
Lösungsmittel, amphiprotische 180
–, aprotische 179, 180, 184
–, differenzierende 182, 183, 184
–, nivellierende 185
–, Einfluß 155
–, protische 179
Lumineszenz 266
Lyat-Ionen 180
Lyonium-Ionen 180

M
Magnesium, Nachweis 28 f.
Magnesiumammoniumphosphat 20
Magnesiumperoxid 210
Magnesiumuranylacetat 27
Makrowaagen 91
Malaprade-Reaktion 80, 173, 224
Malondialdehyd 395
Mandelsäure 156
Mangan, Nachweis 34
Manganometrie 222 f.
Marshsche Probe 54
Maßanalyse 112 ff.
Maßanalytische Methoden 144
Masse 116
Massengehalt 116, 119
–, Ermittlung 104
Massenkonzentration 117, 120
Massenwirkungsgesetz 94, 98, 99
Maßlösungen 120
–, Einstellung 124

Maßlösungen, Einstellung mit Hilfe von Urtitersubstanzen 126
–, Herstellung 121
Menadion 221
Meßelektrode 228
Meßkolben 113
Meßpipetten 113
Meßzylinder 114
Metallelektrode 229
Metallindikatoren 141 ff.
Metanilgelb 131, 132, 135
Methanol 22
Methionin 214
Methylcyclohexenylmethyl-barbitursäure 217
2-Methyl-naphthochinon-(1,4) 221
Methylorange 131 f.
Methylrot 132
Methylsalicylat 168
Methylthiouracil 159
Methylthymolblau 141, 142
Microstix® 15
Mikrowaagen 91
Mikrowellen, Anregung von Schwingungen 268
Milchsäure 157, 168
Millonsche Base 28
Mischindikatoren 144
Mischphase, Gehalt 115
–, Konzentration 115
Mischschmelzpunkt 343 f.
Mitfällung 102
Modifikation, stabile 102
Mohr-Westphalsche Waage 355
Molalität 117
Molarität 117
Molekularchromatographie 335
Molekülanregung im UV- und VIS-Bereich 278 ff.
– im IR-Bereich 228 f.
Molekülkation 302
Molenbruch 116
Molybdänsalze 66
Monochromator 282
Monosulfonamide 76
Morin 31

N
Nachweis von organischen Anionen 55 ff.
1,2-Naphthochinon-4-sulfonsäure 74

1,2-Naphthochinon-4-sulfonsaures
 Natrium 73
1-Naphtholbenzein 134, 136
1-Naphthylamin 14
1-Naphthylisocyanat 65
Natrium, Nachweis 26 f.
–, p-aminosalicylsaures 196
–, antimonbisbrenzkatechindisul-
 fonsaures 213
– flammenphotometrisch 278
Natriumchlorid 129
Natriumhexanitrocobaltat(III) 27
Natriummagnesium-uranylace-
 tat 27
Natriummetaperjodat 34, 80
Natriumnitrit 221
Natriumperjodat 172, 224
Natrium, phenyldimethyl-pyrazo-
 lon-methylamino-methansulfon-
 saures 214
Natriumsalicyclat 218
Natriumperoxid 53
Natriumtetraphenylborat 109
Natriumthiosulfat 214
0,1 N Natriumthiosulfat 130
Nernstsche Gleichung 227
Neßlers Reagenz 28
Newton, Gesetz 357
NH-acide Verbindungen 160
Nickel 206
–, Nachweis 32
Nicotinsäure 156
Niederschlagsbildung 100
Ninhydrin 84
– -Reaktion 84
Nitrat, Nachweis 12 f.
– und Nitrit, Trennung von 15 f.
Nitrile 78
Nitrit, Nachweis 14 f.
Nitrobenzol 12
4-Nitrobenzoylchlorid 65
4-Nitrobenzylbromid 68
4-Nitrophenylhydrazin 70
4-Nitrophenylhydrazone 70
3-Nitrophthalsäureanhydrid 66
Nitrosamine 76
Nitrose Gase 14
4-Nitrosoantipyrin 15
Nitroso-R-Salz 32
Nitrosylchlorid 61
Nitroverbindungen 80
Nitur-Test® 15
Normalfaktor 121, 122, 123

Normalität 118
Normalwasserstoffelektrode 230

O
Ölsäure 373
OH-acide Verbindungen 156
Okklusion 102
Osazone 82
Osazonbildung 81
Oxalat, Nachweis 55 f.
Oxalsäure 42, 129
Oxidationsschmelze 50
Oxime 70
Oximtitration 170
Oxirane 61
Oxo-xanthen-Derivate 71
Oxycodonhydrochlorid 166
Oxygen-Flask-Combustion 398
Ozon 62
Ozonid 62
Ozonisierung 61

P
Papierchromatographie 313
–, absteigende 315
–, aufsteigende 315
–, Auswertung qualitativ 317
–, Auswertung quantitativ 317
–, Chromatogrammpapiere 313
–, Detektion 316
–, Entwickeln 314
–, Fließmittelauswahl 316
–, Fluoreszenzlöschung 316
–, horizontale 315
–, Mikrozirkulartechnik 316
–, multiplikative Verteilung 313
–, Trennkammern 315
Pascal 358
0,1 N Perchlorsäure 129
Permanganat, Nachweis 11, 12
Permanganometrie 222 f.
Peroxid 376
Peroxide, organische 69
Peroxidzahl 69, 374 ff.
Peroxotitan-Kation 69
Pfefferminzöl 168
Phasenänderung 87
Phasendiagramm 345
Phasenumwandlung 102
pH-Bestimmung, potentiometri-
 sche 392
Phenacetin, NMR-Spek-
 trum 299 f.
Phenanthren 63

Phenanthrenchinon 63
o-Phenanthrolin-hydrochlorid 138
Phenol 218
Phenole 67, 156, 159
Phenol in Sera und Impfstoffen 409
Phenolphthalein 21, 132, 133, 134
Phenolrot 132 ff.
Phenylbutazon 162
Phenyldimethylpyrazolon 216
Phenyldimethyl-pyrazolon-methyl-amino-methansulfonsaures Natrium 214
Phenylisocyanat 65
4-Phenyl-phenacylester 77
Phenytoin 161
Phosphat, Nachweis 19
Phosphate, Simultanbestimmung durch potentiometrische Indikation 233 f.
Phosphornachweis in org. Verbindungen 53
Phosphorsäure 167
Photometrie 274 ff.
Phthalsäure 66
Phthalsäureanhydrid 63
Pikrinsäure 64
Pilocarpinhydrochlorid 166
Pipetten 113
Platinelektrode 228
Platintiegel 49
Polarimeter 258 f.
Polarimetrie 258 ff.
Polarisator 258
Polarogramm 240 f.
Polarographie 226, 240 ff.
polarographische Stufe 241
Poise 358
Polyäthylenglykol 378
Polykieselsäure 4
Polynitroverbindungen 64
Potentiometerschaltung 228
Potentiometrie 226, 227 ff.
ppm 116
Propylthiouracil 159
Protolyse 145
Protolyse-Titrationen 145 ff.
Prozent (G/G) 119
– (G/V) 120
– (V/G) 120
– (V/V) 120
Pseudohalogenide, Nachweis 3
Purpurogallin 2

Pyknometer 353 ff.
–, Flaschentyp 354, 355
–, Pipettentyp 354, 355
Pyknometertypen 354
Pyrazol-Derivate 85
Pyridin 163
Pyrogallol 2

Q
Quecksilber, Nachweis 42
Quecksilber(II)-amidochlorid 43
– -bromid-Papier 40
Quecksilber(I)-chlorid 43, 215
Quecksilbernachweis in org. Verbindungen 54
Quecksilber(I)-salze, Nachweis 42 f.
Quecksilber(II)-salze, Nachweis 43
Quecksilbertropfelektrode 240

R
Raney-Nickel 206
Redoxindikatoren 137 ff.
Redoxtitrationen 207 ff.
Refraktometer 257
Refraktometrie 256 ff.
Reinheitsprüfung, spektralphotometrisch 285 f.
Resonanzabsorption 267
Resorcin 56, 219
Reststrom 241
Rhodanid s. Thiocyanat
Ricinolsäure 379
Rosocyanin 23
Rotationsdispersion 258
Rotverschiebung 281
Rücktitration 202

S
Salicylat, Nachweis 60
Salicylsäure 157, 159
Sättigungsdruck, osmotisch 95
Sättigungskonzentration 95
Säulenchromatographie 321
–, Allihnsches Rohr 322
–, Anwendungsbereiche 323
–, Detektoren 323
– –, Adsorptionsdetektoren 323
– –, Differentialrefraktometer 323
– –, Leitfähigkeitsdetektoren 323
– –, optische 323
–, Displacer 323
–, Elution 323

Sachverzeichnis

Säulenchromatographie,
Elutionschromatographie 322
–, Fraktionssammler 323
–, Frontchromatographie 322
–, Sorptionsmittel 322
–, Trennsäulen 322
–, Verdrängungschromatographie 322
Säure, korrespondierend 145
–, Stärke 147
Säuren, Bestimmung 406
Säure-Base-Indikatoren 131 ff.
– – -Paare, korrespondierende 146
– – -Reaktionen 145
– – -Theorie von Brönsted 145
Säureamide 77 f.
Säureanhydride 168
Säurechloride 65
Säurehalogenide 168
Säurezahl 369 f.
Salmiaknebelbildung 64
Salpetrige Säure 75
Sauerstoff, Nachweis 2
Sauerstoffnachweis in org. Verbindungen 51
Schaltbild, Elektrogravimetrie 235
–, Dead-Stop 252
–, Konduktometrie 245
–, Polarographie 240
–, Voltametrie 251
Schellbach-Büretten 113
– -Streifen 115
Schiffs-Reagenz 388
Schmelzbereich 340
Schmelzintervall 340
Schmelzpunkt 340
–, Fette 346
–, Fette, fettähnliche Substanzen 347
Schmelztemperatur 340
Schöniger-Methode 381, 398
Schotten-Baumann, Reaktion nach 65
Schüttdichte 357
Schüttgewicht 367
Schüttvolumen 367
Schwebemethode 356
Schwefel, Nachweis 2
–, organisch gebunden 381
Schwefelhaltige organische Verbindungen 401 f.
Schwefelnachweis in org. Verbindungen 52

Schwefelkohlenstoff 73
Schwefelsäure 108, 111
–, Verhalten gegen 395
Schwefelwasserstoff 106
Schwermetall-Ionen 31
Semicarbazid 70
Semicarbazone 70
Senföle 73
Senfölreaktion 73
Senkwaage 356
sichtbares Licht, Anregung von Schwingungen 268, 278 ff.
Siedebereich 351
Siedepunkt 340, 350
Siedetemperatur 350
Silber, Nachweis 43
Silberdiäthyldithiocarbamat 40
Silberelektrode 229
Silbernitrat 105
0,1 N-Silbernitrat 129
Silber-Silberchlorid-Elektrode 231
Silberspiegel 46
Siliciumtetrafluorid 4, 22
Silikat, Nachweis 21 f.
Simultantitrationen 177
SH-acide Verbindungen 159
Skalenaräometer 356
Soda-Pottasche-Aufschluß 49
Sofortschmelzpunktbestimmung 342
Sofortschmelzpunkt-Methode 340 f.
Solvatation 95
Solvatationsenergie 95
Sorbit 225
Spektralphotometer 282 f.
Spektrum, elektromagnetisches 262
Spindel 356
Spin-Spin-Kopplung 300 f.
Stabilitätskonstante 99
Stärke 7, 139
Stärkelösung 139
Stampfvolumen 367
Steigschmelzpunkt 347
Stickstoffnachweis in org. Verbindungen 51
Stoffmenge 116
Stoffmengengehalt 116
Stoffmengenkonzentration 117
Stoffmengen-Relation 126
Stokes 358
Streckschwingung 290

Sachverzeichnis

Strontium, Nachweis 29 f.
Strukturanalyse durch IR-Spektrum 295
– – Massenspektrum 303
– – NMR-Spektrum 301
– – UV-VIS 283
Strychninnitrat 166
Styphninsäure 64
Substitutionstitration 203
Sudan III 134
Sulfaguanidin 219
Sulfanilamid 219
Sulfanilamidothiazol 219, 220
Sulfanilsäure 14
Sulfanilthiocarbamid 215
Sulfat, Nachweis 16
Sulfatasche 369
Sulfid, Nachweis 18
Sulfisomidin 219
Sulfit, Nachweis 17
Sulfochlorierung 63
Sulfonamide 63, 79
Sulfonsäureamide 63, 79
–, primäre 79
Sulfonsäurechlorierung 63
Sulfonsäuren 63, 79

T

Tartrat, Nachweis 56
Tartratnachweis, nach Fenton 56
Teilchenmenge 116
Teilchenkonzentration 117
Teilleitfähigkeit 245
Temperatureinfluß 101
Temperaturfehler 115
Tetraborat, Nachweis 22
Tetrahydroimidazol-Derivate 71
Tetrajodomerkurat(II) 43
Theobromin 160 f.
Theophyllin 160 f.
Thermometeranzeigen, Nachprüfung 340
Thermometerkorrektur 340
Thermometer, Temperaturmessungen 340
Thioacetamid 38, 39, 41, 42, 106
Thioantimonat(III) 41
Thioantimonat(V) 41
Thiocyanat (Rhodanid), Nachweis 8
Thioglykolsäure 33
Thioharnstoff 38, 64
Thiooxoantimonat(III) 41
– -(V) 41

Thiosulfat, Nachweis 18
Thymol 219
Thymolblau 131 ff.
Thymolphthalein 132 f.
Tillmans Reagenz 81 f.
Titangelb 28, 29
Titansulfat 69
Titer 126
Titrand 142
Titration Anionenbasen 176
– Budde 194, 197, 198
–, direkte 202
–, Fällungs-, amperometrisch 248 f.
–, –, konduktometrisch 248
–, –, potentiometrisch 234
– Fajans 194, 197
Titrationen, indirekte 203
Titration, komplexometrische 403
Titrationen mit Kaliumdichromat 223
– mit Kaliumjodat 223 f.
Titration Mohr 193, 194
–, Redox-, amperometrisch 252 f.
–, –, coulometrisch 239
–, –, potentiometrisch 231 f.
–, –, voltametrisch 251
–, Rück- 202
–, Säure-Base-, coulometrisch 239
–, – –, konduktometrisch 246 f.
–, – –, potentiometrisch 232
– schwacher Säuren 154 ff.
– starker Säuren 152 ff.
–, Substitutions- 203
– Volhard 193, 194, 195
Titrationsarten, komplexometrische 202
Titrationsgrad 149
Titrationskurven 149
Titrator 142
Titriplex II 199
– III 199
α-Tocopherolacetat 222
Tolbutamid 161
Tollens-Reagenz 71
Toluolsulfonylchlorid 76
Transmission s. Durchlässigkeit
Trennen 88
Trennungen, elektrolytisch 237
Trichloressigsäure 156
Trieisen(III)-hexaacetatodihydroxo-monoacetat 55
Trinitrobenzol 64
Trioxoindanhydrat 84

Sachverzeichnis

1,2,4-Trioxolan 62
Tri-1,10-Phenanthrolineisen(II)-Ion 138
Triphenylformazan 81
Triphenyltetrazoliumchlorid 81
Trockenrückstand 363 f.
– flüssiger Substanzen 364
Trocknen 90
Trocknungsverlust 363 ff.
–, Bestimmung 364
–, Bestimmung, Drogen und Extrakte 363, 364
Tropfpunktthermometer, Ubbelohde 352
TTC 81

U
Ubbelohde-Viskosimeter 359
Übersättigung 100
Überspannung 236, 242
Ultraviolettlicht, Anregung von Schwingungen 268, 278 ff.
unterphosphorige Säure 40
unverseifbare Anteile 377
Urethane 65
Urtitersubstanzen 126, 128 ff.

V
Vanillin 159
Verdorbenheit, Prüfung auf 395
Verdrängungstitration 176
Verhältniszahl 372
Verseifungszahl 371
Verunreinigungen, sauer oder alkalisch, Prüfung auf 393
– – – – reagierende 392
Viskosimeter 357
Viskosität 357 ff.
–, dynamische 358
–, kinematische 358
Vitamin A, spektrophotometrische Bestimmung 409
Vollpipetten 113
Voltametrie 227, 250 ff.
Volumen 116
Volumengehalt 116, 120
Volumenkonzentration 117, 120
Volumenmeßgeräte 113 f.
–, Fehlerquellen 114
–, Kontrolle des Inhalts 114
Volumetrie 112 ff.

W
Waage, hydrostatische 354 f.
–, Mohr-Westphal 355
Waagetypen 91
Wachssäuren 370
Wägen 91 f.
Waschen 89
Wasser, Bestimmung 406
Wasserbestimmung, azeotrope Destillation 365
–, Karl Fischer 365
Wassergehalt 365
Wasserstoffelektrode 229
„Wasserstoff-Ionen-Fehler" 153
Wasserstoffnachweis in org. Verbindungen 51
Wechselstrompolarographie 244
Wellenzahl 264
Weinsäure 27, 37, 56, 109, 156
Weinstein 27
Wheatstonesche Brückenschaltung 245
Wismut, Nachweis 37 f.
Wolframatophosphorsäure 110
Wurzschmitt-Bombe 53
– -Verfahren 54

X
Xanthogenate 66
Xanthydrol 78
Xanthyliumkation 388
Xylenolorange 141, 142

Z
Zeisel, Methoxylbestimmung nach 69
Zersetzungsspannung 236
Zimtaldehyd 171
Zimtöl 171
Zink, metallisch 130
–, Nachweis 35 f.
Zinn, Nachweis 41 f.
Zinn(II)-salze, Nachweis 41
Zinn(IV)-salze, Nachweis 41
Zitronensäure 33
Zweiphasentitration von Alkaloidsalzen 165
Zweistrahlgerät 276
Zwikker-Reaktion 382